Karla Schildt-Rudloff, Jochen Sachse

Wirbelsäule

Karla Schildt-Rudloff, Jochen Sachse

Wirbelsäule

Manuelle Untersuchung und
Mobilisationsbehandlung für Ärzte
und Physiotherapeuten

5., völlig überarbeitete und erweiterte Auflage

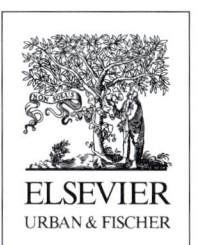
ELSEVIER
URBAN & FISCHER

URBAN & FISCHER
München · Jena

Zuschriften und Kritik an:
Elsevier GmbH, Urban & Fischer Verlag, Karlstraße 45, 80333 München

Autoren
Dr. med. Karla Schildt-Rudloff, Ärztin für Physiotherapie, Manuelle Medizin und Naturheilverfahren, Berlin
Dr. med. Jochen Sachse †, Facharzt für Neurologie und Psychiatrie, Facharzt für Physiotherapie, Berlin

Wichtiger Hinweis für den Benutzer
Die Erkenntnisse in der Medizin unterliegen laufendem Wandel durch Forschung und klinische Erfahrungen. Die Autoren dieses Werkes haben große Sorgfalt darauf verwendet, dass die in diesem Werk gemachten therapeutischen Angaben dem derzeitigen Wissensstand entsprechen. Das entbindet den Nutzer dieses Werkes aber nicht von der Verpflichtung, anhand weiterer schriftlicher Informationsquellen zu überprüfen, ob die dort gemachten Angaben von denen in diesem Buch abweichen und seine Verordnung in eigener Verantwortung zu treffen. Wie allgemein üblich wurden Warenzeichen bzw. Namen (z. B. bei Pharmapräparaten) nicht besonders gekennzeichnet.

Bibliografische Information der Deutschen Nationalbibliothek
Die Deutsche Nationalbibliothek verzeichnet diese Publikation in der Deutschen Nationalbibliografie; detaillierte bibliografische Daten sind im Internet über http://dnb.d-nb.de abrufbar.

1. Auflage 1989 („Manuelle Untersuchung und Mobilisationsbehandlung der Wirbelsäule", Verlag Volk und Gesundheit, Berlin)
2., überarbeitete Auflage 1992 („Manuelle Untersuchung und Mobilisationsbehandlung der Wirbelsäule", Ullstein Mosby GmbH & Co. KG, Berlin)
3., überarbeitete Auflage (Ullstein Medical Verlagsgesellschaft mbH & Co., Wiesbaden 1997)
4., korrigierte Auflage (Urban & Fischer Verlag, München, Jena 2000)

Planung und Lektorat: Ines Mergenhagen und Christiane Tietze, München
Redaktion: Diana Allwang, Wartenberg
Herstellung: Johannes Kressirer, München
Satz: abavo GmbH, Buchloe; TnQ, Chennai/Indien
Druck und Bindung: Uniprint International, Meppel/Niederlande
Fotos: Micha Winkler, Berlin
Umschlaggestaltung: SpieszDesign, Neu-Ulm
Titelfotografie: Micha Winkler, Berlin

ISBN 978-3-437-46991-6

Aktuelle Informationen finden Sie im Internet unter www.elsevier.de und www.elsevier.com

Vorwort zur 5. Auflage

Seit der letzten umfangreichen Überarbeitung dieses technischen Leitfadens zur manualmedizinischen Untersuchung und Mobilisationsbehandlung der Wirbelsäule sind zehn Jahre vergangen. Es sind Jahre, in denen wir durch die erleichterte weltweite Kommunikation mit einer Vielzahl von Herangehensweisen und Techniken anderer manualmedizinischer Lehrgebäude bekannt wurden. Zum Teil konnten die erprobten und von uns bisher gelehrten Techniken dadurch sinnvoll ergänzt und weiterentwickelt werden. Diese Veränderung fand Ausdruck in neuen Formen der Weiter- und Fortbildung Manuelle Medizin/Manuelle Therapie.

Im Ärzteseminar Berlin (ÄMM) ist der Prozess der Entwicklung gekennzeichnet durch kontinuierliche konstruktive Zusammenarbeit der Kolleginnen und Kollegen, die als freie Mitarbeiter lehrend bei uns tätig sind. Unterstützt wurde dieser Prozess durch mehrere vom DGMM-Präsidium organisierte Seminare, auf denen Lehrer der drei DGMM-Seminare den Austausch zur Vergleichbarkeit der Techniken pflegten und gleichzeitig die charakteristischen Eigenheiten des jeweiligen Seminars herausstellten.

Unter dem führenden Einfluss von *Jochen Sachse, Karel Lewit und Vladimir Janda* ist das Lehrgebäude der ÄMM vorwiegend vom neurologischen Zugang zum Bewegungssystem bestimmt. Das bedeutet, artikuläre Funktionsstörungen immer in engem Zusammenhang mit Störungen der Muskulatur und deren Steuerung zu betrachten. Erstmals wird dieses Wissen in dem nun vorgelegten Buch auch in Anleitung zu praktischem Handeln umgesetzt durch beispielhafte Darstellungen zur Untersuchung und Behandlung muskulärer Störungen.

Fragen nach dem Zusammenhang der Befunde in ihrer jeweiligen Wertigkeit werden gestellt und durch Vorschläge zur Behandlungsplanung und Behandlungsreihenfolge soll der Blick für die Zusammenhänge geübt werden. Die Beispiele reichen von lokalisierten Befunden der Muskelfunktionsstörung bis hin zu globalen Störungen in kompensatorischen Funktionsketten (Verkettungen).

Charakteristisch für unser Lehrgebäude ist die Nutzung der Information über Nozizeption aus der Spannungsänderung „vor dem Schmerz" für die Diagnostik.

In der mobilisierenden Therapie ist es die Fazilitation des Bewegungsgewinns durch vorherige Muskelrelaxation; bevorzugt werden dazu automatisierte Bewegungsmuster genutzt. Darüber hinaus spiegelt sich die in den letzten Jahren zunehmende Aufmerksamkeit für die Bedeutung des Bindegewebes in der Erweiterung um myofasziale und viszerofasziale Techniken wieder.

Ein gut geschultes Palpationsvermögen ist Vorbedingung für die erfolgreiche Arbeit in der Manuellen Therapie. Entsprechend dieser Bedeutung werden in einem neuen, gesonderten Kapitel für wichtige Palpationsmerkmale Beispiele angeführt.

Den Aufbau des Leitfadens bestimmen die Kaskaden der Befunderhebung und Wertung, der Behandlung und neuen Wertung in Verlaufsbeobachtung und Dokumentation, die Qualitätssicherung durch ausgefeilte Techniken zur Untersuchung, Behandlung und für die Hilfe zur Selbsthilfe (Selbstübungen). Damit ist dieser Leitfaden im Einklang mit den erweiterten Anforderungen der neuen Weiterbildungsordnung für Ärzte.

Die Erstfassung und die bisherigen Auflagen waren als Zwillingsarbeit mit *Jochen Sachse* entstanden. Die völlige Überarbeitung der Neuauflage allein angehen zu müssen, war schmerzlich. Es machte aber auch Freude, aus jahrzehntelangen Erfahrungen heraus ganz eigene Akzente zu setzen. Wo sie sehr eigen waren, bremste mich meine Nachfolgerin im Amt der Seminarleitung bei der ÄMM, *Gabriele Harke.* Dafür danke ich ihr und ganz besonders dafür, dass sie an der weiteren Entwicklung dieses Buches mitarbeiten wird. Es zeigt, dass der Generationswechsel ohne Brüche sowohl im Ausbilderteam der ÄMM als auch in der Arbeit an den Lehrmaterialien statt hat.

Dem Verlag danke ich für die Bereitschaft zu völliger Umgestaltung mit neuen Bildern zu den Techniken und für das Verständnis zur beträchtlichen Umfangerweiterung.

Die Neuauflage garantiert Kontinuität und ist doch ganz anders. Dies zu entdecken wünsche ich vielen Lesern.

Berlin, im Dezember 2007
Karla Schildt-Rudloff

Benutzerhinweise

Zeichenerklärung

→ Bewegungsrichtung aktiv oder passiv

← Richtung des haltenden Gegendruckes oder der
isometrischen Spannung

⌣ unbewegter Fixpunkt

Abkürzungsverzeichnis

A	Arteria
A/E-Segment	Aus-Ein-Segment (Spannung nimmt bei Ausatmung zu)
AGR	Antigravitationsrelaxation
BWS	Brustwirbelsäule
C	zervikale Wirbel, Bewegungssegmente und Spinalwurzeln
C0/1	Segment Okziput/C1
E/A-Segment	Ein-Aus-Segment (Spannung nimmt bei Einatmung zu)
For.	Foramen
HM	Hypermobilität
HWS	Halswirbelsäule
L	lumbale Wirbel, Bewegungssegmente und Spinalwurzeln
Lig.	Ligamentum (Band)
LWS	Lendenwirbelsäule
M.	Musculus
Mb.	Morbus (Krankheit)
PIR	postisometrische Relaxation
RAK	reflektorisch algetische Krankheitszeichen
SIAS	Spina iliaca anterior superior
SIG	Sakroiliakalgelenk
SIPI	Spina iliaca posterior inferior
SIPS	Spina iliaca posterior superior
Th	thorakale (dorsale) Wirbel und Bewegungssegmente
TrP	myofaszialer Triggerpunkt

Inhaltsverzeichnis

1

Gelenkfunktionsstörungen und ihre Therapie

ÜBERBLICK

- Strukturpathologie und Funktionspathologie des Bewegungssystems
- Funktionsbewegung und Gelenkspiel an der Wirbelsäule
- Bewegungsende und Endespannung am Bewegungssegment
- Blockierung als reversibel hypomobile artikuläre Dysfunktion
- Blockierung und lokale Muskelverspannung
- Unökonomisch ausgearbeitete motorische Steuerung als Risikofaktor bei der Entwicklung chronischer vertebragener Schmerzsyndrome

Gelenkfunktionsstörungen sind ein Aspekt der vielfältigen Störmöglichkeiten des Bewegungssystems und der Beweglichkeit. Die *Funktionsstörungen der Muskulatur* sind zweifellos verbreiteter und manchmal schwerwiegender. Der therapeutische Zugang zur Muskulatur ist aber meistens schwieriger und langwieriger als der zu den Gelenkfunktionsstörungen. Sind letztere Ursache eines aktuellen, schmerzbetonten klinischen Beschwerdebildes, kann eine Behandlung in der ärztlichen Sprechstunde oft die sofortige Lösung erreichen. Voraussetzung dafür ist, dass Untersuchungstechniken, diagnostische Schlussfolgerungen, Indikationsstellung und die therapeutischen Techniken beherrscht werden.

Bei längerer Beschäftigung mit diesen Funktionsstörungen des Bewegungssystems wird sehr schnell die enge *Verkettung artikulärer und muskulärer Funktionsstörungen* erkannt sowie die Notwendigkeit einer engen Zusammenarbeit mit der Krankengymnastik. Daraus ergibt sich dann eine für die Patienten sehr vorteilhafte Arbeitsteilung, in der diese sogar selbst einen Teil der Sekundärprophylaxe übernehmen können, wenn sie dazu bereit sind.

1.1 Strukturpathologie und Funktionspathologie

Mit der *Pathologie des Bewegungssystems* beschäftigen sich mehrere medizinische Disziplinen. Neurologie und Orthopädie befassen sich mit Krankheiten der Steuerung und der konstruktiven Seite des Systems. Rheumatologie, Traumatologie und Physiotherapie (Rehabilita-

tion) widmen sich speziellen Problemen des pathologischen Potenzials. Zwangsläufig werden diese Fachgebiete neben der Allgemeinmedizin von Patienten aufgesucht, deren Beschwerden Folge artikulärer und muskulärer Funktionsstörungen sind, d.h. aus der *funktionellen Pathologie des Bewegungssystems* herrühren. Falls der damit konfrontierte Arzt die Funktionsdiagnostik nicht anwendet, wird er die Beschwerden inadäquat als Strukturpathologie (z. B. „Prolaps") oder als psychosomatisch erklären und im günstigsten Falle eine symptomatische Schmerzbehandlung durchführen können. Die gezielt kausale Behandlung der gestörten Funktion bleibt ihm und damit dem Patienten verschlossen.

Die erfolgreiche Rehabilitation poliomyelitischer Paresen durch Schwester Kenny hatte das Interesse der Medizin an den reflektorisch wirkenden Beeinflussungsmöglichkeiten bei Muskelfunktionsstörungen geweckt und die Krankengymnastik um die propriozeptiven Fazilitationsmethoden erweitert. Sie waren Grundlage für die intensive Beschäftigung mit der Diagnostik und Therapie der Muskelfunktionsstörungen [11, 19, 23, 43, 44, 51]. Die Entdeckung des Bandscheibenprolapses [47, 48] und seine operative Entfernung [35] lenkte die Aufmerksamkeit auf die *Strukturpathologie* der Wirbelsäule und auf den mechanischen Faktor in der Pathogenese des Schmerzes [4, 39].

Die Behandlung der schmerzhaften Gelenkfunktionsstörungen blieb bis nach dem 2. Weltkrieg überwiegend in Händen von Laienbehandlern verschiedener Schulen. Der Kontakt zwischen deutschen Ärzten und Laienbehandlern (Chiropraktoren) weckte das ärztliche Interesse an diesen mechanischen Behandlungsverfahren, an deren Wirkungsweise und Indikationsbereichen [2, 5, 42, 55]. Auch im übrigen Europa hatten Ärzte diese Methoden kennen gelernt, vor allem bei Osteopathen. So begann, zunächst auf die Wirbelsäule beschränkt, eine systematische Beschäftigung mit den Gelenkfunktionsstörungen innerhalb der Medizin [17, 29, 36, 40, 50, 55]. Die Verbindungen zu anderen, vor allem osteopathischen Behandlergruppen erwiesen sich in Bezug auf Untersuchungs- und Behandlungstechnik, vereinzelt aber auch für die theoretischen Vorstellungen als fruchtbringend [3, 10, 14–18, 26, 27, 37–38, 49].

1.2 Funktionsstörungen der Wirbelsäule

Bei der Beschäftigung mit den Funktionsstörungen des Bewegungssystems waren für die Ärzte zwei Fragenkomplexe besonders wesentlich:

- Die *theoretischen Fragen* widmeten sich dem Substrat der mechanischen Behandlungsverfahren am Gelenk, dem Wesen und den Folgen der Funktionsstörungen und ihren Beziehungen zum Schmerz.
- Die *klinischen Fragen* richteten sich in der praktizierenden Medizin auf die Untersuchungsverfahren zur Erfassung der mechanischen Gelenkfunktionsstörung und auf die Relevanz der Befunde, auf ihre diagnostische und differentialdiagnostische Zuverlässigkeit. Sie galten der Indikationsstellung für die mechanischen Behandlungsmethoden bei artikulären Funktionsstörungen, der Pathogenese und dem ätiologischen Hintergrund der Wirbelsäulenstörungen. Zahlreiche Untersucher lieferten die Bausteine unserer heutigen Vorstellungen, die in geschichtlichen Darstellungen nachlesbar sind. Unser Wissen zeigt in vielen Richtungen immer wieder neue offene Fragen [24, 32].

Im Laufe der Entwicklung und auf der Grundlage vieler Untersuchungsergebnisse mussten übernommene Vorstellungen verlassen werden. Als unhaltbar erwies sich die Meinung, die mechanische Einwirkung auf die Wirbelsäule durch den Behandlungsgriff bringe einen Diskusprolaps in seine Ausgangslage zurück, „reponiere" ihn. Die pathogenetische Bedeutung des Prolapses konnte den lumbalen Radikulärsyndromen, schweren Krankheitsbildern mit neurologischen Ausfällen der unteren lumbalen und der sakralen Wurzeln, und den ihnen unmittelbar vorausgehenden Symptomen zugeordnet werden. Die Reizung der Hüllenrezeptoren der Dura mater und der Wurzelscheiden verursacht den „Wurzelschmerz". Er ist ein Übertragungsschmerz, der ziemlich genau das geschädigte Segment anzeigt und auf einen Prolaps schließen lässt, auch wenn noch keine neurologischen Ausfallserscheinungen erkennbar sind. Die artikulären, faszialen und myofaszialen Funktionsstörungen des Körperstammes ohne Strukturschädigungen führen nicht zu radikulären Ausfällen und lassen sich davon abtrennen [32]. Sie bestehen aber oft gleichzeitig mit einem Prolaps, beteiligen sich an der Symptomentwicklung und sind nach genauer Indikationsprüfung dann auch therapeutisch bedeutsam. Die meisten der in diesem Buch beschriebenen manualtherapeutischen Techniken sind, die Sicherung der Prolapsdiagnose vorausgesetzt, obligater Bestandteil der konservativen Therapie radikulärer Reiz- und Ausfallssyndrome.

Ein therapeutischer Ansatz dabei ist die Schmerzreduktion durch Verminderung von Nozizeption aus den Hüllen der Nervenleitbahnen. Semantisch missverständlich ist dafür die Bezeichnung „Mobilisation des Nervensystems" gewählt worden [9]. Die Bezeichnung ist unpassend. Aber die Methoden zur Entspannung der bindegewebigen Hüllstrukturen des Nervensystems werden sinnvoll angewendet. Sie dienen der Optimierung der Gleitbewegung gegenüber den Nachbarorganen und der Wiederherstellung verlorener Elastizität und Plastizität als Voraussetzung für die Anpassung an Bewegungen.

Die Vorstellung, dass eine *Wirbelfehlstellung* (Subluxation, Dislokation) durch die Manuelle Medizin behandelt werde, konnte nicht bestätigt werden. Die röntgenologisch in der reproduzierbaren Neutralhaltung nachweisbaren Stellungsauffälligkeiten behielten nur Hinweischarakter. Sie fordern zur Untersuchung von Gelenk- und Muskelfunktion in diesem Bereich auf. Das Repositionsphänomen, d. h. die Korrektur einer Fehlstellung durch die Behandlung, erwies sich, wenn es einmal auftrat, sogar als prognostisch ungünstiges Zeichen, als Hinweis auf eine *hypermobile Funktionsstörung* [31].

Tragfähig war die Vorstellung, dass die *eingeschränkte Beweglichkeit* (restricted movement, hypomobile artikuläre Dysfunktion) Grundlage der unkomplizierten vertebragenen Schmerzsyndrome ist [1, 16, 32, 49].

1.3 Funktionsbewegung und Gelenkspiel

Die äußerlich erkennbare, anguläre Gelenkbewegung, die *Funktionsbewegung*, geht mit einer Winkeländerung in mindestens einer Raumebene einher. Dabei kommt es im Gelenk in geringem Maße zu rollenden, vorwiegend zu gleitenden (translatorischen) Bewegungen der Kontaktflächen. Die Art der Gleitvorgänge hängt vom Gelenkbau und der Bewegungsrichtung ab. Das Aufgleiten des konkaven Partners auf neue Kontaktstellen des konvexen Partners in der Bewegungsrichtung ist mit dem Lösen des Kontaktes an der Rückseite der Bewegung verbunden. Die Gleitbewegungen lassen sich passiv isoliert nachahmen als millimeterkleine Verschiebungen der Gelenkpartner gegeneinander. Das Lösen des Gelenkflächenkontaktes wird passiv durch Traktion mit Separation der Gelenkflächen erreicht. Beide Bewegungen, Translation sowie Separation, sind diagnostisch und therapeutisch nutzbar. Sie werden als *Gelenkspiel* (joint play) bezeichnet [37].

Zur exakten Durchführung des Gelenkspiels müssen die Gelenkpartner gelenkspaltnah gefasst und ohne Winkeländerung parallel verschoben werden. Auf die translatorischen Verschiebungen haben Muskelspannungen weniger Einfluss als auf die angulären Bewegungen. Gelenkspielbewegungen lassen sich deshalb mit geringem Kraftaufwand durchführen. Die eingeschränkte und erschwerte Verschieblichkeit im Gelenkspiel weist eine pathologische Gelenkfunktion aus. Wiederholungen der Verschiebebewegung sind therapeutisch wirksam (passiv repetitive Gelenkspielmobilisation). Dabei verbessert sich langsam zunehmend das Gleiten als Voraussetzung für die Funktionsbewegungen. Das Gelenkspiel ist oft noch schmerzlos möglich, wenn die angulären Bewegungen schmerzhaft sind. Daher kann es selbst dann therapeutisch genutzt werden, wenn passive Funktionsbewegungen kontraindiziert sind.

Die einzelnen Wirbel*gelenke* erlauben keine Gelenkspielverschiebungen. An der Halswirbelsäule sind *gelenkspielähnliche Bewegungen* der Bewegungs*segmente* möglich, weil die beiden Gelenke nahezu in einer Ebene (gekippte Frontalebene) stehen und weil die Wirbel von 3 Seiten für die Hände zugänglich sind. Thorakal und lumbal können die Wirbel nur von dorsal an bestimmten Kontaktpunkten gehalten werden. Der Bewegungsimpuls für eine Verschiebebewegung kann hier nicht direkt auf die beiden Partner übertragen werden. Die Untersuchungs- und Behandlungsbewegung muss vielmehr *indirekt über eine Funktionsbewegung an das Segment* geführt werden. Dadurch entsteht immer eine Winkelbewegung zwischen den Partnerwirbeln und keine translatorische Verschiebung.

Durch Terminologiekonsens wurde das passiv geführte Bewegungsende des spinalen Bewegungssegmentes dem Gelenkspiel als gleichwertig gesetzt [1]. Das entspricht der allgemein akzeptierten diagnostischen Bedeutung der *Endespannung,* die der Untersucher bei segmentaler Bewegungsuntersuchung als *Endgefühl* wahrnimmt.

1.4 Das funktionsgestörte Bewegungssegment

Die Störung der Gleitvorgänge zwischen den Gelenkflächen wird als Grundlage der Gelenkfunktionsstörung mit Bewegungseinschränkung angesehen, die nach Zukschwerdt und Mitarbeitern als *Blockierung* bezeichnet wird [55]. Fachlich zutreffend, aber etwas umständlich wird sie als *reversibel hypomobile artikuläre Dysfunktion*

umschrieben [1]. Das Substrat dieser Störung muss im Gelenk liegen, da die Bewegungseinschränkung auch unter völliger Muskelrelaxation durch Curarisierung nachweisbar bleibt [30]. Für die Störung der Gleitvorgänge im Gelenk könnten Einklemmungen der verbreitet in allen Gelenken nachgewiesenen Gelenkkapselanhänge, Meniskoide genannt, verantwortlich sein [12, 28, 41, 55]. Die plastische Verformbarkeit der Gelenkknorpeloberfläche auch beim Aufdrücken weicher Gewebe [52] hat diese Vorstellung erleichtert. Der derbe Rand des Meniskoids drückt sich in die Gelenkflächen ein, wenn er zwischen ihnen unter Druck gerät. Sein Zurückschlüpfen in die Ausgangslage wird durch die Verspannung der Muskulatur behindert, die die Facetten aufeinander presst. Andererseits wird das Zurückschlüpfen therapeutisch wieder ermöglicht durch Öffnen des Gelenkspaltes, z. B. durch Traktion mit Separation der Facetten, oder durch langsam repetitives oder lagerndes Bewegen in die gestörte Richtung [28]. Die Reversibilität der hypomobilen Funktionsstörungen ist das entscheidende Merkmal gegenüber der Bewegungseinschränkung durch strukturelle Veränderungen der Wirbelsäule (z. B. Osteochondrosis intervertebralis). Beide können sich kombinieren.

1.5 Funktionsstörung der Muskulatur in Beziehung zur Wirbelsäule

Bei der Untersuchung einer Gelenkfunktionsstörung finden sich immer *Muskelverspannungen* in der dem Wirbelsegment zugeordneten Muskulatur. Sie sind *reflektorisch-algetische Krankheitszeichen* und stehen manchmal im Vordergrund der Symptomverursachung. Sie sind regelmäßig Begleiterscheinung der Gelenkblockierung. Ihre Intensität geht mit der Schmerzhaftigkeit der Funktionsstörungen parallel [3]. Nach Behandlung der Gelenkfunktionsstörung normalisiert sich die reflektorisch veränderte Muskelspannung. Damit hat die mobilisierende Gelenkbehandlung neben der mechanischen Wirkung auch eine reflektorische Komponente [53, 54].

Manche Autoren stellen die Muskelverspannung ursächlich in den Vordergrund der Bewegungsstörungen, die mit Schmerzsymptomen einhergehen. Vor allem unter dem Eindruck der zuverlässigen Wirksamkeit muskelrelaxierender Behandlungsverfahren [13, 32] ist das verständlich. Allerdings bleibt dann offen, wie diese Muskelverspannung entsteht. Nach dem Verständnis reflektorischer Vorgänge muss die Muskelspannungsveränderung eine Ursache haben, die wir im nozizeptiven Reiz sehen, beispielsweise dem der Gelenkdysfunktion [20, 32, 53]. Diese Muskelverspannung bei Gelenkfunktionsstörungen beeinflusst auch die tastbare Spannung, d. h. den Widerstand am Bewegungsende bei passiver Bewegung. Eine ganz andere diagnostische Wertigkeit hat ein *schmerzhaft bewegungsgehemmtes Bewegungssegment mit muskulärer Abwehrspannung* (défense musculaire, ➤ Kap. 2.3.4 und ➤ Kap. 11).

Die Wahrscheinlichkeit, dass sich vertebragene Schmerzsyndrome im Laufe des Lebens entwickeln und chronisch werden, hängt nicht nur von äußeren Umständen, Traumen und Belastungen ab. Diese Wahrscheinlichkeit hat anscheinend enge Beziehungen zur Qualität, d.h. zu Mängeln der *motorischen Steuerung,* einem stark konstitutionell bedingten diagnostischen Merkmal [19, 34, 45, 46]. Die Steuerung wird diagnostisch durch bestimmte, leicht reproduzierbare Haltungs- oder Bewegungsleistungen getestet: Stand, Gang, Hüftextension, Armabduktion seien als Beispiele genannt [23]. Die Bewertung der motorischen Steuerung, die Annäherung an das Ideal (ökonomischer Muskeleinsatz) oder die Entfernung von diesem Verhalten (unökonomischer Einsatz von ungeeigneten Muskeln mit störenden Begleitbewegungen) wird damit zu einem wesentlichen Bestandteil der Diagnostik, Ursachensuche und Prävention von Funktionsstörungen des Bewegungssystems [6, 7, 21, 23, 25, 33]. Dieser Umstand begründet den Bedarf zur engen Zusammenarbeit zwischen den diagnostizierenden und die Therapie indizierenden manualmedizinisch ausgerichteten Arztpraxen und den physiotherapeutischen Behandlungseinrichtungen, die die Behandlung der motorischen Störungen übernehmen.

LITERATUR

[1] Baumgartner H, et al (Hrsg. 1993) Grundbegriffe der Manuellen Medizin. Terminologie, Diagnostik, Therapie. Springer, Berlin Heidelberg New York London Paris Tokyo Hong Kong Barcelona Budapest

[2] Biedermann F (1953) Grundsätzliches zur Chiropraktik vom ärztlichen Standpunkt aus. 3. Beiheft zur Zeitschrift Erfahrungsheilkunde. Haug, Ulm

[3] Bourdillon JF, Day EA, Bookhout MR (1992) Spinal Manipulation, 5th Edn. Butterworth-Heinemann, Oxford

[4] Brocher JEW (1938) Der Kreuzschmerz in seiner Beziehung zur Wirbelsäule. Thieme, Leipzig

[5] Buch H-J (1967) Über die Entwicklung und heutige Bedeutung der Chiropraktik. Z. ärztl. Fortbild 61: S. 1001–1005

[6] Buchmann J (1980) Motorische Entwicklung und Wirbelsäulenfunktionsstörungen. Manuel Med 18: S. 37–39

[7] Buchmann J, Bülow B (1983) Funktionelle Kopfgelenkstörungen bei Neugeborenen im Zusammenhang mit Lagereaktionsverhalten und Tonusasymmetrie. Manuel Med 21: S. 59–62

[8] Buchmann J, Wende K, Ihracky D, Kundt F, Hassler F (1998) Gezielte Manualmedizinische Untersuchung der Kopfgelenke vor, während und nach einer Intubationsnarkose mit vollständiger neuromuskulärer Blockade. Manuel Med 36: S. 32–36

[9] Butler DS (1995) Die Mobilisation des Nervensystems. Springer, Berlin Heidelberg New York London Paris Tokyo Hong Kong Barcelona Budapest

[10] Cyriax J (1975) Textbook of Orthopaedic Medicine, Vol. I: Diagnosis of Soft Tissue Lesions, 6th Edn. Bailliere Tindall, London

[11] Hislop HJ, Montgomery J (1999) Daniels' und Worthinghams Muskeltests, 7. Aufl. Urban & Fischer, München, Jena

[12] Emminger E (1967) Die Anatomie und Pathologie des blockierten Wirbelgelenkes. In: Gross D (Hrsg.) Therapie über das Nervensystem Bd. VII (Chirotherapie – Manuelle Therapie). Hippokrates, Stuttgart, S. 117–140

[13] Gaymans F (1973) Neue Mobilisations-Prinzipien und -Techniken an der WS. Manuel Med 11: S. 35–39

[14] Greenman PhE (1984) Wirbelbewegung. Manuel Med 22: S. 13–15

[15] Greenman PhE (1984) Eingeschränkte Wirbelbewegung. Manuel Med 22: S. 15–18

[16] Greenman PhE (1998) Lehrbuch der Osteopathischen Medizin. Haug, Heidelberg

[17] Gutmann G (1960) Die Wirbelblockierung und ihr röntgenologischer Nachweis. In: Junghanns H (Hrsg.) Die Wirbelsäule in Forschung und Praxis, Bd. XV. Hippokrates, Stuttgart, S 15–23

[18] Gutmann G (1975) Die pathogenetische Aktualitäts-Diagnostik. Ein Versuch zur Analyse der diagnostischen Leitlinien in der Manuellen Medizin. In: Lewit K, Gutmann G (Hrsg.) Funktionelle Pathologie des Bewegungssystems. Rehabilitacia VIII Suppl. 10/11, Obzor, Bratislava, S 15–24

[19] Janda V (1967) Die Motorik als reflektorisches Geschehen und ihre Bedeutung in der Pathogenese vertebragener Störungen. Manuel Med 5: S. 2–6

[20] Janda V (1975) Muscle and joint correlations. In: Lewit K, Gutmann G (Hrsg.) Funktionelle Pathologie des Bewegungssystems. Rehabilitacia VIII Suppl. 10/11, Obzor, Bratislava, S. 154–158

[21] Janda V (1978) Muscles, Central Nervous Motor Regulation and Back Problems. In: Korr IM (1978) (ed) The Neurobiologic Mechanisms in Manipulative Therapy. Plenum Press, New York London, S. 27–41

[22] Janda V (1985) Rational Therapeutic Approach of Chronic Back Pain Syndromes. Proceedings of the Symposium „Chronic back pain, rehabilitation and self help" 12.–13. 12.1985, Turku, Finland, Kuinka kuntoutua kroonisesta selkäsivusta, S. 69–74

[23] Janda V (2000) Manuelle Muskelfunktionsdiagnostik, 4. Aufl. Urban & Fischer, München

[24] Janda V, Lewit K (1980) Trends und Perspektiven der Manuellen Medizin. Manuel Med 18: S. 1–6

[25] Janda V, Lewit K, Lewitova H, Sachse J, Steinova K (1992) Krankengymnastik und muskuläre Fehlsteuerung. In: Lewit K (Hrsg.) Manuelle Medizin. 6. Aufl. JA Barth, Leipzig Heidelberg, S. 312–385

[26] Kaltenborn FM (1965/66) Frigjøring av Ryggraden. Fysioterapeuten, Heft 1–4

[27] Kimberly PE (1980) Bewegung, Bewegungseinschränkung und Anschlag. Manuel Med 18: S. 53–56

[28] Kos J, Wolf J (1972) Die „Menisci" der Zwischenwirbelgelenke und ihre mögliche Rolle bei Wirbelblockierung. Manuel Med *10:* S. 105–114

[29] Lewit K (1955) TrakČ ní test. Č as Lék Č esk *94:* S. 60–66

[30] Lewit K (1968) Beitrag zur reversiblen Gelenksblockierung. Z Orthop Grenzgeb *105* (2): S. 150–158

[31] Lewit K (1971) Der „Repositionseffekt" – ein prognostisch ungünstiges Zeichen. Manuel Med *9:* S. 2–8

[32] Lewit K (2007) Manuelle Medizin. 8. Aufl. Elsevier GmbH Urban & Fischer, München (umfangreiche Literatur!)

[33] Lewit K (1994) Changes in locomotor function, complementary medicine and the general practitioner. J Royal Soc Med *87:* S. 36–39

[34] Lewit K, Janda V (1964) Die Entwicklung von Gefügestörungen der Wirbelsäule im Kindesalter und die Grundlagen einer Prävention vertebragener Beschwerden. In: Müller D (Hrsg.) Neurologie der Wirbelsäule und des Rückenmarkes im Kindesalter. Gustav Fischer, Jena, S. 371–389

[35] Love JG (1939) Removal of protruded intervertebral discs without laminectomy. Proc Staff Meet, Mayo Clinic *14:* S. 800

[36] Maigne R (1970) Wirbelsäulenbedingte Schmerzen und ihre Behandlungen durch Manipulation. Hippokrates, Stuttgart

[37] Mennell JMcM (1964) Joint pain. Little Brown Co, Boston

[38] Mitchell F jr, Moran PS, Pruzzo NA (1979) An evaluation of osteopathic muscle energy procedures. Pruzzo, Valley Park

[39] Morsier G de (1957) Les discopathies intervertebrales. Histoire, semiologie, pathogénie, medicine social. Psychiatr Neurol (Basel) *153* I: S. 178–195; II: S. 244–279

[40] Müller D (1964 Hrsg.) Neurologie der Wirbelsäule und des Rückenmarkes im Kindesalter. Gustav Fischer, Jena

[41] Penning L, Töndury G (1963) Entstehung, Bau und Funktion der meniskoiden Strukturen in den Halswirbelgelenken. Z Orthop *98:* S. 1–14

[42] Peper W (1953) Technik der Chiropraktik. 1. Aufl. Haug, Ulm

[43] Peterson Kendall F, Kendall McCreary E (1998) Muskeln, Funktionen und Test, 3. Aufl. G Fischer, Stuttgart New York

[44] Pohl FF, Kenny E (1949) The Kenny concept of infantile paralysis. Bruce Publ, Minneapolis

[45] Schildt K (1975) Untersuchungen zum Entwicklungsstand der Motorik bei Kindergartenkindern. In: Lewit K, Gutmann G (Hrsg.) Funktionelle Pathologie des Bewegungssystems. Rehabilitacia VIII, Suppl. 10/11, Obzor, Bratislava, S. 166–170

[46] Schildt K (1987) Funktionsstörungen der Muskulatur und der Wirbelsäule in Verlaufsuntersuchungen von Kindern im 1. und 2. Gestaltwandel. Manuel Med *25:* S. 20–22

[47] Schmorl G (1929) Über Knorpelknötchen an der Hinterfläche der Wirbelbandscheiben. Fortschr. Röntgenstr. *40,* 4: S. 629–634

[48] Schmorl G, Junghanns H (1953) Die gesunde und die kranke Wirbelsäule in Röntgenbild und Klinik, 3 Aufl. Thieme, Stuttgart

[49] Stoddard A (1961) Lehrbuch der osteopathischen Technik an Wirbelsäule und Becken. Bd. IXX der Reihe: Die Wirbelsäule in Forschung und Praxis. Hippokrates, Stuttgart

[50] Terrier JC (1958) Manipulativmassage im Rahmen der physikalischen Therapie. Hippokrates, Stuttgart

[51] Voss DE, Ionta MK, Myers BI (1988) Propriozeptive Neuromuskuläre Fazilitation, 4. Aufl. G Fischer, Stuttgart New York

[52] Wolf J (1975) The reversible deformation of the joint cartilage surface and its possible role in joint blockage. In: Lewit K, Gutmann G (Hrsg.) Funktionelle Pathologie des Bewegungssystems. Rehabilitacia VIII, Suppl. 10/11, Obzor, Bratislava, S. 30–35

[53] Zeller H-J, Klawunde G (1974) Zur Objektivierung der Manualtherapie als Reflextherapie und ihre Beziehungen zu vegetativen und zentralnervösen Regulationsvorgängen. Z Physiother. (Leipzig) *26:* S. 333–339

[54] Zeller HJ, Klawunde G (1979) Beitrag zum Einfluß der Manuellen Therapie auf die neuromuskuläre Balance. (Eine neuroelektrophysiologische Studie). Z Physiother (Leipzig) *31:* S. 263–267

[55] Zukschwerdt L, Biedermann F, Emminger E, Zettel H (1955) Wirbelgelenk und Bandscheibe, 1. Aufl. Hippokrates, Stuttgart (2. Aufl. 1960)

2

Grundlagen und Besonderheiten der Manuellen Medizin der Wirbelsäule

ÜBERBLICK
- Stellung der Wirbelsäule im Bewegungssystem
- Bewegungsuntersuchung der Wirbelsäule und Gelenkspiel
- Funktionsgestörte Wirbelsäule, Blockierung
- Ursachen der Blockierung an der Wirbelsäule
- Auswirkungen der Blockierung an der Wirbelsäule

Die Wirbelsäule ist Teil des Bewegungssystems. Durch ihre zentrale Lage im Körper als Bewegungsachse des Rumpfes („Achsenorgan") hat sie eine Reihe anatomischer, physiologischer und pathophysiologischer Besonderheiten. Diese sollen im Folgenden beschrieben werden, soweit sie im Zusammenhang mit den Bewegungsfunktionsstörungen von Interesse sind.

2.1 Stellung der Wirbelsäule im Bewegungssystem

Im Bewegungssystem besteht eine *Funktionseinheit:*
- des steuernden *Nervensystems* mit der
- *Muskulatur* und ihren Hüllen, den
- *Bändern und Faszien* und den
- *Gelenken.*

In diesem Verbund reagiert das Nervensystem als Einheit auf die Informationen aus dem Bewegungssystem. Es aktiviert die Muskeln, deren Anspannung gibt den Gelenken statischen Halt, bewegt sie und schützt sie gegen äußere Einwirkungen [15, 18, 19].

Die Funktionseinheit eines Gelenkes mit seinen Muskeln und seiner nervösen Steuerung wird als *Arthron* bezeichnet [33, 56]. Der Begriff stellt das Gelenk in den Mittelpunkt. Für das Bewegungssegment [22] der Wirbelsäule heißt der analoge Begriff *Vertebron* [11]. Er wird jedoch selten benutzt. Die physiologische Funktion der ganzen Wirbelsäule sieht Panjabi als spinales stabilisierendes System und unterteilt sie in drei Funktionsbereiche: *passives, aktives und neurales Subsystem* und diskutiert die Bedeutung der drei Bereiche und ihr Zusammenwirken im ganzen System in Bezug auf die intervertebrale Stabilität oder Instabilität [42–44].

Die gegliederte Beweglichkeit der Wirbelsäule ermöglicht sowohl die Stabilität des Rumpfes im Schwerefeld als auch die frei erhaltene Beweglichkeit während verschiedener Haltungen im Bewegungsraum. Dieser zentralen Bedeutung für den Körperstamm entspricht der Begriff „Achsenorgan". Dabei ist die propriozeptive Afferenz aus den Bewegungssegmenten und der Muskulatur die Basis für die motorische Steuerung [26, 27, 60] und Gleichgewichtserhaltung. Das gilt besonders für die Kopfgelenkregion [37, 58, 59]. Pathologische Afferenzmuster, z. B. bei segmentalen Blockierungen, führen zwangsläufig zu verminderter Qualität der motorischen Steuerung.

Das *Bewegungssegment* vertritt an der Wirbelsäule die Stelle des Gelenkes. Es besteht aus allen inerten (passiven) Weichteilen, welche zwei Nachbarwirbel miteinander verbinden: Diskus – Gelenke – Bänder (➤ Abb 6.2).

Der *Diskus,* die *Bandscheibe,* liegt als distanzierendes Polster zwischen den Wirbelkörpern. Er trägt den darüber liegenden Wirbelsäulenabschnitt, weil die *Tragefunktion* der Wirbelsäule von der Wirbelkörperreihe wahrgenommen wird. Die beiden ersten Bewegungssegmente der Wirbelsäule haben keine Bandscheiben. Die tragenden Strukturen sind hier die seitlich liegenden *Wirbelgelenke.* Bei Hyperlordosen können die Wirbelgelenkflächen der unteren Halswirbelsäule und der unteren Lendenwirbelsäule durch die Kippung des Bewegungssegmentes nach vorn ebenfalls zur Tragefunktion gezwungen sein. Die Folge ist eine adaptive Verdichtung der Gelenkfacetten, die im Röntgenbild als Sklerosierung erscheint [33].

Durch die Bandscheiben erhält der Gliederstab der Wirbelkörper eine allgemeine, nicht gerichtete *Beweglichkeit.* Im einzelnen Segment ist diese Beweglichkeit umso größer, je höher sich das Bandscheibenpolster (der Intervertebralraum) darstellt [24]. Die symmetrischen *Gelenkpaare der Wirbelsäule,* auch Wirbelbogengelenke oder „kleine" Wirbelgelenke genannt, schienen und führen die Bewegungen des Bewegungssegmentes, wodurch Vorzugsrichtungen der Beweglichkeit und Beschränkungen entstehen. Daraus ergibt sich das für die einzelnen Abschnitte typische Verhalten der Beweglichkeit.

Trage- und *Bewegungsfunktion* des Bewegungssegmentes sind in mancher Beziehung gegensätzlich: Eine konstitutionell wenig bewegliche Wirbelsäule ermöglicht leichter die im heutigen Alltag überwiegend geforderten Halteleistungen und ist damit ein Faktor, der die Belastbarkeit verbessert. Dagegen braucht ein stark beweglicher Wirbelsäulenabschnitt für statische Trageleistungen eine besonders gute Koordination der schienenden Muskulatur, um den Abschnitt aufrecht in einer kraftsparenden Neutralhaltung zu führen.

Als dritter Bestandteil des Bewegungssegmentes spannen sich zwischen den Wirbelbögen und Dornfortsätzen die *Bänder* aus. Bänder überspannen auch vorn und hinten am Wirbelkörper die Disci und sind, wie an den Gelenken, Sicherungsstrukturen, die im Notfall Extrembewegungen bremsen (z. B. bei fehlender aktiver Führung). Die dorsalen Bänder hemmen die Anteflexion. Interspinal sind sie eng mit den interspinalen Muskelfasern verbunden. Außerdem haben die dorsalen Bänder zusammen mit den Bögen und Dornen eine schützende Abdeckfunktion für den Inhalt des Wirbelkanals. Zwischen den Bogenwurzeln zweier Nachbarwirbel liegen die Foramina intervertebralia. Sie sind mit lockerem Bindegewebe und Fett verschlossen, durch das Spinalnerven und versorgende Blutgefäße hindurchtreten.

Das *Bewegungssegment* mit allen Anteilen ist allgemein und aktuell für die Beweglichkeit verantwortlich, die bei passiver segmentaler Bewegungsuntersuchung erfasst wird. Welche Struktur im Einzelfall eine Restriktion verursacht, muss durch gezielte Untersuchungen ermittelt werden.

Die Beendigung der aktiven und passiven Bewegungen ist eine Muskelfunktion und ein sinnvoller Schutz der passiven Strukturen. Die physiologische Spannungszunahme der *Muskulatur* am Ende einer passiv geführten Bewegung vermittelt den langsamen, „weich" zunehmenden tastbaren Widerstand, die Spannung, die als normales Bewegungsende bei der Untersuchung wahrgenommen wird.

Die das Segment überspannende Muskulatur kann das Bewegungsausmaß durch Verspannung aktuell deutlich einschränken und eine Gelenkfunktionsstörung verdeutlichen oder auch vortäuschen. Das Bewegungsende wird plötzlich erreicht und als „harter Anschlag" gefühlt. Die Situation des muskulär bewegungsgehemmten Segmentes muss differenzialdiagnostisch gegenüber dem artikulär funktionsgestörten Bewegungssegment (➤ Kap. 2.3.1) erkannt werden, wenn keine therapeutischen Fehler entstehen sollen.

Bei aktiven Bewegungen sind die Bewegungssegmente der Wirbelsäule nicht isoliert beweglich. An den intendierten wie den automatisierten Bewegungen beteiligen sich alle Segmente des betreffenden Wirbelsäulenabschnittes je nach ihrer Beweglichkeit. Bei den meisten motorischen Leistungen werden die benachbarten Wirbelsäulenabschnitte in die Bewegung des Hauptleistungsbereichs einbezogen. Oft geht eine Funktionsänderung an einem Wirbelsäulenende mit Funktionsanpassungen am anderen Ende einher und bezieht die ganze Rumpfmuskulatur ein [17, 59].

Die anatomisch unterscheidbaren Wirbelsäulenabschnitte sind jeweils auch durch Besonderheiten ihrer Funktionsfähigkeit ausgezeichnet. Sie werden in den technischen Kapiteln jeweils am Anfang besprochen. Das Funktionsverhalten benachbarter Abschnitte ist bei passiver Untersuchung als Änderung des Bewegungsverhaltens zwischen dem einen und dem anderen Abschnitt erkennbar; der abrupte Wechsel im thorakolumbalen Übergang ist besonders gut palpierbar (➤ Kap. 5.2). Unabhängig von dieser unterschiedlichen Bewegungsfähigkeit, die sich aus der anatomischen Struktur ergibt, werden in die Funktionsbewegungen die Regionen unterschiedlicher Fähigkeit dennoch harmonisch in die Gesamtbewegung integriert, wie es Singer und Giles (1990) mittels Computertomografie ermittelten [49] und von Lewit durch Röntgen-Funktionsaufnahmen bestätigt wurde[33].

Im zervikothorakalen Übergang wechselt die Strukturcharakteristik, an der biomechanisch die bevorzugten Bewegungsrichtungen ablesbar sind, weit überlappend in den anatomisch definierten Nachbarabschnitt hinein, wie sich auch die Kopfdrehung bei aufgerichteter Wirbelsäule mehrere Segmente weit in die Brustwirbelsäule hinein fortsetzt. In diesen Beispielen zeigt sich die Funktionseinheit von Muskeln, Bindegewebsstrukturen, Gelenken und dem steuernden Nervensystem.

Die Wirbelsäulenregionen haben ihre Eigenheiten nicht nur in der normalen Funktion, sondern auch in der funktionellen Pathologie der jeweiligen Wirbelsäulenregion. Das erfordert jeweils spezifische Untersuchungsverfahren. Deshalb wurde der methodische Teil nach der Funktionszusammengehörigkeit gegliedert.

Die Sakroiliakalgelenke und die Kiefergelenke (Temporomandibulargelenke) sind in ihrer Symptomatologie und ihren reflektorischen Verkettungen so eng mit der Wirbelsäule verbunden, dass sie ebenfalls besprochen werden. Die einzelnen Störungsmuster und deren Verkettungen mit anderen Funktionsstörungen und anderen Regionen verdienen bei jedem Patienten Beachtung. Ihre Kenntnis erleichtert die klinische Arbeit [32, 33].

2.2 Bewegungsuntersuchung der Wirbelsäule und Gelenkspiel

Die Begriffe *Funktionsbewegung* und *Gelenkspiel* wurden bereits erklärt (> Kap. 1). Sie lassen sich bei der Untersuchung der Extremitätengelenke besonders gut differenziert bewerten [33, 38, 46]. So klare funktionsdiagnostische Verhältnisse wie an den Extremitätengelenken sind an den Bewegungssegmenten der Wirbelsäule durch die beschriebenen anatomischen und physiologischen Verhältnisse nicht zu erwarten. Das gilt sowohl für aktive als auch für passive Bewegungen.

An jeder aktiven Bewegung eines Wirbelsäulenabschnittes sind immer alle Bewegungssegmente in einem bestimmten Verhältnis beteiligt. Der zentrale Bewegungsentwurf, die motorische Programmierung [13, 15, 16, 28, 35, 48], strebt immer das allgemeine Bewegungsziel an. Segmentale Bewegungsdefekte werden in der Nachbarschaft durch Hypermobilität kompensiert [20, 41]. Die Untersuchung von Bewegungsstörungen ist dadurch an der Wirbelsäule von vornherein umfangreicher und von individuellen Gegebenheiten stärker abhängig als an den Extremitätengelenken.

Die Untersuchung beginnt immer mit der *orientierenden Untersuchung* des Bewegungssystems und der Wirbelsäulenabschnitte über aktive und passive Bewegungen. Erst deren Ergebnis führt zum gestörten Abschnitt hin. Dessen *gezielte, segmentale Untersuchung* klärt dann die Funktionsstörung des Bewegungssegmentes.

Die *Gelenkpartner* eines Bewegungssegmentes, zwei einzelne Wirbel, lassen sich nicht isoliert festhalten. Sie können deshalb nicht isoliert passiv bewegt werden. Es bedarf gewisser Tricks der Bewegungsführung, damit eine Funktionsbewegung vorwiegend in einem bestimmten Segment abläuft und sich dann dessen Funktionszustand ertasten lässt.

Gelenkspielähnliche Verschiebebewegungen sind nur an Segmenten der Halswirbelsäule durchführbar und zu tasten. Da die *Partnerwirbel* nirgends völlig umgriffen werden können, müssen die beteiligten Wirbel an bestimmten Punkten schmerzlos weich, aber in unverschieblichem Kontakt von den Behandlerhänden tastend gehalten werden. Nach Wegdrücken der Weichteile ist eine zarte *Vorspannung* erreicht. Dann werden die beiden Wirbel einmal gegeneinander verschoben. Sie gleiten nach Loslassen in die Ausgangsstellung zurück. Wird eine Wiederholung gewünscht, muss der Kontakt neu aufgesucht, die Vorspannung eingestellt und die Bewegung noch einmal ausgeführt werden. Die Bewegung lässt sich nur als weiches oder gegenteilig als geringes Nachgeben fühlen. Der Reihenfolgevergleich ermöglicht

die Wertung. Jede Verschieberichtung bedarf einer anderen Handanlage und Bewegungsausführung.

Abgesehen von diesen Möglichkeiten der zervikalen Parallelverschiebung beinhaltet die segmentale Funktionsuntersuchung der Wirbelsäule *Funktionsbewegungen mit den Hauptrichtungen Retroflexion, Anteflexion, Rotation und Lateroflexion.* Dabei wird die jeweilige Bewegungsgröße abgeschätzt und mit den Nachbarsegmenten verglichen. Am Ende der Bewegung entsteht am Bewegungssegment eine als weich zunehmende tastbare Gewebsspannung oder, im pathologischen Fall, eine abrupte Gewebespannung, wie ein „Anschlag". Die Unterschiede müssen palpatorisch erkannt werden und lassen sich dann diagnostisch bewerten.

Die Bewegungsuntersuchung bedarf jeweils einer spezifischen *Ausgangsstellung* des Patienten. Überwiegend werden Sitz und Seitlage benutzt. Ein prinzipieller Nachteil des Sitzens liegt in der höheren *posturalen Muskelspannung*. Diese ist im Stehen noch größer, weshalb passive und segmentale Bewegungsuntersuchungen im Stehen nicht verwertbar sind. Im Liegen ist die Ruhespannung der Muskulatur immer geringer. Dadurch wird der Bewegungsausschlag im Liegen weicher und oft messbar größer als im Sitzen. Das darf nicht als Angst, Abwehr oder gar Aggravation des Patienten interpretiert werden. Leider ist die Ausführung einiger Funktionsbewegungen im Liegen erschwert. Deshalb gibt es für manche Untersuchungs- und Behandlungsrichtungen Empfehlungen sowohl im Liegen als auch im Sitzen.

2.3 Funktionsgestörte Wirbelsäule, Blockierung

ÜBERBLICK

- Artikuläre Funktionsstörung des Bewegungssegmentes
- Regeln der Untersuchung und Dokumentation
- Andere Auffassungen der Funktionsstörung im Bewegungssystem
- Das muskulär gehemmte Bewegungssegment
- Blockierungskriterien

2.3.1 Artikuläre Funktionsstörung des spinalen Bewegungssegmentes

Die *reversibel hypomobile artikuläre Funktionsstörung*, in den passiven Strukturen des Bewegungssegmentes gelegen, wird im deutschen Sprachraum meistens als *Blockierung* bezeichnet. Vergleichbar ist der Begriff „restricted movement", soweit er auf einer Gelenkfunktionsuntersuchung beruht. Die Blockierung ist das

Substrat für die mobilisierenden Gelenkbehandlungen. Ihre zuverlässige Diagnose ist damit Voraussetzung für die Indikationsstellung der Behandlung und für den voraussagbaren Behandlungserfolg am Gelenk. *Um Täuschungen durch andersartige Bewegungseinschränkungen zu vermeiden, muss der Blockierungsbefund durch passive Bewegungsuntersuchung schmerzfrei und abwehrspannungsfrei erhoben worden sein.*

Für die Extremitätengelenke wird die Störung des Gelenkspiels (joint play) als gut fassbares Kriterium der Gelenkfunktionsstörung von den meisten Autoren in den Mittelpunkt der Definition und der klinischen Untersuchung gestellt. Weil Muskelstörungen die translatorischen Gleitbewegungen nur relativ wenig beeinflussen können, ist das für die Untersuchung gut begründet und als pathophysiologische Gleitstörung immer wieder zu reproduzieren. An den Wirbelgelenken müssen wir prinzipiell die gleichen Verhältnisse annehmen. Leider lässt sich aus den in ➤ Kapitel 2.2 genannten Gründen der Untersuchungstechnik die hypomobile Funktionsstörung der Wirbelsäule, d.h. des Bewegungssegmentes, klinisch nur als Sonderfall in der unteren Halswirbelsäule mit Hilfe gelenkspielähnlicher Bewegungen erkennen.

2.3.2 Regeln der Untersuchung und Dokumentation

An der Wirbelsäule führen verschiedene Merkmale den Untersucher zur Diagnose der hypomobilen artikulären Funktionsstörung, wenn bestimmte Regeln der Untersuchung eingehalten werden:

- Am häufigsten wird die am Ende der *angulären Segmentbewegung* (Funktionsbewegung) an den Strukturen des Bewegungssegmentes tastbar auftretende *Spannung* gewertet. Sie entsteht im blockierten Segment auf einer kürzeren Bewegungsstrecke als in den Nachbarsegmenten, oft abrupt und das Endgefühl [6] ist deutlich anders als im Nachbarsegment. Die Wahrnehmung dieser Phänomene setzt eine speziell geschulte Palpationstechnik voraus, die die Spannungsänderung im Zeitablauf der Bewegung erfasst.
- Als zweite Möglichkeit wird in manchen Segmenten oder Richtungen als normale Bewegung nur ein federndes Nachgeben getastet. Das gilt beispielsweise für das Sakroiliakalgelenk, das lumbale Rotationsgelenkspiel, die Lateralverschiebung der unteren Halswirbelsäule und die Seitneigung im Segment C0/1 bei rotiertem Kopf. Bei gestörtem Segment wird die Federung härter oder sie kommt gar nicht mehr zustande.
- Eine dritte Möglichkeit zur Erfassung einer Blockierung ist der *Bewegungsumfang* des Segmentes, d. h.

der Ausschlag seiner Funktionsbewegungen und deren Einschränkung im Vergleich mit der Gegenseite und mit den Nachbarsegmenten, beispielsweise bei der Rotationsuntersuchung der oberen und mittleren Halswirbelsäule. Allein genommen ist es das am wenigsten zuverlässige Kriterium, da hier die Muskulatur noch stärkeren Einfluss hat. Aus der Kenntnis der normalen Beweglichkeitsverteilung der Wirbelsäule und aus der Bewertung des patienteneigenen Bewegungstyps während der orientierenden Untersuchung hat der Untersucher vorher bereits eine Normerwartung, mit der der erhobene Befund verglichen und so zuverlässiger bewertet wird.

Die Einschränkung der aktiven und passiven *Gesamtbeweglichkeit eines Wirbelsäulenabschnittes* hat Hinweischarakter auf eine Funktionsstörung, ist aber für die Blockierungsdiagnose selbst nicht beweiskräftig. Sie spricht primär für eine Spannungserhöhung in Muskulatur und Bindegewebe. Diese reicht von der Verspannung eines Muskelfaserbündels bis hin zur völligen muskulären Fixation in einer Zwangshaltung, die dann nicht einmal mehr die Neutralhaltung des Wirbelsäulenabschnittes erlaubt. Die Bewegungseinschränkung kann auch auf einer strukturell reversiblen Verkürzung von Muskeln beruhen [19].

Im Gegensatz dazu muss ein symmetrisch und normal beweglicher Wirbelsäulenabschnitt nicht in jedem Fall bedeuten, dass alle seine Bewegungssegmente ungestört beweglich sind. Schmerzlose Blockierungen haben wenig reaktive Muskelverspannung und lassen sich manchmal nicht durch die orientierenden Prüfungen fassen. Deshalb gilt die Regel, dass Wirbelsäulenabschnitte, die in der Vorgeschichte schmerzhaft waren, auch dann segmental untersucht werden sollen, wenn die orientierende Untersuchung unauffällig ist.

Bei der *segmentalen Untersuchung* wird das Bewegungssegment als Ganzes geprüft und als normal oder gestört beweglich erkannt, ohne dabei das rechte oder linke Gelenk differenzieren zu können. In der Lendenwirbelsäule haben wir die Möglichkeit, allerdings auch die Notwendigkeit, durch Vergleich der gestörten sagittalen Bewegungsrichtung mit der Seite der gleichzeitigen (frontalen) Seitneigungseinschränkung indirekt das rechte oder linke Gelenk als das gestörte zu erfassen. Auch in den Segmenten der HWS kann durch eine kombinierte Untersuchung – Vergleich der Veränderung der Endespannung einer erkannten Seitneigestörung bei Anteflexion und Retroflexion des Segments – die Seite der Störung erkannt werden (➤ Kap. 9). An der BWS ist das nicht zuverlässig möglich. Seitenangaben können sich dort lediglich auf die *gestörte Richtung* beziehen.

Bei der *Dokumentation eines Blockierungsbefundes* werden die gestörte Richtung und das gestörte Segment genannt, z. B. „Linksrotationsblockierung C2/3" oder „Retroflexionsstörung Th6/7" oder es wird in der LWS eine „Retroflexionsstörung L5/S1 links" beschrieben.

Die *Nummerierung der Bewegungssegmente* der Brust- und Lendenwirbelsäule entspricht dem hier austretenden Spinalnerven. Dieser richtet sich nach dem darüber liegenden Wirbel. Der Spinalnerv und das Bewegungssegment L5 liegen also zwischen den Wirbeln L5 und S1. In der Halswirbelsäule ist die Beziehung zwischen Spinalnerv und gleichnamigem Wirbel verwirrend anders: Es gibt 7 Halswirbel, aber 8 zervikale Spinalnerven und Bewegungssegmente. Die Nerven treten hier oberhalb des gleichnamigen Wirbels aus. Der erste also zwischen Okziput und Atlas als C1 und zwischen den Wirbeln C7 und Th1 liegt der Spinalnerv C8. Deshalb ist es dringend zu empfehlen, *in der Halswirbelsäule grundsätzlich das Segment durch beide Nachbarwirbel zu kennzeichnen* als C7/Th1, C2/3 und das erste Segment als Occ/C1 oder einfacher als C0/1.

Die mobilisierenden Behandlungsmethoden der Manuellen Medizin zeigen als einzige regelmäßig nachweisbare Wirkung die Wiederherstellung vorher eingeschränkter Beweglichkeit [21, 29–31, 33]. Deshalb sehen wir in der *Bewegungsfunktionsstörung (Blockierung) des Gelenkes und des Wirbelsäulensegmentes das Substrat für die mobilisierende Behandlung.*

2.3.3 Andere Auffassungen der Funktionsstörungen im Bewegungssystem

Bei gleichen oder ähnlichen Behandlungsverfahren stellen die verschiedenen ärztlichen und nichtärztlichen „Schulen" andere Aspekte der Dysfunktion in den Mittelpunkt ihrer Interpretation des Behandlungssubstrates. Während sich die deutschsprachigen ärztlichen Schulen auf den Konsens einer „reversibel hypomobilen artikulären (segmentalen) Dysfunktion" [1] geeinigt haben und lediglich in der Diagnostik unterschiedliche Phänomene dieser Funktionsstörung stärker betonen, gehen die Auffassungen über das Wesen der manualmedizinisch behandelbaren Störung außerhalb dieser Schulen weit auseinander und dementsprechend auch die Bezeichnungen.

Die Osteopathieschulen untersuchen überwiegend die aktive neben der passiven Beweglichkeit [3, 7, 8, 23, 25, 40, 50] und bezeichnen die Störung heute als „somatic dysfunction", die sie sehr weit gefasst als Dysfunktion aller Teile des Bewegungssystems definieren. Damit sind artikuläre und myofasziale Funktionsstörungen im Begriff zusammengefasst. Die Verständigung ist möglich. *Die somatic dysfunction darf aber nicht als Synonym für Blockierung übersetzt werden.*

Dagegen drücken Bezeichnungen wie Fehlstellung, Dislokation und Subluxation die Vorstellung einer veränderten, manchmal als fixiert aufgefassten Neutralstellung aus. Der Untersucher benutzt dann die Stellungspalpation und röntgenologische Relationsdiagnostik in der Neutralhaltung. Die auf diesen Vorstellungen aufbauende Behandlung wird als „Reposition", „Redressieren", „Einrenken" oder „Adjustieren" beschrieben. Soweit darunter Funktionsstörungen verstanden werden und nicht traumatologische Zustände einer Gelenkschädigung, soweit also die Indikation zur mobilisierenden (manipulativen) Behandlung im Sinne der Funktionswiederherstellung allein gemeint ist und nicht die zur Herstellung der morphologischen Passform des traumatisierten Gelenkes, können wir diesen Vorstellungen nicht folgen. Das Gleiche gilt für die Methode von Maigne [36], der das gestörte Segment im wesentlichen durch paraspinale Palpation und Schmerzprovokation zu ermitteln sucht und dann von „dérangement intervertébral mineur" spricht. Bei diesem Vorgehen werden (fakultative) Teilaspekte der segmentalen Dysfunktion diagnostisch und namengebend in den Mittelpunkt gestellt.

Die Diskussion der Einzelheiten der diagnostischen Befundwertung und Befundinterpretation ist Aufgabe der Lehrbücher. Wir verweisen vor allem auf das Lehrbuch von K. Lewit [33].

2.3.4 Das muskulär gehemmte Bewegungssegment

Gelenkfunktionsstörungen gehen immer mit reflektorischen Muskelverspannungen einher, die bei Blockierungen der Facettengelenke vor allem in der über die Rami dorsales segmental zugeordneten, wirbelsäulennahen Muskulatur liegen. Die Spannungserhöhung ist palpatorisch erfassbar (> Kap. 2.3.2). Zur diagnostischen Einordnung bedarf es deshalb nicht einer zusätzlichen Schmerzprovokation. Schmerz als sehr variables, subjektives Phänomen korreliert in erster Linie mit den reflektorischalgetischen Krankheitszeichen (Muskelverspannung), aber kaum mit der artikulären Funktionsstörung [3].

Im Bewegungssystem auftretende, durch aktive oder passive Bewegung oder durch palpatorische Untersuchung provozierbare Schmerzen können als Folge einer Blockierung entstanden sein, aber sie können ihre Quelle auch in anderen Anteilen des Segmentes haben (Dermatom, Viszerotom) oder die Muskeln sind primär mechanisch in ihre schmerzhafte Verspannung gekommen, z. B. durch Haltungsüberlastung.

Wenn eine eingeschränkte Beweglichkeit in einer oder mehreren Richtungen eines Bewegungssegmentes oder gar eines Wirbelsäulenabschnittes mit Schmerz verbunden ist und eine *Abwehrspannung* besteht, dann ist differenzialdiagnostische Klärung erforderlich. Beispielsweise kann ein steifer Halswirbelsäulenabschnitt durch eine *antalgische Muskelverspannung* als Schutz bei mechanischer Bedrängung einer Zervikalwurzel oder einer Vertebralisdissektion bedingt sein. Die Muskelspannung stellt dann eine relativ schmerzarme Neutralhaltung ein und verhindert Bewegungen und Haltungen in schädigender Position. Als relativ harmlose Form der antalgischen Muskelverspannung kann eine schmerzhafte Retroflexionseinschränkung der unteren Lendenwirbelsäule lediglich auf einem schmerzhaften Interspinalraum beruhen. Hier ist die Behandlung der Ursache der entscheidende Therapieschritt.

Die größte Herausforderung für die artikuläre Funktionsdiagnostik ist die sichere Differenzierung der Blockierung gegenüber *muskulären Fixierungen* des Bewegungssegmentes. Dieses Problem liegt nicht in den Fixierungen eines ganzen Abschnittes, wie beim steifen Hals oder bei antalgischen Zwangshaltungen. Diese sind schon äußerlich durch Inspektion und durch orientierende Abschnittsuntersuchungen zu erkennen. *Segmentale Bewegungsbehinderungen durch Muskelverspannung,* mit oder ohne Schmerzabwehr, sind schwierig von Blockierungen zu unterscheiden. Die Abwehr muss ertastet werden, um den Patienten nach der Schmerzhaftigkeit zu fragen. Nicht jeder Patient äußert sich spontan, wenn er sich durch die Untersuchung belästigt fühlt.

Muskelspannungen beeinflussen aktive Bewegungen besonders stark. Langsame Bewegungen werden weniger deutlich eingeschränkt als schnelle. Die palpatorische Kontrolle des Bewegungsablaufs am Segment deckt die muskuläre Fixation auf, wenn vor dem Ende der Bewegung Muskelspannung um das Bewegungssegment herum entsteht. Je ausgeprägter diese *Abwehrspannung* ist, umso eher kann man mit der Schmerzhaftigkeit des Bewegungssegmentes bei aktiven und passiven Bewegungen in dieser Richtung rechnen.

MERKE

Das schmerzhaft gehemmte Bewegungssegment ist eine Kontraindikation hinsichtlich einer mobilisierenden Behandlung (Mobilisation und Manipulation).

Vereinzelt zeigen Bewegungssegmente wie bei der Blockierung am Bewegungsende einen abrupten Spannungsanstieg und der Befund erweist sich dann doch als

muskulär entstanden. In einigen Segmenten und Richtungen ist dieser Befund einer nicht schmerzhaften muskulären Bewegungshemmung häufiger aufzudecken als in anderen. Beispiele dafür sind die Anteflexion von C0/1, gehemmt durch Verspannung in den tiefen subokzipitalen Muskeln oder im orofazialen System sowie die Segmente der mittleren Brustwirbelsäule, die bei konstitutionell hypermobilen Patienten mit gestreckter Neutralhaltung ein hartes Bewegungsende in Retroflexionsrichtung zeigen. Bei letzteren müssen die Kriterien der Blockierung besonders sorgfältig durch langsame Bewegungsführung oder sogar kurzes Einhalten an der beginnenden Spannung vor dem Weiterführen zum Ende geprüft werden, ehe manualmedizinische Eingriffe erfolgen.

Stark reflexwirksame Gelenkmanöver können verspannte Muskeln indirekt (reflektorisch) entspannen und damit ihren Schmerz reduzieren; das entspricht aber nicht der ärztlichen Idealvorstellung einer Kausaltherapie. Von der Wirbelsäule her sind Reflexwirkungen sehr leicht auszulösen. Deshalb muss hier die Forderung nach diagnostischer Sicherheit besonders nachdrücklich erhoben werden.

2.3.5 Blockierungskriterien

Um Fehlleitungen bei der Untersuchung zu entgehen, muss immer wieder auf einige Kriterien für die Befunderhebung der hypomobilen artikulären Dysfunktion hingewiesen werden. Sie sollen verhindern, dass artikulär nicht gestörte Gelenke mobilisierend behandelt werden.

MERKE

(1) Langsame, passive Führung der Bewegung an das Bewegungsende.

(2) Der entspannte Patient empfindet dabei keinerlei Schmerz.

(3) Am blockierten Bewegungsende entsteht die tastbare segmentale Spannung schnell (Endespannung); sie wird als „hart" empfunden (Endgefühl). Dabei tritt keine Muskelspannung in der Segmentumgebung auf.

(4) Das Bewegungsausmaß bis zum Auftreten der Endespannung kann im Vergleich zur Gegenseite oder zum kranialen und kaudalen Nachbarsegment eingeschränkt sein.

(5) Die Einstellung am harten Bewegungsende wird vom Patienten nicht als lästig oder gar schmerzhaft empfunden. Das Abwarten unmittelbar an der beginnenden Spannung führt nicht zur Minderung der Härte, nicht zur Vergrößerung des Bewegungsraumes.

2.4 Ursachen der Blockierung an der Wirbelsäule

Als Blockierungsursachen werden genannt [33]:
- Gelenktrauma (allgemein)
- Fehlbelastungen
- reflektorische Vorgänge und strukturelle Veränderungen der Gelenke.

Das *Wirbelsäulentrauma* mit Gewebeläsionen am Knochen und an Weichteilen hat in der Regel auch Funktionsstörungen zur Folge. Diese können jedoch erst in der Rehabilitationsphase erkannt und behandelt werden. Das gilt besonders für die Halswirbelsäule nach Beschleunigungstrauma und Schädeltrauma. Noch nicht alle Weichteilschädigungen lassen sich zuverlässig mit bildgebenden Verfahren nachweisen. Deshalb müssen klinische Untersuchungen indirekt nach Hinweisen auf solche Läsionen fahnden. Bestehen Hinweise, sind Funktionsstörungen von untergeordneter Bedeutung und die Klärung und Behandlung der *Strukturpathologie* steht im Vordergrund des medizinischen Interesses.

Die Erfahrung, dass nach Einwirkung geringfügiger Traumakräfte, z. B. bei sportlicher Betätigung, nachfolgend Funktionsstörungen ohne röntgenologisch oder klinisch fassbare Gewebeläsionen bestehen können, stützt die Vermutung, dass es direkt traumatisch entstandene reine Gelenkfunktionsstörungen gibt. Von derartigen Störungen muss man erwarten, dass sie nach einmaliger Behandlung rezidivfrei bleiben.

Die Anamnese eines aktuellen Traumas der Wirbelsäule fordert besonders sorgfältige Untersuchung und auch bei fehlenden Zeichen einer Gewebeläsion schonendste Behandlungstechniken. Halswirbelsäulenverletzungen in der Vorgeschichte können vor allem für manipulative Behandlungen ein Faktor erhöhten Risikos sein [9].

Rezidivierende Blockierungen (ohne Trauma) zeigen immer einen fortwirkenden Ursachenfaktor an. Sie bedürfen einer Klärung der pathogenetischen Kette. An erster Stelle in der Kette stehen *Muskelfunktionsstörungen:* Die Belastung des Bewegungssegmentes ist von der Balance und Koordination der Rumpfmuskulatur abhängig. Die Bewegungen des Rumpfes werden als überwiegend automatisierte Bewegungen und Haltungen zentral programmiert und gesteuert. Das Zentralnervensystem koordiniert anhand der aus dem Bewegungssystem einlaufenden Afferenzen das Programm für Haltung und Bewegung. Diese Programme werden nach wiederholter Ausführung ökonomischer und zunehmend automatisiert. Sie bleiben immer von der Afferenz abhängig. Sie sind individuell ausgeprägt und werden in Anlehnung an die Handlungsverkettungen der Pawlowschen Physiologie als *dynamisch-motorische Stereotype* aufgefasst [14]. Eine phänomenologische Bezeichnung nennt sie „Bewegungsmuster" (motor patterns). Ideal ausgearbeitete Stereotype ermöglichen eine ökonomische Belastung des Bewegungssystems, sind aber bei Patienten selten zu beobachten. Abweichungen vom Ideal führen zu unökonomisch-inkoordiniertem Kraftaufwand mit ungünstiger Neutralhaltung und unnötigen Gelenkbelastungen. Sie sind auch unter Gesunden verbreitet und bedeuten zunächst nur verminderte Belastbarkeit. Erst bei höheren Belastungen und vor allem bei lang andauernden statischen Leistungsforderungen können sie in Funktionsstörungen der Segmente dekompensieren. Hyperlordosen der Hals- und Lendenwirbelsäule und verstärkte Kyphosen der Brustwirbelsäule weisen schon bei der Inspektionsuntersuchung auf ungünstige Muskelkräfte hin.

Skoliotische Krümmungen der Wirbelsäule, gleichgültig welcher Pathogenese, sind als Fehlbelastung der Bewegungssegmente ebenfalls eine mögliche Ursache von Blockierungsrezidiven. Die Funktionsstörungen liegen bevorzugt in den Übergangsregionen: Kopfgelenke, thorakolumbaler Übergang, unterste LWS [51–53]. Die statisch entstandenen Skoliosen fordern sorgfältige Analyse der motorischen Verhältnisse, um Ursachen und Folgen trennen zu können.

Besondere Aufmerksamkeit wurde den Bewegungseinschränkungen der Brustwirbelsäule bei *Kindern mit beginnenden Skoliosen* gewidmet. Mehrsegmentale Bereiche mit eingeschränkter Anteflexion wurden als Skoliosekeime bezeichnet und therapeutisch besonders sorgfältig behandelt [45, 51–53]. Auch im Erwachsenenalter ist bei Blockierungsrezidiven an skoliotischen Wirbelsäulen die thorakale Anteflexionsstörung häufig beteiligt.

Die *reflektorische Beeinflussung* der Wirbelsäule durch innere Organkrankheiten ist lange bekannt (➤ Kap. 11.3). Hansen und Schliack [12] haben die reflektorischen Befunde und Segmentbeziehungen ausführlich beschrieben. Die vom kranken inneren Organ ausgehenden nozizeptiven Signale bringen in den zugeordneten Segmenten über die motorische Efferenz die Muskulatur der Wirbelsäule in Verspannung, hemmen so die Beweglichkeit, verändern die Ruhehaltung und hinterlassen nach einiger Dauer (chronischer Verlauf) als Regel Blockierungen dieser Segmente. Die Brust- und Bauchorgane haben überwiegend Beziehungen zu thorakalen Segmenten, die deshalb von dieser Entstehungsursache betroffen sind [33, 39, 47].

Die mechanisch verursachten strukturellen Veränderungen der Wirbelsäule finden sich im Bandscheibenbe-

2

reich (Chondrosis bzw. Osteochondrosis intervertebralis) und an den Gelenkfacetten (Spondylarthrosis). Beide Veränderungen beeinträchtigen bei starker Ausprägung die Segmentbeweglichkeit erheblich und strukturell, d.h. irreversibel. Sie können zusätzlich mit reversiblen Bewegungsstörungen kombiniert sein, deren Behandlung wiederum mit langsam und weich einwirkenden Mobilisationskräften möglich ist. Die strukturell bedingte Begrenzung des Bewegungsumfanges lässt sich nicht beeinflussen, es sei denn, die Strukturveränderung als solche wäre reversibel.

2.5 Auswirkungen der Blockierung an der Wirbelsäule

ÜBERBLICK
- Mechanische Folgeerscheinungen der eingeschränkten Beweglichkeit
- Klinische Symptomatik und Krankheitszeichen
- Fernwirkungen gestörter Bewegungssegmente auf das Bewegungssystem

2.5.1 Mechanische Wirkungen

Die Blockierung eines Bewegungssegmentes wird bei segmentaler Untersuchung als Bewegungsbehinderung erkannt. Aktive und passiv orientierende Gesamtbewegungen des Abschnittes können normale Bewegungsausschläge haben. Das beruht auf einem Ausgleich des Bewegungsdefizits durch eine „kompensatorische Hypermobilität" in der nächsten Nachbarschaft des Bewegungsdefizits [20, 41]. Meistens wird der Ausgleich vom kranial benachbarten Bewegungssegment geschaffen. In der Halswirbelsäule scheinen Rotationsstörungen im Segment C1/2 vor allem vom beweglichsten Segment der HWS, C5/6, mit Hypermobilität beantwortet zu werden. Der Bandscheibenraum des aktuell hypermobilen Segmentes wird höher und unterliegt durch die Bewegungen verstärkter mechanischer Gewebebelastung. Das ist die Voraussetzung für die Gewebezermürbung im Intervertebralraum und damit „ein ganz geläufiges Glied in der Pathogenese der deformierenden Spondylose" [20]. An der Entstehung der kompensatorischen Hypermobilität ist neben dem mechanischen Faktor auch ein reflektorischer Faktor wirksam: In bestimmten Fällen kann die kompensatorische Hypermobilität unmittelbar nach Normalisierung der ursächlichen Blockierung verschwinden [2].

2.5.2 Klinische Symptomatik

Das Leitsymptom für die Funktionsstörungen des Bewegungssystems ist der *Schmerz*. Er entsteht durch Gewebespannung mit Rezeptorenreiz. Bei genügender Intensität führt der nozizeptive Reiz über die reflektorische Verarbeitung im Rückenmark zu *Spannungsveränderungen* in der segmental zugeordneten Muskulatur und zu Erregungsänderungen in der autonomen Efferenz und damit zu tastbaren Gewebeveränderungen (> Kap. 12.1). An bestimmten Punkten der Körperdecke, der Muskulatur und der Knochenoberfläche entstehen empfindliche Zonen. Druck löst hier lokalen oder ausstrahlenden Schmerz aus, der bis in entfernte Regionen übertragen werden kann. Der Schmerz kann auch spontan in den Übertragungsarealen oder über den „Maximalpunkten" oder „Triggerpunkten" empfunden werden. Manche Autoren versuchen zwischen Ausstrahlungsschmerz (Irradiation) und Übertragungsschmerz (referred pain) zu unterscheiden. Das ist aber eher didaktisch als sachlich zu begründen.

Der Ort des ursächlichen Schädigungsreizes bei segmentalem Schmerz ist klinisch nur dann ohne aufwendige Untersuchungen mit genügender Zuverlässigkeit zu erkennen, wenn gleichzeitig *segmentale neurologische Ausfälle* nachweisbar sind (Eigenreflexabschwächungen, Paresen, Hypalgesie). Dann ist eine Schädigung der Spinalwurzel, meistens durch Kompression, wahrscheinlich. Die Bezeichnung *Wurzelsyndrom* (Radikulärsyndrom) ist dann – und nur dann! – berechtigt. Der dabei meistens bestehende und oft sehr intensive Schmerz lässt sich durch die mechanische Beeinträchtigung der stark mit Rezeptoren versorgten Hirnhäute erklären, die um die Wurzeln herum Taschen bilden, die mechanisch gereizt werden. Fehlen die neurologischen Ausfälle, kann selbst ein exakt segmentaler Schmerz nicht auf die Wurzel bezogen werden. Bezeichnungen wie „Wurzelreizsyndrom" sind irreführend und sachlich falsch, weil die Nervenwurzel selbst keine Rezeptoren hat und deshalb bei mechanischer Schädigung nicht Schmerz, sondern nur Ausfälle hervorruft. Radikulärsyndrome ohne Schmerz kommen öfter vor als erkannt wird. Deshalb sollten solche Bezeichnungen vermieden werden, sie lenken von der notwendigen Ursachensuche ab. Wegen des ähnlichen Schmerzcharakters scheint uns der von Brügger [4] geprägte Begriff „Pseudoradikulärsyndrom" trotz seiner sprachlichen Nachteile zum Sachverhalt zu passen. Er bezeichnet eine *segmentale Nozireaktion* [57].

Die Ausprägung der reflektorisch-algetischen Krankheitszeichen, also der Nozireaktion, erlaubt Rückschlüsse auf die Intensität der Schmerzempfindung. Hier liegt ein weiterer Vorteil der reflektorisch-algetischen Krankheitszeichen. Durch Vergleich der Nozireaktion mit der Ausprägung der Funktionsstörung an der Wirbelsäule lässt sich auf die Reagibilität des Nervensystems schließen.

Starke *Reagibilität des Nervensystems* wurde in der Neurologie früher „Neurasthenie" genannt. Heute werden Bezeichnungen wie „vegetative (autonome) Labilität" oder Stabilität bevorzugt, obwohl sie keinen Vorteil haben. Im Gegenteil, diese Begriffe lenken davon ab, dass am klinischen Erscheinungsbild die motorische Efferenz (Verspannung) genauso stark beteiligt ist wie die autonome. Bei starker Reagibilität ist die artikuläre Dysfunktion oft leichter ausgeprägt, als nach den Beschwerden und der Stärke der reflektorischen Krankheitszeichen erwartet. Bei geringer nervöser Reagibilität dagegen kann man harte Blockierungsbefunde zusammen mit nur geringen reflektorischen Gewebebefunden finden (> Tab. 11.1). Dementsprechend klagen die Patienten eher über Bewegungseinschränkungen (z. B. des Kopfes) als über Schmerz.

Kommt die Nozizeption nicht aus dem Bewegungssystem, sondern beispielsweise aus einem schmerzhaft *erkrankten inneren Organ,* dann kann die Wirbelsäulenfunktionsstörung zusammen mit den reflektorisch-algetischen Krankheitszeichen und gewissermaßen als ihr Bestandteil sekundär entstehen. Diese diagnostisch wichtige Kombination der inneren Organerkrankung mit den reflektorisch-algetischen Krankheitszeichen und Funktionsstörungen der Wirbelsäulensegmente wird als *Verkettungssyndrom* bezeichnet [47]. Die Schmerzsymptome der inneren Krankheit und die der Funktionsstörung in den zugeordneten thorakalen Segmenten ähneln sich wegen der gemeinsamen Segmente. Nach chronischem Verlauf einer inneren Erkrankung bleiben die Funktionsstörungen der Wirbelsäule als Regel bestehen. Sie unterhalten die Nozireaktion – meistens in geringerer Ausprägung, aber gleicher Verteilung – und damit öfter auch die Beschwerden. Im Bewegungssystem setzen sie die diesem System eigenen Folgeerscheinungen in Gang, auf die im folgenden Abschnitt eingegangen wird.

Bei der Untersuchung *myofaszialer Triggerpunkte* lassen sich Schmerzübertragungen beobachten, die offenbar nicht der segmentalen Vermittlung folgen [3, 54]. Sie wurden von Travell und Simons beschrieben und in ihrem Handbuch im Einzelnen ausführlich dargestellt [55].

2.5.3 Fernwirkungen im Bewegungssystem

Störungen im Bewegungssystem mit Veränderungen der Funktion und Nozireaktion bleiben nicht lokalisiert.

Vor allem zwischen den Segmenten der Wirbelsäule bestehen gegenseitige Beeinflussungen in der normalen und funktionsgestörten dynamischen und statischen Regulation. Vermittler der Beeinflussung ist wahrscheinlich die veränderte Muskelspannung (Statik!) und ihre zentrale Steuerung.

Wenn eine Blockierung der Wirbelsäule klinische Erscheinungen hervorruft und den Patienten zum Arzt führt, kann man mit großer Wahrscheinlichkeit auch klinisch latente Funktionsstörungen aus früheren Beschwerdeperioden in anderen Regionen erwarten. Die gegenseitige Beeinflussung ist nicht willkürlich. Bestimmte Regionen sind bevorzugt betroffen: Es handelt sich in erster Linie um den *zervikokranialen* und den *lumbopelvinen Übergang* und an zweiter Stelle um den *zervikothorakalen* und *thorakolumbalen Übergang.*

M E R K E
- Diese Regionen reagieren auf Funktionsstörungen in anderen Regionen des Bewegungssystems mit eigenen Störungen der Funktion, die schnell klinisch manifest werden können.
- Funktionsstörungen in diesen Regionen beeinflussen ihrerseits die übrige Wirbelsäule besonders intensiv (Verkettung).
- Manifeste Krankheitserscheinungen sind hier besonders häufig und intensiv. Störungen dieser Regionen fordern deshalb in der ärztlichen Sprechstunde besonders häufig als Verursacher aktueller Beschwerden manualmedizinische Behandlung.

Diese Verhältnisse wurden in klinischen Untersuchungen [32, 33] und durch elektromyographische Studien [26, 27, 59, 60] überprüft.

Sowohl für die Klärung des einzelnen Krankheitsfalles als auch für das Verständnis der normalen und pathophysiologischen Funktionsbeziehungen im Bewegungssystem spielen die genannten Regionen eine Schlüsselrolle. Sie werden deshalb als *Schlüsselregionen* bezeichnet.

Eine Sonderstellung nimmt die zervikokraniale Übergangsregion ein. Sie ist ein propriozeptives Rezeptorenfeld [33, 37, 58], das zusammen mit dem vestibulären und dem optischen System die entscheidenden Zuflüsse für die Gleichgewichtsregulation und damit für die Statik liefert. Deshalb können Veränderungen der Propriozeption aus dieser Region bei Funktionsstörungen der Bewegungssegmente und der Muskeln zu Störungen der Gleichgewichtsregulation und zu subjektivem Schwindel führen [34].

2

LITERATUR

[1] Baumgartner H, et al (Hrsg. 1993) Grundbegriffe der Manuellen Medizin. Terminologie, Diagnostik, Therapie. Springer, Berlin Heidelberg New York London Paris Tokyo Hong Kong Barcelona Budapest

[2] Berger M (1984) Neuroorthopädische Diagnostik und Therapieeffekte bei cervicalen Rotationsstörungen. In: Berger M, Gerstenbrand F, Lewit K (Hrsg.) Schmerz und Bewegungssystem. Fischer, Stuttgart New York, S. 163–172

[3] Bourdillon JF, Day EA, Bookhout MR (1992) Spinal Manipulation, 5th Edn. Butterworth-Heinemann, Oxford

[4] Brügger A (1962) Über vertebrale, radikuläre und pseudoradikuläre Syndrome, Teil II: Pseudoradikuläre Syndrome. Acta Rheumatol. 19, Geigy, Basel

[5] Brügger A (1977) Die Erkrankungen des Bewegungsapparates und seines Nervensystems. Fischer, Stuttgart New York

[6] Eder M, Tilscher H (1987) Chirotherapie: Vom Befund zur Behandlung. Hippokrates, Stuttgart

[7] Greenman PhE (1984) Eingeschränkte Wirbelbewegung. Manuel Med 22: S. 15–18

[8] Greenman PhE (1998) Lehrbuch der Osteopathischen Medizin. Haug, Heidelberg

[9] Gutmann G (1983) Verletzungen der Arteria vertebralis durch Manuelle Therapie. Manuel Med 21: S. 2–14

[10] Gutmann G, Véle F (1978) Das aufrechte Stehen. Westdeutscher Verlag, Opladen

[11] Gutzeit K (1956) Der vertebrale Faktor im Krankheitsgeschehen. In: Junghanns H (Hrsg.) Die Wirbelsäule in Forschung und Praxis, Bd. 1. Hippokrates, Stuttgart, S. 11–21 (Nachdruck in Manuel Med [1981] 19: S. 66–73)

[12] Hansen K, Schliack H (1962) Segmentale Innervation – Ihre Bedeutung für Klinik und Praxis. Thieme, Stuttgart

[13] Haschke W (1986) Grundzüge der Neurophysiologie, 3 Aufl. Fischer, Jena

[14] Janda V (1967) Die Motorik als reflektorisches Geschehen und ihre Bedeutung in der Pathogenese vertebragener Störungen. Manuel Med 5: S. 2–6

[15] Janda V (1978) Muscles, Central Nervous Motor Regulation and Back Problems. In: Korr IM (ed) The Neurobiologic Mechanisms in Manipulative Therapy. Plenum Press, New York London, S. 27–41

[16] Janda V (1979) Der Prozeß des motorischen Lernens als Basis einer Behandlung unvollkommen ausgebildeter oder gestörter Bewegungsfertigkeiten. Z Physiother. 32: S. 317–323

[17] Janda V (1984) Gestörte Bewegungsabläufe und Rückenschmerzen. Manuel Med 22: S. 74–78

[18] Janda V (1978) Pain in the locomotor system – A broad approach. In: Glasgow EF et al (eds.) Aspects in Manual Therapy. Churchill Livingstone, Edinburgh, S. 148–151

[19] Janda V (2000) Manuelle Muskelfunktionsdiagnostik, 4. Aufl. Urban & Fischer, München

[20] Jirout J (1966) Neuroradiologie. Volk und Gesundheit, Berlin, S. 703, S. 711

[21] Jirout J (1972) The Effect of Mobilisation of the Segmental Blocade on the Sagittal Component of the Reaction on Lateroflexion of the Cervical Spine. Neuroradiology 3: S. 210–215

[22] Junghanns H (1974) Die Bedeutung der Insufficientia intervertebralis für die Wirbelsäulentherapie. Manuel Med 12: S. 93–102

[23] Kaltenborn F (1965/66) Frigjøring av Ryggraden (Sonderdruck aus „Fysiotherapeuten", Heft 1–4)

[24] Kapandji IA (2000) Funktionelle Anatomie der Gelenke. Bd. 3 Rumpf und Wirbelsäule. 3. Aufl. Enke, Stuttgart

[25] Kimberly PE (1980) Bewegung, Bewegungseinschränkung und Anschlag. Manuel Med 18: S. 53–56

[26] Klawunde G, Zeller H-J (1975) Elektromyographische Untersuchungen zum Hartspann des M. iliacus (sagittale Blockierungen im lumboiliosakralen Bereich). Beitr. Orthop. Traumatol. 22: S. 420–424

[27] Klawunde G, Zeller H-J (1979) Klinische, elektromyographische und reflexographische Untersuchungen über den Einfluß von iliolumbosakralen Blockierungen auf die Steuerung zugeordneter Muskelaktivitäten. Manuel Med 17: S. 74–79

[28] Küchler G (1983) Motorik: Steuerung der Muskeltätigkeit und begleitende Anpassungsprozesse. Georg Thieme, Leipzig

[29] Lewit K (1968) Beitrag zur reversiblen Gelenksblockierung. Z Orthop. Grenzgeb. 105: S. 150–158

[30] Lewit K (1970) Blockierung von Atlas-Axis und Atlas-Okziput in Röntgenbild und Klinik. Z Orthop. 108: S. 43–50

[31] Lewit K (1984) The muscular and articular factor in movement restriction. J Manual Med 1: S. 83–85

[32] Lewit K (1987) Chain reactions in disturbed function of the motor system. J Manual Med 3: S. 27–29

[33] Lewit K (2007) Manuelle Medizin 8. Aufl. Elsevier GmbH Urban & Fischer, München (umfangreiche Literatur!)

[34] Lewit K, Berger M (1983) Zervikales Störungsmuster bei Schwindelpatienten. Manuel Med 21: S. 15–19

[35] Lullies H, Trincker D (1974) Taschenbuch der Physiologie, Bd. III/1: Sensomotorik. Fischer, Jena

[36] Maigne R (1974/75) Die klinischen Zeichen der geringfügigen intervertebralen Störung. Manuel Med 12: S. 115–118, 13: S. 13–18

[37] McCouch GP, Deering ID, Ling TH (1951) Location of receptors for tonic neck reflexes. J Neurophysiol 14: S. 191–195

[38] Mennell JMcM (1964) Joint pain. Little Brown Co, Boston

[39] Metz E-G (1986) Rückenschmerzen und Kreuzschmerzen. Bewegungssystem oder Nieren? Springer, Berlin Heidelberg New York London Paris Tokyo

[40] Mitchell F jr, Moran PS, Pruzzo NA (1979) An evaluation of osteopathic muscle energy procedures. Pruzzo, Valley Park

[41] Müller D (1964) Das Problem der Funktion und der Form des Achsenorgans. In: Müller D (Hrsg.) Neurologie der Wirbelsäule und des Rückenmarkes im Kindesalter. Fischer, Jena, S. 57–113

[42] Panjabi MM (1992) The stabilising system of the spine. Part I. Function, dysfunction, adaption, and enhancement. J Spinal Disord. 5 (4): S. 383–389

[43] Panjabi MM (1992) The stabilising system of the spine. Part II. Neutral zone and instability. J Spinal Disord. 5 (4): S. 390–396

[44] Panjabi M, Abumi K, Duranceau J, Oxland T (1989) Spinal Stability and Intersegmental Muscle Forces. A Biomechanical Model. Spine 14: S. 194–200

[45] Riede D, Tomaschewski R (1983) Beitrag zur Ätiologie der idiopathischen Skoliose nach manualtherapeutischen Gesichtspunkten. Manuel Med 21: S. 67–70

[46] Sachse J (2001) Extremitätengelenke. Manuelle Untersuchung und Mobilisationsbehandlung (6. Aufl., Urban & Fischer, München · Jena

[47] Schildt-Rudloff K (1994) Thoraxschmerz. Innere Erkrankung oder Funktionsstörung des Bewegungssystems. Ullstein Mosby, Berlin

[48] Schmidt RF, Wiesendanger M (1993) Motorische Systeme. In: Schmidt RF, Thews G (Hrsg.) Physiologie des Menschen. 25. Aufl. Springer, Berlin Heidelberg New York Tokyo, S. 87–131

[49] Singer KP, Giles LGF (1990) Manual therapy considerations at the thoracolumbar junction: an anatomical and functional perspective. J Manipu Physiol Ther 13: S. 83–88

[50] Stoddard A (1961) Lehrbuch der osteopathischen Technik an Wirbelsäule und Becken. Hippokrates, Stuttgart

[51] Tomaschewski R (1983) Blockierungen und asymmetrische muskuläre Befunde bei idiopathischen Skoliosen im Kindesalter. Manuel Med *21:* S. 31–37

[52] Tomaschewski R (1986) Manuelle Therapie im Rahmen konservativer Skoliosebehandlung. Manuel Med *22:* S. 74–78

[53] Tomaschewski R (1993) Die Bedeutung der Wirbelsäulenfunktion in der Sagittalebene. Manuel Med *31:* S. 39–42

[54] Travell JG, Bigelow NH (1946) Referred somatic pain does not follow a simple „segmental" pattern. Fed Proceed *5:* S. 106

[55] Travell JG, Simons DG (1998/2000) Handbuch der Muskeltriggerpunkte. Bd. 1 + 2 (Übers. v.: Myofascial Pain and Dysfuction. The Trigger Point Manual. Williams & Wilkins, Baltimore London) Urban & Fischer, München

[56] Wolff H-D (1981) Bemerkungen zum Begriff: Das Arthron. Manuel Med *19:* S. 74–77

[57] Wolff H-D (1996) Neurophysiologische Aspekte des Bewegungssystems, 3. Aufl. Springer, Berlin Heidelberg New York Tokyo

[58] Wolff H-D (1988) Die Sonderstellung des Kopfgelenkbereichs: Grundlagen, Klinik, Begutachtung. Springer, Berlin Heidelberg New York London Paris Tokyo

[59] Zeller H-J, Klawunde G (1974) Zur Objektivierung der Manualtherapie als Reflextherapie und ihre Beziehungen zu vegetativen und zentralnervösen Regulationsvorgängen. Z Physiother. (Leipzig) *26:* S. 333–339

[60] Zeller H-J, Klawunde G (1979) Beitrag zum Einfluß der Manuellen Therapie auf die neuromuskuläre Balance. (Eine neuroelektrophysiologische Studie). Z Physiother. (Leipzig) *31:* S. 263–267

2

3 Untersuchungsprinzipien für die funktionsgestörte Wirbelsäule

ÜBERBLICK

- Konzept der manualmedizinischen Befunderhebung
- Inspektion im Stehen
- Palpationsuntersuchung des Bewegungssystems
- Orientierende Bewegungsuntersuchung der Wirbelsäulenabschnitte
- Gezielte passive Untersuchung der Bewegungssegmente

Das Vorgehen bei der Untersuchung der Wirbelsäule muss stärker an den Einzelfall angepasst werden als bei den Störungen der Extremitätengelenke [3]. Die diagnostische Beurteilung erfordert von der Untersuchung meist eine größere Zahl zu erhebender Befunde, öfter aus verschiedenen Fachgebieten. Die funktionelle Pathologie der Wirbelsäule ist viel stärker mit anderen Fachgebieten der Medizin verflochten, der Neurologie, der Inneren Medizin, der Orthopädie/Traumatologie, der Gynäkologie, der Hals-Nasen-Ohren-Heilkunde, der Zahnmedizin, der Kieferorthopädie und weiteren. Deren spezifische Untersuchungsmöglichkeiten müssen häufig zur Beurteilung eines Beschwerdebildes herangezogen werden.

Eine Funktionsdiagnose ist die Grundlage für die Indikation zur manualmedizinischen/manualtherapeutischen Behandlung. Um spezifisch interessante Daten zu erfahren, wie Funktionsbelastungen (frühere und aktuelle), erlittene Traumen, Schmerzverlauf über die Zeit und Zusammenhänge von Schmerz und Bewegung, wird die *Anamnese unter manualmedizinischen Gesichtspunkten* erweitert.

Die *orientierende Ganzkörperuntersuchung* (➤ Kap. 6) liefert Informationen, die bereits auf den aktuellen pathogenetischen Befund hinlenken können und so den weiteren Untersuchungsgang bestimmen. Wichtig ist auch, wie die Bewegungsfunktion des Körpers unter den Störungsbedingungen realisiert wird. Die Betrachtung von Stand (➤ Kap. 6.2) und Gang kann darüber erste Hinweise liefern. Als weiterer Baustein zur Entscheidungsfindung werden myofasziale Spannungsphänomene von den Füßen bis hin zum Kopf im Seitenvergleich palpiert (➤ Kap. 6.3 und ➤ Kap. 6.7), um Hinweise auf die aktuelle Spannungsorganisation zu erhalten. Die Zusammenschau dieser Untersuchungsdaten führt in der Regel in die pathogenetisch aktuelle Region.

In der *orientierenden regionalen Untersuchung* werden zum einen die die Bewegung begrenzenden Spannungen bei aktiven und passiven typischen Bewegungen der Region getestet und zum anderen regionsspezifische Spannungsphänomene (orientierende Untersuchungstechniken in ➤ Kap. 7, ➤ Kap. 8, ➤ Kap. 9 und ➤ Kap. 10).

Die Wertung dieser Befunde führt zu der Entscheidung, welche Segmente und welche myofaszialen Strukturen *gezielt untersucht* werden sollen (gezielte Untersuchungstechniken der ➤ Kap. 7, ➤ Kap. 8, ➤ Kap. 9 und ➤ Kap. 10).

Durch die Wertung aller Befunde kann entschieden werden, wie in der Manuellen Therapie vorgegangen werden soll. Nach der Behandlung wird die Reaktion der Gewebe und des Körpers getestet. Je nachdem, ob Informationen zur segmentalen, regionalen oder globalen Reaktion gewünscht sind, werden die entsprechenden Untersuchungstechniken wiederholt.

Der Gesamtvorgang von Untersuchung, Diagnose, Behandlungsentscheidung, Behandlung und Befundkontrolle gleicht dem Ablauf einer Sanduhr (➤ Abb. 3.1). Ergibt die Befundkontrolle das erwartete Ergebnis, werden die Überlegungen, die zur aktuellen Funktionsdiagnose geführt haben, bestätigt. Andernfalls ist das Befundmuster der Nachuntersuchung Ausgangspunkt für Überlegungen zu einer neuen Funktionsdiagnose und Entscheidung für einen anderen Therapieansatz; die Sanduhr wird gedreht und läuft erneut.

MERKE

Manualmedizinische Befunderhebung bzw. Untersuchungsweg zur Funktionsdiagnose:
1. Manualmedizinische Anamnese
2. Orientierende Ganzköperuntersuchung; Betrachtung von
   - Stand
   - Gang
   - seitenvergleichende Palpation der aktuellen myofaszialen Spannungsorganisation von den Füßen bis zum Kopf.
   - Die Zusammenschau dieser Untersuchungsdaten führt in der Regel in die pathogenetisch aktuelle Region.
3. Orientierende regionale Untersuchung
   - typische aktive und passive Bewegungen der Region
   - regionsspezifische Spannungsphänomene.
4. Gezielte Untersuchung der Wirbelsäulensegmente und myofaszialer Strukturen
5. Bewertung der Befunde führt zur Funktionsdiagnose und zur
6. Entscheidung über das Behandlungsprogramm

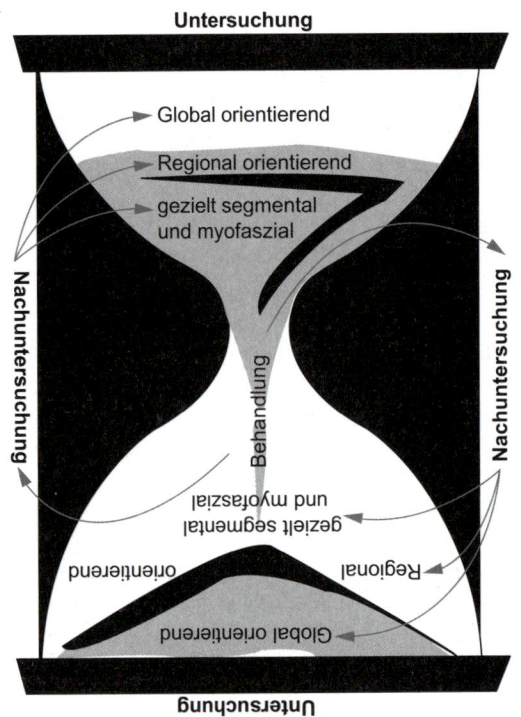

Abb. 3.1 Das „Sanduhrprinzip": Funktionsdiagnose und Behandlung sind ein ständiger dynamischer Prozess zwischen Untersuchung und Nachuntersuchung.

In diesem Kapitel wird dieses Konzept der manualmedizinische Befunderhebung an der Wirbelsäule, auf der die Funktionsdiagnose beruht, dargestellt. Es deckt sich weitgehend mit dem der Prager Schule [1].

3.1 Inspektion des stehenden Patienten

Die Inspektion des stehenden Patienten gibt eine Fülle von Informationen, die die nachfolgende Bewegungsuntersuchung schon in bestimmte Richtungen lenken können. Je mehr Erfahrungen (Erinnerungen) der Untersuchende gesammelt hat, umso zuverlässiger kann er sich von der Inspektion zur gezielten Untersuchung leiten lassen.

Wir betrachten vor allem:
- die Symmetrie im Körperbau
- die statischen Symmetrieverhältnisse der einzelnen Abschnitte
- das Oberflächenrelief auf Symmetrie oder Auffälligkeiten, z. B. des Muskelpolsters in Form und Funktionszustand
- die Wirbelsäulenkrümmungen
- das Lotverhalten der Körperabschnitte in der frontalen und sagittalen Ebene
- die Gleichgewichtseinstellung und die Gewichtsverteilung auf der Doppelwaage.

Nach der Inspektion im Stehen ist es vorteilhaft, den Gang des Patienten von vorn und von hinten zu beobachten, um vor allem Auffälligkeiten der unteren Extremitäten und des lumbopelvinen Bereiches sowie die Gesamtbewegungen des Rumpfes zu erfassen. Steif gehaltene Abschnitte oder besonders stark bewegungsbelastete interessieren vor der Wirbelsäulenuntersuchung am meisten.

3.2 Palpation

ÜBERBLICK
- Besonderheiten der Palpation im Bewegungssystem
- Palpation mit ruhiger oder mit bewegter Hand
- Palpation des Spannungszustandes der Körperdecke und der Muskulatur im Vergleich mit der Nachbarschaft
- Palpation von Spannungsänderungen einer Struktur im Zeitverlauf

Die Palpation begleitet alle Untersuchungen und Behandlungen von Funktionsstörungen des Bewegungssystems. Tastgefühl, räumliche Abschätzung von Körperstrukturen, vor allem aber die palpatorische Beurteilung von Gewebewiderstand (Gewebespannung) sind die wichtigsten Sinneseindrücke, die mittels der Palpation am Bewegungssystem gewonnen werden. Sie prüft räumlich vergleichend oder in der zeitlichen Veränderung drei Phänomene der Gewebespannung bzw. des Gewebewiderstandes:
- reflektorisch-algetische Krankheitszeichen
- Gewebespannungsänderung am Gelenk bzw. am Bewegungssegment während der passiven Bewegung
- Gewebespannungsänderung segmentnaher Muskeln während der Atemphasen, wenn das Segment in Seitneige eingestellt ist.

Demgegenüber spielt die palpatorische Abschätzung der Form und der Größe von Strukturen des Körpers für die Funktionsdiagnostik fast keine Rolle. Bei unterschiedlich dicken und unterschiedlich dichten Gewebslagen über der untersuchten Struktur führt sie leicht zu palpatorischen Irrtümern. Die Stellungsdiagnose, die in diese Palpationskategorie gehört, begegnet uns noch als orientierende Untersuchung z. B. am Becken und wird dort kritisch besprochen. Jedoch hat sie dort, wo die Bewegungsfunktion untersucht werden kann, keine spezifische diagnostische Bedeutung mehr.

Die pathophysiologisch bedingten Auffälligkeiten der Spannung und „Konsistenz", die als *reflektorisch-algetische Krankheitszeichen* (RAK) in den Schichten der Körperdecke und der Muskulatur auftreten, können im Vergleich mit benachbarten Gewebeanteilen untersucht und erkannt werden. Umschriebene Areale veränderter – meistens erhöhter – Spannung werden *mit bewegter Hand* palpiert. Sie zeigen ein buntes Bild von kleinräumig umschriebenen bis über ganze Körperabschnitte ausgedehnten Auffälligkeiten und stellen manchmal hohe Anforderungen an die palpatorischen Fertigkeiten des Untersuchers [2, 4].

Die Palpation beginnt sofort nach der Inspektion am stehenden Patienten mit der seitenvergleichenden orientierenden Streichung über die Haut zur Prüfung des Unterhautgewebes. Beide Hände gleiten rechts und links gleichzeitig, gleichmäßig und langsam nacheinander über Nacken, Schultern und Oberarme (➤ Abb. 3.2). Das Spannungsverhalten der Körperdecke wird wahrgenommen und Auffälligkeiten werden sofort gezielt überprüft. Die Weiterführung der Tastung verläuft von der hinteren Achselfalte über den lateralen Skapularand, die Skapulaspitze, Taille und den Beckenkamm zum Sakrum (➤ Abb. 3.3). Wieder werden Bereiche mit auffälliger Spannung sofort gezielt überprüft.

Dann wendet sich die gezielte Palpationsuntersuchung den vom Patienten als schmerzhaft gezeigten Körperstellen zu. Unterhaut, Muskeln, Knochen- und Gelenkoberflächen werden mit der jeweils spezifischen Technik getastet, Schicht um Schicht in die Tiefe vordringend. Die Palpation benutzt immer den geringsten möglichen Druck, um zunächst keinen Schmerz zu provozieren. In Kenntnis der Übertragungsschmerzmuster werden auch die für die geklagten Schmerzen möglicherweise verantwortlichen Muskeln auf aktive Triggerpunkte, d.h. auf verspannte Muskelbündel überprüft [5]. Travell und Simons empfehlen dann kräftigen Druck auf den Triggerpunkt zur Auslösung des Übertragungsschmerzmusters, um den Zusammenhang mit dem Spontanschmerz zu sichern. Sie betonen aber, dass das zu einer mehrtägigen Schmerzverstärkung führen könne und deshalb nur direkt vor der Behandlung erfolgen sollte. Die Gewebeveränderungen und Schmerzmaximalpunkte sind Bestandteil des zu dokumentierenden Funktionsbefundes.

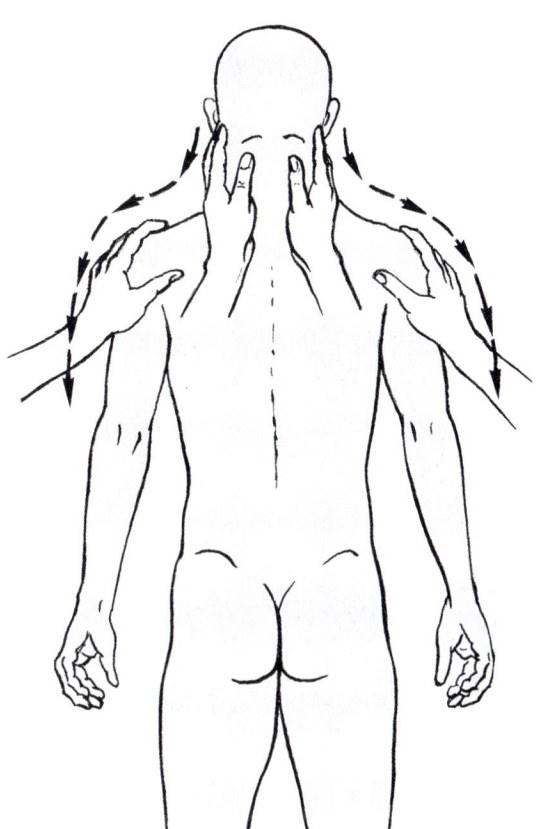

Abb. 3.2 Orientierende Palpation der oberflächlichen Gewebsschichten vom Gesicht über die Halsseite zu Schultern und Oberarmen am stehenden Patienten zum Erfassen von Spannungsauffälligkeiten in Haut, Unterhaut und oberflächlichen Muskeln.

Während der *Bewegungsuntersuchung* und *mobilisierenden Behandlung* hat eine Hand immer eine palpierende Funktion (➤ Kap. 5). Sie nimmt *im zeitlichen Ablauf der passiven Bewegung* die *Spannungsänderung der Gewebe* um das Bewegungssegment sowie die Spannung bei erreichtem Bewegungsende – *Endespannung* – wahr. In der orientierenden Untersuchung zur Erkennung der *Anfangsspannung* überträgt die palpierende Hand einen physiologisch kleinen, passiven Bewegungsimpuls auf die Kontaktregion und palpiert gleichzeitig die auf diesen Impuls erfolgende Gewebereaktion. Die Fähigkeit, diese Tastbefunde zu erheben, ist die Grundlage für die Bewegungsführung bei der Untersuchung genauso wie bei der mobilisierenden Behandlung. Beides erfordert eine *ruhig liegende Palpationshand*. Für das diagnostische Urteil bei der Bewegungsuntersuchung ist die palpierende Hand die entscheidende, weil sie nicht nur den Befund erhebt, sondern auch die Bewegungen der anderen Hand steuert, die den Patienten führt. Von der zuverlässigen Schulung des Tastsinnes hängt darum für die Blockierungsdiagnose sehr viel ab.

3

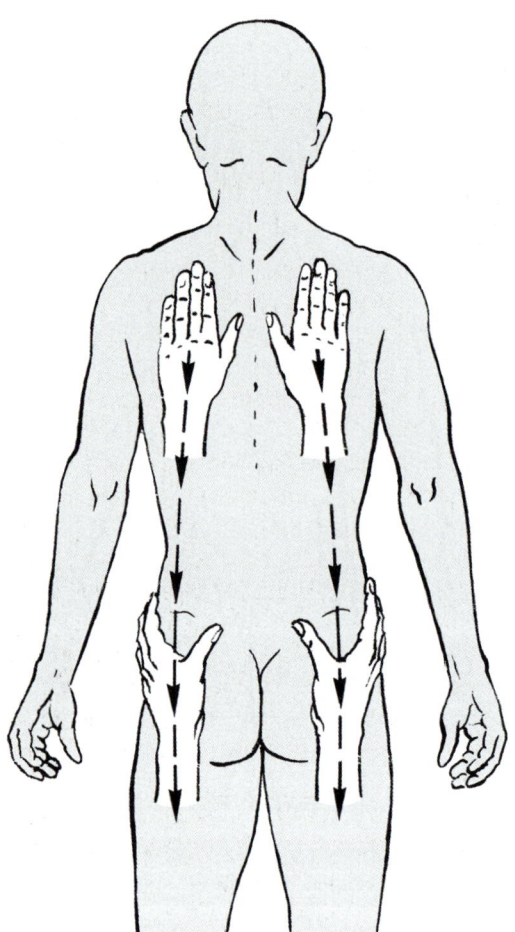

Abb. 3.3 Die orientierende Palpation der oberflächlichen Gewebs-schichten am stehenden Patienten zum Erfassen von Spannungsauf-fälligkeiten in Haut, Unterhaut und oberflächlichen Muskeln wird fortgesetzt von den Schulterblättern über die Rumpfseiten zum Becken.

Bei der Mobilisation sichert die Palpation das schonen-de und wirksame Vorgehen. Steuert die palpierende Hand bei eingestellter Endespannung eine zusätzliche Einstellung der besten Balance-Situation für die Gewe-be, werden Schonungs- und Wirkkomponente noch ver-stärkt. Das hat besonders große Bedeutung bei Manipu-lationen.

Atmungssynchrone Spannungsänderungen können mit ruhig liegender Hand in verschiedenen Muskeln palpiert werden. Es gibt Spannungszunahme sowohl in der Inspiration (häufiger) als auch in Exspiration. In den tiefen, kurzen Rückenmuskeln werden sie besondere häufig untersucht (➤ Kap. 5.3). Dieser Spannungs-wechsel mit den Atemphasen ist bei manchen Patienten auch in großen Muskeln tastbar, z. B. dem M. trapezius. Die Verhältnisse an den tief liegenden kurzen Bündeln des M. erector spinae sind nur durch Palpation und

unter gleichzeitiger Seitneige erkennbar. Sie haben für Mobilisationsverfahren in Seitneige therapeutische Be-deutung.

3.3 Orientierende Untersuchung der Wirbelsäulenabschnitte – regionale orientierende Untersuchung

ÜBERBLICK
- Orientierende aktive Bewegungsuntersuchung der Wirbel-säulenabschnitte
- Isometrische Anspannungen gegen Widerstand als Schmerzprovokation der Muskulatur
- Orientierende passive Bewegungsuntersuchung der Wirbel-säulenabschnitte

Die eigentliche Untersuchung der Bewegungsfunktion besteht aus zwei prinzipiell verschiedenen Verfahren mit unterschiedlichem Ziel. Ein orientierender Untersu-chungsgang prüft mit mehrdeutigen und schnell durch-führbaren Tests Funktionen von Gelenken und Muskeln, wobei mittels dieser Tests Defizite der Beweglichkeit, Funktionsänderungen oder Schmerzen aufgedeckt wer-den. Je nach Ergebnis bestimmen sie das Vorgehen der weiteren gezielten Untersuchung. Die Tests lassen sich zu mehr oder weniger umfangreichen Screeningverfah-ren zusammenstellen. In der Praxis sollen sie vor allem helfen, dass keine pathologischen Befunde in Struktur oder Funktion übersehen werden. Vom Ergebnis der Übersicht abhängig folgt dann die gezielte Untersuchung der Segmentfunktion (➤ Kap. 3.4).

3.3.1 Orientierende aktive Bewegungsuntersuchung der Wirbelsäulenabschnitte

Beurteilt werden:
- Ausweichbewegungen
- Bewegungseinschränkungen.

Der Patient steht oder sitzt während der Untersuchung. Die Beobachtung der aktiven Kopf- und Rumpfbewe-gungen in den möglichen Raumebenen gibt viele Auf-schlüsse über Funktionsstörungen der Muskulatur und der Wirbelsäule. Bewertet werden der Ablauf der Bewe-gungen und die Symmetrie der Bewegungsausschläge sowie die am Bewegungsende entstehenden Wirbelsäulenkrümmungen. Typische Ausweichbewegungen und grobe Einschränkungen der aktiven Bewegungen zeigen weitere Untersuchungen an, dem Verdacht entsprechend.

Will man das Konstitutionsmerkmal Beweglichkeit, d.h. Steifheit oder Hypermobilität als Extreme, und damit die Muskelruhespannung der Patientin abschätzen, kann auch das Messen von Bewegungswinkeln bei aktiver Bewegung sinnvoll sein. Vor allem das prognostisch ungünstige Merkmal der konstitutionellen Hypermobilität ist von Interesse.

Für das Sakroiliakalgelenk gibt es keine in Winkelgraden messbare, isolierte aktive Beweglichkeitsuntersuchung. Im Gegensatz dazu ist für die Prüfung von Kiefergelenksfunktionsstörungen die aktive Bewegung wertvoller als die passive, weil hier immer eine Dysfunktion der Muskulatur im Vordergrund steht, die den Bewegungsablauf ändert und die Gelenkstrukturen belastet.

Die beiden Gelenke sind extreme Beispiele für die Vielfalt in der Untersuchung des Körperstammes.

3.3.2 Isometrische Anspannung gegen Widerstand

> *Sie provoziert im pathologischen Falle Schmerz:*
> - aus dem Muskel
> - aus dem Muskelansatz und der Sehne
> - aus Frakturstellen, die der Muskelzug bewegt
> - aus der Druckerhöhung im Diskus und der daraus resultierenden Reizung der Umgebungsstrukturen.
>
> Eine Schmerzursache im Gelenk ist bei unbewegt isometrischer Prüfung unwahrscheinlich.

Bei dieser Untersuchung legt der Behandler die Hände mit mäßigem Widerstandsdruck gegen die zu prüfende Richtung an und fordert den Patienten auf, dagegenzuhalten, ohne den Widerstand zu überwinden, ohne die Hand wegzudrücken. Es wird mäßige Kraft entfaltet, die dem Untersuchenden zuverlässig das unbewegte Halten des Wirbelsäulenabschnittes gestattet.

Der Krafteinsatz steigt langsam an und lässt wieder nach. Der Behandler darf mit seiner – ebenfalls isometrischen – Anspannung der Hand erst aufhören, wenn der Patient entspannt hat, damit es nicht zum Schluss noch zu einer Wackelbewegung kommt.

Wenn es gelingt, Muskeln zu aktivieren, ohne Gelenke zu bewegen, kann eine Schmerzprovokation auf eine Ursache in Muskel, Sehne oder Muskelansatzstelle, einschließlich einer Fraktur an dieser Stelle, bezogen wer-

den und die weitere Untersuchung in diese Richtung lenken. Hier liegt der größte Wert dieser Untersuchung. Sie sollte nach Unfällen nicht vergessen werden.

Eine andere Indikation für die isometrische Anspannung gegen Widerstand ergibt sich aus groben Auffälligkeiten der Neutralhaltung und der aktiven Bewegungen. Sie lassen sich beim Entkleiden, Hinlegen und Drehen im Liegen, beim Kopfheben aus Rückenlage und anderen Spontanbewegungen beobachten. Die Ursachensuche gilt dann den Strukturkrankheiten des Bewegungssystems, wobei traumatische, entzündliche und destruktive Wirbel- und Weichteilerkrankungen im Vordergrund stehen.

Die Richtung, in die die aktive Anspannung des Patienten Schmerz hervorruft und der ihn zwingt, die Anspannung aufzugeben oder nur sehr vorsichtige Kräfte einzusetzen, gibt dem Untersucher den Hinweis auf die beteiligten Muskeln. Manchmal sind mehrere oder sogar alle Richtungen bei der isometrischen Anspannungsprüfung schmerzhaft. Dann kann der Schmerz auch aus dem Bewegungssegment stammen. Die Muskelanspannung aller Richtungen setzt das Bewegungssegment mit der Bandscheibe unter Druck und das kann bei Läsionen Schmerz provozieren.

An der Halswirbelsäule wird diese Untersuchung besonders häufig erforderlich. Zur sorgfältigen Diagnostik nach jedem Trauma, unabhängig von Ablauf und scheinbarer Schwere oder Harmlosigkeit (Beschleunigungstrauma!) und auch wenn es schon länger zurückliegt, sollte man sich die Befundaufnahme der isometrischen Anspannung zur Pflicht machen.

In allen Fällen eines isometrischen Anspannungsschmerzes muss bis zum Nachweis einer anderen Ursache eine strukturelle Weichteil- oder Knochenläsion diagnostisch angenommen werden, auch wenn die Läsion selbst noch nicht bildgebend nachgewiesen wurde. Das bedeutet den Verzicht auf belastende passive Bewegungsuntersuchung und mobilisierende Behandlung. Stattdessen sind je nach dem Ergebnis der weiteren Diagnostik Ruhigstellung und lokale Relaxations- und Schmerzbehandlung möglich.

MERKE
Deshalb wird die isometrische Anspannung besonders bei Traumapatienten und heftigen Schmerzzuständen vor allen passiven Untersuchungen geprüft.

3.3.3 Orientierende passive Bewegungsuntersuchung der Wirbelsäulenabschnitte

- Symmetrische Anfangsspannung in vergleichbaren Körperregionen?
- Symmetrische Bewegungsausschläge in allen der möglichen Bewegungsrichtungen?
- Symmetrisch, langsam und damit weich entstehende Endespannung (Widerstandsgefühl am Bewegungsende)?
- Abwehrspannung der benachbarten Muskulatur?
- Schmerzprovokation durch die Bewegung?

Die passive Prüfung der *Anfangsspannung* (➤ Kap. 6.7) ist nicht direkt auf die Bewegung der Wirbelsäule oder der Extremitätengelenke gerichtet. Als diagnostisches Verfahren erfasst es *gestörte Resonanz aller Gewebe auf passive Bewegung*. Störungsbefunde sind Manifestationen von erhöhter Resistenz und verminderter Anpassungsfähigkeit. Diese Störungen haben nicht nur Auswirkungen auf die Bewegungsfunktion, sondern auch auf die Zirkulation, auf viszerale Funktionen und auf autonome Regelvorgänge.

Passiv geführte Bewegungen bis zum Bewegungsende werden benutzt, um:
- die *Wirbelsäulenbeweglichkeit* oder
- die *Verlängerungsfähigkeit (Dehnbarkeit) der entgegengesetzt wirkenden Muskulatur* zu prüfen.

Die Bewegung ist beendet, wenn Widerstand auftritt oder wenn der Patient Unbehagen äußert. Selbst bei geringen Beschwerden würde die weiterführende Bewegung durch Abwehrspannung der Muskulatur verfälscht werden und damit funktionsdiagnostisch irrelevant. Außerdem kann die Abwehr Zeichen einer destruktiven Erkrankung sein.

MERKE
Schmerz warnt den Untersucher wie den Behandler. Er ist daher immer zu respektieren!

Für die Diagnosefindung interessieren uns bei der Befunderhebung:
- ob die Bewegung schmerzfrei oder durch Schmerz gestört beendet wird
- ob bei schmerzlosem Bewegungsende der Endwiderstand (unser „Endgefühl") langsam (weich) oder abrupt (und damit als hart empfunden) auftritt
- ob der Bewegungsausschlag bis zu einem gleichgroßen Endwiderstand symmetrisch ist.

In manchen Fällen, beispielsweise für eine Verlaufsdokumentation, interessiert der Bewegungsausschlag in Winkelgraden von der Neutralstellung bis zum Bewegungsende am gleich großen Endwiderstand, gemessen oder geschätzt.

Die bei der orientierenden Untersuchung erkannten Abweichungen von der Normerwartung sind vieldeutig. Sie geben nur die Richtung der weiteren Untersuchung an. Anschließend müssen die in Betracht kommenden Gelenke, Bewegungssegmente und Muskeln durch gezielte Untersuchungen geprüft werden.

In den technischen Kapiteln haben wir jeweils am Ende der orientierenden Untersuchungsverfahren die wichtigsten Befunde genannt, die auftreten können, und Hinweise auf die weiterführenden diagnostischen Möglichkeiten angefügt.

3.4 Gezielte passive Bewegungsuntersuchung der Bewegungssegmente

ÜBERBLICK
- Spezifische Richtungen für jeden Wirbelsäulenabschnitt
- Seitenvergleich dient an der Wirbelsäule seltener dem Vergleich mit der individuellen Norm
- Reihenfolgevergleich ist an der Wirbelsäule häufigste Möglichkeit der Normabschätzung

Jeder Abschnitt der Wirbelsäule und jede Bewegungsrichtung erfordern spezifische Untersuchungstechniken, die mit größter Präzision und möglichst automatisiert ausgeführt werden sollten. Selbst wenn schwere Körperteile zu diesem Zweck bewegt werden, muss die Bewegung am Segment selbst zart und ohne Krafteinwirkung ankommen (zu technischen Besonderheiten der Bewegungsführung ➤ Kap. 4.2).

Das *Erlernen* geht immer in zwei Steuerungsebenen vor sich. Einerseits müssen die genaue Bewegungsführung und der exakte palpierende Halt am nicht mitbewegten Partnerwirbel erlernt werden. Andererseits muss die tastend haltende Hand lernen, mit einem Palpationsfinger die aus der Bewegung des anderen Partnerwirbels resultierenden Spannungsänderungen der segmentalen Gewebe zu erkennen, um damit die Bewegung zu steuern. In jedem Falle muss ein Partnerwirbel in langsamer Bewegung geführt werden. Diese Bewegung wird durch die Informationen aus der Hand am unbewegten Partnerwirbel über die Spannungszunahme bis zum Beginn der Mitbewegung gelenkt. Geführt wird meist ein ganzer Körperabschnitt. Er wird so weit in die gewünschte Richtung bewegt, bis die Bewegung im untersuchten Bewegungssegment ankommt und das Segment schließlich in Spannung versetzt (Palpationsuntersuchung ➤ Kap. 5). *Dieser Augenblick ist das Ende der Untersuchungsbewegung. Die unmittelbar davor entstehende Endespannung (das Endgefühl) wird als Befund beurteilt. Der gehaltene Partnerwirbel würde von der weiteren Bewegung mitgenommen, die Bewegung also in das nächste Segment übergehen.*

Der palpierend haltenden Hand gilt die größte Aufmerksamkeit. Bei guter Bewegungsführung durch die bewegende Hand muss sie allerdings selten fixieren, d.h. den bewegten Partnerwirbel an der Mitbewegung hindern. Weiches Halten gelingt an der HWS, wenn die tastende Hand mit der Zeigefinger-Daumen-Gabel den ganzen Wirbelbogen über den Dorn hinweg von einem Gelenkfortsatz zum anderen umgreift. Fast an der ganzen Wirbelsäule sind die Dornfortsätze zum Gegenhalt erreichbar. Dieser Halt verführt aber auf Grund des kleinen Kontaktbereichs zu mehr als notwendigem Krafteinsatz.

Die bewegende Hand führt die Bewegung nicht allein aus. Sie überträgt sie lediglich aus dem Körper oder dem Arm des Untersuchers. Manche Bewegungen werden auch direkt aus dem Körper des Untersuchers auf den Patienten übertragen. Dann sind sie besonders gut steuerbar und weich.

Im Ablauf der gezielten segmentalen Untersuchung folgt meistens die Untersuchung einer Richtung von einem Segment zum nächsten aufeinander (Sequenzuntersuchung). Jeweils das Palpationsergebnis des darüber und darunter liegenden Segmentes dient dann als Normvergleich für das Erkennen einer Funktionsabweichung. In anderen Fällen wird die untersuchte Bewegungsrichtung mit der Gegenseite im selben Segment verglichen (z. B. Rotation C1/2) oder die Gelenke der anderen Körperseite (z. B. SIG) als individuelle Norm [1] untersucht.

LITERATUR

[1] Lewit K (2007) Manuelle Medizin. 8. Aufl. Elsevier GmbH, Urban & Fischer, München

[2] Greenman P E (1984) Schichtweise Palpation. Manuelle Medizin *22:* S. 46–48

[3] Sachse J (2001) Extremitätengelenke. Manuelle Untersuchung und Mobilisationsbehandlung für Ärzte und Physiotherapeuten (6. Aufl. Urban & Fischer, München

[4] Sachse J (Hrsg., 1992) Massage. Grundlagen und Indikationen, befundgerechte Massagedurchführung nach Anneliese Hamann. Ullstein Mosby, Berlin

[5] Travell JG, Simons DG (1998/2000) Handbuch der Muskeltriggerpunkte. Bd. 1 + 2 (Übersetzung von: Myofascial Pain and Dysfunction. The Trigger Point Manual, Vol. I/II. Williams & Wilkins, Baltimore London) Urban & Fischer, München

3

4

Technische Regeln bei der Untersuchung und Behandlung von Funktionsstörungen

ÜBERBLICK

- Ausgangssituation von Patient und Behandler
- Bewegungsführung bei der Untersuchung
- Bewegungsführung bei der mobilisierenden Behandlung
- Mobilisationsvorbereitung und Mobilisationsfazilitation, Beeinflussung der Muskelspannung
- Qualitätssicherung und Aufklärung, Dokumentationsregeln

In diesem Kapitel sollen Regeln zusammengefasst werden, die in der Ausführung der Bewegungsuntersuchung, der mobilisierenden Behandlung sowie der vorbereitenden Muskelrelaxation immer wieder zur Anwendung kommen und sich deshalb zusammenfassend darstellen lassen. Besonderheiten der einzelnen Wirbelsäulenabschnitte und der Manualmedizinischen Schulen [2, 6, 8, 9, 25, 34, 37] sowie Abweichungen von der Regel lassen sich dann leichter erkennen.

4.1 Ausgangssituation von Patient und Behandler

ÜBERBLICK

- Ausgangsstellung des Patienten
- Ausgangsstellung des Behandlers
- Kontakt des Behandlers an der Wirbelsäule
- Einstellung des Bewegungssegmentes

4.1.1 Ausgangsstellung des Patienten

Bei der passiven Untersuchung und Behandlung der Wirbelsäule ist im Allgemeinen eine viel größere Körpermasse zu bewegen und oft zu tragen, als bei der Untersuchung und Behandlung der Extremitätengelenke. Zudem ist die palpatorische Erfassung feiner Spannungsänderungen von noch größerer Bedeutung. Um beides gleichzeitig zu ermöglichen, muss die Ausgangsstellung dem Behandler kräftesparende Führung der Bewegung und dem Patienten völlige Entspannung ermöglichen.

Der Patient sollte deshalb – wo es möglich ist – liegen und nur für einzelne Untersuchungen und Behandlungen sitzen. Er muss für den Behandler gut erreichbar

sein, beispielsweise am Bankrand liegen oder am Bankende sitzen. Die Bank soll nach Möglichkeit in der Höhe leicht verstellbar sein, angepasst an die Körpergröße des Behandlers. So kann der Patient immer auf die Höhe gebracht werden, die den interessierenden Körperabschnitt bequem zugänglich macht. Sitzt der Patient, muss er sich am Behandler gut anlehnen und abstützen können.

4.1.2 Ausgangsstellung des Behandlers

Für die kräftesparende Leichtigkeit der Bewegungsführung braucht der Behandler eine für sein eigenes Bewegungssystem schonende und bequeme Ausgangsstellung, die den Bewegungsablauf schon vorausberechnet. Bei liegenden Patienten haben viele Behandler Probleme mit der vorgebeugten Oberkörperhaltung. Wenn die Bankhöhe nicht verstellbar ist, kann das durch Aufstützen eines Beines auf der Bank erleichtert werden.

Wie an den Extremitätengelenken sollte die fixierende Hand oder der Arm irgendwie abgestützt werden: an der Bank, am eigenen Körper, notfalls auch am Patienten.

4.1.3 Kontakt am Bewegungssegment

Handkontakt am Bewegungssegment, d.h. an den beiden Partnerwirbeln des Segmentes, ist am Dornfortsatz, am Gelenkfortsatz und bei C1 an der Dorsalfläche des Querfortsatzes möglich. An der Halswirbelsäule kann man den Wirbel sogar um den ganzen Bogen, von einem Gelenkfortsatz zum anderen umfassen. Im Thorakalbereich kann der Kontakt am Angulus costae, unmittelbar neben dem Lateralrand der langen Rückenstrecker, brauchbar sein.

Der Kontakt an einem oder an beiden Partnerwirbeln des Bewegungssegmentes hat das *Ziel:*
- *die Spannungsänderungen und Bewegungen am Bewegungssegment zu palpieren*
- *dadurch die Bewegungsführung zu steuern*
- *die gestörte Beweglichkeit zu erkennen und*

- *manchmal auch die Bewegung eines Partnerwirbels zu erschweren oder zu verhindern,* d. h. ihn „palpierend zu halten" (Gegenhalt). Das erfordert einen gewissen Gegendruck gegen die Tendenz, von der Bewegung des Partnerwirbels mitgezogen zu werden. Der Halt darf jedoch nicht so stark sein, dass er die bewegende Hand am Gelenkpartner zu verstärktem Krafteinsatz verführt (➤ Kap. 5.2).

Die Untersuchungs- und Behandlungsbewegungen an der Wirbelsäule sind überwiegend anguläre Bewegungen. An der Halswirbelsäule erlauben die gelenknahen Kontaktmöglichkeiten auch gegenseitige Verschiebungen in lateraler Richtung, fast wie an den Extremitätengelenken. Das Ausweichen in anguläre Mitbewegungen lässt sich zwar nicht verhindern, aber gering halten (Seitneige, Rotation). Das liegt an der Kontaktnahme der Behandlerhände (➤ Kap. 9.5.1 und ➤ Kap. 9.6.2).

4.1.4 Einstellung des Bewegungssegmentes

Die gute Zugänglichkeit der Halswirbelsäule erlaubt den Direktkontakt an den beiden Partnerwirbeln und dadurch in lateraler Richtung Verschiebebewegungen gegeneinander. Mehr indirekt über die Muskulatur ist in der unteren Halswirbelsäule außerdem die Verschiebung des kranialen Partners nach dorsal möglich. Die Verschiebespannung für die Untersuchungsbewegung (oder Behandlung) im Bewegungssegment wird durch Verschieben der umgebenden Weichteile nach dorsomedial erreicht.

In allen übrigen Wirbelsäulenabschnitten und Richtungen wird die *Untersuchungs- und Mobilisationsbewegung* indirekt über die langen Hebel des Schulter- und Beckengürtels durch die angrenzenden Wirbelsäulenabschnitte hindurch an das jeweilige Segment herangeführt und von hier aus palpatorisch gesteuert (➤ Kap. 5.2).

Um die als Vermittler wirkenden Abschnitte nicht zu überlasten, können sie durch *Verriegelung* stabilisiert werden. Damit wird die Bewegung ohne Verlust übertragen. Jeder Wirbelsäulenabschnitt hat typische *Kombinationen von Rotation und Seitneige,* fest gekoppelt in der Halswirbelsäule oder wechselnd in Abhängigkeit von der Haltung in der sagittalen Ebene in der Lendenwirbelsäule. Die Verriegelung wirkt diesen *Synkinesen* entgegen. So wird z. B. in der Halswirbelsäule durch Linksdrehung bei Rechtsneigung verriegelt, denn unterhalb von C2 sind Rotation und Seitneige in derselben Richtung miteinander verbunden – bei Rechtsneigung weichen die Wirbel in Rechtsrotation aus. Die Verriegelung der Nachbarabschnitte ermöglicht die segmentale

Untersuchung und Behandlung mit zarten Bewegungskräften, die von Afferenzen aus den tastenden Fingern gesteuert werden. Je empfindsamer und langsamer die Bewegung geführt wird, desto besser erkennen die palpierenden Finger den *Spannungsverlauf* und die *Endespannung.*

Für die Anteflexions- und Retroflexionseinstellungen gibt es kein Ausweichen und keine Verriegelungen, obwohl auch hier über lange Hebel gearbeitet werden muss. Die Bewegungen werden durch Band- und Muskelspannungen an das Segment übertragen.

MERKE
- Direktkontakt an beiden Partnerwirbeln ermöglicht:
  - Verschiebebewegungen an der HWS
  - Anteflexions- und Retroflexionseinstellungen an der gesamten WS durch Bewegungsführung unter segmentaler Palpationskontrolle
  - Rotationsfederung nach Verriegelung der Nachbarregionen.
- Bewegungsführung aus dem Direktkontakt an den Partnerwirbeln macht Verriegelung überflüssig.
- Bei Rotationseinstellungen sind Verriegelungseinstellungen vorteilhaft.

4.2 Bewegungsführung bei der Untersuchung

ÜBERBLICK
- Technische Besonderheiten der Bewegungsführung
- Bewegungsführung an und in das Einzelsegment
- Endespannung des Segmentes als diagnostisches Kriterium

4.2.1 Technische Besonderheiten der Untersuchungsbewegung

Durch die langen Hebel und die Masse der zu bewegenden Rumpfabschnitte bedingt, werden passive Bewegungen nicht aus der Hand, sondern aus den Schultern oder sogar aus dem Körper des Behandlers geführt. Bei der Rotation der Brustwirbelsäule ist dies am deutlichsten: Der sitzende Patient muss vom Körper des Behandlers gestützt und gleichzeitig in die Bewegung geführt werden; und zwar um die Drehachse des eingestellten Bewegungssegmentes. Das praktische Üben in Kursen ist erforderlich, um die mit Minimalkräften ablaufende Bewegung zu erlernen. Dafür müssen alle Möglichkeiten zur Erleichterung der Bewegung erkannt und genutzt werden:

- *Gutes Abstützen* mit voller Entspannung des Patienten, vor allem bei sitzendem Patienten.
- *Sichere Führung* des bewegten Körperabschnittes mit einem Arm, manchmal mit dem Bein.
- Die *unbewegt gehaltene, palpierende Hand* nimmt am zu untersuchenden und behandelnden Segment die resultierende Bewegung wahr und steuert dadurch den weiteren Bewegungsablauf. Das Palpationsvermögen der Hände muss für diese Aufgabe speziell geschult werden (➤ Kap. 5.2).
- *Vermeiden jeder Schmerzprovokation,* sowohl am Körperkontakt als auch durch die Bewegungsführung. Das schließt das Erkennen und Vermeiden von *Abwehrspannungen* ein.
- Abrupte und hastige Bewegungen werden grundsätzlich vermieden.

4.2.2 Bewegungsführung an und in das Einzelsegment

Die gezielte Funktionsuntersuchung der Wirbelsäule beruht auf der *qualitativen Bewegungsbeurteilung* von Einzelsegmenten. Nachdem die orientierende Untersuchung der Wirbelsäulenabschnitte durch Normabweichungen die Indikation zur gezielten Untersuchung ergeben hat (➤ Kap. 3.3), muss die Bewegung des Rumpfes so geführt werden, dass sie in der Sequenzuntersuchung (Reihenfolgevergleich) ein Segment nach dem anderen in die Bewegung einbezieht (➤ Kap. 3.4). Dabei nimmt die palpierende Hand gleichzeitig den Bewegungs- und Spannungsablauf am Segment wahr, die der Untersucher in Bezug auf Abweichungen von der Normerwartung beurteilt.

Der Ablauf der Bewegung am Segment lässt sich didaktisch in *3 Phasen* gliedern:

1. Vorbereitung: Die haltend-tastende Hand nimmt Kontakt, indem sie die Weichteile als ein Polster auf die Kontaktstellen zuschiebt, bis sie unter diesem Polster „Knochengefühl" erreicht hat. Die bewegende Hand führt die Bewegung des Wirbelsäulenabschnittes in die gewünschte Richtung. Die Bewegung wird verlangsamt, wenn sich der bewegungsseitige Partnerwirbel zu bewegen beginnt. In diese Phase fällt Stoddards [36] „taking up the slack", wie beim Anziehen eines durchhängenden Taus; d. h. die erste Spannung hat das zu untersuchende Bewegungssegment erreicht.

2. Bewegung eines Partnerwirbels im Segment: Die langsame Bewegung wird fortgeführt, sodass sich nun der *eine Partnerwirbel gegen den anderen bewegt.* Die Bewegung im Segment endet, wenn im Segment selbst Spannung entsteht. Bei translatorischen Bewegungen ist

diese Phase kaum mehr als ein weiches Nachgeben auf kleiner Strecke. In einigen Segmenten mit großen Winkelausschlägen (Rotation C1/2) ist sie messbar.

3. Palpation des Bewegungsendes und der Endespannung: Das Bewegungsende im Segment ist die diagnostisch und therapeutisch *entscheidende Phase mit dem Charakteristikum der Endespannung (*➤ Kap. 5.2*).* Es wird an der Verlangsamung der Bewegung, an der Wahrnehmung von zunehmender Spannung zwischen den Strukturen der beiden Partnerwirbel und schließlich am Mitbewegen des anderen Partners erkennbar. Je nach Beweglichkeit des untersuchten Wirbelsäulenabschnittes und der eingestellten Richtung nimmt die Spannung mehr oder weniger schnell zu, bevor sie den nächsten Wirbel mitzieht. Diese Vorgänge werden palpatorisch genau verfolgt.

Als Grundlage für die *Wertung* als „normal" oder „hypomobil funktionsgestört" dient der Reihenfolgevergleich mit den Nachbarsegmenten (individuelle Norm). Weiche Spannungszunahme ist die palpatorische Wahrnehmung bei normaler Funktion, „harte" Spannungszunahme bei hypomobil gestörter Funktion (➤ Kap. 4.2.3).

Vor allem im englischsprachigen Schrifttum wird das Bewegungsende auch als „Barriere" beschrieben. So hat Kimberly [16] das Ende der aktiven Bewegung „physiologische Barriere" genannt. Als „anatomische Barriere" bezeichnet er die Zerreißgrenze des Bandapparates. Die „physiologische Barriere" entsteht durch die Anspannung der Muskulatur. Solange die Muskulatur normal funktionsfähig ist, wird die Zerreißgrenze des Gelenkes oder Bewegungssegmentes nicht erreicht, es sei denn durch grobe, traumatisierende Krafteinwirkungen. Wenn wir die oben beschriebenen Bewegungsphasen in diese Nomenklatur einordnen wollen, dann liegt die „physiologische Barriere" am Beginn der Endespannung des Segmentes.

Es gibt zwei Gründe, den *Barrierebegriff* zu meiden oder nur genau beschreibend zu benutzen:

- Er wird nicht einheitlich gebraucht, weil er nicht durch objektive Zeichen definierbar ist. Damit fehlt die Grundlage für eine Verständigung ohne Missverständnisse. Wir bevorzugen, unverbindlich von *Endespannung* zu sprechen und den Palpationseindruck dabei zu beschreiben.
- „Barriere" ist im Deutschen mit der Assoziation von hartem, unnachgiebigem Widerstand und fester Konstruktion verknüpft. Genau diese Assoziationen wären aber ungeeignet, das zarte Heranführen an die Barriere und die palpatorische Spannungsbeurteilung in dieser Bewegungsphase zu erleichtern.

4.2.3 Die Endespannung des Segmentes als diagnostisches Kriterium

Die Befunde der 3. Phase der Bewegungsuntersuchung – Bewegungsraum und Endespannung (➤ Kap. 4.2.2) – werden als Ausdruck des *Gelenkspiels* eines Bewegungssegmentes gewertet (➤ Kap. 1.3) [1]. Zumindest von der diagnostischen Bedeutung her ist diese Begriffsübertragung berechtigt. Dass die Tastbefunde zwar weitgehend, aber doch nicht eindeutig auf artikuläre Störungen zu beziehen sind, wurde bereits erwähnt (auch rein muskulär gehemmtes Bewegungssegment mgl. ➤ Kap. 2.3.4).

MERKE
- An der HWS ist die segmentale Untersuchung mit einer als Gelenkspiel anzusehenden Bewegung möglich (laterolateral).
- Der Bewegungsraum der Endespannung bei segmentaler angulärer Untersuchung an der Wirbelsäule wird als Ausdruck des Gelenkspiels im Bewegungssegment gewertet.
- Die Untersuchung an der LWS über eine Dorsalverschiebebewegung ist keine direkte Gelenkspieluntersuchung, sondern entspricht den Bewertungskriterien der angulären Bewegungen.

Wenn normale Verhältnisse vorliegen, steigt die Spannung über einen gewissen Bewegungsraum tastbar zunehmend bis zum Bewegungsende an, behält aber weichen Spannungscharakter auch am Ende. Dieser Spannungsverlauf passt zum Spannungsverhalten der Nachbarsegmente oberhalb und unterhalb. In funktionsgestörten Segmenten entsteht die Spannung dagegen abrupt, lässt das Nachgeben vermissen und wird als hart empfunden. Die Härte wird durch kurzes zartes Drücken gegen die Endespannung nach Beenden der Bewegung besonders deutlich. Im Reihenfolgevergleich passt sich das Spannungsverhalten nicht in das der Nachbarsegmente ein.

Die diagnostische Phase des Bewegungsendes ist abgeschlossen, wenn durch die Spannung der andere Partnerwirbel mitbewegt wird. Die Bewegung ist dann in das Nachbarsegment gewandert.

Ist die Bewertung des Befundes nach Durchlaufen der Bewegungsphasen noch unklar, wird die Bewegung in die Ausgangsstellung des Segmentes zurückgenommen und wiederholt. Ungeeignet für die Untersuchung ist ein wiederholtes Drücken, Wackeln oder „Federn" um die Endstellung. Die durch die tastbare Spannung gegebene Bewegungsgrenze muss respektiert werden, auch dann, wenn sie durch eine Funktionsstörung eingeengt ist. Es ist nicht nötig, durch fixierenden Gegendruck am Part-

nerwirbel dessen Mitlaufen zu verhindern und dadurch größere Kraft in das Segment zu leiten (➤ Kap. 4.3.1).

4.3 Bewegungsführung bei der mobilisierenden Gelenkbehandlung

ÜBERBLICK
- Bedeutung der Endespannung bei der Behandlung
- Mobilisation im engeren Sinne
- Manipulation im engeren Sinne

Zur mobilisierenden Funktionswiederherstellung eines reversibel hypomobilen (blockierten) Bewegungssegmentes stehen zwei qualitativ unterschiedene Möglichkeiten zur Verfügung: *die Mobilisation im engeren Sinne* (➤ Kap. 4.3.2) und *die Manipulation im engeren Sinne* (➤ Kap. 4.3.3).

Der Oberbegriff der *mobilisierenden Gelenkbehandlung* umfasst alle Verfahren, die die eingeschränkte Beweglichkeit eines Gelenkes oder spinalen Bewegungssegmentes wiederherstellen oder erhalten können. Im Englischen wird im gleichen Sinne als Oberbegriff *manipulative therapy* oder einfach *manipulation* verwendet. In deutschen Veröffentlichungen trifft man den Begriff Manipulation auch vereinzelt im englischen Bedeutungsgehalt, womit Missverständnisse vorprogrammiert sind. Im Allgemeinen wird unter *Manipulation* im deutschen Sprachgebrauch eine spezielle Behandlungstechnik verstanden, die den Widerstand am Bewegungsende der funktionsgestörten Richtung mit einem schnellen, kraftlosen und sehr kleinen Stoß („Impuls") überwindet und dabei das Gelenk befreit, respektive die Gelenkbeweglichkeit wiederherstellt. Die schützende Muskelspannung wird durch die hohe Geschwindigkeit gewissermaßen überrumpelt. Diese Techniken werden im Englischen als „high velocity low amplitude manipulation" oder „manipulation by thrust" bezeichnet. Deutsche Begriffe wie „Mobilisation mit (schnellem) Impuls" oder „Stoßmanipulation" versuchen dem zu entsprechen und den Unterschied zur *Mobilisationen* eindeutig zu kennzeichnen.

Für beide Fälle der mobilisierenden Behandlung (Manipulation und Mobilisation) gilt eine etwas *andere Spannungsführung am Segment als bei der Untersuchung*. Die Spannungsführung wird zuerst besprochen.

4.3.1 Bedeutung der Endespannung bei der Behandlung

Zum Zwecke der mobilisierenden Behandlung kann bei bestimmten Techniken das Mitlaufen des anderen Partnerwirbels durch *manuelle Fixation mit der palpierenden Hand* verzögert werden. Die Bewegung wird dann an die im Segment entstehende Spannung herangeführt, dosiert verstärkt und wieder nachgelassen. Immer palpatorisch kontrolliert geschieht das repetitiv in der Endphase der Bewegung – Technik der *passiv repetitiven Mobilisation.*

Andere Mobilisationstechniken führen die Bewegung nach muskelrelaxierender Vorbereitung an die Spannung des Bewegungsendes heran und warten ab, bis in dieser Stellung die Spannung nachlässt. Dann wird ein kleines Stück weiterbewegt, gelagert, bis an die erneut beginnende Spannung. Wieder wird das Nachlassen der Spannung abgewartet, bis schließlich die Beweglichkeit des Segmentes frei ist: Mobilisationsverfahren unter Ausnutzung von Fazilitationstechniken und Muskelinhibitionen.

Eine weitere mobilisierende Methode führt tastend die Gelenkpartner an die beginnende Spannung heran und nimmt sie etwas schneller von dieser Spannung zurück, um erneut heranzuführen und repetitiv davon wegzugehen. Bei manchen Gelenken (Sakroiliakalgelenke) scheint dieses Vorgehen besser zu wirken als die repetitive Spannungsverstärkung.

4.3.2 Mobilisation im engeren Sinne

Mobilisationen benutzen Bewegungen und Lagerungen, die langsam bis an die Spannung des Bewegungsendes heranführen. Sie überschreiten diese Spannungsgrenze nicht, sondern weiten sie langsam mit fortschreitender Mobilisationswirkung aus. Dazu werden entweder rein passive Bewegungen benutzt oder die Wirksamkeit wird durch vorbereitende Maßnahmen (Muskelrelaxation) oder durch begleitende Fazilitation der Mobilisation selbst verbessert. Diesen Mobilisationen ist die vorwiegend mechanische Wirkung am Gelenk (Bewegungssegment) gemeinsam. Reflektorische Fernwirkungen vom mechanischen Reiz her auf das Gelenk stehen dagegen im Hintergrund. Nach Mobilisationsbehandlungen werden „Katerreaktionen", d. h. Schmerz am folgenden Tag, selten beobachtet.

Als einfachste Form der Mobilisation kann die wiederholte Durchführung der Untersuchungsbewegung gelten. Im Falle von *Gelenkspielbewegungen* (translatorische und gelenkflächenseparierende Bewegungen) ist

das sogar sehr wirksam. Am Bewegungssegment der Wirbelsäule durchläuft die Mobilisationseinstellung die beschriebenen drei Phasen der Spannungseinstellung (➤ Kap. 4.2.2) mehrmals hin- und rückläufig. Dabei kann es vorteilhaft sein, wenn die tastende Hand einen gewissen fixierenden Halt auf den Partnerwirbel ausübt. Die Funktionsbewegungen werden bis an die Endespannung herangeführt. Bei nicht mitbewegtem Partnerwirbel wird dann *die Spannung repetitiv langsam gesteigert und wieder nachgelassen,* ohne Abwehrspannung in der umgebenden Muskulatur zu erzeugen. Die Aufmerksamkeit des Behandlers richtet sich wie bei der Untersuchung auf die palpierende Hand, die gleichzeitig für die exakte Fixation des nicht mitbewegten Wirbels verantwortlich ist. Nach und nach wird der Spannungswiderstand weicher und der Bewegungsraum größer. Bei repetitiv passiver Mobilisation mit Gelenkspielverschiebungen wird der kleine Bewegungsraum jedes Mal bis zum Ende durchlaufen.

Wenn diese *repetitiv passiven Mobilisationen anguläre Bewegungen* ohne vorbereitende oder erleichternde Maßnahmen benutzen, gelingt es in der Regel nicht, die Funktionsstörung völlig zu beseitigen. Dagegen normalisieren die *gelenkspielähnlichen Verschiebebewegungen* nach lateral oder dorsal an der HWS bei repetitiver Ausführung die Beweglichkeit auch ohne zusätzliche Fazilitation, denn die Muskelspannung hat auf die Gleitbewegungen weniger Einfluss und die Gelenkspielbewegung provoziert weniger Abwehrspannung als die Funktionsbewegung.

In Einzelfällen kann die Mobilisationsspannung durch repetitive *Eigenkräfte des Patienten* gegen Widerstand erzeugt werden. Der direkte Muskelzug mobilisiert das Gelenk (z. B. 1. Rippe).

An Gelenken mit wenig Winkelbewegungsfreiheit, z. B. am Sakroiliakalgelenk, zeigte sich, dass die repetitive Betonung der Spannungserhöhung weniger mobilisierenden Effekt haben kann als das *repetitive Aufgeben der Spannung.* Hierin – im Weggehen von der Endespannung („von der Barriere weg") – liegt möglicherweise ein anderes auch sonst gültiges Mobilisationsprinzip (➤ Kap. 4.3.1). Es hat sich bei den Lateralverschiebungen an der Halswirbelsäule ebenfalls bewährt.

Die Mobilisationsverfahren haben ihre große Bedeutung als alleinige Behandlung zur Wiederherstellung der Funktion erst erlangt, als die vorbereitenden Muskelrelaxationen und die Fazilitationsmethoden bekannt wurden und zarte, körpereigene (also physiologische) Kräfte des Patienten (Blickwendung, Minimalkraftrelaxation, Atmung) einzusetzen erlaubten. Seitdem ist es möglich, mit diesen gewebeschonenden Verfahren Blockierungsbefunde zuverlässig ohne Manipulation aufzulösen.

4

4.3.3 Manipulation im engeren Sinne

Die Manipulation läuft in ihrer Einstellungsphase genauso ab wie die Mobilisation: In der gestörten und zu behandelnden Richtung wird die beginnende Endespannung des Segmentes aufgesucht und als „*Vorspannung*" gehalten.

Die Einstellung der beginnenden Endespannung ist ein Fokussieren aller Kräfte auf einen Punkt. Dabei wird die beste Balance für alle Gewebe durch gezielte Einengung aller Bewegungskomponenten und Kraftrichtungen eingestellt (➤ Kap. 5.5). Bischoff spricht deshalb zu Recht von der „sanften Manipulation" [2]. Nur die Richtung, in die der Impuls ausgeführt wird, wird weiter geführt als die anderen. Meist ist das die Bewegungsrichtung, die dem betreffenden Segment am wenigsten möglich ist.

In der 2. Phase wird die Entspannung des Patienten abgewartet und *probeweise mobilisierend gegen die Vorspannung des Segmentes in der geplanten Behandlungsrichtung gedrückt* oder gezogen (diagnostische Probemobilisation) [4]. Dabei zeigt sich die Bereitschaft des Segmentes zum Nachgeben oder im Gegenteil eine Abwehr gegen die Spannungserhöhung (letzteres Verhalten bei der diagnostischen Probemobilisation würde die Durchführung der Manipulation verbieten, quasi als technische Kontraindikation) [2, 4].

Gibt das Segment aus der Vorspannung nach und kommt der Patient zur Entspannung, wird in der 3. Phase während einer Ausatmung ein sehr schneller und auf eine sehr kurze Strecke bemessener und kraftloser Zug oder Stoß („Impuls") ausgeführt. Die Bewegung entspricht genau der Richtung der Mobilisationsvorbereitung und der Probemobilisation. Die der Vorspannung entsprechende Muskelspannung wird durch Überraschung (deshalb sehr schnell!) überwunden. Die Gelenkfacetten werden dabei zum Klaffen gebracht oder in der entsprechenden Richtung verschoben. Die einwirkenden Kräfte sollen so klein wie möglich sein. Messungen ergaben sehr unterschiedliche Kräfte. An der HWS wurden 1700 g gemessen [7]. Eine andere Untersuchung fand an der HWS 100 N (10,2 kp), thorakal und sakroiliakal 200–450 N (≈ 20–45 kp) [15].

Wir müssen davon ausgehen, dass die mechanische Einwirkung der Manipulation immer einen intensiven Reiz auf die Gelenkrezeptoren ausübt. In aller Regel lassen sich danach deutliche reflektorische Wirkungen beobachten, die nicht auf das Bewegungssystem beschränkt sind. Das auffälligste Ergebnis der Manipulation ist sofort nach dem gelungenen Handgriff tastbar: eine ausgeprägte Hypotonie (Eigenreflexhemmung) der segmentalen Muskulatur, die einige Minuten anhält. Damit fehlt der Schutz durch die Muskelführung am Segment und für diese Zeit ist Nachruhe zu empfehlen! Die Gelenkbeweglichkeit ist nach gelungener Manipulation in der behandelten Richtung frei. Das entspricht dem Ziel der Behandlung.

Durch die genannten Reflexwirkungen kann eine Manipulation muskuläre Spannungen und Schmerzmaximalpunkte auch dann beeinflussen, wenn deren Ursache nicht im Bewegungssystem lag oder liegt. Die Manipulation wäre dann reine Reflextherapie oder symptomatische Schmerzbehandlung. Intensive Reflextherapie kann bei – noch nicht erkannten – aktuellen, z. B. inneren Krankheiten, Verschlechterungen auslösen. Wegen dieser nur angedeuteten Probleme, die der starke mechanische und reflektorische Reiz der Manipulation bedingt, ist sie an eine Reihe von *Voraussetzungen* gebunden. Sie müssen vor jeder Behandlung erneut abgeklärt sein:

- Die Blockierung ist nur leichten Grades.
- Der Blockierungsbefund muss zur Diagnose und damit zum Gegenstand der Kausalbehandlung geworden sein, d. h.:
  - Es besteht keine aktuelle Krankheit an einem inneren Organ.
  - Es bestehen keine Hinweise auf eine pathomorphologische Krankheit am Bewegungssystem.
  - Es bestehen daher auch keine Hinweise auf eine Stabilitätsminderung des betroffenen Wirbelsäulenabschnittes (z. B. bei Destruktionen, Spondylitiden, lokaler Hypermobilität, manchen Fehlbildungen).
- Für die Halswirbelsäule gilt: Es ist in den vorausgegangenen 2 Wochen keine Manipulation erfolgt [13].
- Die Vorspannung am Segment ist völlig schmerzfrei erreichbar. Es besteht keinerlei Abwehr, auch nicht bei verstärktem mobilisierenden Druck gegen die Vorspannung.

M E R K E

Aus diesen Gründen ist nach deutscher Rechtslage die Manipulation ein Heileingriff und damit der (spezialisierten) Arztsprechstunde vorbehalten [26]! Sie kann nicht an den Physiotherapeuten delegiert werden [4, 11].

In den methodischen Kapiteln dieses Leitfadens, der sich gleichermaßen an Ärzte und Physiotherapeuten wendet, werden Manipulationen deshalb nicht dargestellt.

4.4 Mobilisationsvorbereitung und Mobilisationserleichterung, Beeinflussung der Muskelspannung

ÜBERBLICK
- Mobilisationsvorbereitung durch postisometrische Muskelrelaxation (PIR)
- Mobilisationsvorbereitung und Mobilisationsfazilitation durch Blickbewegungen
- Mobilisationsvorbereitung und Mobilisationsfazilitation durch die Ventilationsphasen
- Mobilisierende Kräfte
- Isolierte Muskelrelaxation

Die Mobilisationsvorbereitung dient der größtmöglichen Entspannung im Segment, bevor die Gelenkbewegung an die neue Endespannung, d. h. zur weiteren Bewegungsfreiheit geführt wird. Immer gilt, dass erst nach vollständig abgelaufener Entspannung in die neue Bewegungsfreiheit geführt wird.

Die erfahrungsgemäß günstige Dauer der jeweiligen Anspannungsphasen:
- Bei Vorbereitung durch *PIR: 5–7 Sekunden* isometrische Anspannung (➤ Kap. 4.4.1).
- Bei Muskelaktivierung durch *Blickrichtungsauftrag:* Blickrichtung zuerst vorgeben, *erreichte Blickrichtung 3 Sek. halten.* Danach Blick zurück zur Mittelstellung. Weiterführung der Bewegung erst, wenn am Segment die Entspannung tastbar ist (➤ Kap. 4.4.2).
- Bei Vorbereitung durch Verstärkung der Anspannung bei *Einatmung:* Sofort nach dem *Anspannungskommando (1)* folgt der Hinweis auf die *vertiefte Einatmung (2).* Auf der Höhe der Einatmung wird das *Entspannungskommando (3)* gegeben und die *Ausatmung (4)* folgt. Keine Zeitvorgabe, aber Reihenfolge unbedingt einhalten (Kap. 4.4.3)!
- *Aktive Anspannung, Blick und Einatmung* können kombiniert werden: Auftrag zur Anspannung immer in oben genannter Reihenfolge und in fließender Zeit ohne Zeitvorgabe. Der Entspannungsauftrag beginnt immer mit dem zum Nachlassen der aktiven Anspannung, dann Blickrückführung. Die Ausatmung folgt meist automatisch.
- Bei „*Ein-Aus-Segmenten*" (➤ Kap. 4.4.3) lassen sich Blick und Atemphasen kombinieren. Dann bestimmt die ruhige Kommandoreihenfolge die Zeit: *Hochschauen und einatmen –Herunterschauen und ausatmen.* Auch hier diese Reihenfolge unbedingt einhalten!
- Bei „*Aus-Ein-Segmenten*"(➤ Kap. 4.4.3) ist die Kombination mit dem Blick unvorteilhaft. Die Verlängerung der Spannungsphase geschieht folgendermaßen: Während der Ausatmungsphase wird auf vertiefte Ausatmung hingewiesen und das Kommando über 5–7 Sekunden wiederholt.

Solange die Palpationsfähigkeit des Behandlers noch nicht vollendet ausgebildet ist, empfehlen sich *eigene Zeitvorgaben für die Dauer der Abläufe.* Sie sind, *angepasst an die individuellen Spannungsabläufe von Patient und Behandler,* zu variieren.

4.4.1 Mobilisationsvorbereitung durch postisometrische Muskelrelaxation

Der Begriff *postisometrische Relaxation* (PIR) weist auf die Muskelrelaxation hin, die einer aktiven Anspannung dieses Muskels folgt. Die Anspannung kann mit minimalen bis zu maximalen Kräften erfolgen. Mit der Bezeichnung *postisometrische Relaxation* werden meistens nur die länger andauernden aktiven Anspannungen *mit geringer Kraft* verbunden. Diese dienen neben der isolierten Relaxation verspannter Muskelbündel vor allem der Vorbereitung zur Mobilisation. Unter dem Sammelbegriff „muscle energy techniques" [24] wurden sie zur Wiederherstellung eingeschränkter Beweglichkeit entwickelt und zur Mobilisation artikulärer Funktionsstörungen angepasst [22]. Sie wurden dann für die Löschung des reinen myofaszialen (Triggerpunkt-) Schmerzes als geeignet erkannt [17, 23].

Technik: Der Patient spannt mit der dem Befund entsprechenden Kraft gegen den Führungsdruck des Behandlers, ohne ihn wegzudrücken (isometrisch). Am Muskel, der relaxiert werden soll, entsteht eine tastbare, minimale Anspannung, die immer zuerst die verspannten Muskelbündel betrifft.

Soll die Relaxation der *Mobilisationsvorbereitung* dienen, drückt der Patient mit geringer Kraft entgegengesetzt zur Richtung der artikulären Funktionsstörung: Bei gestörter Rechtsrotation spannt er also in die Linksrotationsrichtung. Nach 5–7 Sek. Anspannung folgt die Aufforderung, die Spannung zu lösen, bewusst zu entspannen. Erst wenn der Behandler die Entspannung fühlt, führt er das gestörte Bewegungssegment – meistens passiv – in der gestörten Richtung weiter bis an die neue Endespannung und wartet ein weiteres Nachgeben der Spannung ab. Die so erreichte Stellung und geringe Spannung wird für die nächste Anspannung des Patienten beibehalten.

Bei dieser Methode ist es nachteilig, wenn der Patient erst über Richtung und Minimalkraft unterwiesen werden muss. Das erfordert für manche Patienten etwas Zeit.

Ist das Ziel die *Maximalpunktlöschung im Muskel,* werden Spannung und Entspannung wechselnd wiederholt: Der Anspannungsphase mit 5–7 Sek. Haltezeit folgt eine Entspannungsphase von etwa doppelter Zeitdauer.

Eine besondere Form der postisometrischen Relaxation ist die *Antigravitationsrelaxation* (AGR) [38]. Sie ist einfacher dosierbar, weil die Schwerkraft als Gegenhalt bei der Anspannung immer den gleichen Widerstand leistet. Das macht der Patient vom Therapeuten unabhängig und ist deshalb besonders für Selbstübungen der Muskelrelaxation geeignet.

4.4.2 Mobilisationsvorbereitung und Mobilisationsfazilitation durch Blickbewegungen

Für manche Behandlungsrichtungen – Anteflexion, Retroflexion und Rotation – können Blickbewegungen ausgenutzt werden, um die isometrische Anspannung gegen den Behandlerwiderstand in Richtung und Kraft zu automatisieren: *Jeder Blickbewegung folgen Kopf und Rumpf automatisch* nach [35], falls der Patient diesen Reflex nicht bewusst unterdrückt. (In letzterem Falle erkennt der Behandler das aktive Stillhalten des Kopfes an der zervikalen Muskelanspannung.)

Die Blickbewegung erfolgt entgegengesetzt zur Richtung der artikulären Funktionsstörung. Wenn die Folgebewegung von Kopf und Rumpf vom Behandler durch Gegenhalten verhindert wird, entsteht automatisch eine gleichmäßige, durch Führung des Blickes gut dosierbare, isometrische Anspannung. Über 3 bis max. 5 Sek. gehalten, entspricht das der Anspannungsphase bei postisometrischer Muskelrelaxation. Die Muskulatur bleibt dabei gleichmäßig gespannt. Dies ist ein Vorzug der automatisch entstandenen Spannung. Willküranspannung des Patienten kann diesen Vorteil zunichte machen, was der Behandler verhindern muss. Dazu bietet sich die Blickführung durch den Behandler an. Die Entspannung entsteht durch Zurückführen des Blickes zum Geradeausblick [21, 22, 30, 31].

Zum Zwecke der Mobilisation wird der Blick nach dieser Vorbereitung (Blick nach links, dann wieder geradeaus mit anschließender Entspannung) in die Mobilisationsrichtung, d.h. in die blockierte Richtung geführt. Für die vorher relaxierten Muskeln bedeutet diese Bewegung eine antagonistische Muskelrelaxation und damit eine Verstärkung der Hemmung. Gleichzeitig stellt die *Blickwendung* aktiv die Vorspannung in Mobilisationsrichtung ein. Sie erleichtert („fazilitiert") und automatisiert die Mobilisation zusätzlich. Der Behandler führt den Blick des Patienten soweit, dass am gestörten Segment gerade die beginnende Endespannung tastbar wird. Nach einigen Sekunden lässt diese Spannung nach. Dann kann der Blick ein wenig weitergeführt werden, bis die Endespannung gerade wieder erreicht ist und so fort.

Ein Beispiel: Ein Patient mit einer Rechtsrotationsblockierung eines HWS-Segmentes lehnt sich zur Vorbereitung entspannt mit dem Kopf gegen die palpierende Hand des Behandlers – die dorsal am zu mobilisierenden Segment liegt – und schaut zur linken Seite. Mit der freien Hand verhindert der Behandler zunächst eine Mitbewegung des Kopfes des Patienten durch Fingerhalt am Kinn. Anschließend richtet der Patient seinen Blick wieder geradeaus. Am Ende dieser Anspannungsphase und nach vollkommener Entspannung (Vorbereitung) fordert der Behandler den Patienten auf, zu seinem Finger zu schauen, der nun in die Mobilisationsrichtung, also nach rechts zeigt, und den Blick soweit in die gestörte Richtung zu führen, bis die am Segment tastende Behandlerhand den Spannungsbeginn wahrnimmt (➤ Abb. 9.28 bis ➤ Abb. 9.29).

Die beiden Möglichkeiten der Blickbewegung zur Relaxationsvorbereitung und zur Mobilisationserleichterung können nicht nur in Kombination, sondern auch einzeln und in Kombination mit anderen Methoden eingesetzt werden. Beispielsweise lassen sich geeignete Muskeln damit isoliert relaxieren oder eine postisometrische Relaxation kann mit einer Blickwendungsmobilisation kombiniert werden.

4.4.3 Mobilisationsvorbereitung und Mobilisationsfazilitation durch die Ventilationsphasen

Selbst bei ruhenden Patienten lassen sich Schwankungen der Muskelspannung mit den Ventilationsphasen Ein- und Ausatmung erkennen. Stärke und Ablauf des Spannungswechsels sind dabei sehr individuell. Am Oberrand des M. trapezius lässt sich diese Spannungsänderung bei vielen Menschen als Spannungszunahme während der Einatmung tasten, manchmal als Hochziehen der Schultern sogar sehen.

Wenn man eine *segmentale Seitneigung in der Hals- oder Brustwirbelsäule* einstellt und den Lateralrand des M. erector spinae in der Höhe des Segmentes auf der Konkavseite palpiert, zeigen sich zwei Typen im Verhalten der Muskelspannung in den beiden Ventilationsphasen:

- Die Muskelspannung wird während der Einatmung deutlicher und lässt während der Ausatmung nach. Der Untersucher hat den Eindruck, das Segment versteife sich während der Einatmung und sinke während der Ausatmung ab. Dem folgt die darüber stehende Wirbelsäule. Dies kann man als „Ein-Aus-Verhalten" und die Segmente als „*Ein-Aus-Segmente*" bezeichnen [20].

- Andere Segmente, die meistens alternierend zwischen den vorher genannten liegen, lassen ein gegensätzliches Verhalten erkennen. Die Spannung steigt am Ende der Ausatmung und lässt während lockerer Einatmung wieder nach. Der Spannungswechsel dieser *„Aus-Ein-Segmente"* ist häufig viel weniger deutlich, manchmal kaum oder nur unter verlängerter Ausatmung erkennbar. Es scheint so zu sein, dass Regionen mit einer Gruppe funktionsgestörter Segmente in allen Segmenten die Aus-Ein-Charakteristik repräsentieren. Dann lässt sich auch für den palpationsunerfahrenen Untersucher dieses Spannungsverhalten gut tasten. Wenn der palpationserfahrene Untersucher bei ruhiger Atmung gar keinen Wechsel tasten kann, darf er das Segment für die Therapie mit genügender Zuverlässigkeit den „Aus-Ein-Segmenten" zuordnen. Die Bestätigung oder Korrektur erhält er beim ersten Behandlungsversuch durch die Palpationskontrolle.

Gaymans beschrieb diesen Wechsel zwischen Spannungszunahme bei Einatmung (C0, C2, C4, C6) und Spannungszunahme bei Ausatmung als ein *Phänomen der alternierenden Fixation und Lockerung* benachbarter Wirbelsäulensegmente[10]. Bei C5/6 findet man meistens die Spannungszunahme bei Ausatmung besonders ausgeprägt. Der Wechsel von Segment zu Segment *darf aber nicht entsprechend der Zählung vorausgesetzt werden, sondern muss jedes Mal durch Untersuchung erkannt werden.* Es begegnen individuelle Spannungsmuster mit unregelmäßigem Wechsel; das gilt vor allem für mehrsegmentale Störmuster, bei denen das „Aus-Ein-Verhalten" langstreckig in allen Segmenten zu finden ist. Der Übende muss lernen, das segmentspezifische Spannungsverhalten vom Spannungsverhalten der oberflächlichen, langen Muskelschichten zu unterscheiden (➤ Kap. 5.3).

Die Kenntnis über diese Spannungswechsel bei Ein- und Ausatmung ermöglicht einen schonenden Einstieg in die segmentale Behandlung. Er lässt sich durch Verlängerung derjenigen Atemphase, in der die Spannung erhöht ist, therapeutisch zur Automatisierung der Anspannungsphase nutzen. Die Spannung steigt für den Patienten meistens unmerklich und sinkt in der Gegenphase ebenso automatisch ab (Relaxation). Vorteil dieses atmungsabhängigen Verhaltens ist die gleichmäßige Muskelspannung und die Kombination mit der Schwerkraftwirkung in der Relaxationsphase. Die Atemführung muss langsam und ruhig bleiben, ohne Pressen und Atemanhalten. Bei „Ein-Aus-Segmenten" lassen sich Blickwendung und Atemphasen kombinieren, aber nicht bei „Aus-Ein-Segmenten".

4.4.4 Die mobilisierenden Kräfte

Der auffallendste Unterschied zwischen den rein passiven repetitiven Mobilisationen und denen nach Vorbereitung durch Muskelrelaxation sind die für die Mobilisationswirkung erforderlichen Kräfte.

Mobilisationen, die von der beginnenden Vorspannung der (angulären) Funktionsbewegung ausgehen und repetitiv ohne Vorbereitung dagegen drücken, um den Bewegungsraum zu erweitern, brauchen am meisten mobilisierende Kraft. Diese Techniken werden dem Patienten nach einiger Zeit lästig und die völlige Bewegungsfreiheit wird selten erreicht. Sie wurden zur Manipulationsvorbereitung verwendet und werden heute von uns kaum noch empfohlen und eingesetzt.

Wesentlich kleinere Kräfte werden bei *Gelenkspielmobilisationen* durch translatorische Bewegungen oder Traktionen an den Extremitätengelenken erforderlich. An der Wirbelsäule sind ihnen nur die Mobilisationen im Lateralschub und Dorsalschub der HWS und die Federungsmobilisationen des Sakroiliakalgelenkes vergleichbar. Sie ermöglichen auch ohne Vorbereitung die Lösung der artikulären Funktionsstörung mit geringem Krafteinsatz an der Vorspannung.

Noch geringer wird die Spannungsbelastung des Gelenkes/Bewegungssegmentes, wenn die *passive Führung nur bis an die Vorspannung („Barriere") herangeführt und mobilisierend sehr schnell aufgegeben wird,* um dann wieder langsam aufgesucht und erneut aufgegeben zu werden. Beispiele dafür sind die Behandlungen des Sakroiliakalgelenkes in Seitlage (➤ Kap. 7.10). Hierbei werden das Gelenk und seine Muskulatur schon nicht mehr in volle Endespannung gebracht.

Viel geringer sind die am Bewegungssegment wirkenden Kräfte, wenn die Verschiebung der Endespannungsgrenze durch Relaxation der zugeordneten Muskulatur erfolgt. Unter ständiger palpatorischer Kontrolle wird das Segment immer wieder an die beginnende Endespannung herangeführt (gelagert), sobald die Muskelspannung nachgelassen hat. Das ist sogar *durch aktive, körpereigene, also physiologische Kräfte* möglich. Fazilitationsmethoden der Mobilisationsphase ermöglichen dieses *Heranlagern an die beginnende Spannung,* automatisiert unter Palpationskontrolle, beispielsweise *durch Blickfolgebewegungen* oder durch die *Schwerkraft* bei der Seitneigemobilisation unter *Atmungssteuerung.* Bei diesen Verfahren – immer exakte palpatorische Steuerung vorausgesetzt – sind die Spannungsbelastungen am Segment während der manualtherapeutischen Behandlung geringer als in der alltäglichen Bewegungsbelastung des Patienten.

- Kombiniert man die Einstellung an einer Richtungsbarriere mit der Einstellung der größten Gewebebalance lässt sich die Barriere noch näher an die aktuelle Neutralposition des Segments heranführen. Ein z. B. an der Rotationsbarriere eingestelltes Segment erfährt weitere Entspannung durch die Einstellung in Balance zwischen Rechts- und Linksseitneige und Translation nach rechts und links, zwischen Flexion und Extension und anterior-posteriorer Verschiebung, bei Traktion oder Kompression und bei Ein- oder Ausatmung. Zu effektiver Mobilisation wird die Einstellung aller genannten Faktoren hintereinander vorgenommen. Die Atemphase, in der das Segment die geringste Spannung hat, wird 3–5 Sek. verlängert. Die Kontrolle nach der Entspannung zeigt meist die hohe Effektivität dieser sog. „funktionellen Technik" (➤ Kap. 5.5).

4.4.5 Isolierte Muskelrelaxation

Die muskelrelaxierenden Techniken, vor allem die *postisometrische Relaxation mit Minimalkraft* (➤ Kap. 4.4.1), lassen sich auch zur Behandlung isoliert verspannter Muskeln oder Muskelbündel einsetzen [17, 18, 23]. Dabei werden zwei Ziele der Relaxation unterschieden:
- Zum einen die Spannungsminderung des gestörten Muskelbündels.
- Zum zweiten das danach erkennbare Nachgeben des vorher vermindert verlängerbaren Muskels; der Weggewinn („Release") vor Erreichen der Endespannung. Die Einzelheiten der Technik sind in entsprechenden Veröffentlichungen nachzulesen [3, 18, 19, 22, 23, 33].

Verhindert der Schmerz aus *Triggerpunkten* (TrP) des Muskels die Einstellung des Gelenkes zur Mobilisation, muss zuvor die Triggerspannung behandelt werden. Unter Palpationskontrolle am Triggerpunkt wird sowohl die Ausgangsstellung als auch die Kraft der Anspannung – wir sprechen hier von „*Minimalkraft*" – auf diesen Punkt fokussiert. Die Anspannungsphase, die eine effektive Relaxation zur Folge hat, muss auch hierbei nicht länger als 7 Sek. sein. Auch bei hohem Schmerzpotential von TrP ist sie geeignet. Dann wird eine angenäherte Ausgangsstellung gewählt. Das Ergebnis ist dem von Positionierungs- und Counterstraintechniken vergleichbar, aber die Behandlungszeit verkürzt sich bei gleicher Wirksamkeit wesentlich.

Die Relaxation, die auf den *in Gänze verspannten Muskel* gerichtet ist, wird immer mit einer Anspannung vorbereitet, die den ganzen Muskel erfassen soll, weshalb die abgeforderte Anspannung etwas größere Kraft ent-

falten muss. Zur Unterscheidung sprechen wir hierbei von „*mittlerer Kraft*". Die Steuerung dieser Kraft wird durch die palpierend haltenden Hände an Ursprung und Ansatz des Muskels erreicht und durch den Auftrag zur Vorstellung von Bewegung. So wird nur selten eine Winkelbewegung initiiert und der Behandler muss nicht zu stark gegenhalten. Ziel solcher PIR-Techniken ist nicht nur die Schmerzlöschung, sondern auch die Wiederherstellung einer physiologischen Ruhespannung und Verlängerungsfähigkeit. Die PIR zur Mobilisationsvorbereitung entspricht dieser Relaxationstechnik.

Vor allem wenn der ganze Muskel schmerzhaft verspannt ist, wird die Anspannungsphase nicht aus der Vorspannungseinstellung begonnen (wie bei der Mobilisation), sondern aus einer entspannten Mittelstellung. Bei weniger empfindlichem Muskel kann die Behandlung mit einer Einstellung an der Endespannung begonnen werden. Nach Lösen der Anspannungsphase erlaubt der relaxierte Muskel die Verlängerung ohne Zunahme seiner Spannung. Der Behandler erkennt einen Weggewinn bis zum Erreichen der gleichen Endespannung. Auch dabei wird der lokale Schmerz im Muskel gelindert. Deshalb kann die Relaxation von Einzelmuskeln sogar der Gelenkbehandlung vorgeschaltet werden und den Zugang zur mobilisierenden Gelenkbehandlung erleichtern, beispielsweise um Schmerz an den Kontaktstellen der Wirbelsäule zu lindern (➤ Tab. 4.1). Diese Muskelbehandlung ist auch dann *keine Mobilisation,* wenn sie eine Vergrößerung der Beweglichkeit bewirkt.

Reagiert ein Muskel auf die PIR mit Minimalkraft nur bedingt, d.h. verbleibt nach der Relaxation (mit evtl. anfänglichem Weggewinn) die Verkürzung mit harter Endespannung, handelt es sich um eine *strukturell reversible Verkürzung inerter Fasern (Faszien)* (➤ Tab. 4.2). Dieser Befund bedarf dann der passiven Behandlung, d.h. der passiven Dehnung. Dehnung und Relaxation sind zwei wesensverschiedene Behandlungsmethoden und unterscheiden sich in der Kraftausübung. So werden vor einer passiven Dehnung strukturell verkürzter Muskeln zwar ebenfalls isometrische Anspannungen des Muskels eingesetzt, dann jedoch mit erschöpfender Maximalkraft. Die Dehnungsreflexe (Muskeleigenreflexe) aller motorischen Einheiten werden für die sofort anschließende Dehnungsphase gehemmt.

Tab. 4.1 Einzelne Muskel- und Gelenkbefunde und ihre Beeinflussung durch Muskelrelaxationsbehandlungen (verändert nach [33]).

Befund	Angewendete PIR-Form
Muskelverspannung mit *aktiven Triggerpunkten* und *starker Irritierbarkeit* (Tastempfindlichkeit)	• Einstellung in Annäherung (Positionierung) • *Minimalkraft*-Anspannungsphase 5–7 Sek. • Entspannungsphase doppelt so lang • 2–3 Wiederholungen • *keine Verlängerung* anstreben
Muskelverspannung mit *latentem Triggerpunkt*	• Einstellung in aktueller Ruhelänge des Muskels • *Minimalkraft*-Anspannungsphase 7–5, bzw. 5–3 Sek. (bei Wiederholungen verkürzen) • *Muskelverlängerung zulassen* in doppelt so langer Entspannungsphase
Muskelverspannung als Teil *der Nozireaktion auf eine Gelenkfunktionsstörung*	• *Muskelverlängerung planen* • Einstellung in Verlängerung bis an die aktuelle Endespannung des Muskels • Anspannung mit *mittlerer Kraft*, d. h. am betroffenen Gelenk gerade tastbare Spannung für 5 Sek. halten • *nach erfolgter Entspannung* (*warten!*) Entspannungsgewinn in Längenzuwachs am Muskel und damit in *Winkelzuwachs der Gelenkendstellung* umsetzen.
nach kurzer Zeit und wiederholt eintretende Rezidive der Muskel- und Gelenkbefunde	• Ausgangsstellung wählen, die die *Anspannung gegen die Schwerkraft* ermöglicht und die während der Muskelrelaxation den *Winkelgewinn durch die Schwerkraft* bewirkt (AGR):

Antigravitationsrelaxation (AGR) ist zur Selbstbehandlung und Rezidivprophylaxe geeignet.

4.5 Qualitätssicherung, Aufklärung

ÜBERBLICK
- Manualmedizinische Diagnostik als Teil der Gesamtdiagnostik
- Risikoaufklärung
- Dokumentation

Tab. 4.2 Differenzierungsmöglichkeiten durch das Behandlungsergebnis von postisometrischer Relaxation mit Minimalkraft (PIR) bei reversibel struktureller Verkürzung des Muskels bzw. Muskelverspannung mit funktioneller (reflektorischer) Verkürzung (verändert nach [33]).

Therapieergebnis	Wertung
1. Die Relaxation bewirkt – *Längenzuwachs* bis zur möglichen *Gelenkendstellung* – Änderung der *Endespannung von* fest-elastisch zu *weich-elastisch*	*Verspannung*
2. Die Relaxation bewirkt – zwar *Längenzuwachs* – *Gelenkendstellung wird aber nicht erreicht* – *Endespannung bleibt hart* (fest elastisch)	Kombination von *Verspannung* und *Verkürzung*
3. Die Relaxation bewirkt – *keinen Längenzuwachs* – *Endespannung bleibt hart* (fest-elastisch)	*strukturelle Verkürzung* (kann reversibel sein)

4.5.1 Manualmedizinische Untersuchung im Kontext der Gesamtdiagnostik

MERKE
Die Manuelle Medizin ist die medizinische Disziplin, in der unter Nutzung der theoretischen Grundlagen, Kenntnisse und Verfahren weiterer medizinischer Gebiete die Befundaufnahme am Bewegungssystem, am Kopf, an viszeralen und bindegewebigen Strukturen sowie die Behandlung ihrer Funktionsstörungen mit der Hand unter präventiver, kurativer und rehabilitativer Zielsetzung erfolgt. Diagnostik und Therapie beruhen auf biomechanischen und neurophysiologischen Prinzipien (Definition der Deutschen Gesellschaft für Manuelle Medizin).

Für Manualmediziner/Chirotherapeuten gelten also die *Regeln der Diagnostik und Differenzialdiagnostik wie für alle anderen medizinischen Disziplinen auch.* Der Therapeut hat diesen mit Sorgfalt nachzukommen.

Darunter ist zuerst eine sorgfältige *Anamneseerhebung* zu verstehen. Vorangehen werden auch eine *klinische Untersuchung* – vorrangig die orthopädische und die peripherneurologische – und für die Indikation zu viszerofaszialen Techniken eine allgemein internistische Grunduntersuchung sowie eine *dem Standard entsprechende radiologische Untersuchung.* Aus den Befunden der klinischen Untersuchung sollte die Indikation zur Funktion verbessernden Behandlung mit Manueller Therapie hervorgehen. Die Datenerhebung aus *weiter-*

führender Diagnostik erfolgt *bei Verdacht auf pathologische Strukturbefunde,* die möglicherweise Kontraindikationen bedeuten können (> Kap. 12.5).

Schnelle Wiederholungsintervalle und additive Behandlungsstrategien sind abzulehnen, da sie oft eine unzureichende Diagnosestellung widerspiegeln [29].

4.5.2 Risikoaufklärung

Eine Risikoaufklärung hat nach deutschem Recht immer zu erfolgen, wenn das Risiko im Falle seines Auftretens die Lebensführung des Patienten nachhaltig verändern würde. Eine Aufklärung *muss auch dann erfolgen, wenn dieses Risiko sehr selten ist.* Hansis [14] zählt in einer Auswertung von Gutachten unter den vorgeworfene Behandlungsfehlern bei Chirotherapie neben dem Gefäßschaden, dem Bandscheibenvorfall und der Fraktur die „Aufklärungsrüge" auf. Die Bingener Erklärung von 1994 [26] weist darauf hin, dass die Risikoaufklärung bei Manueller Therapie an der Halswirbelsäule immer zu erfolgen hat und dokumentiert werden muss.

Spontandissektion der Arteria vertebralis
Eine besondere Gefahrenquelle für die Manuelle Medizin stellt die Spontandissektion von hirnversorgenden Gefäßen dar [27,28]. Zwar heißt es: „Nach dem heutigen Erkenntnisstand der medizinischen Wissenschaft gibt es keinen Beleg, dass eine *sachgerechte* Durchführung einer manualmedizinischen Manipulation an der HWS eine Dissektion *gesunder* hirnversorgender Halsgefäße *primär* verursacht. Die aktuelle Entwicklung in der anatomisch-zellbiologischen und genetischen Forschung zeigt, dass konstitutionelle Faktoren verminderter Belastbarkeit der Halsgefäße zu einer spontanen Dissektion führen können, ohne dass eine adäquate Traumatisierung des Gefäßes vorausgegangen ist."(Zitat aus [12]). Der Manualmediziner sollte sich dennoch der Gefahr bewusst sein und auf Anzeichen einer Gefäßschädigung achten.

Neben anderen klinischen Zeichen ist für die Spontandissektion der akute heftige Nackenschmerz bei starker Verspannung der Nackenstrecker typisch. Fehlen eindeutige neurologische Symptome, ähnelt das klinische Bild dem benignen myogenen Schiefhals, mit dem der Patient aus guter Erfahrung sofort den Manualmediziner aufsucht. Dieser sollte besser einmal mehr als einmal zu wenig an die Möglichkeit der Dissektion denken, nach typischen Zeichen fragen und gezielt auf typische Warnsymptome untersuchen. Im folgenden sind die hinweisenden allgemeinen Symptome und die neurologischen Warnsymptome aufgelistet:

> *Typische klinische Zeichen einer Gefäßdissektion:*
> - Patient berichtet über Beginn mit Gefühl des Zerreißens im Nacken, verbunden mit einmaligem knallartigem Geräusch
> - akuter, pulssynchroner Nacken-Hinterkopf-Schmerz
> - pulsierender Tinnitus
> - manchmal erinnert sich der Patient auch an eine flüchtige Lähmung vor Tagen oder Wochen.
>
> *Neurologische Warnsymptome einer Gefäßdissektion:*
> - *auch leichte* Symptome des Horner-Syndroms (Ptosis, Miosis oder nur eines von beiden)
> - kurzzeitige Doppelbilder
> - Spontannystagmus
> - einseitige Parese der Zunge (Seitabweichung beim Herausstrecken)
> - bisher nicht bekannte, deshalb noch nicht abgeklärte Schluckstörungen.

Wenn Anamnese und Befund den Verdacht auf eine Spontandissektion nahe legen, ist auf jeden Fall farbcodierte Dopplersonografie der hirnzuführenden Gefäße zu veranlassen oder der Patient sofort in fachärztliche neurologische Untersuchung zu übergeben.

Eine wenige Minuten nach Manueller Therapie auftretende neurologische Symptomatik ist ein ziemlich sicheres Indiz für eine trotz aller Sorgfalt nicht erkannte, zuvor abgelaufene Spontandissektion und spricht gegen eine frische Traumatisierung des Gefäßes durch die Behandlung [5]. Die Folgen für den Patienten sind gleich, weshalb es wichtig ist, rasch zu reagieren und den betroffenen Patienten zur Intensivtherapie zu begleiten.

Als kausale Faktoren von Dissektionen werden Anomalien in den Kollagen-Faserstrukturen des Bindegewebes angenommen. Möglicherweise ist ein erhöhter Homozysteinspiegel dafür die Ursache [29]. Das Marfan-Syndrom, das Ehlers-Danlos-Syndrom Typ IV und die fibromuskuläre Dysplasie sind Krankheiten, die eine erhöhte Inzidenz von Dissektionen aufweisen und gehören deshalb zu den Kontraindikationen für Manipulationen an der Wirbelsäule.

Schwerwiegende Komplikationen sind sehr selten. Die Anwender sollten sich aber der Möglichkeit und der damit verbundenen Pflicht zur Risikoaufklärung sehr bewusst sein. Ein gutes Gespräch über das Behandlungsrisiko ist für den Patienten eher vertrauensbildend und entspannend als beängstigend. Er erfährt, wie wichtig es ist, dass seine anamnestischen Angaben vollständig sind und warum bei akutem steifen Hals erst nach einem Intervall von 3–5 Tagen mobilisierend oder manipulierend behandelt wird. Veranlasste Untersuchungen versteht er als Schutz für sich und als Notwendigkeit zur unbedingten Indikation für Manuelle Techniken. Durch die halbrichtigen oder nur halb verstandenen Aussagen von Medienberichten oder von Kollegen, die wenig über die

Manuelle Medizin wissen, ist er verunsichert und muss erst wieder Vertrauen zur Methode finden. Und er muss Vertrauen zu dem Ausführenden haben, den er als sicheren Diagnostiker kennt und von dem er weiß, dass er die Techniken der Manuellen Therapie beherrscht.

Aktuelle Daten weisen darauf hin, dass das Risiko zerebrovaskulärer Ereignisse bei alltäglichen Tätigkeiten und Gewohnheiten, Freizeitaktivitäten oder anderen medizinischen Verfahren um ein Vielfaches höher ist als bei der Manipulation an der Halswirbelsäule. Diese Aussage ist auch in die z. Zt. gültigen Aufklärungsbögen aufgenommen worden. Sie bedeutet auch, dass *Mobilisationen an der Halswirbelsäule dem gleich geringen aber zufälligen Risiko unterliegen* wie Manipulationen.

Bandscheibenvorfall

Zum Risiko, dass es durch Manuelle Therapie bei klinisch stummem Bandscheibenvorfall zur klinischen Manifestation kommen kann, gibt es eine Verlautbarung von einem Expertengremium aus Vertretern der Deutschen Gesellschaft für Manuelle Medizin, des Berufsverbandes der Fachärzte für Orthopädie und der Deutschen Gesellschaft für Medizinrecht [zit. n. [5]]. Dieses Gremium hat sich darauf geeinigt, dass in der Risikoaufklärung vor einer Manipulation an der Wirbelsäule die klinische Manifestation eines Bandscheibenvorfalles als Bagatellursache anzusehen ist. Diese Formulierung weist darauf hin, dass maskierte Bandscheibenvorfälle, d. h. in bildgebenden Verfahren wären sie sichtbar, in der klinischen Untersuchung fehlt aber die neurologische Minussymptomatik (Reflexabschwächung bis Reflexausfall, Sensibiltäts- und/oder Kraftminderung), durch Manipulationen demaskiert werden können. Der Patient wird diese Änderung immer der Manipulation anlasten. Vergleichbar dem steifen Nacken bei der Dissektion ist die akute Lumbago ein hoch schmerzhafter reflektorischer Spannungszustand der Muskulatur, dessen Ursache ein akuter Bandscheibenvorfall sein kann, der noch keine Ausfallsymptomatik macht. Solange die Diagnose nicht gesichert ist, sind Manipulationen kontraindiziert; in der Regel verhindert der Schmerz auch jegliche Segmenteinstellung, was *das* Kontraindikationskriterium an sich ist (> Kap. 12.5).

Bei bekanntem Bandscheibenvorfall dagegen ist die Funktionsverbesserung von gestörten Nachbarsegmenten, insbesondere der Segmente der Schlüsselregionen, die Methode der Wahl. Die Harmonisierung der Bewegungskette entlastet das bandscheibengeschädigte Segment. Auf diese Entlastung zielen auch *Verriegelungseinstellungen*, bei denen das strukturkranke Segment vor den mobilisierenden Kräften relativ geschützt ist.

4.5.3 Dokumentation

Für die Dokumentation hat die Deutsche Gesellschaft für Orthopädie und Orthopädische Chirurgie Richtlinien aufgestellt [2]. Nachfolgende Angaben sollen der Dokumentation zu entnehmen sein.
Parameter der Dokumentation:
- wesentliche anamnestische Daten
- pathologische Befunde an den Bewegungsorganen
- Extrakt der Ergebnisse bildgebender Verfahren
- Befunde der manualmedizinischen Diagnostik
- Ärztliche Risikoaufklärung
- Diagnostische Probemobilisation (in Richtung der geplanten Manipulation)
- Art der durchgeführten Manuellen Therapie
  - Mobilisation oder Manipulation
  - Merkmal der Barrierenbalance (Ärztevereinigung für Manuelle Medizin e.V. – Seminar Berlin), z. B. Kompression oder Traktion, Ein- oder Ausatmung (> Kap. 5.5)
  - freie Richtung (Gesellschaft der Ärzte für Manuelle Wirbelsäulen- und Extremitätentherapie e.V. – Dr.-Karl-Sell-Ärzteseminar Neutrauchburg).

In der Dokumentation müssen Aufzeichnungen des Arztes über die Behandlung und solche über die Aufklärung strikt zu unterscheiden sein. Die Dokumentation muss zeitnah, ausreichend und nachvollziehbar bezüglich einzelner Vorgänge sein und für andere Ärzte verständlich.

LITERATUR
[1] Baumgartner H et al. (Hrsg) (1993) Grundbegriffe der Manuellen Medizin. Terminologie, Diagnostik, Therapie. Springer, Berlin, Heidelberg
[2] Bischoff HP, Moll H (2007) Kurzgefasstes Lehrbuch der Manuellen Medizin. 5. Aufl. Spitta Verlag, Balingen
[3] Bischoff HP (1993) Manuelle Therapie für Physiotherapeuten. Perimed-spitta, Nürnberg
[4] Bischoff HP (1994) Die Manuelle Medizin in der Begutachtung. Man Med *32:* 29–31
[5] Bischoff HP (2004) Dissektion hirnzuführender Gefäße in zeitlichem Zusammenhang mit Chirotherapie. Manuel Med 42: S. 9–13
[6] Dvořák J, Dvořák V (1996) Manuelle Medizin. Diagnostik, 5. Aufl. Thieme, Stuttgart
[7] Figar S, Krausová L (1975) Measurement of degree of resistance in vertebral segments. (Vortrag FIMM Prag 1974) Rehabilitacia (Obzor Bratislava) *VIII:* Supplementum 10–11/1975: S. 60–62
[8] Frisch H (1995) Programmierte Untersuchung des Bewegungsapparates. Chirodiagnostik. 6 Aufl. Springer, Berlin Heidelberg
[9] Frisch H (1999) Programmierte Therapie am Bewegungsapparat. Chirotherapie. 3. Aufl. Springer, Berlin Heidelberg
[10] Gaymans F (1980) Die Bedeutung der Atemtypen für die Mobilisation der Wirbelsäule. Manuelle Med 18: S. 96–101

4

[11] Graf-Baumann T (1994) Manipulationen durch Krankengymnasten. Manuel Med *32:* S. 143–145

[12] Graf-Baumann T, Ringelstein EB (2004) Qualitätssicherung; Aufklärung und Dokumentation in der Manuellen Medizin an der Wirbelsäule. Manuel Med. 42: S. 141–170

[13] Gutmann G (1983) Verletzungen der Arteria vertebralis durch manuelle Therapie. Manuel Med *21:* S. 2–14

[14] Hansis ML, Weber B, Smentkowski U, Schräder P (2004) Vorgeworfene Behandlungsfehler im Zusammenhang mit chirotherapeutischen Behandlungen. Manuel Med 42: S. 449–454

[15] Herzog W et al (1993) Forces exerted during spinal manipulative therapy. Spine *18:* S. 1206–1212

[16] Kimberly PE (1980) Bewegung – Bewegungseinschränkung und Anschlag. Manuel Med *18:* S. 53–56

[17] Lewit K (1980) Manuelle Therapie und andere Reflextherapieverfahren – begriffliche Abgrenzungen, fachliche Beziehungen. In: Metz E-G, Badtke G (Hrsg.) Manuelle Therapie. Tagungsbericht der gemeinsamen Arbeitstagung der Sektion Manuelle Therapie in der Gesellschaft für Physiotherapie der DDR mit dem Wissenschaftsbereich Sportmedizin der Pädagogischen Hochschule „Karl Liebknecht", Potsdam, S. 18–30

[18] Lewit K (1981) Muskelfazilitations- und Inhibitionstechniken in der Manuellen Medizin, Teil II und III: Postisometrische Muskelrelaxation. Manuel Med *19:* S. 12–23; S. 40–43

[19] Lewit K (2007) Manuelle Medizin, 8.Aufl. Elsevier GmbH, München

[20] Lewit K (1984) ebd. S. 245

[21] Lewit K (1984) Mobilisation mit Hilfe muskulärer Fazilitation und Inhibition. In: Berger M, Gerstenbrand F, Lewit K (Hrsg.) Schmerz und Bewegungssystem. Fischer, Stuttgart, S. 203–213

[22] Lewit K, Gaymans F (1980) Muskelfazilitations- und Inhibitionstechniken in der Manuellen Medizin, Teil I: Mobilisation. Manuel Med *18:* S. 102–110

[23] Lewit K, Simons DG (1984) Myofascial Pain: Relief by Postisometric Relaxation. Arch Phys Med Rehab *65:* S. 452–456

[24] Mitchell F jr, Moran PS, Pruzzo NA (1979) An evaluation of osteopathic muscle energy procedures. Pruzzo, Valley Park

[25] Neumann HD (1995) Manuelle Medizin. Eine Einführung in Theorie, Diagnostik und Therapie, 4. Aufl. Springer, Berlin Heidelberg New York

[26] Qualitätssicherung, Aufklärung und Dokumentation in der Manuellen Medizin/Chirotherapie. Gemeinsame abschließende Empfehlungen der Deutschen Gesellschaft für Manuelle Medizin, der Schweizer Ärztegesellschaft für Manuelle Medizin, des Berufsverbandes der Ärzte für Orthopädie, der Deutschen Gesellschaft für Medizinrecht und der Arbeitsgemeinschaft der Rechtsanwälte im Medizinrecht bei einem Workshop in Bingen, 30.11.–2.12.1994. Manuel Med *33:* S. 29–31

[27] Ringelstein EB (1997) Dissektionen der A. vertebralis durch chirotherapeutische Behandlung Man Med 35: S. 240–245

[28] Ringelstein EB (2003) Epidemiologie und Pathogenese von Dissektionen hirnversorgender Gefäße aus neurologischer Sicht. Vortrag Workshop zur Qualitätssicherung in der Manuellen Medizin, Frankfurt

[29] Rosner AL (2003) Zerebrovaskuläre Ereignisse. Manuel Med 41: S. 215–223

[30] Sachse J, Berger M (1986) Mobilisationswirkung von Blickfolgebewegungen im Zervikomotogramm. Z Physiotherapie (Leipzig) *38:* S. 61–68

[31] Sachse J, Berger M (1991) Zervikale Rotationsmobilisation durch Blickfolgebewegungen. Manuel Med *29:* S. 47–50

[32] Saxler G, Schopphoff E, Quitmann H, Quint U (2004) Können durch Chirotherapie neurologische Schäden hervorgerufen werden? Manuel Med *42:* S. 287–292

[33] Schildt-Rudloff K (1994) Thoraxschmerz. Innere Erkrankung oder Funktionsstörung des Bewegungssystems. Ullstein Mosby, Berlin

[34] Dvořák J, Dvořák V, Schneider W, Spring H, Tritschler T (1997) Manuelle Medizin. Therapie, 3 Aufl. Thieme, Stuttgart

[35] Stejskal L (1975) Five suggestions for manipulative treatment based upon a study of postural reflexes. In: Lewit K, Gutmann G (eds) Functional pathology of the motor system. Rehabilitacia 8: (suppl 10/11). Obzor, Bratislava, S. 171–176

[36] Stoddard A (1961) Lehrbuch der osteopathischen Technik an Wirbelsäule und Becken. Hippokrates, Stuttgart

[37] Tilscher H, Eder M (1993) Klinik der Wirbelsäule. Befunderhebung – Therapieplanung. Hippokrates, Stuttgart

[38] Zbojan L (1984) Zum Einsatz der Antigravitationsmethode in der Behandlung

5 Schulung der palpatorischen Bewegungssteuerung

ÜBERBLICK
- Fördernde Faktoren beim Lernen der Bewegungspalpation
- Palpation von Bewegungsende und Endespannung (Barriere)
- Palpation des Spannungsverlaufes bei Bewegungen an BWS und LWS
- Palpation des segmentalen Spannungsverhaltens bei Atmung
- Palpationsmerkmal Anfangsspannung
- Größte Gewebebalance bei Einstellung an der Barriere

Die Palpationsuntersuchung liefert eine große Fülle von Informationen über das Bewegungssystem und die Weichteile. Die Aussagekraft und Verwertbarkeit der Informationen aus der Palpationsuntersuchung hängen aber sehr vom Können des Untersuchers ab. Bei der Palpation kommt es zu Interaktionen zwischen dem Untersucher und dem zu untersuchenden Gewebe. Es entsteht ein rückgekoppeltes System zwischen Untersucher und Patient mit der Möglichkeit stetiger Kontrolle und Korrektur. Aus dieser Veränderbarkeit und der geringen Reproduzierbarkeit resultiert der Vorwurf der „Subjektivität", während die apparative Diagnostik den Ruf der „Objektivität" genießt. Die Komplexität der Palpationsdiagnostik und die daraus resultierende Fülle an Informationen stellen die apparative Reproduzierbarkeit jedoch in Frage [14].

MERKE
Palpationsfähigkeit und technisches Können müssen geübt werden, damit die Techniken flüssig und kontrolliert ablaufen können und dabei auch wirksam sind [8].

5.1 Förderfaktoren beim Lernen der Bewegungspalpation

Wer keine ausreichende Zeit für die Übung der Techniken aufwendet, kann kein guter Manualmediziner/ Therapeut werden. Auch ein Team erfahrener Manualmediziner, das wissenschaftlich verwertbare Daten aus Palpationstechniken erheben will, muss zuvor die verwendeten Techniken gemeinsam üben und dabei die Merkmale des Wahrzunehmenden durch gegenseitigen Gebrauch standardisieren. Viele Arbeiten in der Manuellen Medizin erfüllen diese Kriterien bisher nicht.

In den Weiterbildungskursen Manuelle Medizin/Manuelle Therapie bleibt es eine Herausforderung an Lehrende und Lernende, die Palpationsfähigkeit zu verbessern und die Grundlagen für effektives Palpieren zu legen [12, 14, 1–6, 8, 10–13, 17]. Zu den Merkmalen, die Spannungen und Beschaffenheit von Geweben in Ruhe palpieren, gehören in der manualmedizinischen Diagnostik und Therapie die Merkmale der *Spannung am Anfang einer Bewegung*, der *Spannungsveränderung unter Bewegung* und der *Spannung am Ende einer Bewegung*.

Eine Dreiergruppe erfüllt besonders gut die Übungsbedingungen, die das motorische Lernen fördern. Ein Kollege ist Patient, ein Kollege übt und der dritte Kollege beobachtet:

- Die *Kombination von physischem Üben und Beobachtung* (Demonstration, Videopräsentation, Zuschauen beim Üben, ➤ Abb. 5.1) führt zu besseren Lernergebnissen als rein physisches Üben [15]. Der beobachtende Kollege kontrolliert Ausführung und Wirksamkeit und lernt dabei das Nachmachen.

- Durch die direkte Interaktion von zwei Übenden wird die Motivation gestärkt. In kleinen Pausen besteht die Möglichkeit zum Austausch von Bewegungserfahrungen und Palpationsempfindungen und zu Tipps für die weitere Ausführung (➤ Abb. 5.2). Dies erfüllt den lernfördernden Effekt von *Rückmeldungen*, die mehr wirken, wenn sie nicht während des Bewegungsablaufs, sondern erst danach gegeben werden [16].

- Ein so übendes Dreierteam entwickelt eine eigene Lerndynamik, die wiederum für den motorischen Lernprozess förderlich ist. Solch *selbstkontrolliertes Üben* ist für den Lernprozess eine notwendige Ergänzung [18] zu den ebenso notwendigen Vorgaben der Lehrenden über die Art der Übungen, der Reihenfolge des Übungsablaufs und des Ziels der Wahrnehmung.

5

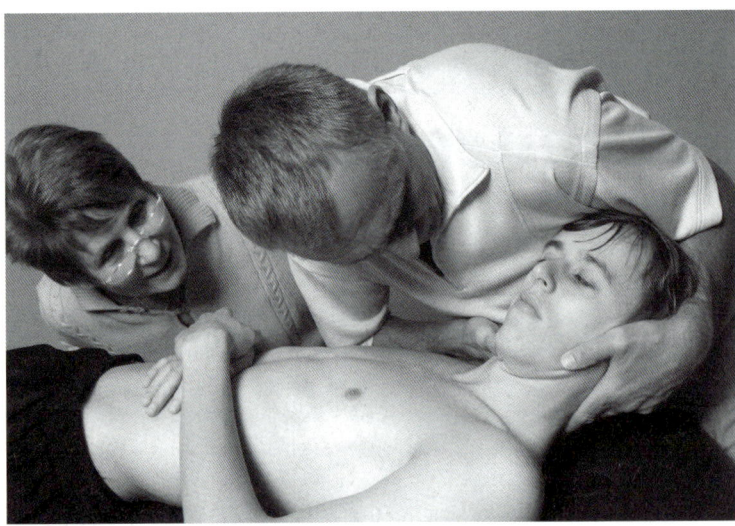

Abb. 5.1 Die Kombination von physischem Üben und Beobachtung, in diesem Falle Zuschauen, führt zu besseren Lernergebnissen als rein physisches Üben.

MERKE

Bewegungslernen wird optimiert durch Beobachtung und Rückmeldung bei selbstkontrolliertem Üben. In einer Dreiergruppe bei den praktischen Übungen können diese Faktoren hervorragend genutzt werden.

5.2 Palpationsübung zur Erfassung des Bewegungsendes und der Endespannung

Das Bewegungsende im Segment ist die diagnostisch und therapeutisch entscheidende Phase mit dem Charakteristikum der Endespannung. Der Behandler muss Wahrnehmungsfähigkeit für den Spannungsaufbau im Gewebe besitzen, d. h. den zunehmenden Widerstand über den Weg hinweg erspüren und nicht nur einen statischen Widerstandspunkt. Merkmale dieses Spannungsaufbaus sind die Verlangsamung der Bewegung, zunehmende Spannung zwischen den Strukturen der beiden Partnerwirbel und schließlich Mitbewegen des anderen Partnerwirbels. Je nach Beweglichkeit des untersuchten Wirbelsäulenabschnittes und der eingestellten Richtung nimmt die Spannung mehr oder weniger schnell zu, bevor sie den nächsten Wirbel mitzieht. Diese Vorgänge werden palpatorisch genau verfolgt. Der Spannungscharakter am Ende soll immer weich bleiben ("Schwingungston der Geigensaite"). Zudem muss der Spannungsverlauf zum Spannungsverhalten der Nachbarsegmente oberhalb und unterhalb passen. Verglichen wird in der Reihenfolge der Segmente (Sequenzvergleich) oder ein Segment im Seitenvergleich.

Für die lernende Übung ist die Rotation im thorakolumbalen Übergang besonders geeignet, weil hier eine gute Rotationsfähigkeit der unteren BWS sehr abrupt in die geringe Rotationsfähigkeit der LWS umschlägt. Dieser Bewegungsablauf wird in der Praxis zur Spannungseinstellung der LWS bei der Mobilisation und der Manipulation benötigt.

Übungsziel

Übung der differenten Arbeit und differenter Wahrnehmung beider Hände auf ein gemeinsames Ziel: Spannung zwischen den Kontaktpunkten zum Erreichen der Endespannung am Segment.

Übungsschritte (praktische Anwendung ➤ Kap. 5.2.1, ➤ Kap. 5.2.2)

Bewegende Hand: Weiche passive Führung des Patientenkörpers schiebend und haltend zugleich.

Palpierende Hand am Segment erkennt:

- Spannungsänderung durch aktive Bewegungen des Patienten
- Spannungszunahme bei passiver Führung in die Rotation
- Merkmale der Endespannung:
  - Bewegungsraum des Segments ist erschöpft, der gehaltene Partner zeigt Bewegungstendenz = Verriegelungsspannung
  - Qualität der Endespannung im Moment vor der Mitlauftendenz des Segmentpartners = eigentliche Barrierespannung
  - Elastizität der Strukturen bei Endfederung
- Einstellen der Endespannung von Segment zu Segment als Übung zum wieder erkennen von Endespannung

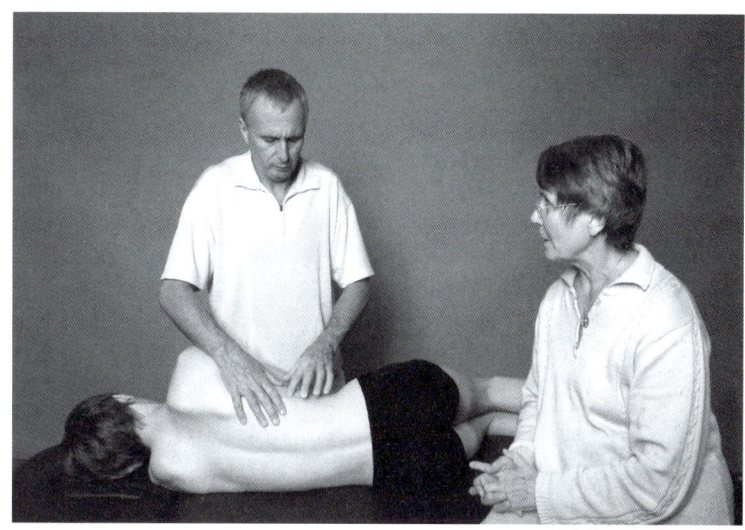

Abb. 5.2 In kleinen Übungspausen besteht die Möglichkeit zum Austausch von Bewegungserfahrungen und Palpationsempfindungen und zu Tipps für die weitere Ausführung.

- Einstellen der Endespannung von Segment zu Segment als Übung zur Wahrnehmung der Unterschiede in der segmentalen Beweglichkeit.

5.2.1 Palpationsübung des interspinalen Spannungsverlaufes bei segmentaler Rotationseinstellung von kranial her

Übungsschritte

➤ Abb. 5.3: Der Modellpatient legt sich auf die linke Seite, ein Polster unter dem Kopf, beide Beine aufeinander liegend gebeugt, der obere Arm auf dem Körper abgelegt. Der Übende steht vor ihm. Seine rechte Hand greift von vorn an die rechte Schulter und Thoraxwand, um die Bewegung zu führen. Die andere (linke) Hand soll tasten. Dazu liegt sie unbewegt auf der unteren BWS und palpiert mit der Beere des Zeigefingers oder Mittelfingers die Grube zwischen zwei Dornfortsätzen unterhalb von Th8 und beachtet die dort erkennbare Gewebespannung und ihre Veränderung sowie die gegenseitige Stellung und Bewegung der benachbarten Dorne.

1. Palpationsmerkmal: Segmentaler Spannungsverlauf bis zur Endespannung.

- Zuerst erhält der Modellpatient den Auftrag, langsam den Kopf zu drehen, um zur Decke zu schauen. Die palpierende Hand registriert die Spannungsänderung.
- Dann schiebt die führende Hand gleichmäßig langsam den oberen Thorax und die Schulter zurück und rotiert dadurch die BWS zur oben liegenden Seite. Dabei konzentriert der Übende seine Aufmerksamkeit auf den Interspinalraum unter dem tastenden Finger. Zunächst ändert sich nichts, dann wird der

Beginn einer Bewegung am kranialen Partnerdorn fühlbar. Er weicht zur unten liegenden Seite hin aus. Danach wird im umliegenden Gewebe und vor allem interspinal eine zunehmende Spannung tastbar. Nur die Veränderung der Spannung ist erkennbar. Die Dornbewegung wird schließlich langsamer. Die Spannung erreicht ein Maximum. Gleichzeitig hört die Bewegung im untersuchten Segment auf und beginnt im nächst tieferen. Der kaudale Dorn beginnt sich unter dem Finger zu bewegen.

- Diese Phase am Bewegungsende ist die für die Übung entscheidende. Deshalb soll sie mehrfach wiederholt werden. Dazu wird die Bewegung wieder ein Stück zurückgenommen und erneut ganz langsam durch das Segment geführt. Oft wird dabei die Erfahrung gemacht, dass beim Zurückführen der Schulter das Weggehen von der Spannung besser getastet wird als die anfängliche Spannungszunahme bei der Segmenteinstellung. Außerdem soll der palpierende Finger lernen, die jenseitige Wirbelsäulenregion vor dieser Mitbewegung zu bewahren. Dies soll nicht dadurch geschehen, dass am Segment größere Haltekraft entwickelt wird. Vielmehr soll das am tastenden Finger wahrgenommene Bewegungsende an der bewegenden Hand eine Bremsung der Bewegung hervorrufen.

Das Auftreten der Endespannung kann dem weniger Geübten und vor allem bei geringer Beweglichkeit entgehen. Dann werden nur eine kurze Bewegungsphase und sofort das Mitlaufen des 2. Partnerwirbels gefühlt. In dieser Situation wird die Bewegung wieder zurückgenommen und erneut ganz langsam durch das Segment geführt, um den Übergang von der Bewegung in die aufkommende Spannung und dann beim Mitlaufen des

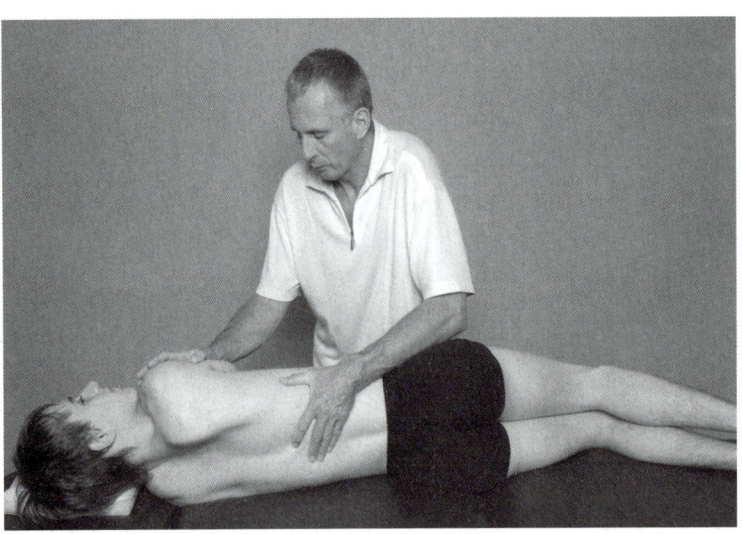

Abb. 5.3 Bewegungsführung der thorakalen und lumbalen Bewegungssegmente in Rotation des Rumpfes von der Schulter her mit Palpationsübung der dabei am Segment ablaufenden Spannungsänderungen.

nächsten Wirbels die vollständige Spannung zu erfassen.

2. Palpationsmerkmal: Unterschiede der Spannungsentwicklung an den Segmenten bis zur Endespannung im Sequenzvergleich und zwischen Neutralstellung und Anteflexion.

- Der tastende Finger rückt einen Interspinalraum weiter nach kaudal und nimmt hier den gleichen Bewegungs- und Spannungsablauf wahr.
- Die Ausschläge werden von Segment zu Segment bis Th12 allmählich größer, erkennbar am Tastgefühl und an der Wegstrecke, die die bewegende Hand mit der Schulter je Segment zurücklegt. Beim Übergang in die LWS (meistens Th12/L1) ist dann abrupt nur noch ein sehr kleiner Bewegungsausschlag erkennbar. Interspinal nimmt der Untersucher nur eine Spannungszunahme wahr, die sich sofort von einem Segment zum nächsten überträgt. Die Schulter muss jetzt sehr langsam weiterbewegt werden. Ihre Bewegungsstrecke am letzten thorakalen Segment entspricht ungefähr der Strecke, mit der die ganze LWS durchlaufen und in Spannung gebracht wird
- In leichter Anteflexion (bei angebeugten Beinen) ist die Beweglichkeit größer, die Spannungsentwicklung langsamer, „weicher" und dadurch für den Lernenden besser zu erkennen.

Anschließend legt sich der Modellpatient auf die andere Seite und die Tastübung wird mit vertauschter Handfunktion geübt.

5.2.2 Palpationsübung des interspinalen Spannungsverlaufes bei segmentaler Rotationseinstellung von kaudal her

Übungsschritte

➤ Abb. 5.4: Der Patient liegt auf der linken Seite, ein Polster unter dem Kopf, die Beine leicht gebeugt aufeinander. Der Übende führt das oben liegende Bein mit seiner fußwärts weisenden (linken) Hand in die rechtwinklige Hüftbeugung, der Fuß bleibt auf dem unteren Bein liegen. Das Knie wird von vorne unten gefasst und getragen, der Oberschenkel horizontal gehalten. Der andere Untersucherarm stützt mit dem Ellbogen den Thorax, die Hand liegt auf der oberen LWS, die Zeigefingerbeere liegt tastend in der Grube des Interspinalraumes L5/S1.

3. Palpationsmerkmal: Unterschiede der Spannungsentwicklung an den Segmenten bis zur Endespannung bei Einstellung der Rotationsendespannung zwischen BWS und LWS.

- Die linke Hand senkt langsam das Knie ab, führt den Oberschenkel in die Adduktion im Hüftgelenk, bis schließlich das vorher exakt seitlich liegende Becken der Bewegung nach vorn folgt.
- Sofort mit Beginn der Beckenbewegung entsteht im untersten lumbalen Interspinalraum Spannung, meistens ohne vorher tastbare Bewegung. Unter sehr kleinen Bewegungsschritten läuft sie von Segment zu Segment nach kranial weiter und erreicht schnell den thorakolumbalen Übergang. Die Bewegung muss daher besonders langsam geführt werden. Wieder sollte sich der Übende durch Vor- und Zurückbewegen von seiner Palpationssicherheit überzeugen. Er muss sich dabei bewusst machen, dass durch die sehr geringe

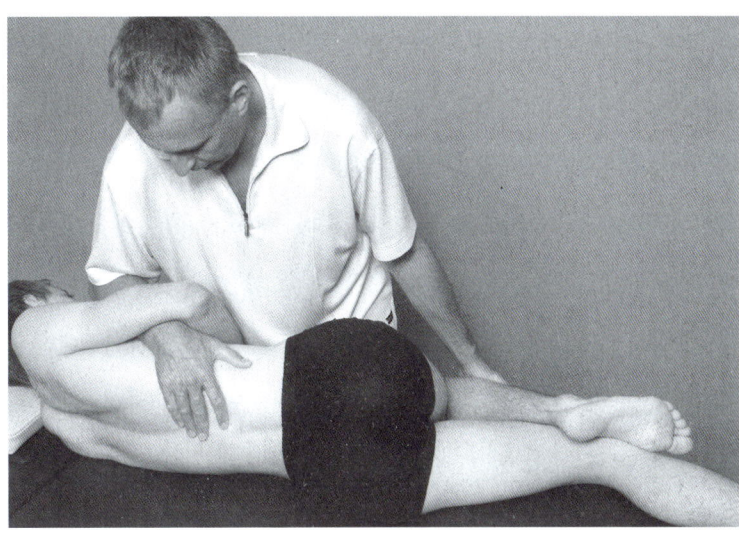

Abb. 5.4 Bewegungsführung in Rotation des Rumpfes vom Becken her mit Palpationsübung für die dabei an den lumbalen Segmenten ablaufenden Spannungsänderungen.

Rotationsfähigkeit der LWS-Segmente die Endspannung von Segment zu Segment fast ohne einen merkbaren Spannungsweg erreicht wird. Dieser Umstand, der für Lernende die Palpation und Bewegungsführung vom Oberschenkel her zunächst schwieriger erscheinen lässt als von der Schulter her, wird vom erfahrenen Therapeuten gern genutzt.

Auch hier wird zur beidseitigen Schulung des Tastempfindens anschließend auf die Gegenseite umgelagert und dieselbe Übung mit vertauschter Handfunktion durchgeführt.

5.3 Palpationsübung zum segmentalen Spannungsverhalten bei Atmung

Übungsziel

Erkennen von Spannungswechseln während der Atemphasen an der Seitneigebarriere von HWS- und BWS-Segmenten.

Wahrnehmung: Es gibt Segmente, deren Spannung bei Inspiration steigt und Segmente, deren Spannung bei Exspiration steigt.

Das segmentale Spannungsverhalten der tiefen kurzen Muskeln bei der Atmung ist nicht identisch mit dem Verhalten der oberflächlichen, langen Muskelschichten, bei denen die Spannung bei Einatmung zu- und bei Ausatmung abnimmt.

Zum palpatorischen Erkennen der segmentalen Spannungswechsel ist ein zusätzliches Phänomen hilfreich: Im Sitzen richtet sich während der segmentalen Span-

nungszunahme oberhalb des eingestellten Segmentes die Wirbelsäule ein wenig auf und während der Spannungsminderung sinkt sie ab. Der Untersucher hat den Eindruck, das Segment versteife sich und gebe dann wieder nach. Ist die Aufrichtung der Einatmungsphase zugeordnet und das Absinken der Ausatmungsphase wird dies als „Ein-Aus-Verhalten" bezeichnet und das Segment dementsprechend als *„Ein-Aus-Segment".* Bei umgekehrtem Spannungsverlauf – „Aus-Ein-Verhalten" – wird das Segment als *„Aus-Ein-Segment"* bezeichnet [7] (> Kap. 4.4.3).

Die Spannung steigt für den Patienten meistens unmerklich und sinkt in der Gegenphase ebenso automatisch ab (Relaxation). Bei den Praxisübungen in Weiterbildungskursen fühlt der Modellpatient, wenn er seine Aufmerksamkeit dem eingestellten Segment zuwendet, diesen Spannungswechsel oft besser und schneller als der übende Behandler.

Da angenommen wird, dass diese segmentalen Spannungswechsel eine posturale Funktion repräsentieren, wird die Erkennung im Sitzen gelernt. Die Ausnutzung des Verhaltens zur Mobilisationserleichterung betrifft ebenfalls Techniken in sitzender Haltung.

Übungsschritte

> Abb. 5.5: *Spannungspalpation an der HWS.* Der Patient sitzt aufrecht, die Fußsohlen müssen Bodenkontakt haben. Der Behandler steht hinter ihm und stützt ihn mit dem Körper ab. Für die Rechtsseitneigung schient der rechte Zeigefinger den unteren Partnerwirbel am Bogen von dorsolateral rechts, in den Kopfgelenken beginnend. Die linke Hand umfasst großflächig den Kopf links seitlich vom Okziput bis zur Stirn und legt Kopf und HWS über die tastend haltende Hand in die Seitnei-

5

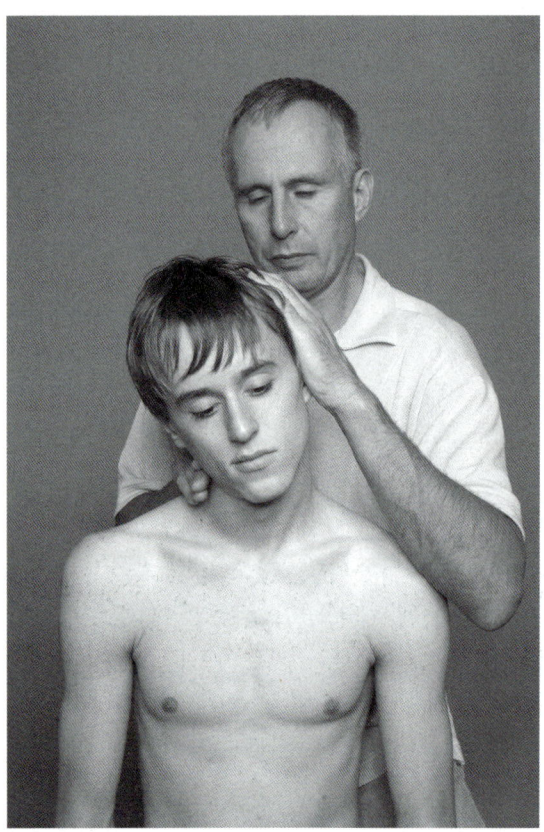

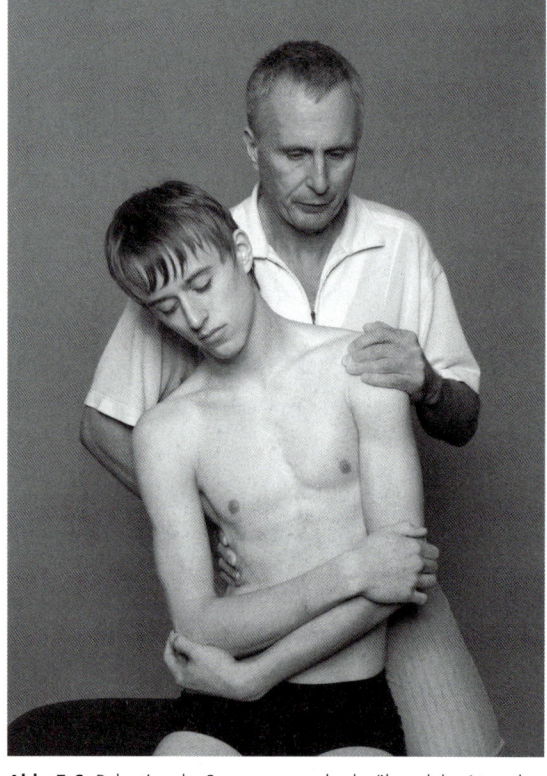

Abb. 5.5 Palpation der Spannungswechsel während der Atemphasen – HWS.

Abb. 5.6 Palpation der Spannungswechsel während der Atemphasen – BWS.

ge bis an die beginnende Spannung. In dieser Stellung soll der Patient langsam und lange, ruhig und nicht forciert atmen. Während der Ventilationsphasen lässt sich über dem rechten Zeigefinger jedes Mal ein Spannungswechsel der segmentalen Muskulatur spüren.

Indem der Übende die Neigungseinstellung von Segment zu Segment vornimmt, schult er zunehmend seine Wahrnehmung für die Spannungswechsel, die oben beschrieben sind.

➤ Abb. 5.6: *Spannungspalpation an der BWS.* Der Patient sitzt im Reitsitz am Bankende, die Arme hängen entspannt oder mit verschränkten Unterarmen. Der Behandler steht hinter ihm. Seine rechte Hand stützt die Rippen in Höhe des Segmentes von der rechten Seite her und schiebt, am Körper abgestützt, etwas nach links. Die linke Hand schiebt in gleichem Maße an der linken Schulter von der Seite her nach rechts. Über den Daumen der haltenden rechten Hand sinkt das Segment weich in die Neigung. Aus dieser Einstellung wird der Patient aufgefordert, langsam und tief zu atmen. Der Daumen palpiert neben dem Dorn und soll lernen, den Wechsel der Spannung bei Ein- und Ausatmung wahrzunehmen. Daraus ergibt sich die Zuordnung zu „Ein-

Aus-" oder zu „Aus-Ein-Segmenten". Zur Übung der Palpationsempfindung wird die Seitneigeeinstellung von Segment zu Segment und mit wechselnder Seitneigerichtung eingestellt.

5.4 Palpationsübung zur Erkennung der Qualität von Anfangsspannung

Übungsziel
Wahrnehmung des Spannungsmerkmals Anfangsspannung an Extremitäten und Rumpf.

Als Untersuchung soll die Prüfung der Anfangsspannung die aktuellen myofaszialen Spannungsverhältnisse unter Ausschaltung der dynamischen und posturalen Aktivität aufzeigen. Untersucht wird mit *physiologisch kleinen passiven Bewegungen*, bei denen der Fokus der *Palpationswahrnehmung auf die Anfangsspannung gerichtet* ist, nicht wie bei den meisten anderen Untersuchungen auf die Endespannung. Erwartet wird Symmetrie der Anfangsspannung (➤ Kap. 6.7).

Übungsschritte

Der Modellpatient liegt auf der Untersuchungsliege, nur die Fersen überragen das Bankende. Der Behandler steht neben der Liege. Er legt seine Hände großflächig von außen an korrespondierende Körperregionen. Nacheinander erst an der einen, dann an der anderen Seite gibt er einen weichen Anfangsimpuls unter der Vorstellung einer Innenrotation dieses Körperteils. Der Impuls soll so gering sein, dass keine Bewegung entsteht, d. h. er ist äußerlich nicht sichtbar.

Als Antwort der Gewebe auf diesen Reiz wird ein ganz kurzer Moment der Gegenspannung wahrgenommen, sofort abgelöst durch angeschmiegtes Mitgehen mit der untersuchenden Hand. Fehlt dieses Anschmiegen, spricht das für erhöhte Geweberesistenz der Region, deren Einzelkomponenten im fortlaufenden Gang der Untersuchung aufgedeckt werden.

5.5 Palpationen zur Erfassung der aktuellen Gewebebalance bei Einstellung an einer Rotationsbarriere

Kombiniert man die Einstellung an der Barriere einer Bewegungsrichtung mit der Einstellung der größten Gewebebalance in allen weiteren Winkelrichtungen und zugehörigen Verschiebungen in der Bewegungsebene, lässt sich die Barriere näher an die aktuelle Neutralposition des Segments heranführen. Es ist eine Einstellung, in der alle Möglichkeiten genutzt werden, die geringste Nozizeption für das Segment zu erreichen. Sie ist in ihrem Ziel vergleichbar mit der „freien Richtung", die im Dr.-Karl-Sell-Ärzteseminar der Gesellschaft der Ärzte für Manuelle Wirbelsäulen- und Extremitätentherapie zur Bestimmung der Richtung des Manipilationsimpulses gefordert wird [2].

Diese Palpationsübung setzt voraus, dass gelernt wurde, die Endespannung zu erkennen und einzustellen und die Bewegungsführung bereits gut beherrscht wird.

Übungsziel

Differenzierte Wahrnehmung der Gewebebalance am Segment, das in Behandlungsrichtung an der Endespannung eingestellt ist.

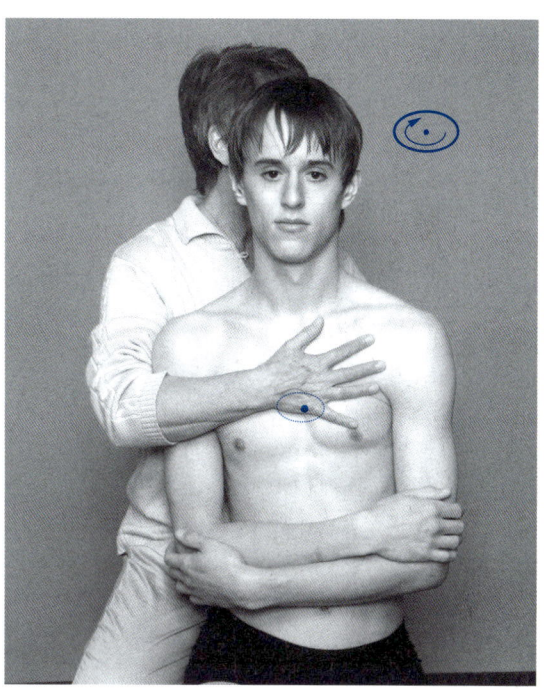

Abb. 5.7 Einstellung eines BWS-Segments an der Rotationsendespannung (Rotationsbarriere), im Bild Th4 nach rechts. Unter Beibehaltung dieser eingestellten Endespannung soll geübt werden, wie kleine Bewegungen in Seitneige, Flexion, Extension, Traktion oder Kompression, Einatmung oder Ausatmung die Spannung verändern und wie man den Zustand der besten Balance im Zusammenspiel aller Gewebe palpieren kann.

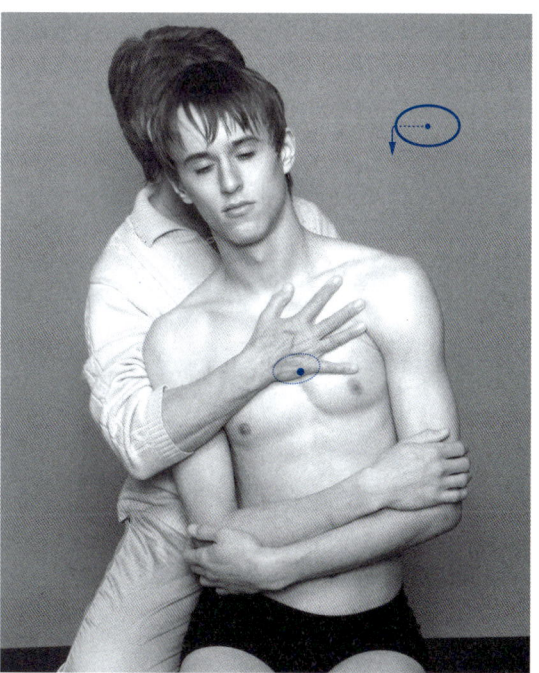

Abb. 5.8 Im Segment Th4, das in Rechtsrotationsendespannung eingestellt ist, wird die Balancesituation zwischen Rechts- und Linksseitneige palpiert. Im Bild eine Rechtsseitneige.

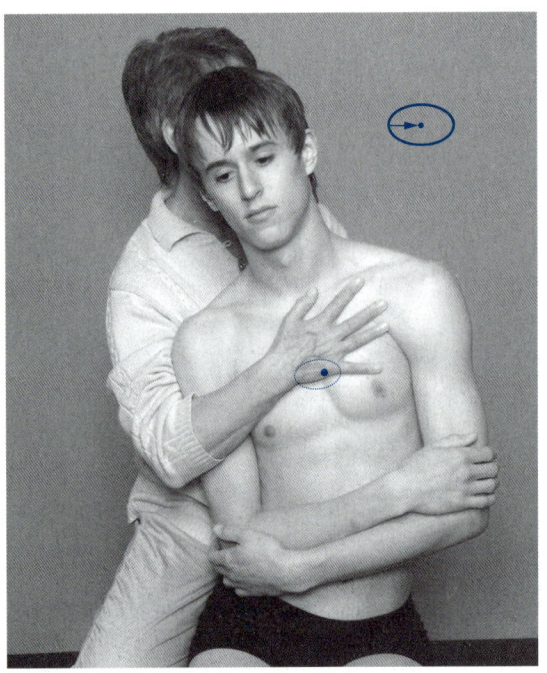

Abb. 5.9 Im Segment Th4, das in Rechtsrotationsendespannung eingestellt ist, wird die Balancesituation zwischen Lateralverschiebung nach rechts und links palpiert. Im Bild eine Lateralverschiebung nach links.

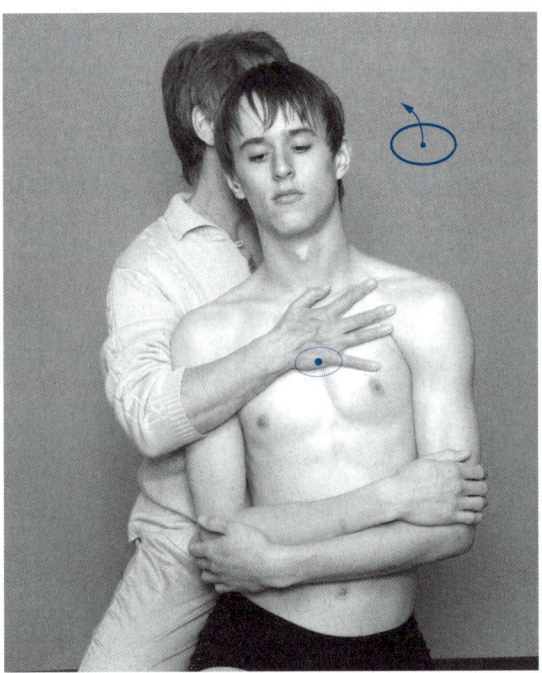

Abb. 5.10 Im Segment Th4, das in Rechtsrotationsendespannung eingestellt ist, wird die Balancesituation zwischen Extension und Flexion palpiert. Im Bild die Darstellung der Extensionsphase.

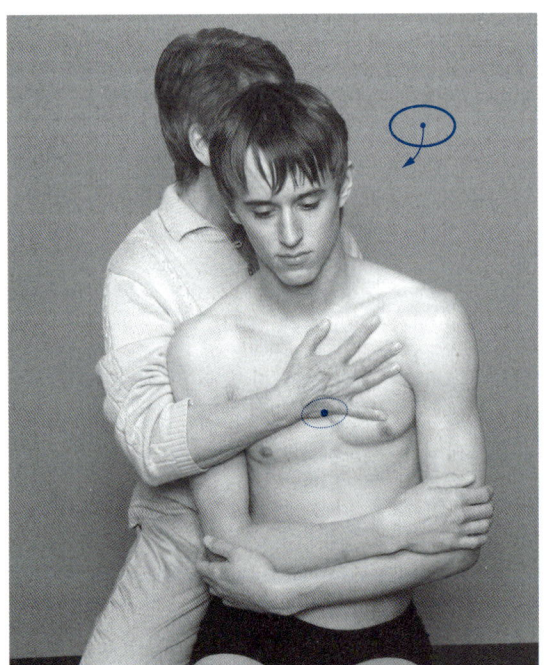

Abb. 5.11 Im Segment Th4, das in Rechtsrotationsendespannung eingestellt ist, wird die Balancesituation zwischen Extension und Flexion palpiert. Im Bild die Darstellung der Flexionsphase.

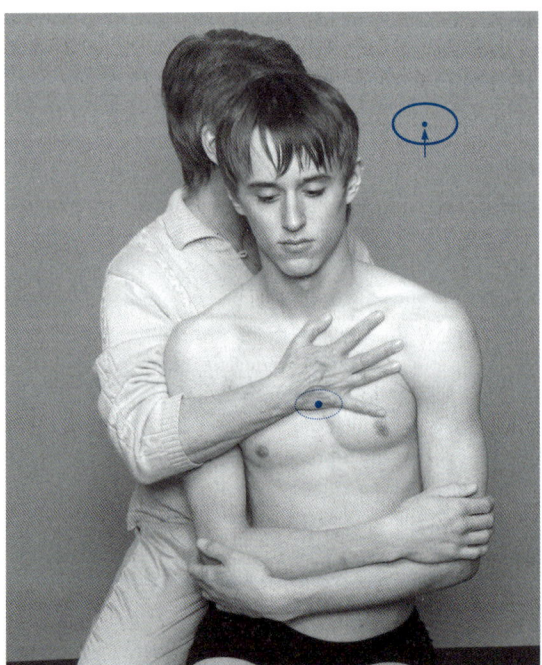

Abb. 5.12 Im Segment Th4, das in Rechtsrotationsendespannung eingestellt ist, wird die Balancesituation zwischen Dorsal- und Ventralverschiebung palpiert. Im Bild die Darstellung der Dorsalverschiebungsphase.

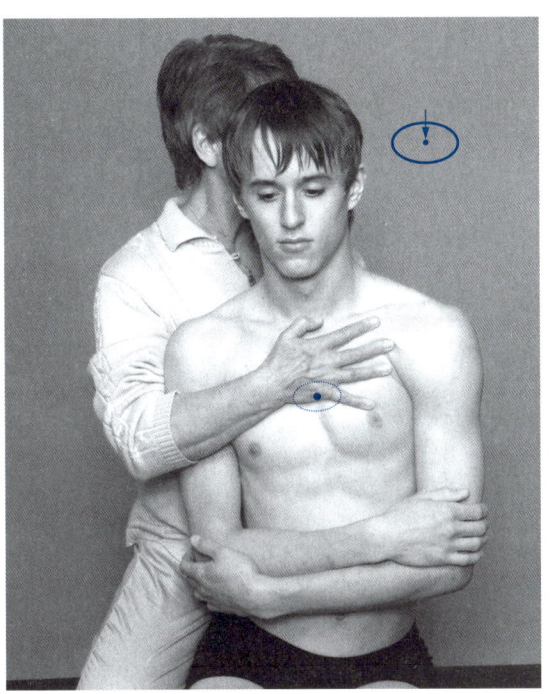

Abb. 5.13 Im Segment Th4, das in Rechtsrotationsendespannung eingestellt ist, wird die Balancesituation zwischen Dorsal- und Ventralverschiebung palpiert. Im Bild die Darstellung der Ventralverschiebungsphase.

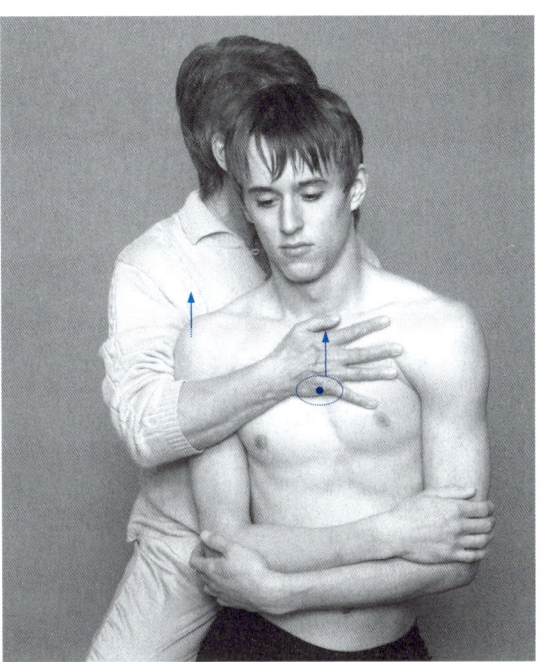

Abb. 5.14 Im Segment Th4, das in Rechtsrotationsendespannung eingestellt ist, wird die Balancesituation zwischen Traktion und Kompression palpiert. Im Bild die Darstellung der Traktionsphase.

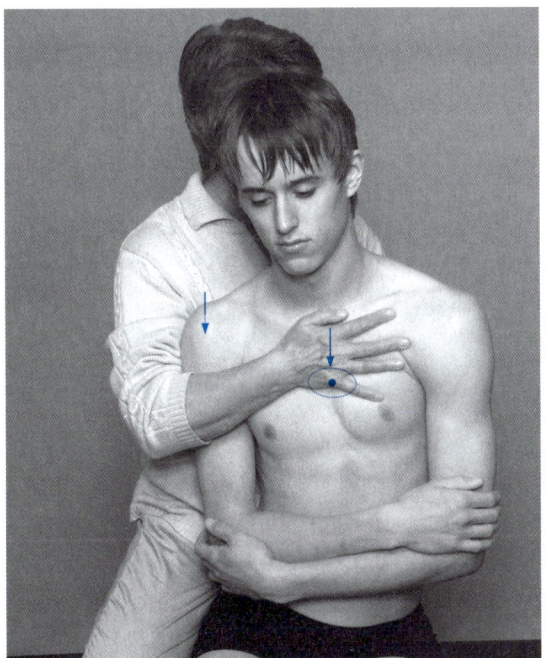

Abb. 5.15 Im Segment Th4, das in Rechtsrotationsendespannung eingestellt ist, wird die Balancesituation zwischen Traktion und Kompression palpiert. Im Bild die Darstellung der Kompressionsphase.

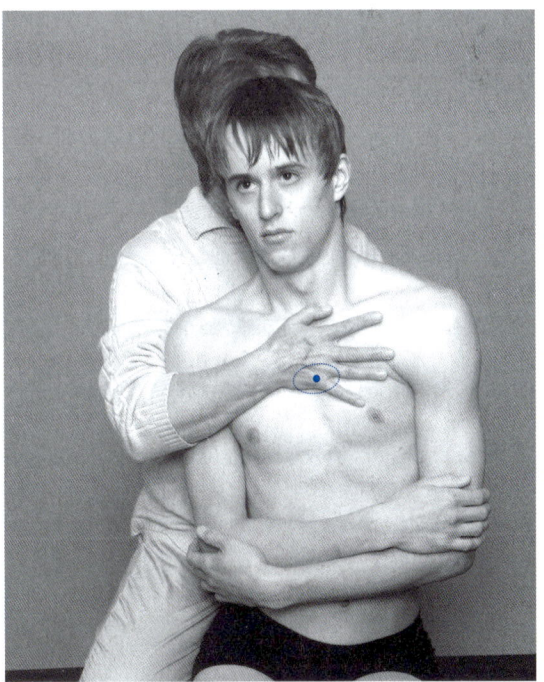

Abb. 5.16 Im Segment Th4, das in Rechtsrotationsendespannung eingestellt ist, wird die Balancesituation zwischen Ein- und Ausatmung palpiert. Im Bild die Darstellung der Einatmungsphase.

5

Übungsschritte

➤ Abb. 5.7: Zur Palpationsübung an der Brustwirbelsäule sitzt der Modellpatient aufrecht, angelehnt an den Behandler. Er legt seine Unterarme vor dem Bauch übereinander und lässt die Arme hängen. Mit dem Daumen der linken tastenden Hand nimmt der Behandler von links am Dorn des unteren Partnerwirbels Kontakt, die Daumenspitze nimmt die Spannung am Interspinalraum wahr. Er umgreift mit dem rechten Arm den Rumpf des Patienten, die Hand nimmt großflächig Kontakt am Thorax. Danach führt er über den Kontakt am vorderen Thorax und Rumpf die Rotation um die Wirbelsäulenachse des Patienten bis zur Endespannung im Segment (➤ Kap. 8.3.4). Dies ist die Ausgangsstellung für die nun folgenden Übungen:

- ➤ Abb. 5.8: Ohne die eingestellte Rotationsbarriere aufzugeben, bewegt der Behandler das Segment in Rechts- und Linksseitneige. An der eingestellten Rotationsbarriere sind nur sehr kleine Seitauslenkungen möglich. Dies gilt auch für alle Bewegungsrichtungen in den nachfolgenden Übungen. Ziel der Palpationsübung ist, die Seitneigeeinstellung zu finden, in der auf dem Weg zwischen Rechts- und Linksseitneige die geringste Segmentspannung besteht.
- ➤ Abb. 5.9: Ohne die eingestellte Rotationsbarriere aufzugeben, bewegt der Behandler das Segment lateral verschiebend nach rechts und links um die Einstellung zu suchen, in der auf dem Weg zwischen rechts- und linkslateral die geringste Segmentspannung besteht.
- ➤ Abb. 5.10 und ➤ Abb. 5.11: Ohne die eingestellte Rotationsbarriere aufzugeben, bewegt der Behandler das Segment in Extension und Flexion. Der Daumen am Segment lernt wahrzunehmen, wann auf dem Weg zwischen beiden Richtungen die geringste Spannung erreicht wird.
- ➤ Abb. 5.12 und ➤ Abb. 5.13: Ohne die eingestellte Rotationsbarriere aufzugeben, bewegt der Behandler das Segment in Dorsal- und Ventralverschiebung. Wieder geht es darum, auf diesem Verschiebeweg die Einstellung mit der besten Gewebebalance zu erkennen.
- ➤ Abb. 5.14 und ➤ Abb. 5.15: Das an der Rotationsbarriere eingestellte Segment erfährt Traktion und Kompression. Die palpierende Hand am Segment zeigt auf, welche der Komponenten für die Behandlungseinstellung am günstigsten ist.
- ➤ Abb. 5.16: Das Atemverhalten des Segments an der Rotationsbarriere wird analog zur Palpationsübung des Spannungsverhaltens bei Seitneigeeinstellung geprüft. Das sollte im Ergebnis zur Festlegung führen, ob es sich um ein „Ein-Aus-Segment" oder ein „Aus-Ein-Segment" handelt (➤ Kap. 5.3).

Die Palpationsfähigkeit, die in diesen Übungen erworben wird, ist wichtige Voraussetzung für die Einstellung zur Manipulation, die zur Impulsgebung zuvor in automatischer Kombination die balancierte Barriereeinstellung aufsucht. Sperrt sich eine der Richtungen, d. h. die Balance kann nicht erreicht werden, spricht das für Nozizeption, die der Manipulation entgegensteht.

Zu effektiver Mobilisation wird die Einstellung aller hier geübten Faktoren nicht als Summenfaktor wie bei der Manipulation sondern in Reihenfolge hintereinander vorgenommen. Die Atemphase, in der das Segment die geringste Spannung hat, wird 3–5 Sek. verlängert. Die Kontrolle nach der Entspannung zeigt meist die hohe Effektivität dieser sog. „funktionellen Technik" [9].

LITERATUR

[1] Baumgartner H et al. (Hrsg., 1993) Grundbegriffe der Manuellen Medizin. Terminologie, Diagnostik, Therapie. Springer, Berlin, Heidelberg

[2] Bischoff HP, Moll H (2007) Kurz gefasstes Lehrbuch der Manuellen Medizin 5. Auflage von Chirodiagnostische und chirotherapeutische Technik. Spitta Verlag Balingen

[3] Dvorák J, Dvorák V (1996) Manuelle Medizin. Diagnostik, 5. Aufl. Thieme, Stuttgart

[4] Dvorák J, Dvorák V, Schneider W, Spring H, Tritschler T (1997) Manuelle Medizin. Therapie, 3 Aufl. Thieme, Stuttgart

[5] Figar S, Krausová L (1975) Measurement of degree of resistance in vertebral segments. (Vortrag FIMM Prag 1974) Rehabilitacia (Obzor Bratislava) *VIII:* Supplementum 10–11/1975: S. 60–62

[6] Frisch H (1995) Programmierte Untersuchung des Bewegungsapparates. Chirodiagnostik. 6. Aufl. Springer, Berlin Heidelberg

[7] Gaymans F (1980) Die Bedeutung der Atemtypen für die Mobilisation der Wirbelsäule. Mauelle Med 18: S. 96–101

[8] Hartmann LS (1998) Lehrbuch der Osteopathie, Richard Pflaum Verlag, München

[9] Johnston WL, Friedman HD (1994) Functional Methods. A Manual for Palpatory Skill Development in Osteopathic Examination and Manipulation of Motor Function. American Academy of Osteopathy, Indianapolis

[10] Kimberly PE (1980) Bewegung – Bewegungseinschränkung und Anschlag. Manuel Med *18:* S. 53–56

[11] Lewit K (1980) Manuelle Therapie und andere Reflextherapieverfahren – begriffliche Abgrenzungen, fachliche Beziehungen. In: Metz E-G, Badtke G (Hrsg) Manuelle Therapie. Tagungsbericht der gemeinsamen Arbeitstagung der Sektion Manuelle Therapie in der Gesellschaft für Physiotherapie der DDR mit dem Wissenschaftsbereich Sportmedizin der Pädagogischen Hochschule „Karl Liebknecht", Potsdam, S. 18–30

[12] Nathan, B (2001) Berührung und Gefühl in der manuellen Therapie. Hans Huber, Bern

[13] Neumann HD (1995) Manuelle Medizin. Eine Einführung in Theorie, Diagnostik und Therapie, 4. Aufl. Springer, Berlin Heidelberg New York

[14] Sachse J (1994) Palpation. Kap. 5 In: Schildt-Rudloff K (Hrsg.) Thoraxschmerz. Innere Erkrankung oder Funktionsstörung des Bewegungssystems. Ullstein Mosby Berlin

[15] Shea CH, Wright DL et al (2000) Physical and observational practice afford unique learning opportunitis. J. Mot. Behav 32: S. 27–36

[16] Swinnen S, Schmidt RA et al (1990) Information feedback for skill acquisition: Instantaneous knowledge of results degrades. J. of Experimental Psychology 16: S. 706–716

[17] Tilscher H, Eder M (1993) Klinik der Wirbelsäule. Befunderhebung – Therapieplanung. Hippokrates, Stuttgart

[18] Wulf G, Raupach M, Pfeiffer F (2005) Self-controlledobservational poractice enhances learning. Res Q Exerc Sport 76: S. 107–111

5

6 Global orientierende Untersuchung des Körperstammes

Vorbemerkungen zum technischen Teil (Kap. 6 bis Kap. 10)

Die nachfolgenden Technikbeschreibungen wenden sich gleichermaßen an Ärzte und Physiotherapeuten. Die *orientierenden und die gezielten manualmedizinischen Untersuchungsverfahren* wurden nach dem diagnostisch größeren Bedarf der Arztsprechstunde ausgewählt. Die krankengymnastische Befunderhebung ist dabei eingeschlossen.

Kriterien für die Auswahl der *Behandlungstechniken* waren einerseits die zuverlässige Wirksamkeit der Methoden für die Normalisierung der möglichen Blockierungsbefunde und andererseits die schonend weiche Einwirkung auf Gelenk und Weichteile unter Bevorzugung physiologischer Kräfte durch aktive Bewegungen. Alle dargestellten Behandlungstechniken sind auch für die Anwendung in der krankengymnastischen Behandlung geeignet. Ausschließlich ärztliche Behandlungstechniken werden nicht besprochen.

In der Rollenverteilung von Arzt und Physiotherapeut bei der Betreuung von Funktionsstörungen des Bewegungssystems liegt das Schwergewicht der *ärztlichen Tätigkeit in der Diagnostik, Differentialdiagnostik, Indikationsstellung für den Behandlungsweg und in der Probebehandlung als Reaktionsdiagnostik.* Die *physiotherapeutische Tätigkeit umfasst die Behandlung der artikulären Funktionsstörungen,* nachdem die Indikation (➤ Kap. 12) dafür gestellt wurde. Die Behandlungstaktik in *Aufbau und Intensität (Dosierbarkeit) der Behandlung und die Wirksamkeitsüberprüfung anhand der Befundkontrolle* sind deren spezielle Aufgabe. Die spezifisch krankengymnastische *Korrektur unökonomischer Motorik* ist Teil der Rezidivprophylaxe, kann hier aber nur am Rande erwähnt werden.

Es gibt zahlreiche Darstellungen der manualmedizinischen Untersuchungs- und Behandlungstechniken. *Wir stellen die Techniken vor, die dem Weiterbildungsprogramm des Seminars Berlin (ÄMM – Ärztevereinigung für Manuelle Medizin) in der Deutschen Gesellschaft für Manuelle Medizin e.V. (DGMM) in den Kursen mit vorwiegender Wirbelsäulenthematik für Ärzte und für Physiotherapeuten entsprechen.* Aus der Fülle der Untersuchungs- und Behandlungsverfahren, die die Normalisie-rung (schmerzhaft) artikulärer Funktionsstörungen der Extremitätengelenke und Wirbelsäulensegmente anstreben, wird eine Auswahl vorgestellt. Die Auswahl folgte den eigenen Erfahrungen der Autoren in ihren Sprechstunden in Abstimmung mit den im Seminar Berlin unterrichtenden Ärzten und Physiotherapeuten.

Natürlich sind diese *Techniken* nicht alle von uns erfunden worden. Die meisten stammen aus regem *praktischem Erfahrungsaustausch* mit den beiden anderen *deutschen Schulen innerhalb der DGMM* und mit internationalen medizinischen Institutionen, die die Funktionspathologie des Bewegungssystems erforschen und darüber unterrichten. Dabei sind wir vor allem der *tschechischen Gesellschaft für myoskeletale Medizin* eng verbunden. Viele Anregungen stammen aus den *osteopathischen Hochschulen der USA,* vor allem von der osteopathischen Fakultät East Lansing und in den letzten Jahren von der San Francisco International Manual Medicine Society unter Wolfgang G. Gilliar. Die Techniken mussten sich alle zunächst einige Jahre in der praktischen ärztlichen und physiotherapeutischen Praxis des im Seminar Berlin der DGMM tätigen Lehrerkreises bewähren, ehe sie in den Unterrichtsstandard aufgenommen wurden, der hier vorgestellt wird.

Vorteilhafte Weiterentwicklungen von Untersuchungs- und Behandlungstechniken setzen sich meistens anonym durch. Nur vereinzelt werden sie schriftlich veröffentlicht. Die meisten werden mündlich in Kursen weitergegeben. Da wir außerdem Prioritätsfragen in technischen Details für unbegründet halten, werden bei den Technikbeschreibungen keine Namen genannt.

Untersuchungs- und Behandlungstechniken mit Seitenbezug (Seitneigung, Rotation) *werden vorwiegend für die rechte Seite dargestellt.* Dadurch können Seitenbezüge zur Behandlerposition und seiner Hände vereinfacht als „rechts" und „links" beschrieben werden. Für die Gegenrichtung ergibt sich dann Seitentausch. So konnte die Beschreibung der Techniken in Bezug auf eine spezielle Situation dargestellt und dem Ablauf des mentalen Trainings angenähert werden.

ÜBERSICHTSLITERATUR ZU UNTERSUCHUNGS- UND BEHAND-
LUNGSTECHNIKEN MIT MANUALMEDIZINISCHEM BEZUG

Bailey H (1982) Chirurgische Krankenuntersuchung. 7. Aufl. Barth, Leipzig

Bischoff HP (1993) Manuelle Therapie für Physiotherapeuten. Perimed-spitta, Nürnberg

Bischoff HP, Moll H (2007) Kurzgefasstes Lehrbuch der Manuellen Medizin 5. Aufl. von Chirodiagnostische und chirotherapeutische Technik, Spitta Verlag, Balingen

Bogduk N (1983) The innervation of the spin. Spine19: S. 2096–2102

Bourdillon JF, Day EA, Bookhout MR (1992) Spinal Manipulation, 5th Edn. Butterworth-Heinemann, Oxford

Brügger A (1980) Die Erkrankungen des Bewegungsapparates und seines Nervensystems. 2. Aufl. Fischer, Stuttgart New York

Coenen W (2004) Neurologische und manuelle Standarduntersuchung bei Säuglingen mit Bewegungsstörungen. Manuel Med 42: S. 293–303

Cramer A (1955) Lehrbuch der Chiropraktik der Wirbelsäule. Haug, Ulm

Cyriax J (1975) Textbook of Orthopaedic Medicine, Vol. II: Diagnosis of Soft Tissue Lesions, 6th edn. Bailliere Tindall, London

Cyriax JH, Cyriax PJ (1993) Cyriax's Illustrated Manual of Orthopaedic Medicine. 2nd Edn., Butterworth Heinemann, Oxford

Dvorák J, Dvorák V (2000) Checkliste Manuelle Medizin. 2. Aufl. Thieme, Stuttgart New York

Dvorák J, Dvorák V (1996) Manuelle Medizin. Diagnostik, 5. Aufl. Thieme, Stuttgart

Dvorák J, Dvorák V, Schneider W (1984) Manuelle Medizin 1984. Springer, Berlin Heidelberg New York Tokyo

Dvorák J, Dvorák V, Schneider W, Spring H, Tritschler T (1997) Manuelle Medizin. Therapie, 3. Aufl. Thieme, Stuttgart

Eder M, Tilscher H (1998) Chirotherapie. Vom Befund zur Behandlung. 4. Aufl. Hippokrates, Stuttgart

Ernst A, Meyer-Holz J, Weller E (1998) Manuelle Medizin an der Halswirbelsäule

Friedman H, Gilliar W, Glassman J (2000) Instructional Series in Neuromusculoskeletal Medicine. SFIMMS Press, San Francisco

Frisch H (1995) Programmierte Untersuchung des Bewegungsapparates. Chirodiagnostik. 6. Aufl. Springer, Berlin Heidelberg

Frisch H (1999) Programmierte Therapie am Bewegungsapparat. Chirotherapie. 3. Aufl. Springer, Berlin Heidelberg

Greenman PhE (1998) Lehrbuch der Osteopathischen Medizin. Haug, Heidelberg

Gustavsen Streeck (1997) Trainingstherapie im Rahmen der manuellen Therapie – Prophylaxe und Rehabilitation, 3. Aufl. Thieme, Stuttgart New York

Hartmann LS (1997) Lehrbuch der Osteopathie. Pflaum München

Janda V (2000) Manuelle Muskelfunktionsdiagnostik. 4. Aufl. Urban & Fischer, München

Jirout J (1990) Das Gelenkspiel, Röntgenstudien der Bewegungsmechanismen. In: Gutmann G (Hrsg) Funktionelle Pathologie und Klinik der Wirbelsäule. Bd. 1: Die Halswirbelsäule, Teil 3: Gustav Fischer, Stuttgart

Johnston L, Friedman HD (1994) Functional Methods. William L. Johnston, Indianapolis

Kaltenborn F (1965/66) Frigjøring av Ryggraden (Sonderdruck aus „Fysioterapeuten", Heft 1–4)

Kaltenborn FM (1992) Wirbelsäule. Manuelle Untersuchung und Mobilisation im Rahmen der orthopädischen Manuellen Therapie, 1. Aufl. Olaf Norlis Bokhandel, Oslo

Lewit K (2007) Manuelle Medizin, 8. Aufl. Elsevier GmbH, München

Maigne R (1970) Wirbelsäulenbedingte Schmerzen und ihre Behandlungen durch Manipulation. Hippokrates, Stuttgart

Mitchell F jr, Moran PS, Pruzzo NA (1979) An evaluation of osteopathic muscle energy procedures. Pruzzo, Valley Park

Mumenthaler M, Schliack H (Hrsg. 1998) Läsionen peripherer Nerven. 7. Aufl. Thieme, Stuttgart

Richardson C, Hodges W, Hides J (2004) Therapeutic Exercise for Lumbopelvic Stabilisation. 2. Aufl. Churchill, Livingston

Schildt-Rudloff K (1994) Thoraxschmerz. Innere Erkrankung oder Funktionsstörung des Bewegungssystems. Ullstein Mosby, Berlin

Schumacher G-H (1995) Anatomie des Kiefer-Gesichts-Bereiches. 4. Aufl. Ullstein Mosby, Berlin

Stoddard A (1961) Lehrbuch der osteopathischen Technik an Wirbelsäule und Becken. Hippokrates, Stuttgart

Tilscher H, Eder M (1993) Klinik der Wirbelsäule. Befunderhebung – Therapieplanung. Hippokrates, Stuttgart

Tilscher H, Eder M (1994) Wirbelsäulenschule aus ganzheitsmedizinischer Sicht. Hippokrates, Stuttgart

Travell JG, Simons DG (1998/2000) Handbuch der Muskeltriggerpunkte, Bd. 1+2, Urban & Fischer (Übersetzung: Myofascial Pain and Dysfunction. The Trigger Point Manual, Vol. 1+2. Williams & Wilkins, Baltimore London)

ÜBERBLICK

- Funktionelle Anatomie
- Inspektion im Stehen
- Orientierende Untersuchung von Spannungszeichen und reflektorischen Phänomenen
- Orientierende Inspektion der aktiven Vorbeuge
- Orientierende Inspektion der Seitneige des Rumpfes
- Orientierende Inspektion der aktiven Rückbeuge im Stehen
- Orientierende Untersuchung der myofaszialen Spannungsverteilung im Liegen

Ergibt sich aus der ausführlichen allgemeinen und aus der gezielten manualmedizinischen Anamnese (➤ Kap. 3) der Verdacht auf Krankheit unterhaltende Funktionsstörungen, folgt zunächst eine globale orientierende Untersuchung visuell und palpatorisch. Die Betrachtung wird auf wenige visuell erfassbare Parameter des Ganges und das scheinbar statische Verhalten im Stand gerichtet. So erhält der Untersucher eine orientierende Aussage zum dynamischen Zusammenspiel der Elemente des Bewegungssystems.

Die Palpation deckt Spannungen auf, die Ausdruck der Gewebebeschaffenheit und der aktuellen myofaszialen Spannungsverhältnisse sind. Hierzu werden alle Körperregionen in *zehn Untersuchungsschritten* (➤ Kap. 6.7) unter Ausschaltung der dynamischen und posturalen Aktivität untersucht.

6.1 Vorbemerkungen zur funktionellen Anatomie der Wirbelsäule

Die funktionelle Anatomie weist auf Gegebenheiten hin, die für die spezifische Funktion eines Körperabschnittes Bedeutung haben und damit auch für die *Funktionspathologie,* also die Untersuchung und Behandlung mechanischer Funktionsstörungen. Die Besonderheiten der einzelnen Wirbelsäulenabschnitte werden vor den entsprechenden Kapiteln besprochen (➤ Kap. 7, ➤ Kap. 8, ➤ Kap. 9, ➤ Kap. 10). Hier werden die gemeinsamen anatomischen Funktionsmerkmale der Wirbelsäule dargestellt.

Im Stamm bilden Brustwirbelsäule, Thorax, Lendenwirbelsäule und Becken einen äußerlich einheitlich wirkenden Körperabschnitt. Davon setzt sich die Halsregion als stark bewegliche Verbindung zwischen Rumpf und Kopf deutlich ab.

Die einzelnen Wirbel der drei beweglichen Wirbelsäulenabschnitte – HWS, BWS, LWS – lassen sich nach ihrer Form deutlich unterscheiden (➤ Abb. 6.1). Damit zusammen hängen Besonderheiten in ihrer Funktion. Am unteren Ende sind Kreuzbein und Steißbein ohne aktive Beweglichkeit in das Becken eingepasst. Die Brustwirbelsäule ist mit dem Thorax zu einer Bewegungseinheit verbunden. Funktion und Funktionsstörungen von Brust- und Lendenwirbelsäule lassen sich nur in Zusammenhang mit Thorax und Becken untersuchen, behandeln und verstehen.

Der Einzelwirbel besteht aus dem vorn liegenden Wirbelkörper und dem hinten angesetzten Wirbelbogen mit seinen Fortsätzen. Links und rechts dorsal am Wirbelköper liegen die Bogenwurzeln, die beide Teile – Wirbelkörper und Wirbelbogen – miteinander verbinden. Die wichtigsten Fortsätze sind der Dornfortsatz, zwei Querfortsätze und je zwei obere und untere Gelenkfortsätze. Oberer und unterer Gelenkfortsatz einer Seite sind mehr oder weniger direkt und massiv miteinander verbunden. Am oberen Gelenkfortsatz schaut die Gelenkfläche (Facette) nach dorsal, am unteren nach ventral (➤ Abb. 7.3). Die Stellungen der Gelenkfortsätze und Gelenkspalte sind für den jeweiligen Abschnitt charakteristisch und entsprechen der spezifischen Bewegung des jeweiligen Abschnittes. Die Wirbelkörper zweier Nachbarwirbel werden durch das Polster des Discus intervertebralis (Bandscheibe) miteinander verbunden und gleichzeitig in Distanz gehalten. Die Wirbelbögen und Dornfortsätze sind durch Bandzüge miteinander verbunden. Zwischen dem oberen Gelenkfortsatz des unteren Partnerwirbels und dem dahinterliegenden unteren

Gelenkfortsatz des oberen Partners stellt das Wirbelgelenk auf jeder Seite die Verbindung her. Vor dem Gelenk und zwischen beiden Bogenwurzeln liegt unmittelbar hinter dem Wirbelkörper und dem intervertebralen Diskus das Foramen intervertebrale.

Sämtliche verbindende Strukturen zweier Nachbarwirbel – Bänder, Discus intervertebralis, Gelenke und Foramen intervertebrale – werden nach Junghanns als Bewegungssegment (➤ Abb. 6.2) bezeichnet.

Aufgaben der Wirbelsäule

Die Wirbelsäule ist die zentrale Stütz- und Bewegungsachse des Körperstammes. Ihr werden *drei Aufgaben* zugeschrieben, die nachfolgend genauer beleuchtet werden:

- Tragen
- Bewegen
- Schutz des Rückenmarkes.

Tragen

Die Tragefunktion wird von der Wirbelkörperreihe wahrgenommen. Der Wirbelkörper gibt die Last über die Bandscheibe auf den nächsttieferen und schließlich auf das Sakrum weiter. Das Sakrum überträgt sie über die Sakroiliakalgelenke auf die Hüftbeine und damit auf das Hüftgelenk.

Die Grenzfläche zwischen spongiösem Wirbel und weichem Diskus ist eine Knochenknorpelplatte, die gegen den Nucleus pulposus abdichtet und ihn als bewegliches Polster zwischen den Partnerwirbeln erhält. Die mechanische Pathologie dieser Abdichtung beschrieb Luschka als erster und dann ausführlich Schmorl [32, 33].

Eine Sonderstellung nehmen die ersten beiden Bewegungssegmente der Wirbelsäule ein: Sie haben keine Bandscheiben. Die Lastübertragung erfolgt hier durch je ein Gelenkpaar. Unter den besonderen Bedingungen einer Hyperlordose der unteren lumbalen oder zervikalen Bewegungssegmente mit verstärkter Kippung der Wirbel werden deren Gelenke zu tragenden Gelenken. Ihre Gelenkflächen adaptieren sich durch Knochenumbau; am deutlichsten ist die Verstärkung der Kortikalis röntgenologisch erkennbar.

Ein Teil der Körperlast wird auf einem anderen Weg auf das Becken übertragen: Bei normal funktionierender *Bauchwandmuskulatur* ruht der Thorax mit der Zwerchfellkuppel auf dem nicht komprimierbaren Inhalt der Bauchhöhle, der auf den Beckenschaufeln liegt. Diese Lastübertragung umgeht die Wirbelsäule und das Sakroiliakalgelenk und entlastet sie dadurch. Der Anteil dieser Tragefunktion wird durch Ausnutzung der Bauchpresse größer, er wird aber begrenzt, wenn der intraab-

6

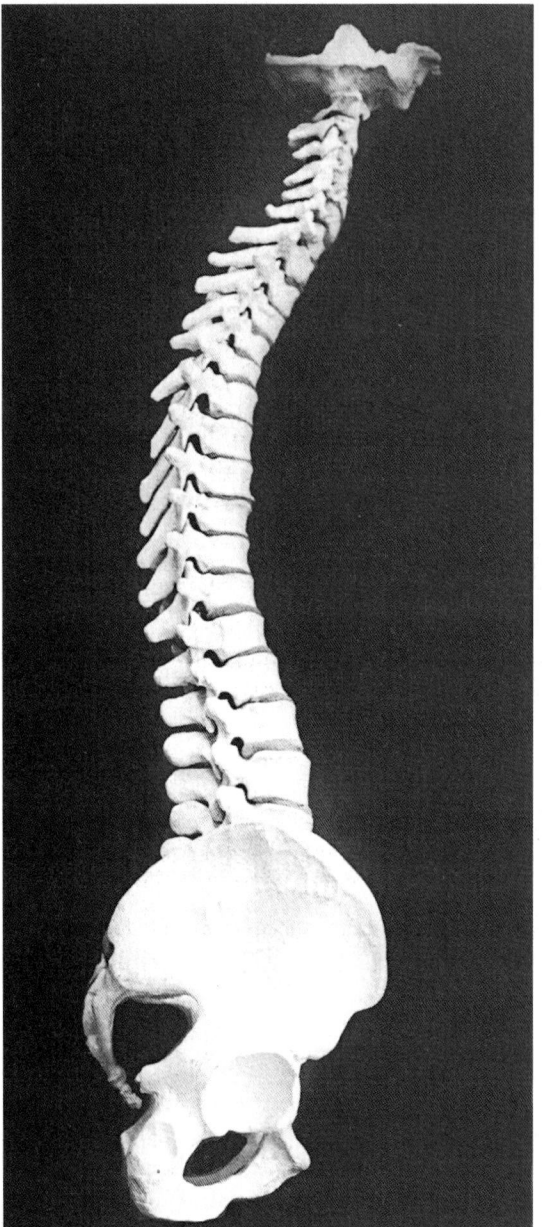 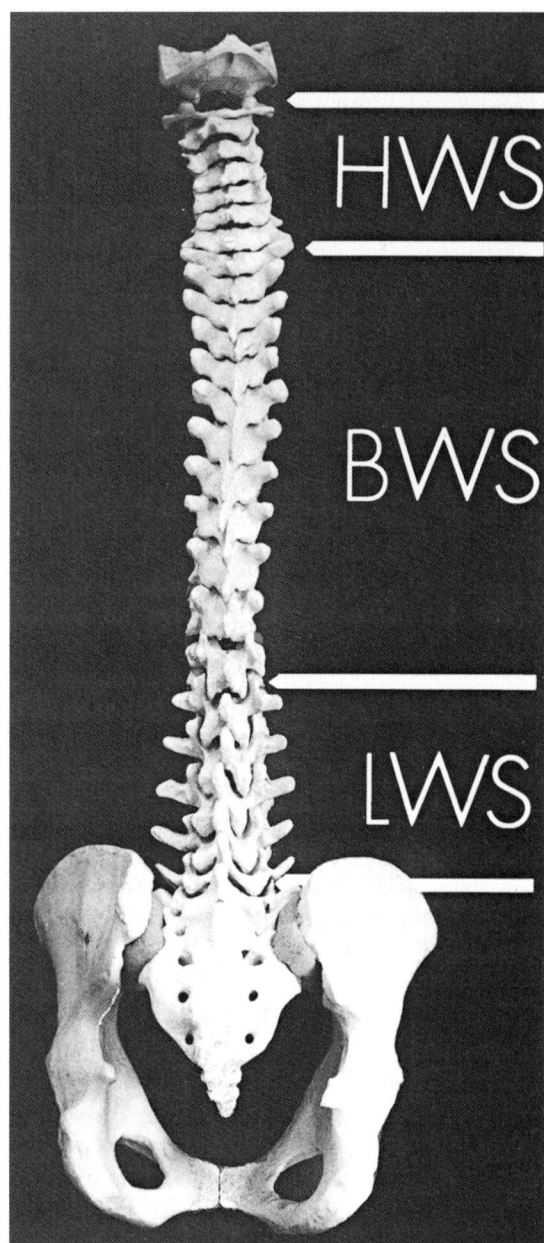

Abb. 6.1 Die Wirbelsäule ohne Brustkorb. Links: Ansicht von der Seite, rechts: Ansicht von hinten.

dominale Druck den arteriellen Blutdruck erreicht. Immerhin bedeutet gut koordinierte Funktion der Bauchwand mit dem Zwerchfell und der Rückenmuskulatur einen Schutz für die Wirbelsäule [13, 19]. Die Aufrichtung der Lordose mit Spannungszunahme der lumbodorsalen Faszie entlastet zusätzlich die Rückenmuskulatur [20].

Bewegen

Bewegungs- und Tragefunktion verhalten sich in bestimmten Grenzen gegensätzlich. Die Höhe der Bandscheiben ist ein orientierendes Maß für die Beweglichkeit der Bewegungssegmente. In Beziehung gesetzt zur Höhe der Wirbelkörper [14] ergeben sich folgende Verhältnisse:

- für die Lendenwirbelsäule 1:3
- für die Brustwirbelsäule 1:5
- für die Halswirbelsäule 1:2,5

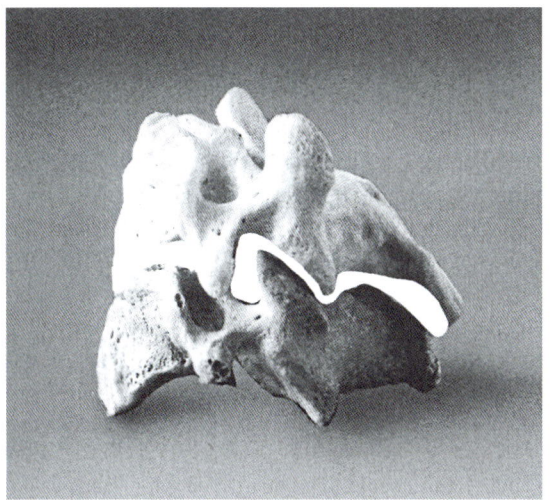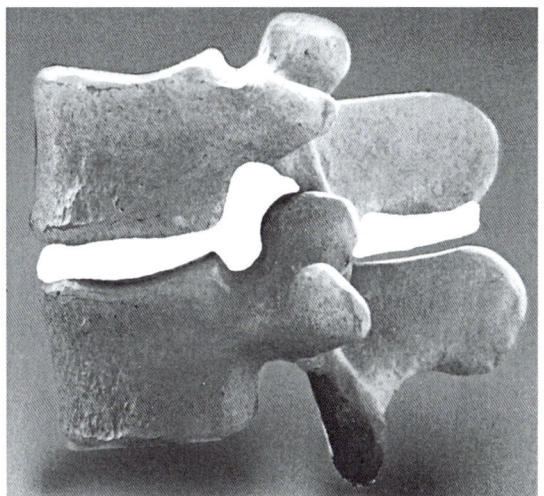

Abb. 6.2 Das Bewegungssegment (nach Junghanns) besteht aus den weichen Geweben, die zwei Nachbarwirbel miteinander verbinden: Bänder, Discus intervertebralis, Gelenke, Foramen intervertebrale. Links zervikales, rechts lumbales Bewegungssegment von der Seite betrachtet und weiß hervorgehoben.

Das bedeutet, dass die Halswirbelsäule die relativ höchsten Bandscheiben hat und die größte Beweglichkeit vorweist. Am Einzelsegment lässt sich aus der Höhe des Bandscheibenraumes im Röntgenbild auf das strukturell gegebene Bewegungsvermögen schließen. Im Vergleich zu den Nachbarsegmenten gibt sie einen Anhalt für die relative Beweglichkeit des Segmentes.

Die Gelenke schienen die Bewegungen. Sie begünstigen bestimmte Richtungen und begrenzen andere. Je steiler die Gelenke stehen, umso weniger Scherkräfte treten an der Bandscheibe bei Vor- und Rückbeuge auf. Die Besonderheiten der Gelenkstellung in den einzelnen Abschnitten werden am Anfang der jeweiligen Kapitel besprochen (➤ Kap. 7, ➤ Kap. 8, ➤ Kap. 9, ➤ Kap. 10).

Die Muskulatur, vor allem die Gruppe der Rückenstrecker, hat ihre Ansätze an den Bögen und Fortsätzen, die dabei als Hebel wirken. Die Knochenstrukturen sind dementsprechend biegungsfest konstruiert. Sie bilden auch in dieser Beziehung einen deutlichen Gegensatz zu den spongiösen Wirbelkörpern, die vor allem flächigen Druckkräften ausgesetzt sind.

Schutz des Rückenmarkes und seiner Wurzeln

Als zentrale Bewegungsachse macht die Wirbelsäule bei allen Rumpfbewegungen die kleinsten Ausschläge. Sie ist deshalb zum Schutz des Rückenmarkes im Spinalkanal vorzüglich geeignet. Der Spinalkanal liegt unmittelbar hinter den Wirbelkörpern und wird dorsal durch die knöchernen Spangen der Wirbelbögen und die dazwischenliegenden Bänder geschützt. Paarweise treten die Spinalwurzeln zwischen den Bogenwurzeln (Foramen intervertebrale) aus. Die räumlichen Beziehungen machen es verständlich, warum Wirbelsäule und Spinal-

wurzeln (bzw. Rückenmark) sich gegenseitig pathogenetisch beeinflussen können. Der in den Spinalkanal vordringende lumbale Diskusprolaps, die Bildungsanomalie des engen Wirbelkanals und das Neurinom der Spinalwurzel im Foramen intervertebrale sind Beispiele dafür, wie Raumenge zum Funktionsausfall von neuralen Strukturen führen kann. Werden dabei Rezeptoren gereizt (z. B. an den Hirnhäuten) kann auch Schmerz auftreten und die Beweglichkeit eingeschränkt werden.

6.2 Inspektion im Stand

Bei jeder Erstvorstellung und jeder Neuerkrankung sollte sich der Behandler eine orientierende Übersicht über das ganze Bewegungssystem durch sorgfältige Inspektion des Patienten verschaffen und die Beobachtungen dokumentieren. Es ist vorteilhaft, sich eine immer gleiche Reihenfolge des Vorgehens anzugewöhnen: Betrachtung des stehenden Patienten
- von der Seite (1)
- von hinten (2)
- von vorn (3).

6.2.1 Statik in Seitenansicht

Die Betrachtung der Lotverhältnisse von der Seite (➤ Abb. 6.3) gibt vor allem Hinweise auf ausgewogene oder gestörte Aktivität der Muskulatur. Der äußere Gehörgang lässt sich als Kopfschwerpunktmarkierung

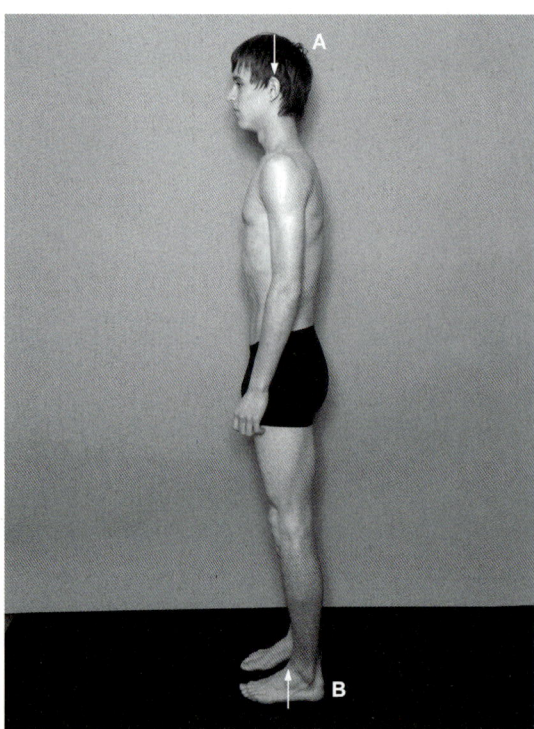

Abb. 6.3 Inspektion des stehenden Patienten von der Seite. Dabei werden die Lotverhältnisse des Rumpfes und seiner Abschnitte beachtet.
A = Kopflot, B = Basissenkrechte

benutzen. Das von dort gefällte Lot trifft bei ausgeglichener Muskelaktivität etwa auf das Os naviculare als Basis [17, 20]. *Kopf- und Basislot* fallen dann zusammen.

Abweichungen des Kopflotes nach vorn oder hinten gegenüber dem Os naviculare hängen mit der Pathologie der Hüft- und Sakroiliakalgelenke oder mit Schmerzzuständen und der Mobilität der LWS zusammen.

Bewertung – Teilstatik der Abschnitte
Die Verhältnisse sind am sichersten in *statischen Röntgenbildern* ablesbar. Jedoch können viele Informationen schon durch Betrachtung gewonnen werden. Die Inspektion verfolgt den Verlauf des Kopflotes über den zervikothorakalen und thorakolumbalen Übergang zum Hüftgelenk.

Bei ausgeglichenen Verhältnissen verläuft die Schwerelinie zervikal vom äußeren Gehörgang durch den Wirbelkörper C7. Als Entsprechung dient dem Betrachter zur äußerlichen Orientierung der hintere Ansatz des M. sternocleidomastoideus am Schlüsselbein.

Die typische *Störung der HWS-Statik* ist die Kopfvorhaltung durch inaktive tiefe Halsbeuger und überlastete oder sogar verkürzte Nackenstrecker. Folge ist die Hyperlordose des zervikokranialen Überganges mit artikulären Funktionsstörungen und Aufrichtung oder Ky-

phosierung der unteren HWS. Es handelt sich primär um eine motorische Steuerungsstörung.

Die *Kopfschwerelinie verläuft im Beckenbereich* durch den Wirbelkörper L5 und den Hinterrand des Hüftgelenkes, dem orientierend die Trochanterspitze beim Blick von der Seite entspricht.

Wenn der Trochanter deutlich vor der Kopf-Basis-Schwerelinie liegt, spricht Lewit [20, 23] von *Beckenanteposition*. Dieser Befund beruht auf einer Muskelstereotypstörung mit inaktiven Bauchwand- und Glutealmuskeln. Dabei ist die Lumballordose durch erhöhte Aktivität des thorakolumbalen M. erector spinae nach kranial verlängert und oft auch verstärkt.

Normalerweise liegt der Wirbel Th12 im statischen Röntgenbild um eine Wirbelkörpertiefe nach hinten versetzt über L5, bei Beckenanteposition oft noch mehr. Bei Betrachtung des Patienten von der Seite ist die Dornfortsatzreihe nicht erkennbar. Von schräg hinten lassen sich die Verhältnisse jedoch orientierend abschätzen. Die Aufmerksamkeit des Betrachters sollte erwachen, wenn Th12 weiter vorn als erwartet gehalten wird (Körpervorhaltung). Das ist Hinweis auf eine schmerzbedingte Zwangshaltung mit Aufrichtung von LWS und Becken. Es handelt sich um eine peripher reflektorisch erzwungene Haltung, deren Ursache durch sorgfältige Untersuchung geklärt werden muss (Prolaps?).

6.2.2 Statik in Rückenansicht

In Rückenansicht wird die symmetrische Ordnung der Körperabschnitte zur *Schwerelinie des Kopfes und zur Basis* geprüft (➤ Abb. 6.4): Fällt das Lot von der Hinterhauptmitte in die Mitte zwischen die Füße (Kopflot gleich Basislot)? Läuft es durch die Mitte zwischen den Schultern und durch die Analfalte?

Bewertung
Abweichen der Schwerelinie zu einer Seite ist Ausdruck der Mehrbelastung des gleichseitigen Beines. Zur Kontrolle kann die Untersuchung auf zwei Waagen dienen (➤ Abb. 6.5).

> Eine Seitendifferenz von mehr als 5 kg im 2-Waagen-Test ist Hinweis:
> • auf mögliche Funktionsstörungen der Kopfgelenkregion
> • auf mögliche Funktionsstörungen im Hüft-Becken-LWS-Bereich.

Bestehen Seitabweichungen im Bereich des Beckens oder der Schultern zwischen sich deckenden Kopf- und

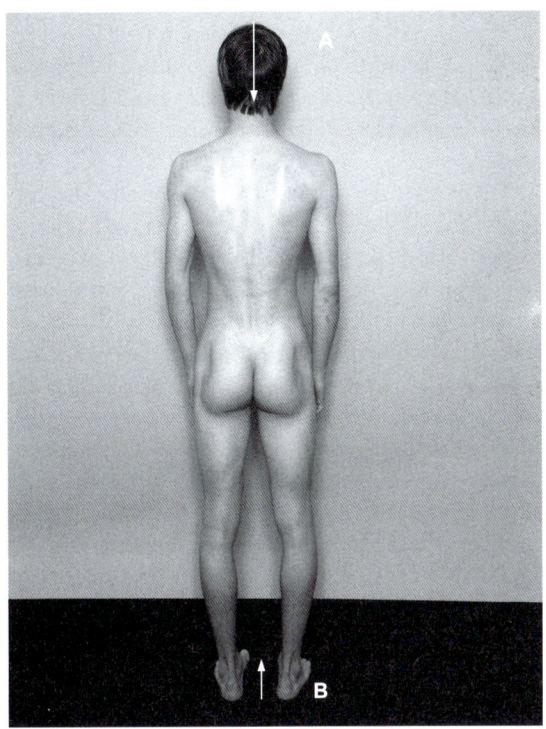

Abb. 6.4 Inspektion des stehenden Patienten von hinten. Der Betrachter vergleicht an Schultern und Rumpf die Symmetrie des Oberflächenreliefs und den Abstand korrespondierender Körperpunkte zum Kopflot (A) und zur Basissenkrechten (B) (➤ Kap. 6.2.2 und ➤ Kap. 6.2.3).

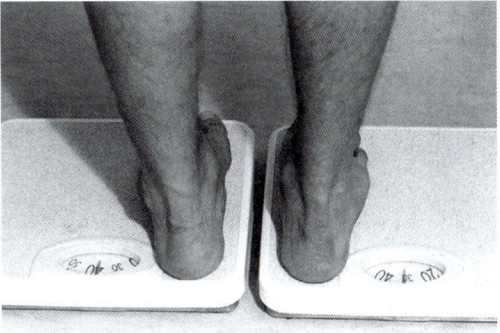

Abb. 6.5 Untersuchung im Stehen auf zwei mechanischen Federwaagen. Die Gewichtsverteilung zeigt die Fähigkeit des Patienten, die Belastungssymmetrie richtig abzuschätzen oder – wie hier – die Störung dieser Funktion (> 5 kg Differenz).

Basislotlinien, sollte die Überprüfung auf Skoliose und Schiefebenen (Beinverkürzung) folgen.

Isolierte Kopfschiefhaltungen oder Abweichungen des Beckens gegenüber der Basis zur einen und des Oberkörpers zur anderen Seite lassen an durch Schmerz erzwungene Zwangshaltungen denken, deren Ursache selten in reinen Funktionsstörungen liegt. Sie erfordern deshalb immer sorgfältige Diagnostik.

6.2.3 Symmetrieverhältnisse

Es folgt die Betrachtung der Symmetrieverhältnisse an den erkennbaren *Skelettpunkten* und im *Muskelrelief.* Korrespondierende Punkte der Oberfläche sollen gleichweit von der Mitte entfernt und auf einer Horizontalen liegen. Das Oberflächenrelief soll gleiche Form und Größenverhältnisse zeigen.

Von hinten
Folgende Anhaltspunkte werden im Seitenvergleich betrachtet und beurteilt:
• Fersen
• Waden

• Kniekehlen
• Rückfläche und Medialrand des Oberschenkels
• Gesäßfalte und Gesäßform
• Michaelis-Raute
• lumbale Rückenstrecker
• untere Rippen
• Taillenform
• Schultern und Schulterblätter mit ihrer Muskulatur
• Nackenmuskulatur.

Von vorn
Folgende Anhaltspunkte werden im Seitenvergleich betrachtet und beurteilt:
• Füße, Zehen und Streckersehnen
• M. tibialis anterior
• Kniescheibe
• M. quadriceps
• seitliche Hüftmuskulatur und Tractus iliotibialis
• Bauchwandmuskulatur und Nabel
• unterer Brustkorbrand
• M. pectoralis major
• Schulterstellung und Klavikulaverlauf
• Schulter-Hals-Linie
• M. sternocleidomastoideus
• supraklavikuläres Dreieck.
Die Interpretationsmöglichkeiten der Befunde können hier nicht im Einzelnen dargestellt werden. Die meisten *Symmetrie- und Lotabweichungen* haben ihre Ursache in Störungen der motorischen Steuerung. Da diese für die Entstehung von Wirbelsäulenfunktionsstörungen Bedeutung haben können, sollten Auffälligkeiten schon bei der Erstuntersuchung dokumentiert und vor Abschluss der Behandlung kontrolliert und dann gewertet werden.

6

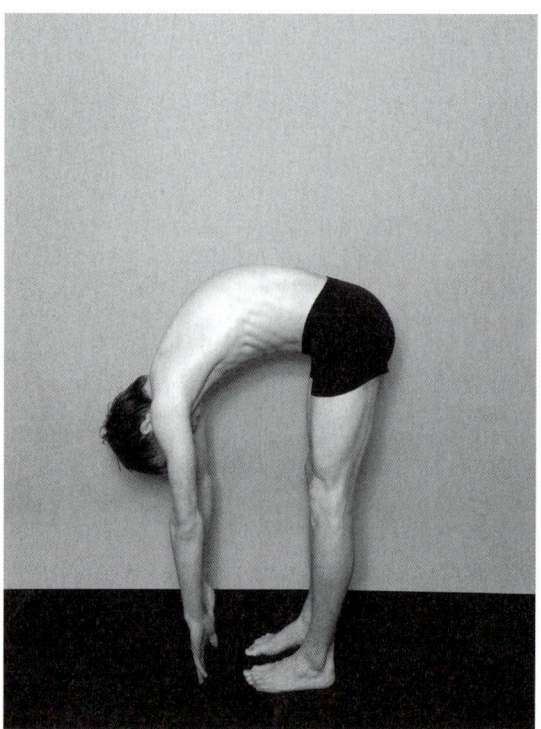

Abb. 6.6 Inspektion der Endstellung aktiver Rumpfvorbeuge. Im vorliegenden Fall sieht man die fehlende Kyphosierung der unteren LWS und langstreckig in der mittleren BWS. Dennoch erreichen die Finger den Fußboden.

6.3 Orientierende Untersuchung von Spannungszeichen und reflektorischen Phänomenen

Übersichtspalpation
In einem *ersten Tastzug* streicht der hinter dem Patienten stehende Behandler dem entspannt stehenden Patienten beidseits gleichzeitig, ruhig und zügig über die Haut:
- von der Unterkiefergegend zum Nacken
- weiter über die Schultern zum Oberarm außen (➤ Abb. 3.2).

In einem *zweiten Tastzug* gleiten die Hände
- von der hinteren Achselfalte über das Schulterblatt
- zur Flanke und zum Becken (➤ Abb. 3.3).

Den *Tasteindruck* während des Darüberstreichens nimmt die angeschmiegte Handfläche auf. Er wird durch *lokale Palpationen von Haut und Muskulatur* zwischen Daumen und Zeigefinger ergänzt. Die abgehobene Haut-Unterhaut-Falte wird untersucht: Lokale Verdickungen und Spannungsvermehrungen der Haut, ihre verminderte Verschieblichkeit und Abhebbarkeit, vor allem bei

asymmetrischem Verhalten, werden als auffälliger Befund dokumentiert. Die Palpation der Muskulatur informiert über Verspannungen eines Muskels oder einzelner Muskelfaserbündel und über mögliche Palpationsempfindlichkeiten.

Durch diese Übersichtspalpation, die je nach den Inspektionsbefunden beliebig erweitert werden kann, erhält der Behandler einen schnellen Überblick über auffällig gestörte Körperregionen und über die allgemeine *Reagibilität der nervalen Steuerung* bei seinen Patienten; je nachdem, ob wenige lokale oder zahlreiche, sehr ausgeprägte und ausgedehnte Veränderungen in den Schichten der Körperdecke *bei diesem ersten Hinfassen zu erkennen* sind.

Im Untersuchungsablauf einer Sprechstunde folgt dann meist die Palpation der Beckenpunktpaare (➤ Kap. 7.2.1). Diese Palpationsuntersuchung vergleicht in definierter Untersuchungsstellung korrespondierende Punkte des Beckens mit der Horizontalen. Sie beurteilt dabei indirekt die innere anatomische Symmetrie des Beckens, selbst wenn es schief steht. Asymmetrische Nozireaktionen, d. h. Verspannung, Verquellung und Verdickung des Gewebes können bei Störung in der Region über den Knochenpunkten palpiert werden und scheinbare Schiefstände vortäuschen. Vor Missdeutung solcher Befunde als echter Schiefstand schützt der Vergleich der vorderen und hinteren Spinahöhe und das Verhalten dieser Beckenpunkte bei aktiver Rumpfvorbeuge (➤ Kap. 7.2.2 bis ➤ Kap. 7.2.4), die in der Ablauffolge der Untersuchung meist sofort angeschlossen wird. Hierbei können Spannungen verdeutlicht werden und zeigen sich dann in kurzzeitigem Vorlaufen der palpierten Beckenpunkte oder kurzzeitiger scheinbarer Beinverlängerung. Diese Befunde gehören zu den Spannungsphänomenen aus der globalen orientierenden Untersuchung, die zusammen mit entsprechenden Befunden aus der Untersuchung der myofaszialen 10-Schritt-untersuchung (➤ Kap. 6.7) die regionale orientierende Untersuchung der LWS-Becken-Region verlangen.

6.4 Orientierende Untersuchung der aktiven Vorbeuge

Aus dem symmetrischen Stand beugt sich der Patient langsam so weit nach vorn, so lange er die Knie gestreckt halten kann (➤ Abb. 6.6).

Der Behandler beobachtet von *hinten und von der Seite*:

- den *Ablauf* der kyphosierenden Krümmung der LWS und BWS
- achtet darauf, ob die *Wirbelsäule in der Medianebene* bleibt oder zu einer Seite ausweicht
- betrachtet die *Endstellung* der aktiven Vorbeuge
- misst ggf. den *Finger-Boden-Abstand* (FBA) und die Abstandsverlängerung des *Schober-Zeichens*.

6.4.1 Inspektion des Bewegungsablaufes

Die Bewegung geht von Kopf und Schultern aus. Der Patient „rollt" die BWS und LWS in die Vorbeuge, ehe das Becken durch Hüftbeugung nach vorn kippend folgt. Die Bewegung verläuft gleichmäßig und in der Sagittalebene.

Bewertung
Vorübergehende Verzögerungen der Bewegung und vor allem „schlängelnde" Bewegungen von LWS und Becken zur Seite mit anschließend sagittal weitergeführter Vorbeuge weisen als „painful arc" auf eine Durabedrängung im Spinalkanal hin, z. B. bei Diskusläsion.

Bei heftigen lumbalen Schmerzen vermeiden viele Patienten eine stärkere Gewichtsverlagerung nach vorn. Sie beenden die Bewegung schon in der Anfangsphase und richten sich wegen des zunehmend heftiger werdenden Schmerzes sofort wieder auf, wobei sie sich an den Oberschenkeln abstützen. Auch das weist auf eine lumbale Diskusläsion hin.

Wenn das Becken nach vorn kippt bevor sich die LWS entfaltet hat, ist dies ein Hinweis auf eine Inkoordination der Muskulatur mit Inaktivität der Bauchmuskulatur. Krümmt sich die LWS auch in der Endphase der Bewegung nicht, müssen die lumbalen Rückenstrecker und die segmentale Anteflexion der LWS überprüft werden.

Seitkrümmung der LWS während der Vorbeuge tritt bei einseitigen Anteflexionsstörungen der LWS auf. Das gestörte Gelenk ist auf der Seite, zu der der Oberkörper abweicht, zu erwarten.

> *Schlängelnde seitliche Ausweichbewegungen der LWS oder schmerzbedingte Verweigerung der Vorbeuge sind dringende Hinweise auf:*
> - mechanische Durabedrängung im Spinalkanal, vor allem durch Bandscheibenläsion.
> *Beckenkippung (Hüftbeugung) als Einleitung der LWS-Vorbeuge ist Hinweis auf:*
> - Stereotypstörung der Muskulatur, vor allem durch Bauchmuskelinaktivität.

> *Seitliche Abweichung des Oberkörpers während der Vorbeuge ist Hinweis auf:*
> - einseitige Anteflexionsstörung auf der Seite, zu der der Oberkörper ausweicht.

6.4.2 Inspektion der Anteflexionsendstellung

Wenn auch in Endstellung der Anteflexion noch eine Lordose bestehen bleibt (> Abb. 6.6), müssen die segmentale Funktionsuntersuchung, die Schmerzfederung und die Überprüfung der Muskulatur in Bezug auf Verspannung und Verkürzung folgen.

Bewertung
Die tangentiale Betrachtung des Rückens vom Kopf oder vom Becken her zeigt die Symmetrie oder Asymmetrie im Relief der Rückenstrecker. Wo sie sich einseitig stärker vorbuckeln, liegt eine Rotation der Wirbel zu dieser Seite vor. Das weist auf eine Skoliose hin. Die Querfortsätze wandern auf der Rotationsseite nach dorsal und drücken den Muskel nach hinten.

Manchmal tritt am Ende der Vorbeuge nach kurzer Latenz ein Schmerz auf, der durch die passive Anspannung der interspinalen Bänder und Muskelfasern entsteht. Dann ist auch die Retroflexion am Ende oft schmerzhaft.

> *Mangelhafte Anteflexionsentfaltung der LWS in Endstellung ist Hinweis auf:*
> - Verkürzung der lumbalen Rückenstrecker
> - Anteflexionsstörung der LWS.
> *Lokalisierter Schmerz in Anteflexionsendstellung ist Hinweis auf:*
> - Interspinalschmerz, oft lokale Hypermobilität.

6.4.3 Messen der Vorbeuge

In der Endstellung wird der Abstand der Fingerspitzen vom Boden gemessen (Finger-Boden-Abstand).

Bewertung
Null bis etwa 15 cm wird als Normalverhalten gewertet (> Abb. 6.6). Abstandsvergrößerungen weisen vor allem auf die Verkürzung der Ischiokruralmuskulatur hin. Oberhalb von 30 cm wird der Hinweis auf eine Diskusläsion immer dringlicher.

Tiefere Vorbeuge als Bodenberührung (negativer Finger-Boden-Abstand) zeigt ebenfalls beachtenswerte Befunde: Hier können eine vermehrte Dehnbarkeit der Ischiokruralmuskulatur und manchmal eine lumbale

Hypermobilität vorliegen. Diese Befunde führen zur mangelhaften Fixation des Beckens im Stehen und Gehen und haben deshalb pathogenetische Bedeutung.

Einige Tests messen den Abstand zweier Punkte über der Wirbelsäule im aufrechten Stehen und in Vorbeuge (Schober-Zeichen, Ott-Zeichen). Der jeweilige Abstandszuwachs gilt als Maß für die Beweglichkeit, wobei Grenzwerte unterschiedlich festgelegt werden. Die *Schobersche Prüfung* markiert vom Dorn S1 10 cm kranialwärts einen Punkt im aufrechten Stand und misst die Entfernung in voller Vorbeuge erneut. Als Normerwartung wird eine Verlängerung auf 15 cm angegeben [5,27].

Der Wert dieser Prüfungen liegt in Verlaufsbeobachtungen bei ausgedehnten Bewegungsminderungen, einschließlich solcher, die durch Verspannung und Verkürzung des M. erector spinae und M. quadratus lumborum verursacht sind. Artikuläre Funktionsstörungen der LWS beeinflussen das Schober-Zeichen nicht.

> *Vergrößerung des Finger-Boden-Abstandes über 30 cm ist Hinweis auf:*
> * grobe Verspannung (Verkürzung) der Ischiokruralmuskulatur, vor allem reflektorisch bei diskogener Durabedrängung.
> *Kleinere Zuwächse als 5 cm in der Messstrecke der Schober-Prüfung sind Hinweise auf allgemeine Bewegungsbehinderung durch:*
> * Strukturkrankheit
> * Muskelverkürzung.

6.5 Orientierende Untersuchung der aktiven Seitneige des Rumpfes

Der Patient steht aufrecht mit symmetrischer Belastung der Beine, die während der gesamten Untersuchung unverändert stehen bleiben. Er neigt sich erst zur einen und dann zur anderen Seite. Der Behandler kann die Bewegung an den Unterarmen führen. Der Patient darf weder nach vorn noch nach hinten ausweichen und nicht das Becken hochziehen (➤ Abb. 6.7).
Der Behandler inspiziert und beobachtet jeweils *im Seitenvergleich:*
* den *Bewegungsablauf*
* die *Endstellung*
* und misst den *Bewegungsausschlag.*

6.5.1 Inspektion des Bewegungsablaufes

Die Seitneigebewegung geht vom Kopf und den Schultern aus. Mit zunehmender Neigung wird das Becken zur Gegenseite geschoben. Gleich zu Anfang macht das Becken eine kleine *synkinetische Drehbewegung* zur Gegenseite, d. h. auf der Neigungsseite bewegt sich das Becken ein wenig nach vorn. Bei weiterer Neigung kann

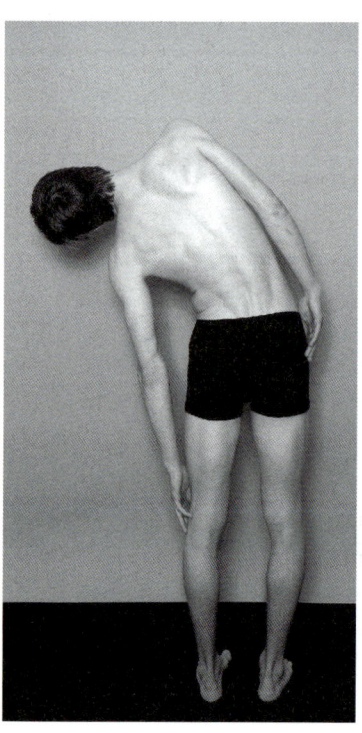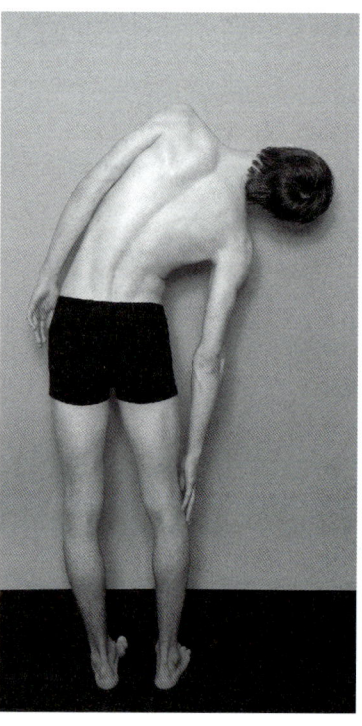

Abb. 6.7a+b Inspektion der aktiven Seitneige des Rumpfes. Der Patient neigt sich so weit zur Seite, wie es bei festem Bodenkontakt beider Füße möglich ist.
a) Fehlende Seitneigefähigkeit Th/L und mittlere BWS nach links mit Ausweichen in die Anteflexion.
b) Langstreckige Rechtsseitneigehemmung in oberer BWS.

sich die Drehung etwas vermindern, um sich dann am Bewegungsende erneut zu verstärken. Sehr mobile Patienten haben eine stärkere Synkinesebewegung als steife Patienten, bei denen diese Beckenrotation sogar fehlen kann. Die Seitneige nach rechts und links werden verglichen. Normalerweise ist das Verhalten symmetrisch.

Bewertung

Asymmetrisches Verhalten der Anfangssynkinese fordert die gezielte Untersuchung des thorakolumbalen Überganges. Die Asymmetrie der Synkinese am Bewegungsende weist auf Funktionsstörungen des lumbosakralen Segmentes hin oder des Sakroiliakalgelenkes auf der Neigungsseite mit der geringeren Mitbewegung. Schmerzhaftigkeit dieser Regionen unterdrückt die Mitbewegung und zeigt die Tendenz zum Ausweichen des Oberkörpers nach vorn und damit zur Beckenrotation zur Neigungsseite.

> *Asymmetrie der Anfangssynkinese bei Seitneige ist Hinweis auf:*
> • Funktionsstörung des thorakolumbalen Überganges.
> *Einseitig geringere Links-(Rechts-)Drehung des Beckens am Ende der Rechts-(Links-)-Seitneigung ist Hinweis auf:*
> • Funktionsstörung rechts (links) lumbosakral
> • Funktionsstörung des Sakroiliakalgelenkes rechts (links).
> *Beckenrotation zur Neigungsseite (bei Aufhebung der lumbalen Lordose) weist hin auf:*
> • schmerzbedingte kyphotische Ausweichbewegung der LWS, häufig struktureller Ursache (z. B. Wurzelbedrängung).

6.5.2 Inspektion der Endstellung

Die Seitneigungskrümmung der Wirbelsäule verläuft harmonisch von der unteren LWS bis zur mittleren BWS abnehmend. Sie sieht rechts und links gleich aus.

Bewertung

Grobe Asymmetrie des ganzen lumbalen Abschnittes ist Hinweis auf eine Skoliose oder eine verminderte Dehnbarkeit der auf der Neigungsgegenseite liegenden Muskulatur, vor allem des M. quadratus lumborum. Ist er symmetrisch verkürzt, beteiligt sich die LWS kaum an den Seitneigebewegungen. Dann hat die Krümmung ihren Scheitel in der unteren BWS.

Auch bei verminderter Seitneigungskrümmung auf kürzeren Strecken, selbst wenn nur ein Segment betroffen ist, kann sich oberhalb eine umschriebene, knickartig stärkere Krümmung zeigen. Als kompensatorische

Hypermobilität fordert sie zur Funktionsuntersuchung der Wirbelsäulensegmente in diesem Bereich auf.

Eine Seitneigung entsteht auch, wenn der Patient ein Bein entlastet, das nicht belastete Knie vorschiebt und die Beckenseite entspannt sinken lässt. Der Seitenvergleich zeigt die in der Beweglichkeit veränderten Segmente gut an. Das ist vorteilhaft, wenn die Endstellung der Seitneige für den Patienten schmerzhaft wäre.

> *Grobe Asymmetrie der Seitneigekrümmung in Endstellung ist Hinweis auf:*
> • Skoliose zur flacheren Neigungsseite
> • Muskelverkürzung auf der Gegenseite.
> *Seitengleiche Steilstellung der LWS ist Hinweis auf:*
> • beidseitige Verkürzung des M. quadratus lumborum.
> *Umschriebene Verstärkung der Seitneigekrümmung ist Hinweis auf:*
> • hypermobiles Segment; kompensatorische Hypermobilität meist in der Nachbarschaft funktionsgestörter Segmente
> *Hypermobile Seitneigeendstellung im thorakolumbalen Übergang spricht für Verkürzung des M.quadratus lumborum (z. B. Konkavseite einer Skoliose).*

6.5.3 Messung des Bewegungsausschlages im Seitenvergleich

Nach Erreichen der Endstellung bei exakter Seitneige wird an der Außenseite des Beines der tiefste Punkt markiert, den die Fingerspitzen erreichen. Das geschieht durch einen Strich oder durch Anlegen eines Behandlerfingers.

Dann folgt das Gleiche bei Neigung zur Gegenseite. Nachdem sich der Patient aufgerichtet hat, wird die Höhe der Finger oder Striche rechts und links verglichen.

Bewertung

Bei unserem Modellpatienten ist das Ausmaß der Gesamtbewegung trotz der sichtbar bewegungseingeschränkten Bereiche noch seitengleich (➤ Abb. 6.7a+b) ohne sichtbare hypermobile Kompensationszeichen.

> *Asymmetrie der Endstellung gibt einen ungezielten Hinweis auf eine behinderte Seitneige.* Schmerzen, Muskelverspannung oder Funktionsstörung von Bewegungssegmenten müssen als Ursachen gesucht werden.

6.6 Orientierende Untersuchung der aktiven Rückbeuge im Stand

Der Patient steht aufrecht, symmetrisch auf beiden Beinen. Er wird aufgefordert, sich langsam zurückzubeugen. Der Behandler sitzt oder steht hinter ihm und beobachtet (➤ Abb. 6.8):
- die *ganze Rückbeugebewegung* in ihrem Ablauf
- die *Symmetrie* der Bewegung
- das *Verhalten der Wirbelsäulenregionen*
- das *Verhalten der Rückenstrecker*.

6.6.1 Inspektion der Gesamtbewegung

Bei guter zentraler Steuerung (Kleinhirn) und Mitarbeitsbereitschaft des Patienten beginnt die Bewegung mit der Retroflexion in Höhe L5 durch das Nach-vorn-Schieben des Beckens. Sie setzt sich dann in die Retroflexion der übrigen LWS, BWS und HWS fort und in eine Kniebeugung (➤ Abb. 6.8). Schwindelpatienten müssen zur Vermeidung der Kopfrückbeuge aufgefordert werden.

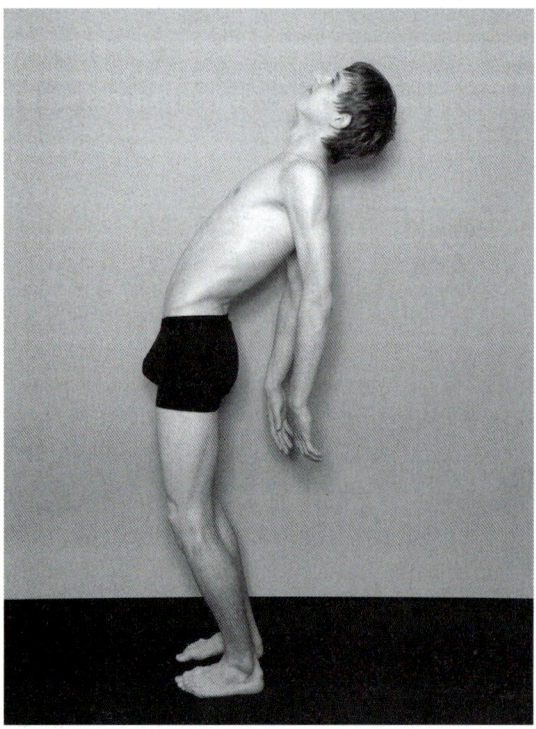

Abb. 6.8 Inspektion der vollen Rumpfrückbeuge. Der Modellpatient führt die Rückbeuge nur in der unteren LWS und bei C4 aus, die übrige Wirbelsäule beteiligt sich kaum an der Bewegung.

Bewertung

Grobe Veränderungen oder *Einschränkungen der Gesamtbewegung* resultieren aus stärkeren Schmerzen und ausgedehnten Versteifungen der Wirbelsäule. Der schmerzerfahrene Patient wird die Schmerzprovokation vermeiden und sich dementsprechend vorsichtig bewegen, manchmal nur eine Kopfrückbeuge ohne Gewichtsverlagerung riskieren. Der Schmerz kann z. B. bei schmerzhaftem Interspinalraum durch die Retroflexionsstellung hervorgerufen werden oder durch die veränderte Wirbelsäulenbelastung (Prolaps) bedingt sein. Im letzteren Falle ist in Seitlage, d.h. ohne Belastung, ein anderer Befund als bei der Retroflexionsuntersuchung im Stand zu erwarten. Schmerzen und Verspannung auf der Ventralseite des Rumpfes können ebenfalls die Rückbeuge behindern, z. B. bei Psoasverspannung oder einer schmerzhaften Narbe der Bauchwand.

> *Starke allgemeine Einschränkung der Retroflexion ist Hinweis auf:*
> - Versteifung der Wirbelsäule
> - diskogene Schmerzsyndrome
> - muskuläre Schmerzsyndrome
> - muskuläre Verspannung oder Verkürzung
> - ligamentäre Schmerzsyndrome.

6.6.2 Inspektion der Bewegungssymmetrie

Bewertung

Normalerweise bleibt die Wirbelsäule während der Retroflexionsbewegung in der Medianebene. Ein Ausweichen des Oberkörpers zu einer Seite kann schmerzbedingt sein oder weist auf die Rückbeugestörung eines Lumbalgelenkes auf der Gegenseite hin. Das gestörte Segment kann dann an der Basis der Seitabweichung vermutet werden. Die Seitabweichung des Oberkörpers kann mit einer Beckendrehung zur gleichen Seite kombiniert sein.

> *Links-(Rechts-)Seitenabweichung des Oberkörpers bei Retroflexion ist Hinweis auf:*
> - Rückbeugestörung rechts (links) lumbal.

6.6.3 Inspektion der einzelnen Regionen

Die einzelnen Regionen – lumbosakral, lumbal, untere BWS – werden während der Rückbeuge beobachtet.

In der Regel entsteht die tiefste Querfalte direkt oberhalb der beiden SIPS (Grübchen). Die Querfalte soll symmetrisch sein. Die Rückbeugekrümmung der höheren Lumbalsegmente ist nicht so stark, die Querfalten sind nicht so tief.

In der mittleren BWS kommt es nur zu einer Aufrichtung.

Bewertung
Der Gipfel der Retroflexionskrümmung kann nach kranial verlagert sein, manchmal in die untere BWS. Das weist auf eine erhebliche Inkoordination zwischen dem M. erector spinae und der Bauchmuskulatur hin, die durch eine abgelaufene Lumboischialgie oder durch aktuellen Rückbeugeschmerz der unteren LWS ausgelöst wurde. Die Segmente des thorakolumbalen Überganges werden dabei oft hypermobil.

Verlagerung der stärksten Retroflexion zum thorakolumbalen Übergang hin ist Hinweis auf:
• unökonomische Steuerung der Muskulatur (Inkoordination)
• Koordinationsstörung oder Restschmerz nach einer durchgemachten Lumboischialgie
• Folge eines Retroflexionsschmerzes der unteren LWS.

Eine quantitativ vergrößerte Rückbeuge ist ein Hinweiszeichen auf eine konstitutionelle *Hypermobilität.* Die verstärkte Beweglichkeit betrifft die gesamte LWS. Damit kombiniert – seltener isoliert – kann eine lokale, d.h. segmentale Verstärkung der Rückbeuge beobachtet werden, die sich an der tieferen Querfalte über dem Segment zu erkennen gibt. Das betrifft besonders häufig L5/S1, kommt aber auch in thorakolumbalen Segmenten nicht selten vor.

Solche lokale Überbeweglichkeit führt oft zum interspinalen Bandschmerz. Dann hemmt dieser die Rückbeuge und verdeckt den Befund. Ein Schmerz in der Endstellung bei scheinbar normaler Beweglichkeit ist deshalb für eine lokale Hypermobilität verdächtig.

Schmerz bei maximaler Retroflexion auch ohne deutliche Bewegungsbehinderung ist Hinweis auf:
• lokale Hypermobilität mit interspinalem Schmerz.

Verminderung der Rückbeuge bei abgeflachter lumbaler Lordose oder Steilstellung fordert Schmerzuntersuchung und Funktionsprüfungen der LWS in Retroflexionsrichtung.

Regionale Retroflexionseinschränkung (bei L5 fehlende Querfalte) ist Hinweis auf:
• Wirbelsäulenfunktionsstörung
• interspinalen Schmerz.

6.6.4 Palpation der Rückenstrecker

Wenn im aufrechten Stand der M. erector spinae einseitig oder doppelseitig lumbal tastbar verspannt ist, wird er in voller Rückbeuge erneut palpiert. Verschwindet die Verspannung, war sie nur leicht (ersten Grades). Bleibt sie auch in Rückbeuge bestehen, wird sie anschließend in Bauchlage kontrolliert. Ist der Muskel dann entspannt, wird die Verspannung als 2. Grades gewertet. Besteht sie auch dann noch weiter, wird eine Verspannung 3. Grades dokumentiert. Verspannung der Rückenstrecker ist immer Ausdruck eines lumbalen Schmerzes.

6.7 Myofasziale Spannungsprüfung im Liegen

Diese Untersuchung soll die aktuellen myofaszialen Spannungsverhältnisse unter *Ausschaltung der dynamischen und posturalen Aktivität* aufzeigen. In zehn Untersuchungsschritten werden alle Körperregionen untersucht, einschließlich der Extremitäten. Das ergibt eine hinweisende Charakteristik der Gewebe- und Mobilitätsverhältnisse, sowohl der untersuchten Regionen als auch der globalen Organisation dieser Verhältnisse im Gesamtsystem.

Als diagnostisches Verfahren erfasst es *gestörte Gewebecompliance und gestörte Resonanz aller Gewebe auf passive Bewegung.* Störungsbefunde sind Manifestationen von erhöhter Resistenz und verminderter Compliance. Diese Störungen haben nicht nur Auswirkungen auf die Bewegungsfunktion, sondern auch auf die Zirkulation, auf viszerale Funktionen und auf autonome Regelvorgänge.

Untersucht wird mit *physiologisch kleinen passiven Bewegungen,* bei denen der Fokus der *Palpationswahrnehmung auf die Anfangsspannung gerichtet* ist, nicht wie bei den meisten anderen Untersuchungen auf die Endespannung.

Erwartet wird Symmetrie der Anfangsspannung. Asymmetriebefunde werden dokumentiert und aus dem Verhältnis des Spannungsverlaufs von Region zu Region können kompensierte oder dekompensierte Muster vermutet werden.

Myofasziale Spannungstests im 10-Schritte-Programm

- Traktion der Beine (1)
- Beine Richtung Innenrotation (2)
- Spinaschaukel (3)
- Translation unterer Thorax (4)
- Kompression oberer Thorax (5)
- Unterarm in Richtung Pronation (6)
- Traktion der Arme in maximaler Schulterflexion (7)
- Schulterdepression (8)
- HWS-Translation (9)
- Traktion am Okziput (10)

Für alle Untersuchungen liegt der Patient auf dem Rücken. Die Fersen liegen nicht auf der Liege, damit die Neutral-Null-Stellung der Knie ermöglicht wird. Da die Vernetzung der Ruhespannung des Körpers erfasst werden soll, wird nicht passiv entspannend gelagert; nur bei Patienten mit fixierter Brustkyphose wird die Hyperlordosierung der HWS durch Lagerung abgemildert.

Damit keine Artefakte aus zufällig schiefer Lage in die Untersuchung einfließen, stellt der liegende Patient vor Beginn der Spannungstests noch einmal kurz seine Beine auf, hebt sein Becken an und streckt danach seine Beine. Der Behandler wechselt seine Stellung nach den Anforderungen zur Untersuchung.

Spannungstest: Traktion der Beine (1)

➤ Abb. 6.9: Der Behandler steht am Fußende. Er umgreift beide Unterschenkel von außen direkt über dem Sprunggelenk und hebt die Beine nur so weit an, dass sie keine Reibung mehr mit der Unterlage haben. Zuerst rechts, dann links zieht er sanft das Bein in die Traktion und registriert die Anfangsspannung. Erwartet wird, dass der Traktionsimpuls sich weich ausbreitet und unmerklich „versandet". Bei Störung läuft auch der kleinste Impuls ungepuffert bis zum unteren Thorax.

Spannungstest: Beine in Richtung Innenrotation (2)

➤ Abb. 6.10: Der Behandler steht am Fußende und umgreift beide Unterschenkel von außen direkt über dem Sprunggelenk. Zuerst rechts, dann links (oder auch umgekehrt) gibt er einen weichen Impuls Richtung Innenrotation ohne zu bewegen. Erwartet wird, dass die Gewebe dem Impuls weich nachgebend antworten. Asymmetrie der Spannungsantwort wird für die spätere Wertung registriert.

Besteht in Verrechnung mit anderen Befunden aus der orientierenden Untersuchung Verdacht auf Störungen dieser Beinkette, schließen sich die regionalen Spannungstests für den Fuß, das Knie, die Hüfte und das Becken an.

Spannungstest: Spinaschaukel (3)

➤ Abb. 6.11: Der Behandler steht seitlich in Höhe der Hüftgelenke. Er legt die Daumenballen auf die vorderen oberen Darmbeinstachel (SIAS) und richtet den Untersuchungsimpuls nacheinander rechts und links weich federnd in Richtung Unterlage. Er erwartet beiderseits weiche Federung. Asymmetrie der Federungsspannung geht in die Wertung der Gesamtkörperspannung ein und erfordert gegebenenfalls die Fortführung der Untersuchung in der Beckenregion (Regionale Spannungsphänomene Becken-LWS ➤ Kap. 7.4).

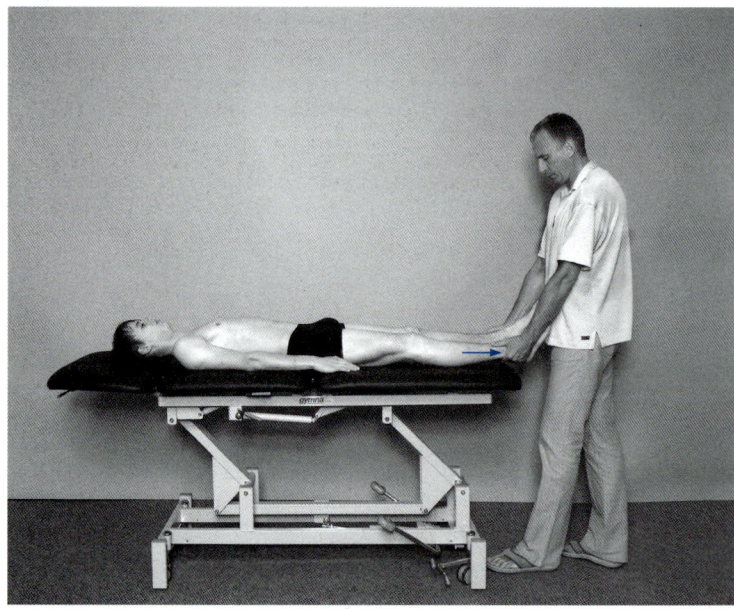

Abb. 6.9 Spannungstest 1: Traktion an den Beinen. Zuerst an einem, dann am anderen Bein zieht der Behandler sanft in die Traktion und registriert die Anfangsspannung.

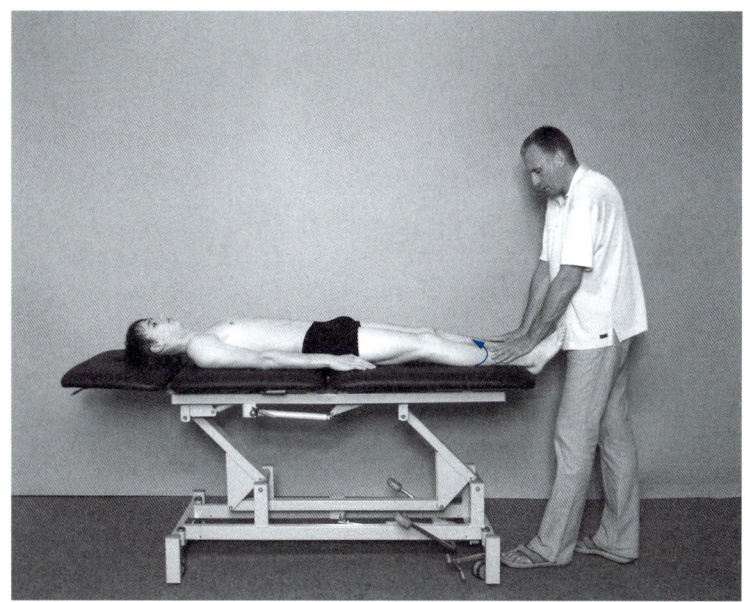

Abb. 6.10 Spannungstest 2: der Beine in Richtung Innenrotation. Registriert wird die außenrotatorische Anfangsspannung.

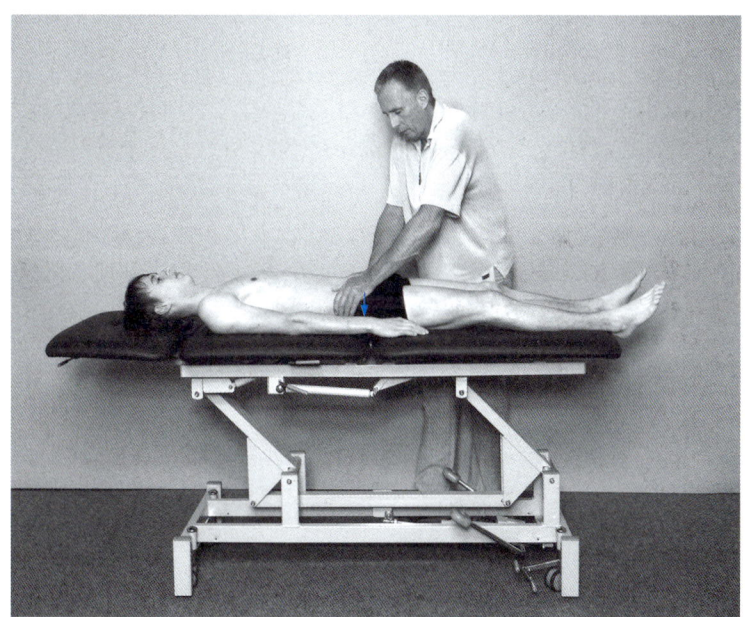

Abb. 6.11 Spannungstest 3: Spinaschaukel. Verglichen werden die Anfangsspannungen bei minimalem Schub rechts und links an der Spina nach dorsal.

Spannungstest: Translation unterer Thorax (4)

➤ Abb. 6.12: Der Behandler steht seitlich in Höhe des Bauchnabels. Er legt seine Hände großflächig von der Seite an den unteren Thorax. Die Hände geben nacheinander einen sanften Druck auf den Thorax im Sinne der Verschiebung zur anderen Seite (Frontalebene). Asymmetrie der Spannung kommt häufig aus dem Zwerchfell, dem M. iliopsoas, der Brustwirbelsäule und den Rippen. Dies kann durch weitere Untersuchung der regionalen Spannungsphänomene an BWS und Thorax und sich

daraus ergebender gezielter Untersuchungen verifiziert werden (➤ Kap. 8).

Spannungstest: Kompression oberer Thorax (5)

➤ Abb. 6.13: Der Behandler steht seitlich am Thorax. Er legt seine Hände großflächig von vorn auf die oberen Rippen, die Fingerspitzen zeigen nach kranial. Die Hände geben nacheinander einen sanften Druck auf den Thorax im Sinne der Verschiebung nach dorsal (Sagittalebene). Asymmetrie der Spannung weist hin auf

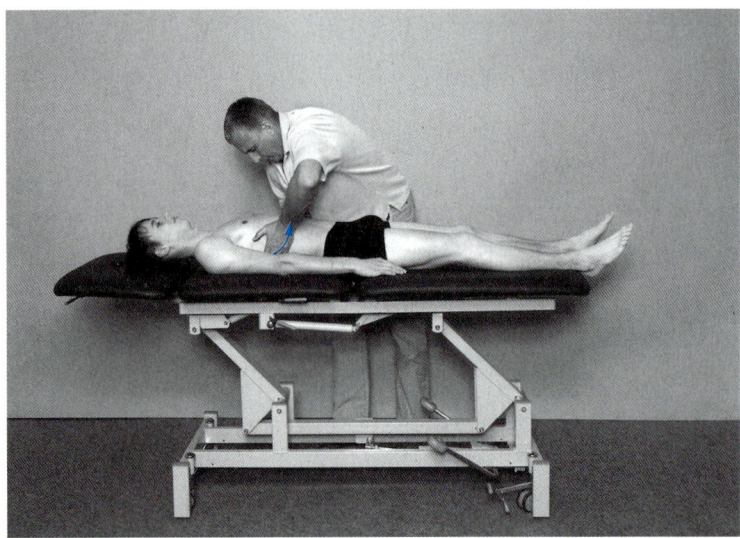

Abb. 6.12 Spannungstest 4: Translation unterer Thorax. Die Richtung der seitenvergleichenden Anfangsimpulse ist laterolateral gerichtet.

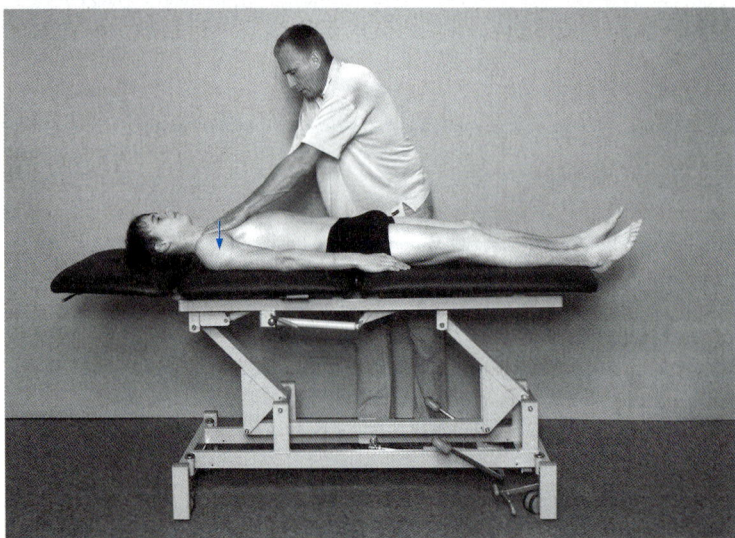

Abb. 6.13 Spannungstest 5: Kompression oberer Thorax. Dorsale Richtung der seitenvergleichenden Anfangsimpulse.

Funktionsstörungen der zervikothorakalen Übergangsregion und auf komplexe Störungen der Atmungsfunktion (Hochatmung).

Spannungstest in Richtung Unterarmpronation (6)
> Abb. 6.14: Der Behandler bleibt seitlich, greift die Unterarme des Patienten dicht über dem Handgelenk und führt sie in leichte Ellbogenbeugung. Nacheinander gibt er einen weichen Impuls Richtung Pronation ohne zu bewegen. Erwartet wird, dass die Gewebe dem Impuls weich nachgebend antworten. Asymmetrie der Spannungsantwort wird für die spätere Wertung registriert und führt bei entsprechenden Hinweisen zu weiterer regional orientierender und sich daraus ergebender gezielter Untersuchung an Hand, Ellbogen und Schulter.

Spannungstest: Traktion der Arme in maximaler Flexion (Elevation, 7)
> Abb. 6.15: Der Behandler steht am Kopfende. Er greift die Arme des Patienten oberhalb der Handgelenke und hebt die gestreckten Arme nach oben. Sanfter Verlängerungszug an beiden Seiten soll mit nachgebender Spannung beantwortet werden (s. auch Traktion der Beine). Bei Störung läuft auch der kleinste Impuls bis zum unteren Thorax oder zum Becken. Im Zusammenhang mit dem Pronationstest weist dieser Test auf Störungen in den Armketten hin; im Zusammenhang mit den Tests am Rumpf auf Störungen am Becken, Brustwirbelsäule, Rippen, Thoraxmuskulatur und besonders auf Störungen im Funktionsfeld von M. iliopsoas und Zwerchfell.

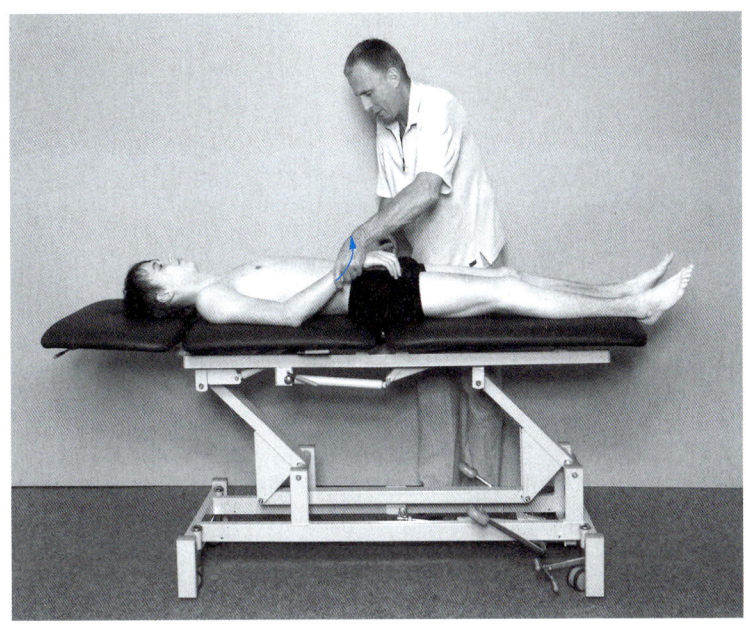

Abb. 6.14 Spannungstest 6: Unterarm in Pronation. Registriert wird die Anfangsspannung der supinatorischen Kräfte.

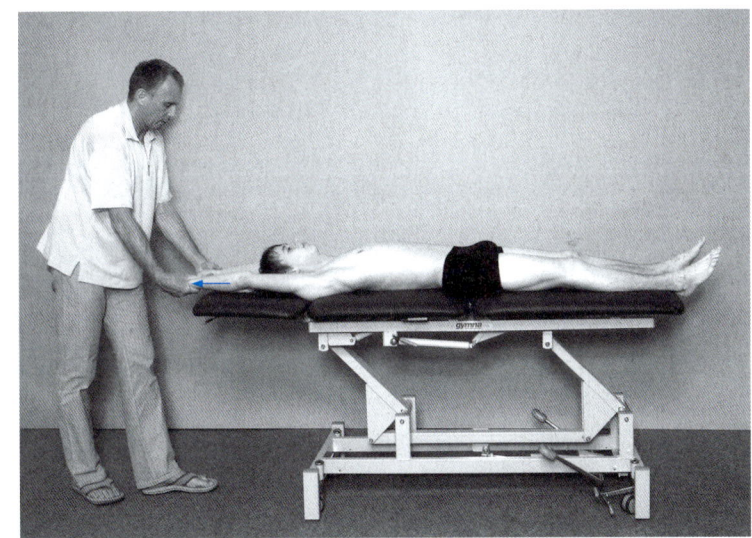

Abb. 6.15 Spannungstest 7: Traktion der Arme in maximaler Elevation

Spannungstest: Schulterdepression (8)

➤ Abb. 6.16: Der Behandler steht am Kopfende. Er schiebt seine Langfinger beidseits unter die Schulterblätter, die Daumen sind abgespreizt und umgreifen die Schulterhöhe bis zum Schlüsselbein. Nacheinander geben die Hände auf den umfassten Schultergürtel einen kleinen Verschiebeimpuls nach kaudal, dem die Gewebe im Normalfall weich nachgeben sollen. Spannungserhöhung zeigt sich in sofortigem Widerstand trotz des geringen Reizes. Die nachfolgende regional orientierende Untersuchung wird dann ergeben, ob mehr die Strukturen des Schultergürtels oder die des zervikothorakalen Überganges, insbesondere die Region der oberen Rippen und des orofazialen Systems oder beide, die Spannung unterhalten.

Spannungstest: Translation der HWS (9)

➤ Abb. 6.17: Der Behandler steht am Kopfende. Die Langfinger beider Hände umgreifen von beiden Seiten den Hals und liegen großflächig über den Wirbelbögen, die Handwurzeln liegen jeweils weich auf dem M. sternokleidomastoideus. Die Hände geben nacheinander einen sanften Druck auf den Hals im Sinne der Verschiebung zur anderen Seite (Frontalebene). Asymmetrie der Spannung weist hin auf myofasziale und Gelenkstörungen der Halswirbelsäule, was durch weitere Untersu-

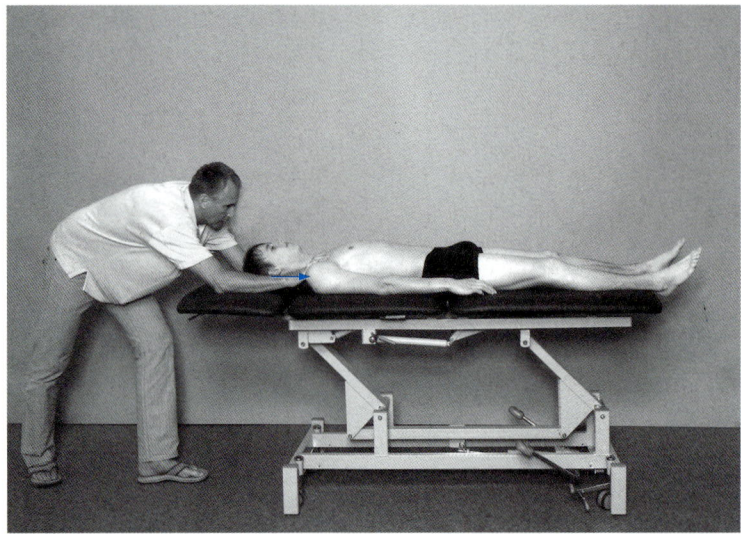

Abb. 6.16 Spannungstest 8: Schulterdepression. Hinweisend auf Strukturen des Schultergürtels, des zervikothorakalen Übergangs und des orofazialen Systems.

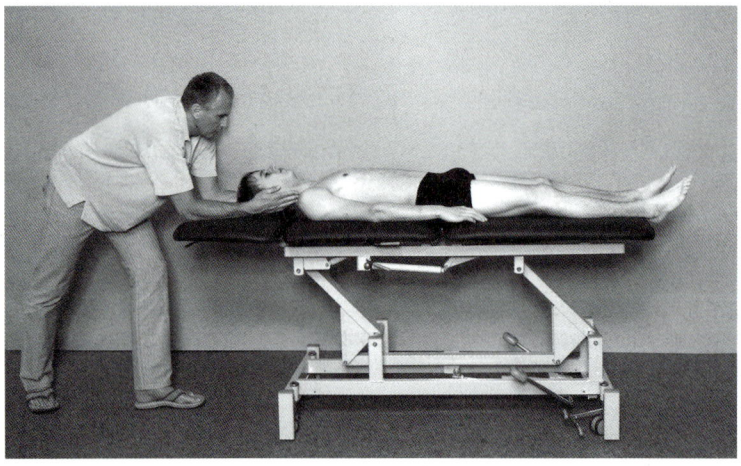

Abb. 6.17 Spannungstest 9: Translation an der HWS. Asymmetrie weist auf myofasziale und Gelenkstörungen der HWS hin.

chung regionaler Spannungszeichen und sich daraus ergebender gezielter Untersuchungstechniken aufgezeigt werden kann.

Spannungstest: Traktion am Okziput (10)

➤ Abb. 6.18: Der Behandler steht, besser er sitzt am Kopfende. Er legt seine Hände unter den Hinterkopf des Patienten, die Fingerspitzen –auf das Inion gerichtet – umgreifen das Okziput. Durch diese Handanlage erhält der folgende Traktionsimpuls am Okziput eine lateral gerichtete Komponente, die vor allem die Okziputkondylen erreicht. Wie bei allen Tests wird als Normalbefund Spannungssymmetrie erwartet. Asymmetrie weist auf Störungen im Kopfgelenkbereich und/oder auf Span-

nungen am Schädel hin, am häufigsten aus der Schädelbasis über das orofaziale System (➤ Kap. 10.6).

MERKE

Das 10-Schritte-Programm der myofaszialen Spannungsprüfungen ermöglicht:
- eine schnelle Information über regionale Beweglichkeit und Gewebebeschaffenheit
- und deren Organisation am ganzen Körper mit Betonung von Schlüsselregionen.

Das macht dieses Programm zu einem hervorragenden, auch standardisierbaren Screeningverfahren der Manuellen Medizin, in der Diagnostik und in der Verlaufskontrolle.

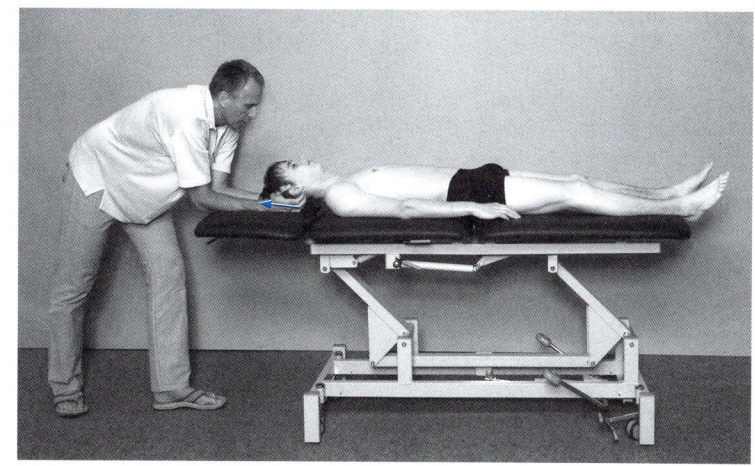

Abb. 6.18 Spannungstest 10: Traktion am Okziput. Kann Hinweise geben auf Kopfgelenke und Schädelspannungen aus dem orofazialen System.

LITERATUR ZU KAPITEL 6 UND 7

[1] Bourdillon JF, Day EA, Bookhout MR (1992) Spinal Manipulation, 5th Edn. Butterworth-Heinemann, Oxford

[2] Bogduk N (1983) The innervation of the spin. Spine19: S. 2096–2102

[3] Cramer A (1965) Sakroiliakalmechanik. Asklepios 6: S. 261–263

[4] David and Albrook (zit nach Kapandji, Abb. 67a)

[5] Debrunner HU (1971) Gelenkmessung (Neutral-0-Methode), Längenmessung, Umfangsmessung. Bulletin, Organ AG Osteosynthesefragen

[6] Dejung B (1985) Iliosakralgelenksblockierungen – eine Verlaufsstudie. Manuel Med. 23: S. 109–111

[7] Dejung B (2003) Triggerpunkttherapie. Huber Bern

[8] Erdmann H (1960) Zur Statik des symmetrischen Assimilationsbeckens. In: Junghanns H (Hrsg.) Ergebnisse der Wirbelsäulenforschung. Die Wirbelsäule in Forschung und Praxis BD XV, Hippokrates, Stuttgart, S. 103–130

[9] Erdmann H (1965) Vergleichend anatomische Untersuchungen zum Verständnis der Statik und Dynamik von Becken und Lendenwirbelsäule bei verschiedenen Beckentypen. Asklepios 6: S. 257–261

[10] Farfan HF (1979) Biomechanik der Lendenwirbelsäule. Hippokrates, Stuttgart

[11] Fischer H (1971) Beckenschiefstand und Oberbauchbeschwerden. Z Physiotherapie (Leipzig) 23: S. 151–157

[12] Froning EC, Frohman B (1968) Motion of the Lumbosacral spine after laminectomy and spine fusion. J Bone Jt Surg 50A: S. 897–918 (zit nach Bourdillon, Tabelle 2.2)

[13] Gracovetsky S (1988) The spinal engine. Springer, Wien New York

[14] Gracovetzky S, Kary M, Pitchen I, Levy S, Ben Said R (1989) The Importance of Pelvic Tilt in Reducing Compressive Stress in the Spine During Flexion-Extension Exercises. Spine 14: S. 412–416

[15] Graichen H, Putz R (2006) Anatomische und funktionelle Aspekte von Brust- und Lendenwirbelsäule. Manuelle Medizin 44: S. 479–486, Springer Medizinverlag

[16] Gray's Anatomy, Descriptive and Applied (1999). Longmans, London

[17] Gutmann G (1965) Zur Frage der konstruktionsgerechten Beanspruchung von Lendenwirbelsäule und Becken beim Menschen. Asklepios 6: S. 263–269

[18] Kaltenborn F (1965/66) Frigjøring av Ryggraden (Sonderdruck aus „Fysiotherapeuten", Heft 1–4)

[19] Kapandji IA (2000) Funktionelle Anatomie der Gelenke. Bd. 3 Rumpf und Wirbelsäule. 3. Aufl. Enke, Stuttgart

[20] Lewit K (1982) Röntgenologische Kriterien statischer Störungen der Wirbelsäule. Manuel Med 20: S. 26–35

[21] Lewit K (1987) Beckenverwringung und Iliosakralblockierung. Manuel Med 25: S. 64–70

[22] Lewit K (1989) Verschiebungen im Bereich der Symphyse und der Tubera ischiadica. Manuel Med 27: S. 91–94

[23] Lewit K (2007) Manuelle Medizin. 8. Aufl. Elsevier GmbH, Urban & Fischer, München

[24] Lewit K, Wolff HD (1970) Beckensymposium in Piestany. Manuel Med 8: S. 150–153

[25] Maigne R (1970) Wirbelsäulenbedingte Schmerzen und ihre Behandlungen durch Manipulation. Hippokrates, Stuttgart

[26] Metz EG, Badtke G (1975) Beckentypen im Kindesalter – Konsequenzen für die Belastbarkeit? Rehabilitacia VIII: Suppl. 10/11, Obzor, Bratislava, S. 205–211

[27] Moll H, Harke G, Graf M (2006) Brustwirbelsäule (BWS). Manuelle Diagnostik und Therapie. Manuel Med. 44: S. 487–494

[28] Neumann HD (1985) Manuelle Diagnostik und Therapie von Blockierungen der Kreuzdarmbeingelenke nach F. Mitchell (Muskelenergietechnik). Manuel Med 23: S. 116–126

[29] Paoletti S (2001) Faszien. Anatomie, Strukturen, Techniken, Spezielle Osteopathie. Elsevier GmbH, Urban & Fischer, München

[30] Rauber; Kopsch. Hrsg. Leonhard H (1987) Band I Bewegungsapparat. Thieme Stuttgart, New York

[31] Schmidt HJA (1985) Sakroiliakale Diagnose und Behandlung 1978–1982. Manuel Med 23: S. 101–108

[32] Schmorl G (1929) Über Knorpelknötchen an der Hinterfläche der Wirbelbandscheiben. Fortschr. Röntgenstr. 40, 4: S. 629–634

[33] Schmorl G, Junghanns H (1953) Die gesunde und die kranke Wirbelsäule in Röntgenbild und Klinik, 3. Aufl. Thieme, Stuttgart
Singer KP, Giles LGF (1990) Manual therapy considerations at the thoracolumbar junction: an anatomical and functional perspective. J Manipu Physiol Ther 13: S. 83–88

[34] Stoddard A (1961) Lehrbuch der osteopathischen Technik an Wirbelsäule und Becken. Hippokrates, Stuttgart

6

[35] Sturesson B, Selvik G, Udén A (1989) Movements of the sacroiliac joints. A roentgen stereophotogrammatic analysis. Spine *14:* S. 162–165

[36] Tanz SS (zit nach Kapandji Bild 67b) Travell JG, Simons DG (1999) Myofaszial Pain and Dysfunction. Triggerpunkt

[37] Troup JDG (1968) PhD thesis, London University (zit nach Bourdillon, Tab. 2.1)

[38] Weisl H (1955) Movement of the sacro-iliac joint. Acta anat *23:* S. 80–91

[39] Richardson C (2004) Therapeutic exercise for lumbal et pelvic stabilisation. Churchill Livingston

[40] Travell JG, Simons DG (1998/2000) Handbuch der Muskeltriggerpunkte, Bd. 1 + 2, Urban & Fischer, München

Untersuchung und Behandlung des Beckens und der Lendenwirbelsäule

7.1 Vorbemerkungen zur funktionellen Anatomie

ÜBERBLICK
- Funktionelle Anatomie des Beckens
- Funktionelle Anatomie der Lendenwirbelsäule

Nach einer global orientierenden Untersuchung des Körperstammes folgen, bei entsprechenden Auffälligkeiten, gezielt orientierende regionale Untersuchungen des Beckens und der Lendenwirbelsäule. Hierfür ist das Wissen um funktionell anatomische Gegebenheiten Voraussetzung.

7.1.1 Funktionelle Anatomie des Beckens

Die drei Knochen des Beckenringes, das Kreuzbein (Os sacrum) und die beiden Hüftbeine (Ossa coxae), sind miteinander federnd beweglich durch die Symphyse und die beiden Sakroiliakalgelenke verbunden (➤ Abb. 7.1).

Das *Hüftbein* entsteht durch Verschmelzung von drei Knochen: Os Ilium, Os ischii, Os pubis. Das Os ilium bildet die *Beckenschaufel* und trägt die Gelenkfläche des amphiarthrotischen Sakroiliakalgelenkes und die Ansätze der sakroiliakalen Bänder. Das dorsal liegende Os ischii trägt den *Sitzbeinhöcker* (Tuber ischiadicum), der kräftigen Muskeln und Bändern als Ansatz dient, sowie die *Spina ischiadica*, an der das Sakrospinalband ansetzt. Der Tuber ist von dorsal – bei gebeugtem Bein von dorsokaudal – durch die Gesäßmuskulatur tastbar, die Spina nicht. Die vom Tuber und der Spina ausgehenden zum Sakrum ziehenden Bänder begrenzen die Nutationsbewegung des Sakrums, d. h. dessen Anteflexion gegenüber dem Os coxae.

Das rechte und linke Os pubis verbinden sich vorn in der *Symphyse*. Sie besteht aus mehreren Knorpelschichten und weist in der Mitte einen Spalt auf. Die Symphyse erlaubt kleine Verschiebe- und Wackelbewegungen. Bei sehr lockerer Beweglichkeit des Beckenringes ist eine Stufe am oberen Symphysenrand tastbar und röntgenologisch sichtbar, wenn der Patient auf einem Bein steht. Die Symphysenbewegungen werden in der Schwangerschaft physiologisch lockerer. Die Symphyse ist kein Synovialgelenk. Reversible Bewegungsfunktionsstörungen sind nicht bekannt.

Das *Kreuzbein* liegt in Verlängerung der Wirbelsäule dorsal im Beckenring, zwischen die beiden Hüftbeine eingefügt. Es besteht aus fünf, in manchen Fällen (hohes Assimilationsbecken) aus sechs knöchern miteinander verschmolzenen Wirbelspangen [8, 9]. Ventral und dorsal liegen vier Paare Intervertebralforamina, beim Assimilationsbecken fünf. Die Dornfortsätze sind zu einer welligen Leiste (Crista sacralis mediana) verschmolzen und bieten den Ansatz für einen Teil der Rückenstrecker. Nur der 1. Sakraldorn ist manchmal tastbar. Die seitliche Knochenmasse (Pars lateralis) trägt auf ihren Seitenflächen in Höhe des 1.–3. Sakralwirbels die Gelenkflächen für die Sakroiliakalgelenke.

Die Gelenkspalte beider *Sakroiliakalgelenke* konvergieren nach dorsal und kaudal. Bei dem Beckentyp des hohen Assimilationsbeckens können sie sagittal stehen. Dann sind die Gelenkflächen besonders schmal und wenig gegen Lockerung gesichert. Die Gelenkflächen sind hakenförmig gebildet, d. h. ein länglich schmaler Anteil verläuft in der Längsachse des Sakrums kraniokaudal, ein kurzer, plumper Anteil biegt kranial nach dorsal um. Die Gelenkflächen von Sakrum und Ilium haben spiegelbildliche Form, die Oberflächengestalt beider Flächen verhält sich wie Original und Abguss.

In der Kindheit sind die Gelenkflächen glatt [8]. Später tritt eine zentral liegende Ausbuchtung der Iliumfläche mit entsprechender Einbuchtung der Sakrumfläche auf. Mit zunehmendem Alter werden die Flächen immer höckriger, wobei die Erhebungen einer Seite jeweils in Vertiefungen der Gegenseite passen. Das ist beim männlichen Becken ausgeprägter [19] und entspricht, respektive bedingt die abnehmende Beweglichkeit im Erwachsenenalter.

Physiologische Bewegungen des Beckens

Die Bewegungen zwischen Os sacrum und Os coxae werden als *Nutation* und *Gegennutation* des Os sacrum beschrieben [19]. Diese Bewegungen verlaufen als „Nicken" und Aufrichten scheinbar um eine quere Achse im Sakroiliakalgelenksbereich. Durch die überwiegende Schrägstellung der Gelenke – nach dorsal und kaudal

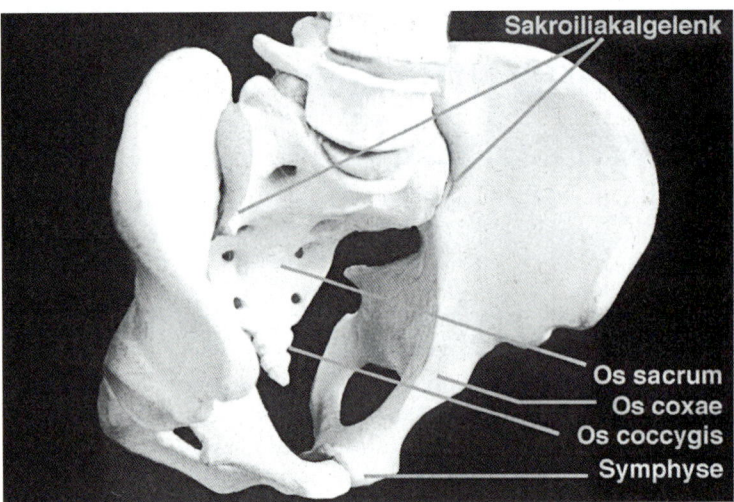

Abb. 7.1 Die drei Knochen des Beckenringes, das Kreuzbein und die beiden Hüftbeine, werden durch die Symphyse und die beiden Sakroiliakalgelenke federnd beweglich miteinander verbunden.

konvergierend – erzwingt die Nutation des Sakrums, bei der die kranial vorn liegende Sakrumbasis (S1) nach abwärts tritt und sich gleichzeitig die Sakrumspitze nach dorsal hebt, eine Einwärtsbewegung der Ilia und eine Auswärtsbewegung der Sitzbeinknorren (➤ Abb. 7.2) [19, 38].

Bei einbeinigem Stand nutiert das Sakrum nur gegen das standbeinseitige Hüftbein. Dabei entsteht neben der Hüftbeindrehung auch eine Verschiebestufe in der Symphyse. Die Nutationsbewegung entsteht gleichfalls bei Beugung des Rumpfes und des Hüftgelenkes, die Gegennutation kommt durch Extension der Hüfte und des Rumpfes zustande.

Alle diese Bewegungen sind sehr klein und verändern den antero-posterioren Durchmesser des Beckeneinganges und Beckenausganges nur um 3–17 mm [19]. Die Sakroiliakalgelenke haben keine spezifische Muskulatur und keine klinisch messbaren Funktionsbewegungen. Aber viele Muskeln wirken auf die Knochen. Sie erlauben nur kleine Federungen, die tastbar sind. Radiologische Messungen fanden das Bewegungsausmaß um 1–3° [35].

Die Bewegungen im Sakroiliakalgelenk werden durch *kräftige Bänder zwischen Sakrum und Hüftbein* mechanisch und propriozeptiv gebremst, das Gelenk damit stabilisiert. Das sakrotuberale und sakrospinale Band sind besonders kräftig und begrenzen die Nutationsbewegung. Das Lig. sacroiliacale interosseum zieht unmittelbar von einer Gelenkfläche in die gegenüberliegende und garantiert damit den Zusammenhalt. Um den Rand des Gelenkes herum liegen die dorsalen und ventralen sakroiliakalen Bänder.

Die *Positionsbeziehung* der drei Beckenknochen zueinander, wie sie die Palpationsuntersuchung aufdeckt, hängt von der Symmetrie oder Asymmetrie der äußeren

Kräfte und der Muskelspannung aller über das Gelenk hinweg ziehenden Muskeln ab. Der Beckengürtel ist aber auch für die faszialen Strukturen eine Schaltstelle zwischen den unteren Extremitäten einerseits und dem Rumpf andererseits. Die auftretenden Kräfte werden aufgenommen, abgeschwächt, umgelenkt und verteilt [28]. Die unmittelbar beteiligten Strukturen sind Kreuzbein, Steißbein, Beckenbänder, die Genitalorgane mit ihren Aufhängungen, Perineum, Anus und Adduktoren.

Funktionsstörungen des Beckens

In der *Funktionspathologie des Beckens* unterscheiden wir zwei prinzipiell verschiedene Störungen, die aber miteinander kombiniert sein können:

- die *Blockierung* des Gelenkes (gestörte Federungsbewegung)
- die *Beckenverwringung* (Positionsänderung der drei Beckenknochen zueinander in Neutralstellung) [21, 24].

Die Palpation des Verhaltens von Beckenpunkten bei aktiven Bewegungen (Anfangsvorlauf, Endvorlauf, Spine-Test) zeigt Spannungen in Symmetrie oder Asymmetrie auf, die als orientierende Tests wichtige Hinweise geben. Zusätzlich haben die Beckentypen Bedeutung für die Statik.

Die reversible *hypomobile Funktionsstörung des Sakroiliakalgelenkes* (Blockierung) lässt sich nur durch Federungsproben unmittelbar an den Gelenkpartnern in verschiedenen Richtungen zuverlässig prüfen: Gegennutationsrichtung (Kreuzgriff), Nutationsrichtung mit Palpation am oberen Gelenkpol, die dorsale „Öffnung" des Gelenkes durch Innenrotationsfederung am Hüftbein (Ilium), die Außenrotationsfederung des Hüftbeines mit Palpation am kaudalen Rand des Gelenkes. Die Palpation von Federungsbewegungen ist technisch

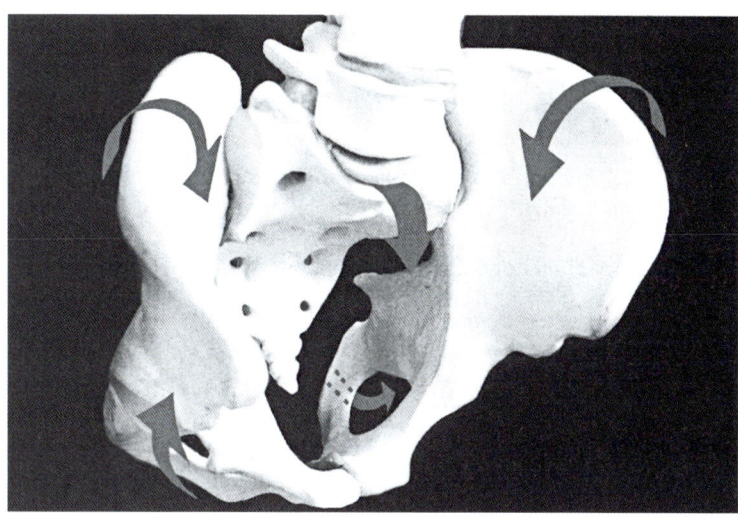

Abb. 7.2 Im Stehen lastet die LWS auf der Basis des Kreuzbeines. Das kippt nach vorn, seine Spitze hebt sich relativ zu den Hüftbeinen. Durch die Schrägstellung der SI-Gelenkspalte nähern sich die Iliumschaufeln oben vorn; hinten unten werden die Sitzbeinhöcker auseinandergespreizt.

schwierig und unterliegt Täuschungsmöglichkeiten. Deshalb muss das Becken während der passiven Federungsbewegung des einen Partners (Sakrum oder Ilium) besonders sorgfältig ruhig gehalten werden.

Die andere Beckenstörung, die *Beckenverwringung,* manchmal Sakroilikalverschiebung genannt, ergibt sich aus der Palpation der Beckenpunkte im Stehen oder Liegen und aus ihren Beziehungen zueinander. In der Literatur wird sie oft als Beckenstörung schlechthin beschrieben und dann auch örtlich am Becken zur Positionskorrektur direkt behandelt [1, 18, 25, 28, 34]. Sie hat aber keine feste Korrelation zur sakroilialen Gelenkfunktionsstörung. Sie ist an einer Diskordanz (Verstellung) der Linien durch korrespondierende Beckenpunkte zu erkennen und geht oft mit asymmetrischer Beinstellung, asymmetrischen Spannungsphänomenen und *variabler Beinlängendifferenz* einher.

Cramer hat die Verhältnisse der veränderten Beckenposition wohl am zutreffendsten beschrieben [3]. Wir sprechen mit ihm von *Beckenverwringung.* Äußerlich erkennbar besteht eine Asymmetrie der Beckenpunkte. Der hintere Darmbeinstachel (SIPS) steht auf einer Seite, meistens links, tiefer als der andere. Auf dieser hinten tieferen Seite steht der vordere Darmbeinstachel (SIAS) höher als der gegenseitige. Diese Diskrepanz unterscheidet die Beckenverwringung vom Beckenschiefstand, erklärt aber auch die Fehlinterpretationen als Schiefstand, wenn nur von vorn oder nur von hinten untersucht wurde. Der Positionsbefund sieht demnach „verwrungen" aus, als ob eine Beckenhälfte nach vorn und die andere nach hinten verdreht sei. Cramer erklärt den Befund als einseitige Nutationsstellung (auf der hinten tieferen Seite). Die asymmetrische Muskelspannung, die das Becken in dieser asymmetrischen Position hält, ändert auch die Beinstellung mit scheinbarer Beinlängendifferenz und

unterschiedlich starker Außenrotation. Sie ist auf der hinten tieferen Seite stärker. Zu dieser Seite hat die LWS eine Skoliosekrümmung, zur anderen Seite ladet das Becken aus.

Beckenverwringungen lassen sich vor allem bei Kindern, Jugendlichen und sehr mobilen Erwachsenen nachweisen. Sie können mit Blockierungen eines Sakroiliakalgelenkes verbunden sein. Meistens sind die Sakroiliakalgelenke aber frei beweglich oder sogar hypermobil.

Spannungszeichen

Ein typisches Spannungszeichen ist das *Vorlaufphänomen* der hinten tiefer stehenden SIPS in der Flexions*end*stellung (➤ Kap. 7.2.2): nach zügiger Vorbeuge aus dem Stehen zeigt sich die SIPS sofort nach Erreichen der vollen Vorbeuge weiter kranial stehend als die gegenseitige und wandert tastbar im Laufe von 10–20 Sek. wieder in die im Stehen vorgefundene Position zurück [23, 31].

Bei Beckenverwringung lassen sich asymmetrische Muskelverspannungen besonders häufig im M. iliacus, M. psoas, M. piriformis, Teilen des M. erector spinae, M. quadratus lumborum und in der Beckenbodenmuskulatur (➤ Abb. 7.21) tasten. Die für die Positionsauffälligkeit verantwortliche Asymmetrie der Muskelspannung entsteht unter der reflektorischen Steuerung von blockierten Wirbelsäulensegmenten, am häufigsten aus den Kopfgelenken (Kinder!), dem thorakolumbalen und lumbosakralen Übergang und aus der Noziception von inneren Organen, z. B. beim Magenulkus [11]. Die Kausalbehandlung dieser Störungen beseitigt die asymmetrische Beckenmuskelspannung und damit die Beckenverwringung.

7.1.2 Funktionelle Anatomie der Lendenwirbelsäule

➤ Abb. 6.1 und ➤ Abb. 7.3: Die Lendenwirbelsäule hat von allen Abschnitten die größten Wirbelkörper und die absolut höchsten Bandscheiben. Die genau nach dorsal gerichteten Dornfortsätze sind hoch und schmal. Bei Lordose und Rückbeuge können sie miteinander in Kontakt kommen.

Die *Gelenkfortsätze* bilden im Laufe der postpartalen Entwicklung starke Abweichungen von der fetalen Form. Die Variationsbreite der endgültigen Form ist sehr groß. Die Gelenkfacetten sind nicht plan, sondern gekrümmt. Die Gelenkspalte bilden einen nach dorsal offenen Bogen (➤ Abb. 7.3). In den oberen vier Lendensegmenten findet sich in der Regel ein mehr oder weniger deutlicher sagittaler Anteil am lateralen Rand des Gelenkspaltes. Die Gelenkspalte beider Seiten konvergieren leicht nach kaudal.

Die *Lendenwirbelkörper und Bandscheiben* haben innerhalb der Wirbelsäule die größten Lasten zu tragen, die durch den Mechanismus der Bauchpresse etwas gemildert werden können (➤ Kap. 6.1). Trotzdem ist der Lendenabschnitt sehr beweglich. Im Erwachsenenalter ist L4/5 nach den Ergebnissen der meisten Untersucher das Segment mit den größten Bewegungsausschlägen für Ante- plus Retroflexion [4, 10, 36, 37]. Bei klinischer Untersuchung der Rückbeuge liegt allerdings im Normalfall die tiefste Querfalte über L5/S1.

Physiologische Bewegungen der LWS und LWS-Segmente

Während der *Rückbeuge* schieben sich die Gelenkfacetten ineinander – *Konvergenzbewegung*. Da die beiden Gelenkspalte nicht parallel stehen, sondern sich nach kaudal konusartig annähern, werden in Rückbeuge die anderen Bewegungsrichtungen behindert.

Bei *Vorbeuge* gleiten die Gelenkfacetten auseinander – *Divergenzbewegung*. Die Bewegung wird durch Muskel- und Bandspannung beendet. Die Gelenkfacetten haben ein größeres Spiel in anderen Richtungen.

Während der *Seitneige* führen die Facetten der Neigungsseite eine Konvergenzbewegung aus, sie schieben sich ineinander. Auf der Gegenseite werden sie in einer Divergenzbewegung auseinander gezogen. Die Facetten beider Seiten werden dabei um den Neigungswinkel verkantet und je nach der sagittalen Einstellung der LWS gering rotiert.

Für die elastische Bremsung der beschriebenen Bewegungsmöglichkeiten sorgt der Bandapparat der Wirbelsäule. Insbesondere im Bereich der Lendenwirbelsäule agieren die Ligamente aufgrund ihrer Anordnung

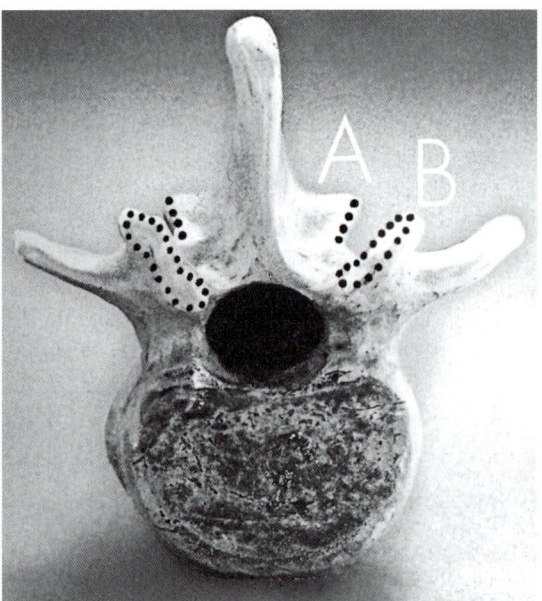

Abb. 7.3 Lendenwirbel in der Ansicht von kranial. Ventral liegt der große Wirbelkörper, dorsal der Bogen mit seinen Fortsätzen. Der Bogen ist mit den Bogenwurzeln an die Wirbelkörperrückseite angeheftet, sie umschließen den Wirbelkanal. Dorsal mittelständig liegt der große Dornfortsatz, seitlich stehen die Querfortsätze. Im Winkel zwischen beiden rechts und links sind mehr medial die unteren Gelenkfortsätze und mehr lateral und oberhalb die oberen Gelenkfortsätze sichtbar. Punktiert umrandet A die Kante der unteren Gelenkfacette und B die obere Gelenkfacette.

als eine Art Getriebe, das die Verschiebung der jeweils benachbarten Wirbel exakt koordiniert [15].Sie verzögern das Erreichen der jeweiligen Endstellungen bei Bewegungen und halten damit die Gewebsbelastung gering, indem die Spannung in der Endphase der Bewegung langsam zunimmt. Die hohe Anzahl von Propriozeptoren in den Bändern [2] wird als Indiz dafür gewertet, dass die autochthone Rückenmuskulatur über das Rückenmark direkt mit den Bändern für das gemeinsame Ziel der Bewegungsführung verschaltet ist.

Das vordere Längsband besteht vorwiegend aus Kollagen-II-Fasern. Es soll mit den oberflächlichen Fasern die Hyperextension und mit den tiefen, die auch in den Anulus fibrosus einstrahlen, die Rotation begrenzen. Die *elastischen Ligg. flava* stehen immer, auch beim Liegen, unter Spannung. *Das hintere Längsband* begrenzt die Endstellung der Anteflexion und spannt sich einseitig bei Seitneige. Oberflächliche und tiefe Schicht, die auch in den Anulus fibrosus einstrahlt, sind segmental miteinander verflochten. Im Sakralkanal läuft es in ein medianes Faserbündel aus. *Die Ligg. interspinalia* haben vorrangig Kollagencharakteristik und begrenzen Anteflexion und Dorsalverschiebung. Sie strahlen in die aponeurotische Platte der *Faszia thorakolumbalis* ein, an der die *Mm. transversus abdominis, obliquus internus und latissimus dorsi* ansetzen. Durch die scherengitterartige Anordnung der kollagenen Fasern nimmt bei Längsdehnung die Spannung auch in querer Richtung zu. Zusammen mit den hinteren Anteilen der unteren Brust- und der Lendenwirbelsäule sichert die Faszia thorakolumbalis eine Röhre, die eine ökonomische Arbeit der autochthonen Muskeln erst möglich macht. Das ist vor allem dann wichtig, wenn durch Bandscheibenschäden der Bandapparat mangels ausreichender Vorspannung insuffizient ist.

Die *Gesamtrotation* der LWS ist mit 5°–15° so gering, dass eine messbare Funktionsbewegung in Rotation nicht besteht [10, 19]. Durch die nach dorsal konkav gekrümmten Gelenkspalte liegt die Rotationsachse dorsal von den Gelenken, weit entfernt von der Bandscheibe. Jede Rotationsspannung führt daher zu einer seitlichen Scherwirkung an den Bandscheiben. Das bremst die Bewegung. Bei segmentaler Untersuchung (Seitlage) lässt sich in der Rotationsrichtung nur eine *gelenkspielähnliche Federung* erkennen. Sie wird zur Behandlung genutzt und kann auch diagnostische Informationen geben. Dieses Rotationsgelenkspiel ist in Kyphose weicher (größer) als in Lordose.

Bei Seitneige lässt sich röntgenologisch eine von der Haltung abhängige Rotation als *Synkinese* erkennen:

- In *Lordose* der LWS weichen die Wirbelkörper stärker in die Neigungskrümmung aus als die Kette der Gelenke. Der Bogen der Dornfortsatzreihe ist flacher als die tatsächliche Neigung. Der Einzelwirbel dreht sich um einen geringen Betrag in die Gegenrichtung der Neigung, also zur konvexen Seite. Bei Skoliosen entspricht das der Skolioserichtung.
- In *Kyphose* der LWS weichen die Bögen und Gelenke stärker in die Neigung aus als die Wirbelkörper. Die einzelnen Wirbel kommen in eine leichte Drehstellung in Richtung der Neigung, also zur Konkavseite. Das ist vor allem bei Ischiaszwangshaltungen mit Kyphosierung zu sehen.

Zwischen diesen beiden gegensätzlichen Verhaltensweisen liegt in einer mehr oder weniger *aufgerichteten Lordosehaltung* ein Bereich, in dem keine Drehstellung während der Neigung erkennbar wird. Diese Stellung wird als *Neutralhaltung* bezeichnet.

MERKE
- Rechtsneigung der lordosierten LWS ruft Linksrotation hervor.
- Rechtsneigung der kyphosierten LWS ruft Rechtsrotation hervor.
- In Neutralhaltung fehlt die Rotationssynkinese.

Aus diesen Gründen muss zur Verriegelung der Lendenwirbelsäule, d. h. für die Einstellung, die die Ausweichbewegungen verhindern soll, in Neutralhaltung anders als in Kyphose gelagert werden. In Kyphose wird zur Gegenseite der Rotation geneigt, in Neutralstellung reicht die reine Rotationseinstellung ohne Neigung.

Die mit der Seitneige verbundene Rotation ist wahrscheinlich dafür verantwortlich, dass bei Seitneigeprüfung im Stehen, also bei patiententypischer Lordose, eine Ausweichrotation des Beckens in die Gegenrichtung erkennbar wird. Je beweglicher der Patient ist, umso deutlicher ist diese Beckensynkinese. Bei aufgerichtetem Becken und gestreckter LWS fehlt sie.

7.2 Orientierende Untersuchung am Becken im Stand

7.2.1 Palpation der Beckenpunktpaare

ÜBERBLICK
- Untersuchungsstellung
- Palpation der SIAS
- Palpation des Beckenkammes
- Palpation der SIPS
- Verhalten der SIPS am Ende der vollen Vorbeuge
- Verhalten der SIPS am Anfang der Vorbeuge
- Verhalten der SIPS bei Standbeinwechsel

Diese Palpationsuntersuchung vergleicht in definierter Untersuchungsstellung korrespondierende Punkte des Beckens mit der Horizontalen. Sie *beurteilt* dabei *indirekt die Spannungssymmetrie des Beckens,* selbst wenn es schief steht.

Die Palpation kann bei manchen Patienten durch das über den Knochenpunkten liegende Gewebe erschwert und damit im Ergebnis unzuverlässig sein. Man sollte Fehlermöglichkeiten nicht unterschätzen und erst recht nicht die Schwierigkeiten der Befundinterpretation. Es ist kein Zufall, dass die Diagnoseraster der einzelnen manualmedizinischen Schulen am Becken so deutliche Unterschiede zeigen und so schlecht zur Deckung zu bringen sind. Auch die komplizierte funktionelle Anatomie dieses Raumes ist sicher eine Ursache der Diskrepanzen und offenen Fragen.

Um beim stehenden Patienten über die anatomischen und statischen Verhältnisse Aufschluss zu erhalten, sollten *mindestens drei Punktepaare* verglichen werden:
- vordere Darmbeinstachel (Spina iliaca anterior superior, SIAS, ➤ Abb. 7.4)

- Beckenkämme seitlich und hinten (➤ Abb. 7.5 und ➤ Abb. 7.6)
- hintere Darmbeinstachel (Spina iliaca posterior superior, SIPS, ➤ Abb. 7.7).

Notfalls erlaubt der Vergleich der SIAS mit *einem* hinteren Punktepaar diagnostische Schlüsse.

Zusätzlich und vor allem bei diskrepanter Abweichung der Punktepaare von der Horizontalen wird das Verhalten der SIPS am Ende der Vorbeuge (➤ Kap. 7.2.2) und am Anfang der Flexion (➤ Kap. 7.2.3) geprüft. Eine Wertung der Befunderhebung am Becken versuchen wir in ➤ Kap. 7.2.6.

Untersuchungsstellung

Bei der Untersuchung im Stehen müssen die Fersen genau unter den Hüftköpfen stehen. Das ist der Fall, wenn zwischen den Fersen etwa 15 cm freier Platz bleibt (Abstand der Hüftkopfmitten beim Erwachsenen ca. 18–25 cm). Stehen die Füße geschlossen, sinkt bei Seitenverschiebung des Beckens (Gewichtsverlagerung zu dieser Seite) die heraus geschobene Seite ab. Bei stärker gegrätschten Beinen steigt sie an. Nur bei Einstellung der Fersen unter den Hüftköpfen verhalten sich die Beine mit dem Becken wie ein Parallelogramm, das horizontale Becken bleibt auch bei Standbeinwechsel horizontal.

Die Beckenpunktpalpation ist auch in Rückenlage und Bauchlage möglich, kann aber andere Resultate ergeben, da der – oft korrigierende – Einfluss der horizontalen Standfläche wegfällt und muskuläre Asymmetrien deutlicher sichtbar die Gelenkstellung beeinflussen.

Die Reihenfolge der Beckenpunktpalpation ist beliebig.

Palpation der Spina iliaca anterior superior (SIAS)

Zur Palpation der SIAS sitzt (hockt) der Untersucher vor dem Patienten, die Augen in Beckenhöhe und legt die horizontal gehaltenen Daumen von unten an die SIAS heran. Diese liegen am seitlichen Ende des Leistenbandes in der seitlich vorderen Beckenrundung. Die Daumen werden nicht in der Frontalebene gehalten, sondern von schräg außen vorn aufgelegt und an die laterale Begrenzung der SIAS von unten herangeführt (➤ Abb. 7.4). Bei seitengleichem Kontaktgefühl wird mit der Horizontalen verglichen. Die Palpation der SIAS ist selbst bei adipösen Patienten (unter der Fettschürze) meistens noch möglich.

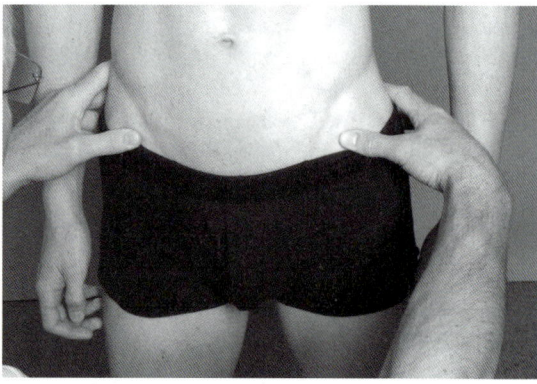

Abb. 7.4 Palpation der SIAS. Die rechte Hand des Arztes palpiert die linke Spina (und umgekehrt)!

MERKE
Der linke Daumen palpiert die rechte SIAS, der rechte die linke!

Palpation des Beckenkammes seitlich und dorsal

Der Beckenkamm kann seitlich palpiert und nach hinten medial in seinem Verlauf verfolgt werden. Zur Palpation der Beckenkämme sitzt (hockt) der Behandler hinter dem Patienten. Er hat die Augen in Beckenhöhe, hält die Hände horizontal und tastet sich mit der Radialkante und dem Zeigefinger von der Taille her von oben auf die Beckenkämme. Er sucht korrespondierende Kontaktstellen und vergleicht mit der Horizontalen (➤ Abb. 7.5).

Die Untersuchung birgt einige Täuschungsmöglichkeiten. Die Hände sollen beidseits in gleicher Höhe auf die Haut gelegt werden, sie sollen von oben her auf den Beckenkamm gelangen und dann beidseits gleichen Druck ausüben. Bei Adipositas und Beckenasymmetrie können unterschiedlich dicke Hautfalten zwischen Hand und Beckenkamm liegen. Durch nozireaktive Gewebsverdickungen kann die Gewebsschicht auf den Beckenkämmen asymmetrisch sein und die darauf liegenden Hände schräg stellen. Um Fehlurteile zu vermeiden, empfiehlt sich eine *Kontrolle:* Die Beckenkämme werden genau von der Seite her an der Stelle palpiert, an der vorher der Zeigefinger auflag. Die obere äußere Kante des Beckenkammes wird mit der Fingerspitze aufgesucht. Beide Zeigefinger werden horizontal gehalten und dann mit der Fingerspitze an diesem lateralsten Punkt gegen die Kante geschoben und die Finger mit den Augen verglichen.

Sind die Ergebnisse beider Verfahren gleich, dürfen sie als zuverlässig gelten. Sind sie diskrepant, wird zu-

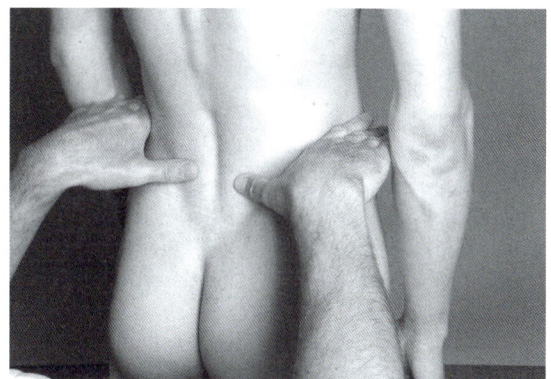

Abb. 7.5 Palpation des Beckenkammes seitlich.

nächst nach einer lokalen Gewebsasymmetrie getastet. Wird diese palpatorische Illusion als Erklärung ausgeschlossen, folgt die Untersuchung der ganzen Wirbelsäule und Behandlung aller Funktionsstörungen. Dann erst wird die Palpation der Beckenpunkte wiederholt. Die Diskrepanz ist dann meistens korrigiert. Besteht sie fort, schließen sich weitere Prüfungen der Statik an.

Nach der Palpation der seitlichen Beckenkammhöhe tasten Fingerspitzen oder Zeigefinger mit nur zartem Druck *auf beiden Seiten gleichzeitig* zur Mitte hin immer an der *dorsalen Kante des Darmbeinkammes* entlang (➤ Abb. 7.6). Normalerweise laufen die Beckenkämme – und damit die tastenden Hände – zur Mitte aufeinander zu, ehe sie kaudalwärts umbiegen. In manchen Fällen wird eine Hand kranialwärts und eine kaudalwärts schräg geführt, so dass sie nicht aufeinander treffen. Dann können wir eine Asymmetrie der SIPS erwarten. Dieser Befund ist Teil der funktionellen Asymmetrie des Beckens, die bildlich als Verwringung (➤ Kap. 7.1.1, ➤ Kap. 7.2.2 und ➤ Kap. 7.2.6) bezeichnet wird. Sie scheint durch asymmetrische Muskelspannung am Becken zu entstehen. Der tiefer verlaufende dorsale Beckenkamm korrespondiert mit einer gleichseitig tieferen SIPS und einer gleichseitig höher stehenden SIAS. Diagnostisches Merkmal ist die Diskrepanz der 3 Punktepaare untereinander in verschiedenen Kombinationen.

Palpation der Spina iliaca posterior superior (SIPS)

Die SIPS wird an ihrer gut akzentuierten unteren Kante palpiert (➤ Abb. 7.7). Die am stärksten prominente Stelle der SIPS liegt weiter kranial und ist auf der Haut durch die seitlichen Grübchen der Michaelis-Raute markiert. An diesem Bezugspunkt wird gern palpiert, doch ist die seitengleiche Anlage der Palpationsfinger dort nicht sicher gegeben.

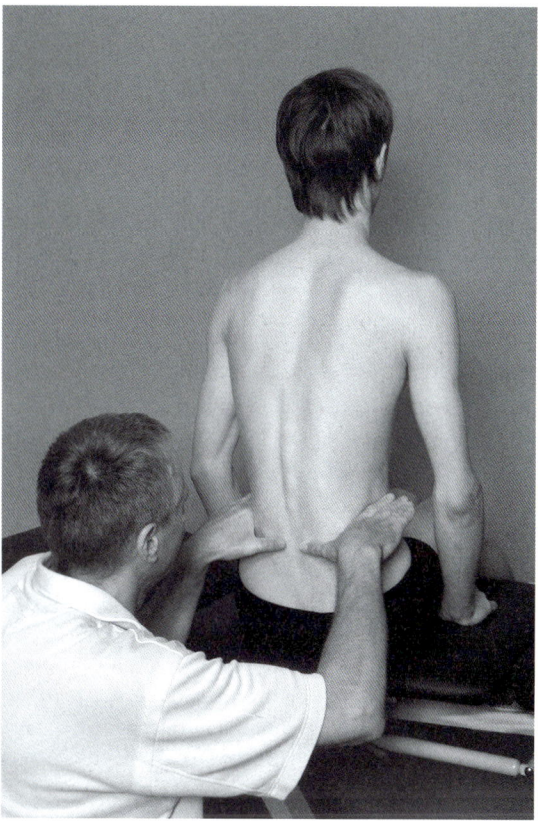

Abb. 7.6 Palpation des dorsalen Beckenkammanteils. Die Hände des Arztes gleiten vom seitlichen Anteil nach dorsomedial. Zur besseren Erkennbarkeit sitzt der Patient für das Bild auf der Behandlungsliege.

Der Behandler führt die Daumen von unten her an den Unterrand der SIPS mit gleichem Druck heran und vergleicht mit der Horizontalen. Vor allem bei Adipösen können die SIPS sehr schwierig oder gar nicht zuverlässig tastbar sein. Diese Schwierigkeit begegnet erneut bei Palpation unter Rumpfbewegungen.

7.2.2 Verhalten der hinteren Darmbeinstachel am Ende der vollen Vorbeuge

„Vorlaufphänomen" oder möglicher Beckenschiefstand

Im Unterschied zur vergleichenden Palpation im ruhigen Stand geben diese Untersuchungen hinweisende Informationen über die posturale Organisation des Beckens im Spannungsfeld zwischen Beinen und Rumpf bei Bewegung. Der besondere Wert dieser orientierenden Untersuchungen liegt dann auch in ihrer Verwen-

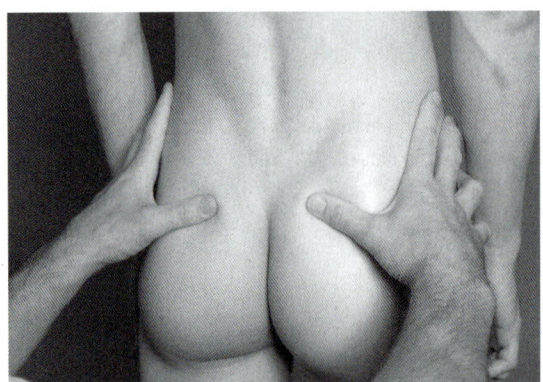

Abb. 7.7 Palpation der SIPS. Hier palpiert die rechte Hand des Arztes die rechte Spina.

dung als Instrument der Nachuntersuchung, wenn man sehen will, wie gezielte Behandlungen an Einzelstörungen sich in diesem Gesamtspannungsfeld ausgewirkt haben.

Vorausgehend wurden die Beckenpunkte palpiert, zuletzt die beiden SIPS bei hüftbreitem Stand und seitengleich belasteten Füßen. Die Daumen werden vom Palpationsort der SIPS gelöst, die übrigen Fingerspitzen bleiben seitlich am Hautkontakt. Der Patient beugt sich zügig nach vorn in die Endstellung bei gestreckt gehaltenen Beinen. Sofort werden die beiden SIPS wieder aufgesucht. Sie liegen jetzt unter einer vorher weiter kaudal gelegenen Hautstelle.

Mögliche Befunde
- *Normalverhalten:* Vorher horizontal liegende SIPS bleiben symmetrisch zur Körpermittellinie.
- *„Vorlaufphänomen":* Die bei aufrechtem, symmetrisch belastetem Stand tiefer stehende SIPS steht sofort nach der Vorbeugung beim Blick von oben auf den Rücken weiter kranial als die gegenseitige. Sie ist unter Bezug auf die Medianebene kranialwärts „vorgelaufen". Diese Stellung bleibt nur kurze Zeit bestehen. Im Laufe von 10–20 Sek. läuft die SIPS wieder zurück. Das Becken zeigt dann in Vorbeuge die gleichen Relationen der Beckenpunkte wie im aufrechten Stehen. In diesem Fall sprechen wir von „Vorlaufphänomen am Bewegungsende" oder „Endvorlauf". Dies ist ein typisches Zeichen der Beckenverwringung als Spannungsphänomen und kein Hinweis auf eine hypomobile artikuläre Funktionsstörung des Sakroiliakalgelenks. Es wird vor allem bei Kindern und jüngeren (sehr beweglichen) Erwachsenen beobachtet. Wenn die Spinabewegung in Vorbeuge ausbleibt, handelt es sich nicht um dieses Phänomen. Dann wird das Verhalten der SIPS am Anfang der Vorbeugung (➤ Kap. 7.2.3) und die Funk-

tion des Sakroiliakalgelenkes geprüft (➤ Kap. 7.7.5, ➤ Kap. 7.7.6, ➤ Kap. 7.7.7, ➤ Kap. 7.7.8).
- VD Beckenschiefstand: Der Patient verharrt in Vorbeuge. Der Behandler schaut mit den Augen in Beckenhöhe von hinten tangential über die dorsale Beckenkontur und wertet das Verhältnis der Beckenseiten zur Horizontalen. Dabei kann eine Beckenseite im Raum höher stehen. Die dorsale Beckenfläche zeigt den Schiefstand des Beckens. Nur wenn auch bei aufrechtem Stehen die höhere Seite kongruent höhere Beckenpunkte aufwies und wenn an Wirbelsäule und Becken keine Funktionsstörungen (mehr) bestehen, kann aus diesen Befunden die Verdachtsdiagnose eines Beckenschiefstandes gestellt werden. Die statische Röntgenuntersuchung kann dann zur Sicherung der Diagnose beitragen. Jede kleinste Unstimmigkeit fordert die Untersuchung der Wirbelsäule und der Sakroiliakalgelenke.

7.2.3 Verhalten der hinteren Darmbeinstachel am Anfang der Vorbeuge

„Anfangsvorlauf"

Nach der Palpation der beiden SIPS bei symmetrischem, aufrechtem Stand bleiben die Daumen an den Tastpunkten, während sich der Patient langsam vorzubeugen beginnt. Die Palpation achtet darauf, ob beide SIPS gleichzeitig mit der Anteflexionsbewegung der LWS mitgehen oder ob eine Spina eher aufwärts wandert. Das frühere Mitlaufen der SIPS einer Seite wird in der Literatur von manchen Autoren ebenfalls als Vorlaufphänomen bezeichnet, besser wäre von *„Anfangsvorlauf"* zu sprechen.

Die Untersuchung des Anfangsvorlaufs ist im Sitzen einfacher, weil das Becken auf der Unterlage aufliegt und nicht in Wackelbewegungen ausweichen kann.

Bewertung
Der Vergleich der Ergebnisse von Untersuchung im Stehen und im Sitzen kann wichtige Hinweise auf den Verlauf der Spannungskette geben.

Der Anfangsvorlauf einer SIPS ist Hinweis auf:
- *muskuläre Verspannung (Endvorlauf prüfen) oder auf*
- *Blockierung des Sakroiliakalgelenks dieser Seite (SIG-Federungsprüfung).*

7.2.4 Verhalten der hinteren Darmbeinstachel bei Standbeinwechsel und Spine-Test

Wie bei den vorhergehenden Untersuchungen steht der Patient. Der Therapeut sitzt hinter ihm. Ein Daumen liegt zur Untersuchung rechts/links seitlich am Dorn L5, der andere an der rechten/linken SIPS. Während der Patient das rechte/linke Knie nach vorn schiebt ohne den Fuß vom Boden zu heben, soll sich im Normalfall durch die Bewegung der SIPS nach kaudolateral der Abstand beider Daumen voneinander vergrößern. Da auch bei dieser kleinen Bewegung das Becken kippt [6], verunsichert das die Aussagefähigkeit der empfohlenen Abstandsmessung der SIPS oder SIPI zu einem Sakrumpunkt erheblich.

Bewertung

Hinweis auf Funktionsstörung:
• bei unverändertem Abstand Hinweis auf eine sakroiliakale Gelenkfunktionsstörung.

7.2.5 Verweis auf „Beinlängenvergleich" in Rückenlage und Palpation an der Symphyse

Ob die Spannungsketten, die sich bei der Vorbeuge im Stehen zeigen, auch im Liegen wirksam sind, soll ein Test im Liegen zeigen. In Ruhelage wird die Stellung der Innenknöchel zueinander verglichen. Dann richtet der Patient sich zum Langsitz auf und wiederum wird auf die Relation der Innenknöchel zueinander geblickt. Erwartet wird Parallelität der Knöchellage bei Ausgangs- und Endstellung (➤ Kap. 7.4.1).

Die Untersuchung der Symphyse ist ebenfalls Teil der Beckenringpalpation, wird aber immer im Liegen durchgeführt und deshalb auch erst dort beschrieben (➤ Kap. 7.4.8).

7.2.6 Bewertung der Beckenringpalpation

In der Regel werden Patienten mit noch unklarer Nozizeption untersucht. Deshalb ist zu erwarten, dass in den gestörten Bereichen asymmetrische Nozireaktionen palpiert werden, d. h. Verspannung, Verquellung und Verdickung des Gewebes über den Knochenpunkten einschließlich der Symphyse (➤ Kap. 7.4.8). Sie bedingen eine ernst zu nehmende Täuschungsmöglichkeit der

Palpation, mit der immer zu rechnen ist. Lewit [22] bezeichnete diese Gefahr als *palpatorische Illusion.* Daraus ergeben sich die Grenzen der Wertigkeit von Ergebnissen der Beckenpunktpalpation in Ruhe und Bewegung.

In die Positionspalpation geht die Symmetrie der Gewebsschichten, die über den verglichenen Knochenpunkten liegen, mit ein. Da die Relation beweglicher Knochen zueinander von der äußeren Belastung der untersuchten Region (symmetrischer oder einbeiniger Stand, Sitzen, Liegen) und der Symmetrie oder Asymmetrie der dort einwirkenden Muskelkräfte und deren Ruhespannung abhängt, sagen die *Positions- oder Stellungsbefunde* auch etwas über die motorische Steuerung einschließlich der statischen Regulation aus. Sie sind deshalb weniger als Hinweis auf artikuläre Störungen zu deuten.

Eine Fehldeutung der Muskelverspannungen mit Positionsasymmetrie des Beckens als Beckenfunktionsstörung und deren „Reposition" durch Manipulation halten wir trotz der reflektorischen Wirksamkeit für problematisch. Werden dann bei der Behandlung Methoden verwendet, die prinzipiell zuerst die verspannte Muskulatur relaxieren, ehe sie den artikulären Weggewinn in der Richtung der eingeschränkten Beweglichkeit zu erreichen suchen, ist dieser diagnostische Mangel nicht schwerwiegend. Einige osteopathische Schulen gehen diesen Weg, selbst wenn sie die Störung als artikulär interpretieren [28].

Bewertung

Diskrepanzen der Beckenpunktpaare (Beckenverwringung) und der Innenknöchel sind Hinweise auf:
• einseitige Muskelverspannung (Hüftbeuger, Hüftaußenrotatoren, ischiokrurale Muskeln, Beckenboden)
• Spannungen aus den Bindegewebsstrukturen des Beckens und den viszerofaszialen Bauch- und Beckenstrukturen
• Funktionsstörungen zervikokranial, zervikothorakal, thorakolumbal, lumbosakral, sakroiliakal und in den Beinketten.

7.3 Orientierende Untersuchung der LWS im Stand

Die Untersuchung wird bei der Erstuntersuchung immer im Zusammenhang mit der Betrachtung der gesamten Wirbelsäule und des Beckens im Stehen durchgeführt. Diese wurde bereits in ➤ Kap. 6 und ➤ Kap. 7.2 beschrieben. Der Verdacht auf eine Störung in der LWS ergibt sich aus Befunden bei der Betrachtung von:

- aktiver Rückbeuge (➤ Kap. 6.6, ➤ Abb. 6.8)
- aktiver Seitneige (➤ Kap. 6.5, ➤ Abb. 6.7)
- aktiver Vorbeuge (➤ Kap. 6.4, ➤ Abb. 6.6) und
- den myofaszialen Spannungstests an Beinen, Becken und unterem Thorax (➤ Kap. 6.7, ➤ Abb. 6.9, ➤ Abb. 6.10, ➤ Abb. 6.11, ➤ Abb. 6.12)

7.4 Orientierende Untersuchung von Becken und LWS im Liegen – Regionale Spannungsphänomene

Nach der orientierenden Untersuchung im Stehen (➤ Kap. 6.2 bis ➤ Kap. 6.6) folgen Spannungstests im Liegen, die auf artikuläre Funktionsstörungen hinweisen können. Einige werden als Regelprüfungen durchgeführt, andere nur bei bestimmter Indikation. Zusätzlich zu den Hinweisen aus der Untersuchung im Stehen hatten bei der globalen Spannungsprüfung im Liegen (➤ Kap. 6.7) Asymmetrien der Spannung an den Beinen, am Becken („Spinaschaukel") und am unteren Thorax in die Region Becken/LWS gelenkt.

7.4.1 „Beinlängenvergleich" in Rückenlage

Zu dieser Prüfung liegt der Patient auf dem Rücken, die Fersen überragen die Behandlungsliege. Der Behandler steht am Fußende. Er umgreift die Unterschenkel, die Daumen liegen zum Seitenvergleich direkt auf den Innenknöcheln nebeneinander. Nun richtet sich der Patient zum Langsitz auf. Nach der Aufrichtung wird die Lage der Innenknöchel wiederum verglichen. Erwartet wird Parallelität der Knöchellage bei Ausgangs- und Endstellung (Normalbefund).

Bewertung – Asymmetrische Spannungszeichen
- Steht der Innenknöchel eines Beines nach der Aufrichtung tiefer – das Bein ist scheinbar länger – und nach wenigen Sekunden gleicht sich diese Differenz wieder aus, ist das vergleichbar dem „Vorlaufphänomen" im Stehen (➤ Kap. 7.2.2). Dieses Zeichen ist Ausdruck von Spannungen, die am Becken wirksam sind, d. h. aus thorakolumbalen, lumbosakralen, viszeralen und aus Spannungen im Beckenring vermittelt sind.
- Bleibt die scheinbare Längendifferenz unverändert, spricht das wie beim sog. „Anfangsvorlauf" (➤ Kap. 7.2.3) mehr für eine Blockierung des SIG.

Bedenke!
Der Behandler darf an den Beinen weder schieben noch ziehen damit das Spannungsphänomen nicht verfälscht wird. Im Sprechstundenalltag ist der Test sehr geeignet zur schnellen Kontrolle von Behandlungswirkungen auf die Spannung der Region. Dann wird eine aktive Bewegung des Beckens vorgeschaltet zur Integration des erwarteten neuen Spannungsmusters. Der Patient hebt das Becken an, senkt es wieder und streckt dann die Beine zum Vergleich der Referenzpunkte Innenknöchel.

Im Praxisalltag kann beobachtet werden, dass die Befunde dieses Tests sich bereits durch Patrick-Kubis-Prüfung (➤ Kap. 7.4.3) und Prüfung der gebeugten Adduktion (➤ Kap. 7.4.4) verändern oder sogar symmetrisieren. Man kann dies so deuten, dass die geringen Spannungen, die bei diesen Untersuchungen durch die passiv gespannten Adduktoren oder Abduktoren auf Becken und Kreuzbein wirkten, bereits zu einer Harmonisierung der Spannung im Beckenring geführt haben. Es zeigt aber auch, dass die Untersuchung nicht mehr als einen orientierenden Hinweis geben kann.

7.4.2 Lasègue-Prüfung

Bei Vergrößerung des Finger-Boden-Abstandes (FBA) im Stehen auf mehr als 30 cm ist die Lasègue-Prüfung angezeigt. Der Patient liegt entspannt auf dem Rücken. Der Behandler steht rechts in Höhe der Knie und legt die rechte Patientenferse in seine rechte Ellbeuge und seine rechte Hand auf das Schienbein. Die linke Hand kann außen am Becken den Ablauf der Bewegung tasten, während der rechte Arm das Bein langsam und dabei auf den beginnenden Widerstand achtend gestreckt anhebt. Der Patient muss das Bein entspannt und schwer im Arm des Behandlers ruhen lassen. Bei Auftreten von Spannung (Widerstand) wird der durchlaufene Winkel geschätzt und der Patient befragt, ob die Stellung ihn bereits belästigt (Kribbeln, Spannung, Schmerz im Bein oder Rücken). Wenn nicht, darf das Bein bis zur beginnenden Beckenmitbewegung weitergeführt werden. Auf Ausweichbewegungen, die der Patient mit dem Bein ausführt, soll geachtet werden.

Bewertung
Grundsätzlich zeigt das eingeschränkte Bewegungsausmaß bei der Lasègue-Prüfung eine Spannungserhöhung der Ischiokruralmuskulatur an, ohne deren Ursache zu klären. Die Lokalisation der vom Patienten empfundenen Spannung oder des Schmerzes oder der Kribbelparästhesien während der Untersuchung führt bereits zu differenzierenden Hinweisen aus der Untersuchung.

7

„Echter Lasègue" oder „Pseudolasègue" sind Bezeichnungen, die eine solche Wertung kennzeichnen und jeweils weitere Untersuchungen fordern.

> *Eingeschränktes Bewegungsausmaß beim Heben des gestreckten Beines ganz allgemein ist Hinweis auf Verspannung und Verkürzung der Ischiokruralmuskulatur, verursacht durch Störung/Erkrankung:*
> • *von inneren Organen (vor allem des kleinen Beckens)*
> • *des lumbopelvinen Bereiches (LWS, Sakroiliakalgelenk, Hüftgelenk, Steißbein, Beckenweichteile, Beckenboden).*
> *Eingeschränkte Bewegung bei einseitiger Prüfung und normales Ausmaß bei doppelseitiger Prüfung ist Hinweis auf:*
> • *Beckenverwringung.*

MERKE
Ein „echtes Lasègue-Zeichen" (Schmerzprovokation im Rücken) unter 45° ist auch bei fehlenden neurologischen Ausfällen warnender Hinweis auf:
• *mechanische Wurzel- oder Durabedrängung (Wurzeltasche).*
Das Lasègue-Zeichen, bei dem nur Muskelspannung im dorsalen Oberschenkel oder in der Kniekehle empfunden wird („Pseudolasègue"), ist eher Hinweis auf:
• *muskuläre Verspannung und Verkürzung in der Ischiokruralmuskulatur.*

7.4.3 Patrick-Kubis-Zeichen

> Abb. 7.8: Der Patient liegt entspannt auf dem Rücken. Der Behandler steht in Hüfthöhe seitlich und schaut fußwärts. Er hält den linken Patientenoberschenkel außen oben an der Muskulatur mit seiner linken Hand, drückt ihn gegen die Unterlage und fixiert damit das Becken (die Fixation am vorderen oberen Darmbeinstachel ist wegen der Empfindlichkeit der Region nicht zu empfehlen). Mit der rechten Hand greift er von außen in die rechte Kniekehle und zieht das entspannte Bein hoch, bis der Fuß innen am linken Knie anliegt. Anschließend führt der Behandler das rechte Knie nach außen abwärts.

Bewertung
Die Beurteilung erfolgt im Seitenvergleich. *Beurteilt werden:*
• die Spannung am Ende der Bewegungsführung
• das Adduktorenrelief
• der Abstand des Oberschenkels (z. B. des äußeren Patellarandes) von der Unterlage
• der Winkel, um den das Knie nach außen sinkt; beim Blick von kranial schätzbar (von 0°–90°). Nur bei

groben Einschränkungen im Bereich bis 45° ist der Winkel von praktischer Bedeutung.

> *Ein Gestörtes Patrick-Kubis-Zeichen ist Hinweis auf:*
> • Hüftgelenkstörung
> • Sakroiliakalgelenkstörung
> • Muskelverspannung, reflektorisch oder zentral.
> *Grobe Einschränkung des Patrick-Kubis-Zeichens (oberhalb von 45°) ist Hinweis auf:*
> • Koxarthrose.

Bedenke!
1. Wird das Becken nicht zuverlässig fixiert oder die Fixation bei der Betrachtung aufgegeben, kann das Patrick-Kubis-Zeichen falsch negativ sein.
2. Wenn das Absinken der Oberschenkel vom Behandler nicht geführt wird, entsteht durch die Fallbewegung reflektorische Hüftmuskelspannung. Das Patrick/Kubis-Zeichen wird falsch positiv.
3. Falsch positiv, dann beidseitig, wird es auch bei mangelhafter Entspannung des Patienten.

7.4.4 Gebeugte Adduktion

> Abb. 7.9: Der Patient liegt entspannt auf dem Rücken. Der Behandler steht in Hüfthöhe neben ihm. Das linke Bein des Patienten liegt ausgestreckt, das rechte wird vom Behandler in rechtwinklige Hüftbeugung gehoben, das Knie ist gebeugt. Eine Hand hält tastend mit dem Daumenballen seitlich am Becken. Die andere Hand führt den Oberschenkel mit Kontakt am Knie in die Adduktion. Unmittelbar vor der Mitbewegung des Beckens ist die Endstellung erreicht. Das Knie sollte die Medianebene passiert haben. Die Härte der Endspannung wird geprüft. Die Untersuchung der Gegenseite kann aus derselben Behandlerstellung erfolgen.

Bewertung
Beurteilt werden:
• Seitenunterschiede in der Härte der Endspannung
• Seitenunterschiede im Bewegungsausmaß (Knie in Relation zur Medianebene).

> *Eingeschränkte gebeugte Adduktion ist Hinweis auf:*
> • Verspannung des M. piriformis und gleichlaufender Fasern der Glutealmuskeln
> • Beckenverwringung ohne oder mit Sakroiliakalgelenkstörung
> • Hüftgelenkstörung
> • thorakolumbale Funktionsstörungen.

7

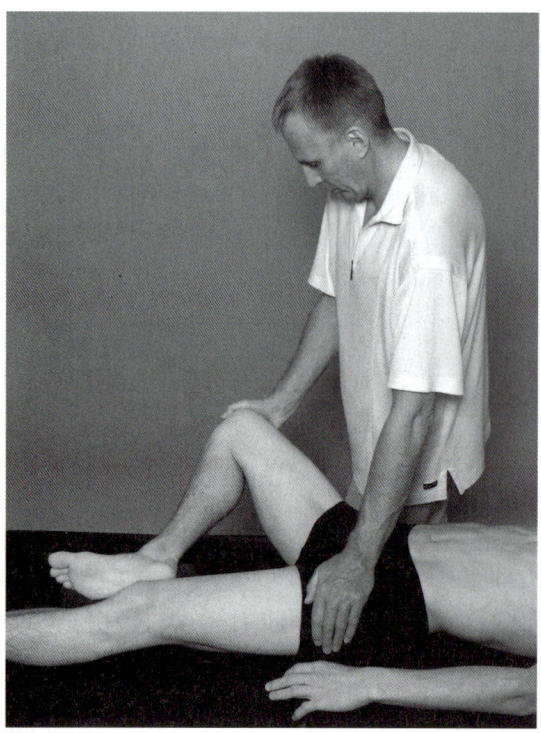

Abb. 7.8 Prüfung des Patrick-Kubis-Zeichens rechts mit Fixation am linken Oberschenkel.

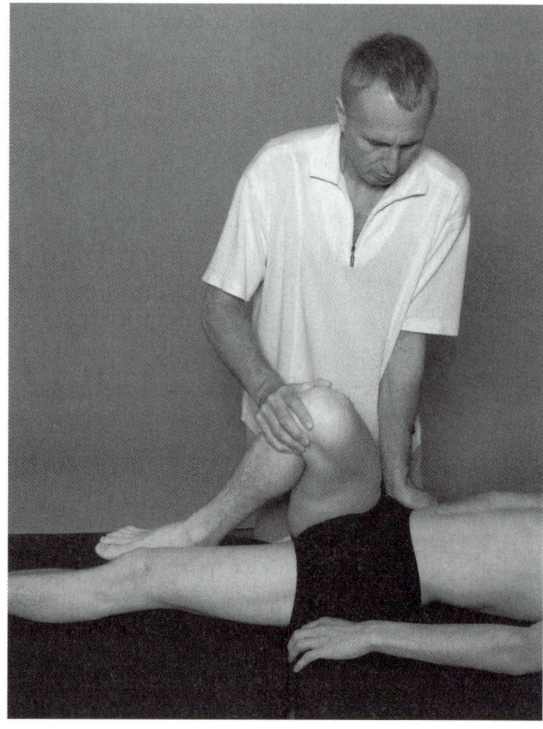

Abb. 7.9 Untersuchung der gebeugten Adduktion im Hüftgelenk (Spannungszeichen).

Bedenke!
Zu harte Fixation und zu schnelle Bewegung rufen eine reflektorische Muskelspannung hervor, wodurch ein vorzeitiges Ende der Bewegung vorgetäuscht wird.

7.4.5 Palpationsuntersuchung der Beckenbänder

Die Beckenbänder verbinden das Os coxae mit dem letzten Lendenwirbel und mit dem Sakrum. In unterschiedlich schrägem Verlauf gehen sie nahezu kontinuierlich ineinander über.

Wenn die Muskeln und Gelenke im lumbopelvinen Bereich keine Störbefunde (mehr) zeigen, also auch keine Spannungsphänomene bei der gebeugten Adduktion bestehen, kann ein statischer Schmerz auch auf einer Schmerzhaftigkeit eines Beckenbandes beruhen. Diese Verspannung der Bänder vermittelt sich den tastend aufgelegten Fingern.

➤ Abb. 7.10 und ➤ Abb. 7.11: Zu dieser Untersuchung liegt der Patient in entspannter Bauchlage. Der Behandler steht seitlich in Hüftgelenkhöhe und legt seine Hände großflächig beidseits auf das Gesäß. Die Daumen tasten nacheinander zuerst über dem Lig. sacrotuberale (➤ Abb. 7.10) – Daumenrichtung vom Angulus

inferior des Sakrum zum jeweiligen Tuber – und dann über dem Lig. sacrospinale (➤ Abb. 7.11) – Daumenrichtung vom Steißbein horizontal – weich in die Tiefe. Erwartet wird ein symmetrisches Einsinken der Daumen über dem Bandverlauf.

Bewertung
Einseitig oder beidseitig vermindertes Einsinken zeigt die aus der Tiefe vermittelte Verspannung an. Ein Schmerz am Angulus lateralis inferior ist der Insertion des Lig. sacrotuberale zuzuordnen.

7.4.6 Provokationsuntersuchung schmerzhafter Beckenbänder

Die nutationshemmenden Bandzüge (iliolumbal, sakroiliakal, sakrotuberal) werden geprüft. Die Teststellung ähnelt der der gebeugten Adduktion; zur Differenzierung der Bandzüge wird die Spannungsrichtung für jeden Bandanteil aber verändert eingestellt.

Voraussetzung für diese Untersuchung ist, dass die Beckenbänder von der Muskulatur unterscheidbar untersucht werden können. Erst wenn die Muskeln die Testbewegungen zum Anspannen der Bänder ohne Spannungserhöhung am Ende, d. h. ohne Abwehr

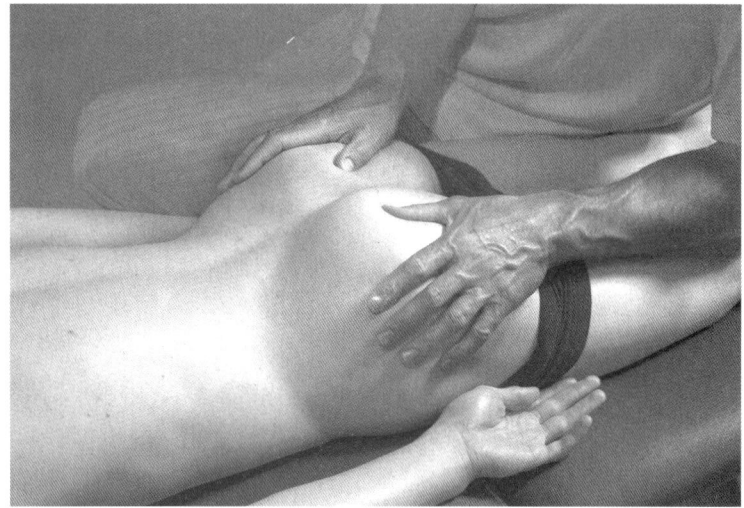

Abb. 7.10 Spannungspalpation über dem Lig. sacrotuberale. Die Daumen liegen im Bandverlauf vom Tuber zum lateralen Kreuzbeinrand (medial der SIPS).

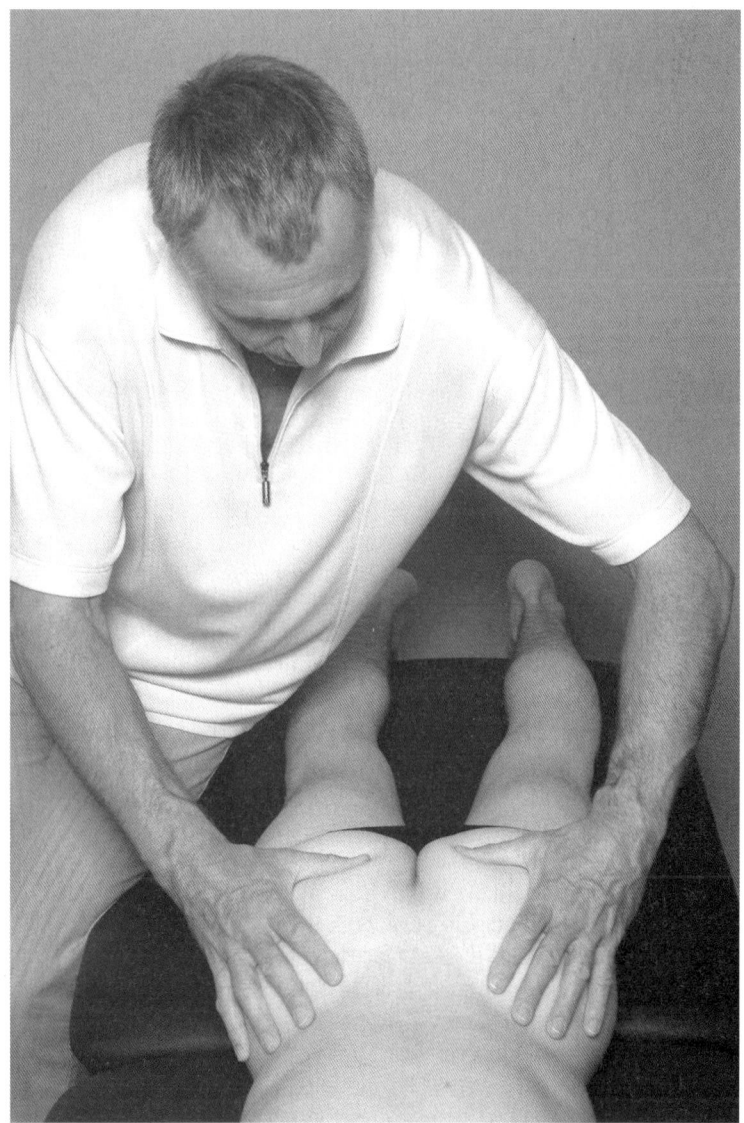

Abb. 7.11 Spannungspalpation über dem Lig. sacrospinale. Die Daumen liegen im Bandverlauf von Spina iliaca inferior zu freiem Sakrumrand.

(Schmerz), erlauben, kann sie sinnvoll durchgeführt werden.

➤ Abb. 7.12 bis ➤ Abb. 7.14: Der Untersuchungsablauf geht von der Endstellung der gebeugten Adduktion aus (➤ Kap. 7.4.4). Die abwehrfreie Adduktionsspannung wird etwas erhöht und einige Sekunden gehalten (➤ Abb. 7.12). Dann wird der Oberschenkel aus der Adduktionsspannung wieder herausgeführt, etwas stärker gebeugt und zur gegenseitigen (➤ Abb. 7.13) und schließlich zur gleichseitigen Schulter (➤ Abb. 7.14) eingestellt und dort jeweils einige Sekunden gehalten. Dabei werden Spannungseinstellung und Schmerzprovokation jeweils in Schritten von 10–20° überprüft.

Bewertung
Erhöhter Widerstand am Bewegungsende und eingeschränkte Beweglichkeit sprechen für verspannte Muskelfasern und fordern zu deren Relaxation auf.

> *Schmerz, der einige Sekunden nach Erreichen der nicht verspannten Endstellung auftritt, wird als Hinweis auf Bandschmerz gewertet und zwar:*
> * Schmerz in der Leistenbeuge bei reiner gebeugter Adduktion auf das Lig. iliolumbale
> * Schmerz in der Region der SIPS bei schräger Adduktion zur gegenseitigen Schulter auf das Lig. sacroiliacale
> * Schmerz vom Gesäß zum Oberschenkel bei Verstärkung der Flexion zur gleichen Schulter auf das Lig. sacrotuberale.

7.4.7 Untersuchung der Hüftrotation

Die Orientierung über den Funktionszustand des Hüftgelenkes ist obligater Bestandteil der Untersuchung des lumbopelvinen Bereiches. Wichtigste Hinweiszeichen auf eine Hüftfunktionsstörung sind das Patrick-Zeichen (➤ Kap. 7.4.3), der Palpationsschmerz am Acetabulum und am Pes anserinus sowie die eingeschränkte Hüftrotation (Kapselmuster).

➤ Abb. 7.15a+b: Der Patient liegt entspannt auf dem Rücken. Der Behandler steht in Hüfthöhe neben ihm. Er umfasst mit der rechten Hand die Ferse des in Hüft- und Kniegelenk rechtwinklig gebeugten Beines (Nullstellung II). Mit der linken Hand wird der Oberschenkel als Achse stets senkrecht gehalten und dabei zur Beckenfixation ein leichter Druck zur Unterlage beibehalten. Zur Innenrotation im Hüftgelenk wird die Ferse nach außen geführt (➤ Abb. 7.15a), zur Außenrotation nach innen (➤ Abb. 7.15b). Unmittelbar vor der Mitbewegung des Beckens ist die Endstellung erreicht.

Bei großer interindividueller Variabilität ist das Bewegungsmuster beider Hüftgelenke eines Menschen je-

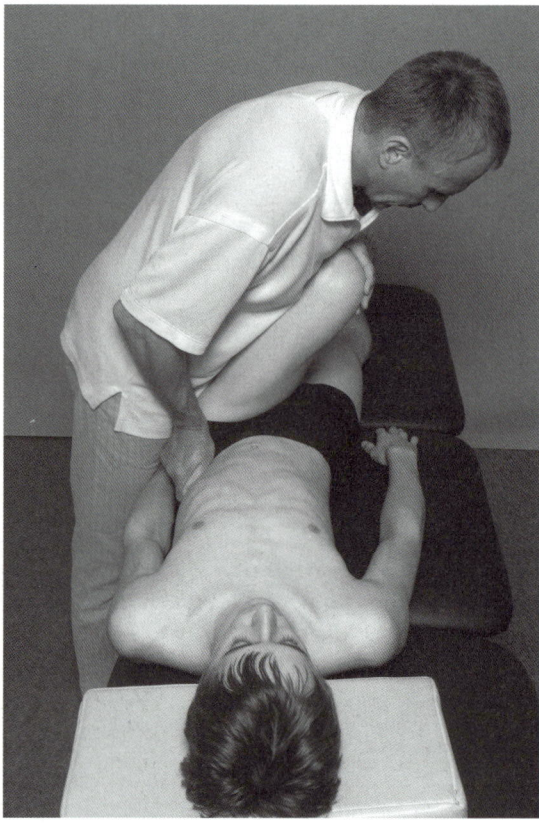

Abb. 7.12 Schmerzprüfung der Beckenbänder in Adduktionsstellung von Nullstellung II der Hüfte ausgehend. Erreicht vor allem das iliolumbale Band, falls nicht vor der Endstellung schon erhöhter Muskelwiderstand auftritt.

doch symmetrisch. Die Summe beider Rotationsrichtungen sollte 60° oder mehr betragen.

Bewertung
Hinweise auf eine Störung der Bewegungsfunktion liefert die am Bewegungsende abrupt hart endende, im Seitenvergleich messbar eingeschränkte oder sogar schmerzhafte Innenrotation. Bei Außenrotationsstörung muss auch nach Muskelverspannungen (z. B. M. piriformis, M. tensor fasciae latae), Becken- und LWS-Störungen gesucht werden.

> *Hüftrotationsstörung ist Hinweis auf:*
> * Hüftgelenkstörung bei eingeschränkter Innenrotation
> * LWS-, Becken- und Muskelstörung bei eingeschränkter Außenrotation.

Bedenke!
1. Abduktion der Oberschenkel bei der Außenrotation, Adduktion bei der Innenrotation verändert die Rotationswinkel.

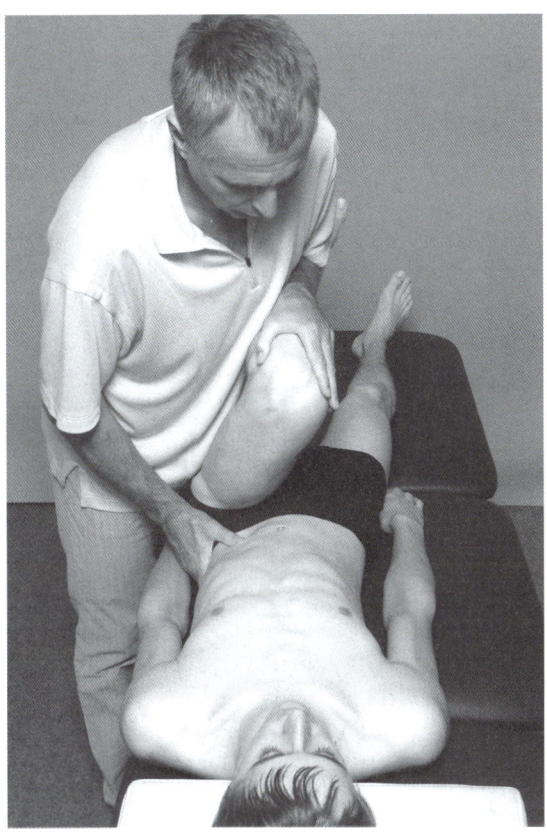

Abb. 7.13 Schmerzprüfung der Beckenbänder in schräger Adduktions-Flexions-Stellung mit dem Knie zur Gegenschulter. Erreicht das sakroiliakale Band, falls nicht zuvor schon erhöhter Endwiderstand auftritt.

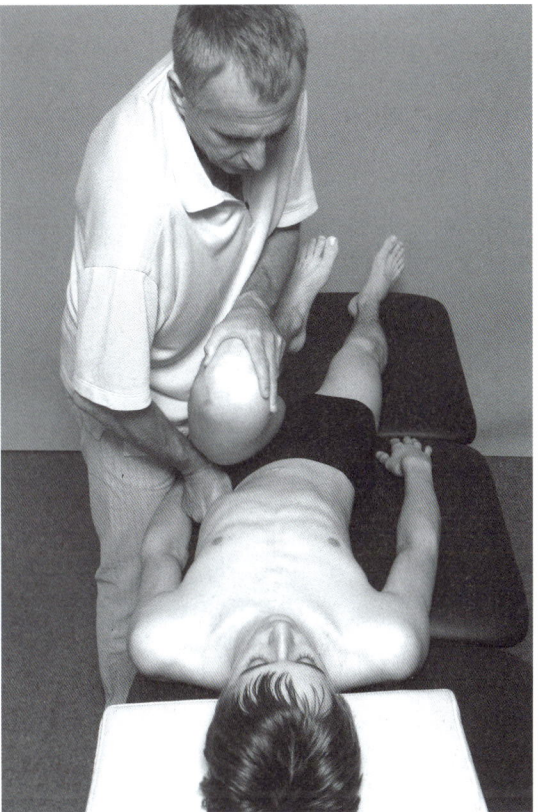

Abb. 7.14 Schmerzprüfung der Beckenbänder in voller Flexionsstellung der Hüfte, Knie zur gleichen Schulter. Erreicht das sakrotuberale Band, wenn nicht zuvor schon erhöhter Endwiderstand auftritt.

2. Harte und schnelle Untersuchungsbewegung kann Schmerz im Hüftgelenk provozieren und muss deshalb vermieden werden.
3. Um Schmerzprovokation am Kniegelenk zu vermeiden, darf die Rotation nicht am langen Hebel des Unterschenkels geführt werden.

7.4.8 Untersuchung der Symphyse

Die Untersuchung der Symphyse ist Teil der Beckenringpalpation, wird aber immer im Liegen durchgeführt und deshalb auch erst hier beschrieben.

In der funktionellen Einheit des Beckenringes hat die Symphyse geringe Bewegungsfunktion. Beim Stand auf beiden Beinen wird sie auf Zug und Druck beansprucht. Kräftige Ligamente am Ober- und Unterrand sichern ihre Integrität gegen Zugkräfte. Beim Einbeinstand treten hohe Schubkräfte im Discus interpubicus auf. Die Knorpelanteile ermöglichen sehr kleine Scherbewegungen beim Gehen oder bei längerer Einbeinbelastung, Translationsbewegungen bis zu 2 mm und Rotationsbe-

wegungen bis zu 3° [29]. Vor allem Spannungen aus dem M. rectus abdominis und den Adduktoren können diese Funktion störend beeinflussen. In der Folge entstehen unterschiedliche kompensatorische Spannungsmuster in der Beckenringmuskulatur mit Auswirkungen auf die sakroiliakale, die lumbosakrale und die Hüftfunktion. Erkannte Spannungszeichen an der Symphyse werden als erste behandelt.

➤ Abb. 7.16 und ➤ Abb. 7.17: Der Patient liegt entspannt auf dem Rücken. Der Behandler steht in Hüfthöhe neben ihm. Vor der untersuchenden Fingerpalpation wird der Oberrand der Symphyse mit der Handwurzel aufgesucht. Dazu legt der Behandler eine Hand auf das Abdomen. Er schiebt sie nach kaudal, bis die Handwurzel an der Symphyse hängen bleibt. Hier legt er nun die palpierenden Zeigefinger mittig nebeneinander an und verschiebt sie danach zur Seite bis zum Tuberculum pubicum. Erwartet wird eine Spannungssymmetrie beider Seiten.

7

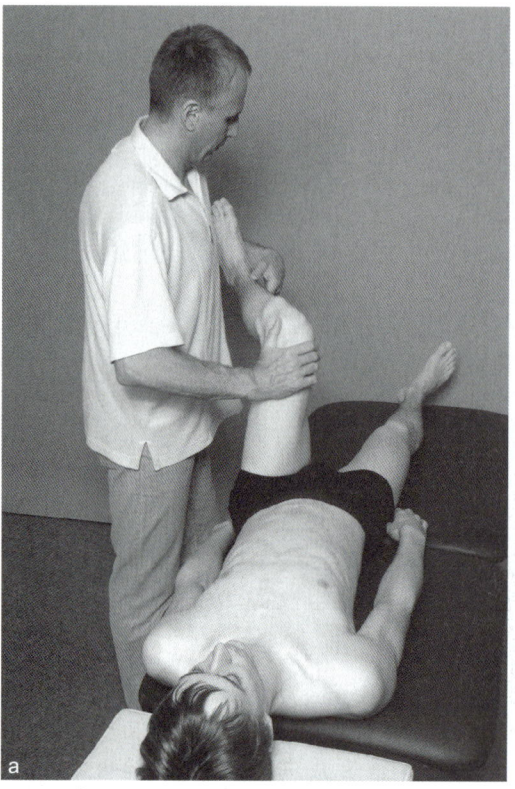 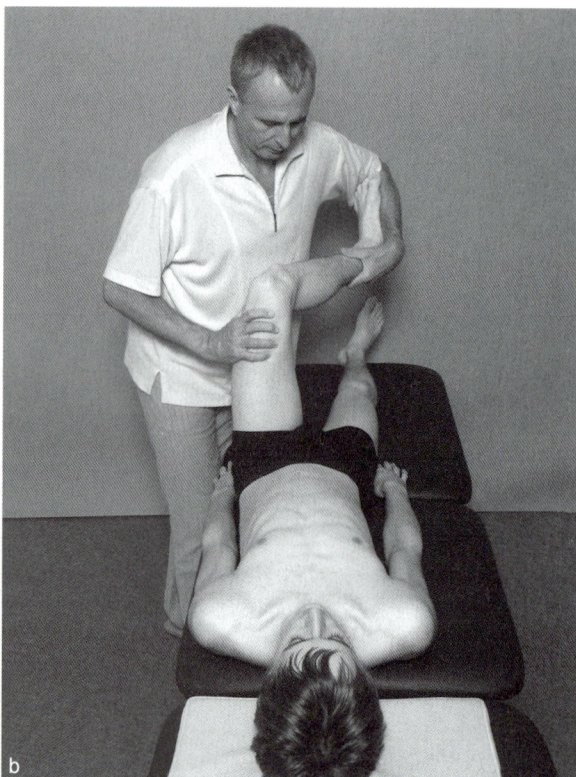

Abb. 7.15a+b Prüfung der Rotation im Hüftgelenk um die Achse des senkrecht eingestellten Oberschenkels (Nullstellung II).
a) Innenrotation
b) Außenrotation

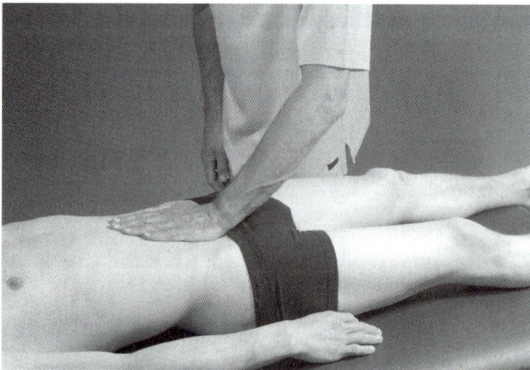 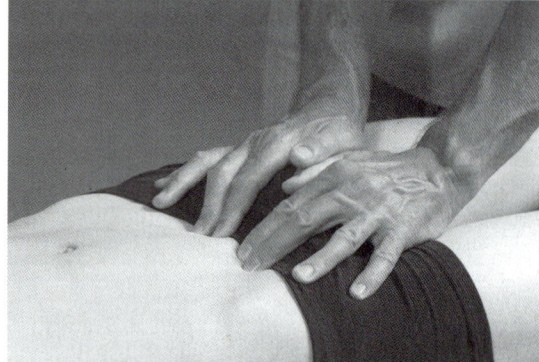

Abb. 7.16 Aufsuchen des kranialen Schambeinrandes mit der Handwurzel vor der Untersuchung als großflächiger Erstkontakt. Ziel: Unangenehme Empfindungen des Patienten durch Erstkontakt mit den Fingerspitzen an der Symphyse vermeiden.

Abb. 7.17 Palpation mit den Fingerspitzen von kranial symphysennah am Schambein beidseits. Die lateral liegenden Finger können am Ansatz des M. rectus abdominis Hinweise auf Verspannung des Muskels erkennen.

Bewertung

Als asymmetrische Spannungszeichen in der Palpationswahrnehmung des Untersuchers gilt das „Höherstehen" eines Tuberkulum (➤ Kap. 7.2.6).

> *Eine Spannungsasymmetrie der Symphyse ist Hinweis auf:*
> - myofasziale Dysbalance der Beckenstatik mit Verspannung der Adduktoren
> - myofasziale Dysbalance der Rumpfstatik mit Verspannung des M. rectus abdominis
> - Störungen der Gangdynamik.

7.5 Palpatorische Prüfung reflektorischer Muskelzeichen

Verspannte Muskeln haben im Beckenbereich große diagnostische Bedeutung. Im Rahmen der orientierenden Untersuchung wird gezielt nach reflektorischen Verspannungen gesucht, weil sie schnell zu erkennen sind. Der gestörte Muskel hat in Ruhelage, im Gegensatz zum normalen, eine tastbare (also erhöhte) Spannung. Diese Spannung betrifft den ganzen Muskel oder große Anteile. Sie ist in der Regel asymmetrisch. Oft wird die Palpation durch aktive Anspannung verstärkt schmerzhaft. Diese Phänomene haben nichts mit den Störungen der zentralen Steuerung (wie reversibel strukturelle Verkürzung oder Spastizität) zu tun.

7.5.1 M. psoas

➤ Abb. 7.18: Der Patient liegt entspannt auf dem Rücken. Der Behandler steht rechts neben ihm. In Höhe des Nabels legt er eine Hand horizontal weit lateral auf die Bauchwand und die andere etwas steiler darauf; die untere Hand tastet, die obere führt. Die Fingerkuppen der unteren Hand werden tastend, von seitlich weich in die Bauchwand drückend, zuerst nach dorsal, dann nach medial geschoben, wo der M. psoas fast parallel neben der Wirbelsäule verläuft. Bei aktiver Beugung der rechten Hüfte ist die Anspannung des Muskels und damit seine Lage tastbar.

Zur Prüfung der Gegenseite sollte der Behandler die Seite wechseln.

Bewertung
Der ausgeglichen tonisierte Muskel wird erst durch Aktivierung lokal abgrenzbar.

Ein verspannter Muskel lässt sich schon in Ruhe tasten und wird durch Aktivierung härter und schmerzhaft, falls nicht schon Ruheschmerz besteht.

> *Psoasverspannung ist Hinweis auf:*
> • Funktionsstörung des thorakolumbalen Überganges
> • Hüfterkrankungen
> • Erkrankungen des Bauchraumes.

7.5.2 M. iliacus

➤ Abb. 7.19: Der Patient liegt entspannt auf dem Rücken. Der Behandler steht rechts neben ihm. Er legt eine Hand flach auf die Gegend der SIAS zum Tasten, die andere darauf zum Führen. Mit den Fingerkuppen tastet er über das Leistenband weich zur Innenseite der Beckenschaufel.

Zur Prüfung der Gegenseite sollte der Behandler unbedingt die Seite wechseln.

Bewertung
Tastbare Muskelstränge des M. iliacus auf der Innenseite des SIAS und Schmerz bei ihrer Berührung deuten auf Funktionsstörung des lumbosakralen Segmentes hin. Die Verspannungen finden sich häufig bei Beckenverwringungen auf der Seite der tieferen SIPS.

> *Iliakusverspannung ist Hinweis auf:*
> • Funktionsstörung der unteren LWS
> • Beckenverwringung.

7.5.3 M. obturator internus

Der M. obturator internus liegt an der Innenwand des Beckenkanals. Er zieht von der Membrana obturatoria

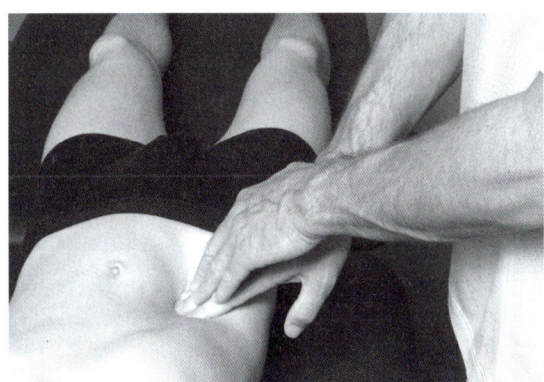

Abb. 7.18 Spannungspalpation des M. psoas.

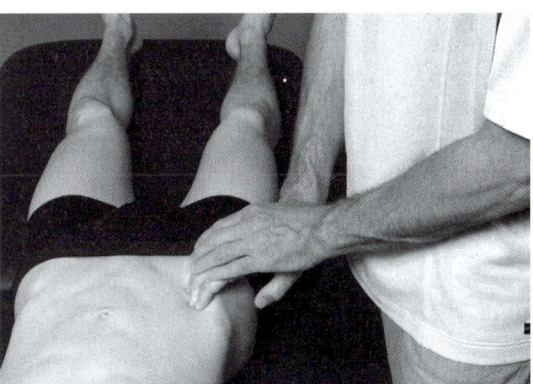

Abb. 7.19 Spannungspalpation des M. iliacus.

durch das Foramen ischiadicum minus über die Incisura ischiadica minor zur Fossa trochanterica. Seine kräftige Faszie ist Teil der Fascia pelvis, begrenzt die laterale Wand der Fossa ischiorectalis, hat Verbindung zur Fascia iliaca und bietet Ansatz für den M. levator ani. Palpiert wird der M. obturator internus am Foramen obturatorium, in der Fossa ischiorectalis und in der Fossa trochanterica.

➤ Abb. 7.20: Dazu liegt der Patient in Rückenlage, die Beine sind angestellt. Der Behandler steht seitlich; zur Untersuchung der rechten Seite rechts. An der Innenseite des leicht abduzierten Patientenoberschenkels gleiten die Langfinger seiner rechten Hand auf das Pecten ossis pubis zu (Adduktorenkanal). Um Irritationen des Patienten durch die Untersuchung zu vermeiden, sollte diese anatomische Struktur den Erstkontakt darstellen. Von dort gleiten sie 1. weiter nach dorsomedial und palpieren innen am Becken das Foramen obturatorium und 2. weiter nach lateral-kranial die Spannung in der Fossa ischiorectalis. Zur Untersuchung der linken Seite wechselt der Behandler die Bankseite und geht spiegelbildlich vor.

Hat der Lernende das Aufsuchen der Strukturen auf die beschriebene Weise gut kennen gelernt, findet er sie auch, wenn der Patient mit angezogenen Beinen auf der Seite liegt. Der Behandler steht dann hinter ihm, legt seine Hand auf das Gesäß und schiebt palpierend, vom Tuber ossis ischii ausgehend, Zeige- und Mittelfinger um das Becken herum nach medial. Die Finger werden dann im Endgelenk gebeugt und palpieren nach lateral Richtung Foramen.

Bewertung
Erwartet wird eine schmerzfreie, seitengleiche Spannung im Muskelverlauf.

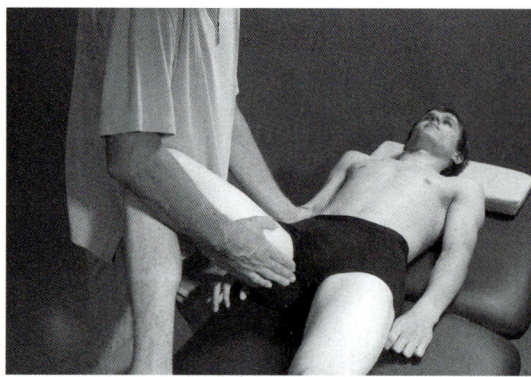

Abb. 7.20 Aufsuchen des M. obturator internus am Foramen obturatorium und in der Fossa ischiorectalis. Im Bild dargestellt ist das Gleiten der Finger entlang des Adduktorenkanals zum Pecten ossis pubis.

> *Obturatorverspannung ist Hinweis auf:*
> - *Verspannte Beckenbodenmuskulatur*
> - *Beckenverwringung*
> - *innere Erkrankung im Beckenraum*
> - *Hüftgelenkstörung.*

7.5.4 Schmerzhaft verspannte Muskelansätze am Steißbein

➤ Abb. 7.21: Die untersten, außenrotierenden Faserbündel des M. gluteus maximus und die Beckenbodenmuskulatur, insbesondere der M. levator ani, führen bei Verspannung zu einer Schmerzhaftigkeit ihrer Ansätze am Steißbein; vor allem seitlich an der Spitze. Palpation des Steißbeins und des Beckenbodens in Rückenlage mit angestellten Beinen oder in Bauchlage decken den Schmerz auf. Die Steißbeinspitze lässt sich meistens von außen tasten. Die Muskelansätze werden am besten von rektal her untersucht.

Bewertung

> *Schmerzhaftes Steißbein ist Hinweis auf:*
> - *verspannte Beckenbodenmuskulatur*
> - *verspannter M. gluteus maximus*
> - *Beckenverwringung*
> - *innere Erkrankungen im Beckenbereich (vor allem Prostata und Endometrium).*

7.5.5 M. piriformis

Der Muskel liegt zwischen Trochanterspitze und freiem Sakrumrand unter dem M. gluteus maximus. Er ist hochgradig empfindlich auf mechanische Reize (z. B. Geldbörse).

➤ Abb. 7.22: Der Patient liegt entspannt auf dem Bauch, der Behandler steht rechts neben ihm, das Gesicht fußwärts. Die tastende Hand liegt flach, deutlich oberhalb der Trochanterspitze und etwas seitlich auf dem Gesäß. Darauf wird die andere zur Führung des weichen Palpationsdruckes aufgelegt oder steiler aufgestellt. Die Tastrichtung verläuft von außen oben nach innen unten auf den gleichseitigen Sitzbeinhöcker zu. Um den Muskel in der Tiefe zu erreichen und trotzdem weichen Tastdruck beizubehalten, werden die Weichteile vom Übergang des oberen äußeren Quadranten des Gesäßes zum inneren unteren Quadranten verschoben (Hautverschiebung). Die Untersuchung sollte nur einmal erfolgen, weil danach der Muskel bereits gereizt ist.

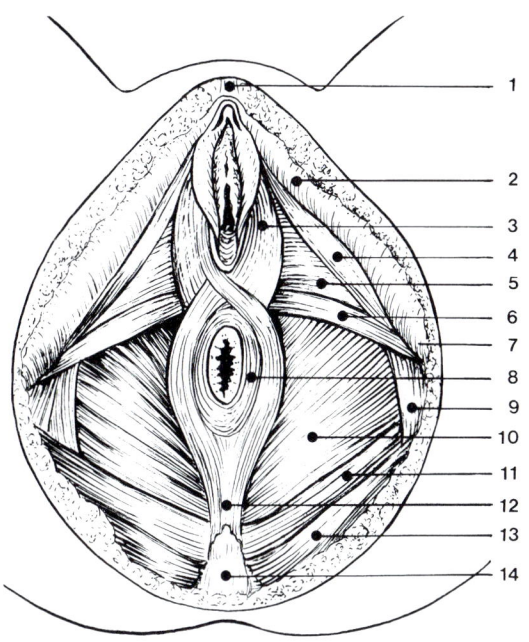

Abb. 7.21 Muskeln des weiblichen Beckenbodens, schematisiert und zur Darstellung der Verhältnisse um das Steißbein und im Beckenboden, wie sie der von außen oder von rektal palpierende Finger erreicht.
 1 Symphyse
 2 Ramus inferior ossis pubis mit Fascia lata
 3 M. bulbocavernosus
 4 M. ischiocavernosus
 5 M. transversus perinei profundus
 6 M. transversus perinei superficialis
 7 Tuber ischiadicum
 8 M. sphincter ani externus
 9 Lig. sacrotuberale
10 M. levator ani
11 M. coccygeus
12 Lig. anococcygeum
13 M. gluteus maximus
14 Os coccygeum

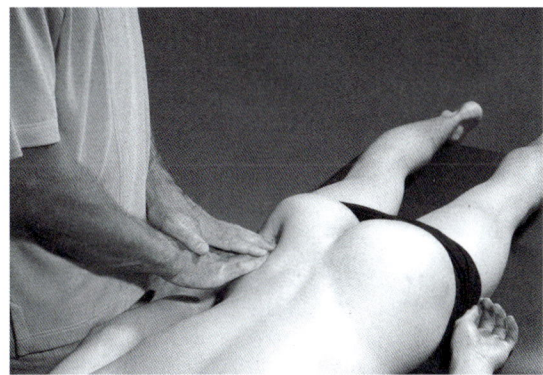

Abb. 7.22 Spannungspalpation des M. piriformis.

Zur Untersuchung der Gegenseite sollte der Behandler die Seite wechseln.

Bewertung

Verspannter M. piriformis ist Hinweis auf:
• Funktionsstörung L4/5, L5/S1
• Wurzelsyndrom
• Hüftgelenkstörung
• Sakroiliakalgelenkstörung.

Bedenke!
1. Der Tastdruck muss von lateral oben weich herangeführt werden, um Muskelverspannung durch den Tastdruck zu vermeiden. Der Muskel verspannt andernfalls.
2. Wird der Muskel mehrfach nacheinander palpiert steigt die Spannung, der Befund wird falsch positiv.

7.5.6 M. tensor fasciae latae

Der anatomische Verlauf des Muskels befähigt ihn zur Mitwirkung bei der Beugung, Innenrotation und Abduktion des Hüftgelenkes. Verspannung und Schmerz werden deshalb besonders deutlich bei Streckung und Adduktion im Hüftgelenk. Während der Beugung und Streckung der Hüfte verschiebt sich die Trochanterspitze gegenüber dem hinteren Rand des Muskels.

➤ Abb. 7.23: Der Patient liegt entspannt auf dem Bauch am rechten Bankrand, der Behandler steht rechts neben ihm. Der rechte Unterarm oder nur die Hand des Behandlers fixiert das Becken, die Finger dieser Hand liegen tastend kranial der linken Trochanterspitze hinter dem Dorsalrand des Muskels. Linker Unterarm und Hand umfassen den Ober- und Unterschenkel des linken Beines, heben es in die Hüftextension und führen es dann weiter in die Adduktion.

Bewertung
Das linke Knie soll über die Kniekehle des liegenden rechten Beines geführt werden können. Spannungserhöhung kann schon in Ruhe bestehen (palpierbar) oder sich während der Retroflexion oder erst bei zusätzlicher Adduktion entwickeln.

Verspannter M. tensor fasciae latae ist Hinweis auf:
• Funktionsstörung L3/4/5
• Hüftgelenksstörung
• Beckenverwringung
• begleitenden retropatellaren Schmerz (vor allem, wenn doppelseitig).

7

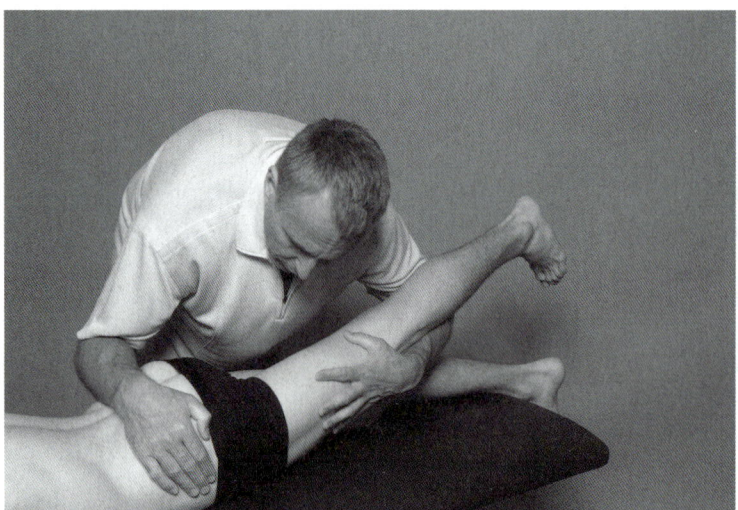

Abb. 7.23 Spannungspalpation des M. tensor fasciae latae während passiver Retroflexion und Adduktion im Hüftgelenk. Die rechte Hand des Untersuchers fixiert das Becken von oben, die Fingerspitzen tasten sich von dorsal an den Hinterrand des Muskels heran.

Bedenke!
1. Vor der Palpation muss das Patientenbein vollkommen entspannt im Arm des Behandlers liegen.
2. Das Becken muss gut fixiert sein, damit die Untersuchungsbewegung Hüftstreckung zur Retroflexion der LWS führt.

7.5.7 Rückenstrecker

Verspannungen und schmerzhafte Verspannungen der Rückenstrecker finden sich bei inneren Krankheiten wie bei Funktionsstörungen der Wirbelsäule. Besonderes Interesse für die Lokalisation von WS-Funktionsstörungen haben die tiefen Schichten der Muskelgruppe mit den kurzen Muskeln, die erst nach Verschiebung der darüber liegenden langen Faserzüge tastend erreicht werden können.

Der Patient liegt dazu in entspannter Bauchlage. Der Behandler tastet sich von lateral unter den Muskelrand oder medial zwischen Dornfortsatz und Muskelbauch in die Tiefe. Die Verspannungen können monosegmental oder auch mehrsegmental auftreten. Sie sind vieldeutig. Ihre Ausprägung ist Hinweis auf die Intensität des nozizeptiven Reizes in den betroffenen Segmenten. *Sie sind Hinweis auf das Bewegungssystem oder innere Organe der entsprechenden Segmentzuordnung.*

7.6 Federungsprüfung der Lendenwirbelsäule in Bauchlage

➤ Abb. 7.24 und ➤ Abb. 7.25: Der Patient liegt entspannt auf dem Bauch, der Behandler steht seitlich neben ihm, er schaut kopfwärts. Die Kuppen des 2. und 3. Fingers der von unten kommenden Hand werden über den Querfortsätzen eines Wirbels aufgelegt (➤ Abb. 7.24). Die Ulnarkante der anderen Hand nimmt Kontakt auf den Endgliedern der aufgelegten Finger. Sie schiebt mit gleichmäßig steigendem Druck die Kontaktfinger weich nach ventral bis an die Barrierespannung. Dann wird ein federnder Druck, aus der Schulter des Behandlers kommend, auf die Querfortsätze geführt (➤ Abb. 7.25).

Bewertung
Eine *hypomobile Funktionsstörung* liegt vor bei:
• harter Endespannung und fehlender Federung
• Schmerz bei der Federung kann bei jeder Störungsform – Hypo- oder Hypermobilität – des Segmentes Schmerz entstehen.
Ist der Weg bis an die Barriere spannungsfrei möglich, aber die Endfederung schmerzhaft, spricht das für *Hypermobilität*.
• *Es kann sowohl das Segment oberhalb als auch das unterhalb des gefederten Wirbels das betroffene sein.*

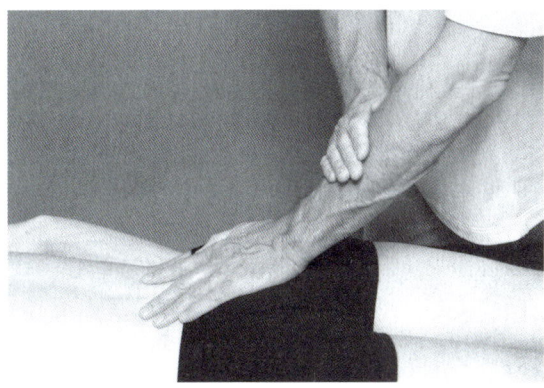

Abb. 7.24 Federungsprüfung der Lendenwirbelsäule.
1. Auflegen der Fingerspitzen auf den M. erector spinae etwa über den Querfortsätzen eines unteren Lendenwirbels.

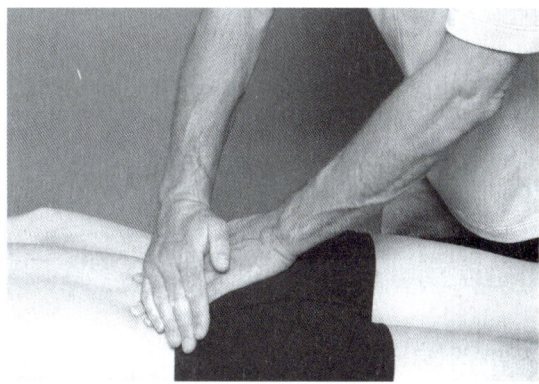

Abb. 7.25 Federungsprüfung der Lendenwirbelsäule.
2. Die Ulnarkante der anderen Hand liegt auf den Fingerkuppen.

7.7 Gezielte Untersuchung der Lendenwirbelsäule und des Sakroiliakalgelenkes

7.7.1 Anteflexionsuntersuchung der Lendenwirbelsäule (auch untere Brustwirbelsäule) in Seitlage

➤ Abb. 7.26: Der Patient liegt in Seitlage am Bankrand, seine gebeugten Arme sind vor dem Kopf abgelegt. Der Behandler steht vor ihm und übernimmt die Last seiner Beine, die in Knie- und Hüftgelenk gebeugt sind, mit beiden Oberschenkeln. Er leitet von den Beinen her die Beugebewegung der Lendenwirbelsäule ein. Bei Linkslage fixiert der rechte Arm des Behandlers mit dem Ellbogen von dorsal den Thorax der Patientin.

Zwei Finger halten den kranialen Partnerwirbel. Wegen des kräftigen M. erector spinae ist ein fixierender Halt erforderlich. Linke Hand und Unterarm liegen über Kreuzbein und Beckenschaufel und führen die Flexionsbewegung des Beckens, die von den Oberschenkeln her an das Segment herangeführt wird. Abweichend von der Empfehlung, zur Bewegungspalpation die ruhende Hand zu benutzen, tastet hier der Zeige- oder Mittelfinger der bewegten Hand zwischen den Dornfortsätzen.

MERKE
Bei der lumbalen Anteflexion ist der erforderliche Haltedruck (am oberen Dorn) größer als in anderen Abschnitten und Richtungen, weil er der Spannung des kräftigen M. erector spinae gegensteuern muss. Deshalb ist die Palpation mit der von kranial kommenden Hand erheblich schwieriger.

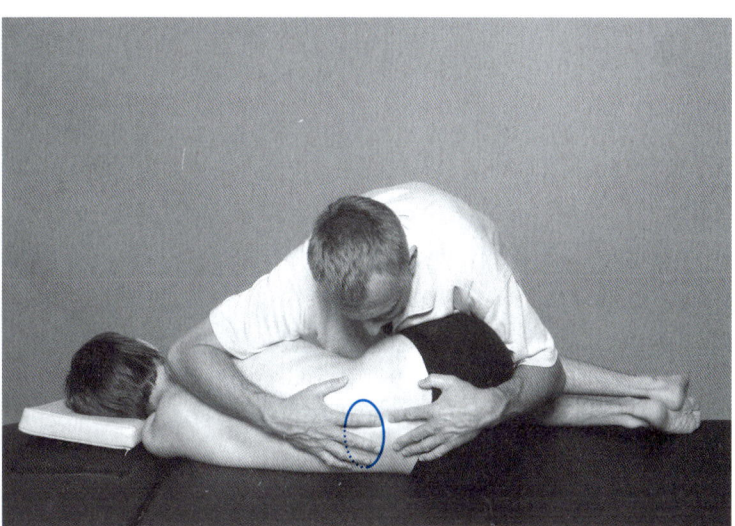

Abb. 7.26 Segmentale Untersuchung der Anteflexion in der LWS in Seitlage.

7

Bewertung

Die Bewegung wird durch Muskel- und Bandspannung begrenzt. Die Endfederung teilt sich dem Interspinalband bei ungestörtem Gelenk mit. Abrupte (harte) Endespannung bei der Federung spricht für Funktionsstörung.

Bedenke!

1. Bei *mangelnder Fixation* von kranial kann die Spannungseinstellung erschwert sein.
2. Die *Ausgangsspannung* darf bei der Endfederung *nicht wieder aufgegeben* werden.
3. Patientenarme, die vor dem Körper und nicht in Kopfhöhe auf der Bank liegen, behindern das Anbeugen der Beine und dadurch das Erreichen der Segmentspannung.

7.7.2 Retroflexionsuntersuchung der Lendenwirbelsäule in Seitlage

➤ Abb. 7.27: Der Patient liegt in Seitlage so diagonal auf der Bank, dass das Becken ganz weit vorn am Bankrand liegt. Der Kopf ist gebeugt und wird unterlagert. Der Behandler steht dicht vor dem Patienten in dessen Leistenbeuge. Er stützt und trägt mit seinen Oberschenkeln die Patientenbeine, ohne sie sich zunächst „aufzuladen". Die Beine des Patienten sind in den Hüften wenig, in den Knien rechtwinklig gebeugt und ragen dadurch über den Bankrand hinaus. Bei Linkslage umfasst der Behandler die Knie oder die Knöchel von vorn mit der linken Hand. Mit seinem linken Oberschenkel leitet er die Extensionsbewegung an den Patientenoberschenkeln ein. Die Hand an Knie oder Knöchel unterstützt das resultierende Mitgleiten der Beine auf der Unterlage nach dorsal. Die Führung der Beine nach hinten bewirkt die

Retroflexion in der LWS. Zeige- oder Mittelfinger der rechten Hand tasten zwischen zwei Dornfortsätzen den Bewegungsablauf mit Annäherung der Dornfortsätze und schließlich das Bewegungsende.

Bewertung

Fehlende Bewegung oder plötzliches Ende sprechen für eine Funktionsstörung.

Bedenke!

Die Lagerung des Patientenbeckens weit vorn am Bankrand bei gleichzeitiger sicherer Abstützung durch den Behandler ist unabdingbar für eine Untersuchungsbewegung ohne störende Anstrengung.

7.7.3 Retroflexionsuntersuchung der unteren Lendenwirbelsäule über den Dorsalschub am Becken

➤ Abb. 7.28: Der Patient liegt in Seitlage am vorderen Bankrand. Die Beine sind im Hüftgelenk mäßig, im Knie stärker angebeugt. Das oben liegende, bei Linkslage rechte Knie wird ein wenig weiter kopfwärts gelagert, bleibt aber immer weniger als rechtwinklig gebeugt. Dadurch kann der Behandler, der direkt davor steht, mit seinem linken Oberschenkel isoliert Kontakt von vorn zu diesem Knie aufnehmen. Bei Linkslage wird die rechte Hand des Behandlers so auf den kranialen Partnerwirbel gelegt, dass der Zeigefinger den Dornfortsatz quer über den ganzen Bogen schient. Die linke Hand wird zur Unterstützung darüber gelegt (Kleinfinger parallel auf dem rechten Zeigefinger).

Die Untersuchung beginnt bei L5, dann folgen L4 und L3. Das Knie der Patientin wird vom Behandler nach dorsal gedrückt, bis die Bewegung als sehr kleine Dor-

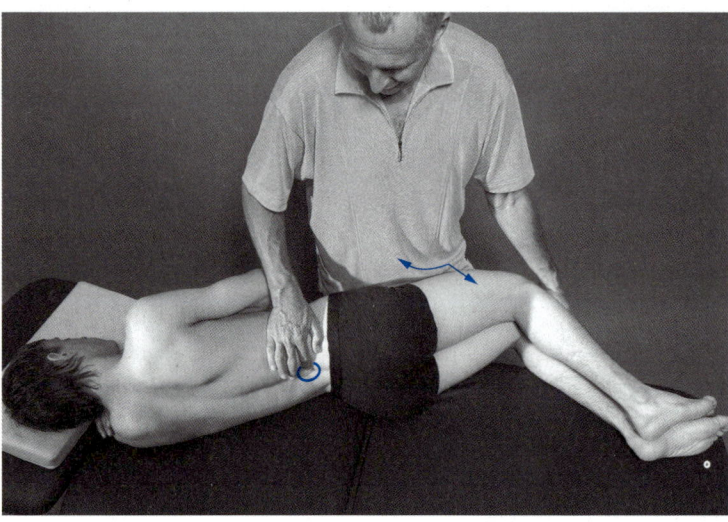

Abb. 7.27 Segmentale Untersuchung der Retroflexion in der LWS in Seitlage. Der linke Oberschenkel des Behandlers stützt den linken Patientenoberschenkel von vorn.

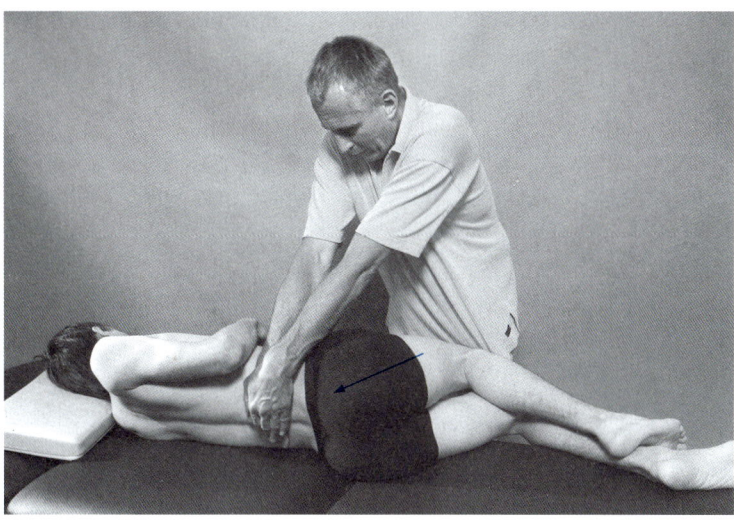

Abb. 7.28 Ausgangsstellung zur einseitigen Untersuchung der unteren LWS über eine Dorsalverschiebung des oben liegenden Oberschenkels.

salverschiebung des unteren Partnerwirbels am Zeigefinger der tastenden Hand merkbar wird.

Die Verschiebung des oben liegenden Knies nach dorsal prüft überwiegend das Gelenk der zugehörigen Seite. Bei einer Funktionsstörung werden deutliche Seitenunterschiede erkennbar. Die Prüfung muss dann in der gegensätzlichen Seitlage des Patienten wiederholt werden. Die einbeinige Untersuchungstechnik erlaubt in derselben Stellung sofort die Behandlung.

Bewertung

Fortleitung des Verschiebedruckes auf die schienend haltenden Hände ohne eine vorher tastbare Bewegung des unteren Partnerdornes gilt als Zeichen einer Funktionsstörung.

Bedenke!

1. Die unterstützend aufliegende Hand muss immer genau fingerparallel aufliegen, damit nicht versehentlich die Beckenschaufel mitfixiert und die Segmentbewegung verhindert wird.
2. Mehr als rechtwinklige Beugung in den Hüftgelenken erschwert die Segmenteinstellung.
3. Die Bewegung kann auch *über beide Knie als symmetrische Retroflexion* in die LWS übertragen werden. Sie ist technisch schwieriger und vor der Behandlung muss doch noch die gestörte Seite ermittelt werden. Deshalb wurde sie aus unserem Technikrepertoire gestrichen.

7.7.4 Seitneigeuntersuchung der Lendenwirbelsäule in Seitlage

Erfahrene Therapeuten können manchmal auf diese Untersuchung verzichten, da sie aus Ausweichbewegungen

bei der orientierenden Untersuchung der Seitneige im Stand kombiniert mit dem Befund der segmentalen Untersuchung von Ante- und Retroflexion die Seite der Störung bestimmen können (siehe zur Bestimmung auch ➤ Kap. 7.9).

➤ Abb. 7.29 und ➤ Abb. 7.30: Der Patient liegt entspannt in Linksseitlage am vorderen Bankrand. Der Behandler steht vor ihm und schaut fußwärts. Seine rechte Seite lehnt er an der Bank. Er fasst mit der linken Hand unter die Fesseln und mit der rechten in die Kniekehlen des Patienten und bewegt damit die Beine, bis sie in Knie und Hüfte rechtwinklig gebeugt sind. Die so gebeugten Beine hebt er wenig an und stellt sein bankseitiges Bein vor, um den Oberschenkel tragend unter die Patientenbeine zu schieben. Werden die Oberschenkel etwas höher als Bankniveau eingestellt, entsteht eine geringe Seitneigevoreinstellung. Dadurch wird der Untersuchungsweg kleiner, die Endespannung wird schneller erreicht und der Kraftaufwand zur Bewegung vermindert sich erheblich.

Der rechte Zeige- oder Mittelfinger tastet dann von der oberen Seite am Spalt zwischen den Dornen L5 und S1. Die Handwurzel oder der abgespreizte Daumen stützt sich von oben in die Taille. Die Seitneige der LWS wird durch eine Hebelwirkung der Beine um die Oberschenkelachse bewirkt. Der Behandler hebt die Unterschenkel an und führt die Last auf seinem Oberschenkel mit. Die ruhende Bewegungsachse muss immer zwischen den getasteten Dornfortsätzen liegen. Für die oberen Lumbalsegmente muss die Bewegung der Beine mit dem Becken deshalb größer werden. Das Becken wird dazu über die Oberschenkel etwas angehoben. Die tastende rechte Hand spürt die Annäherung der Dorne auf der Konkavseite als Zeichen der freien Beweglichkeit.

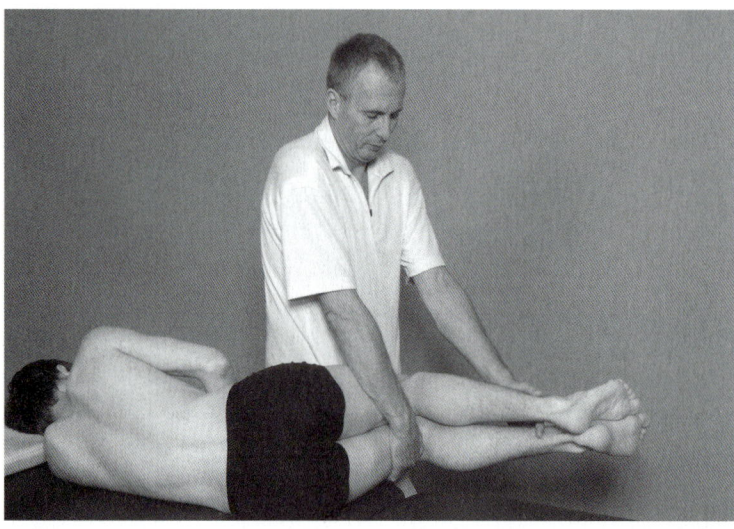

Abb. 7.29 Einstellung von Beinen und Becken für die Untersuchung der segmentalen Seitneige in der LWS.

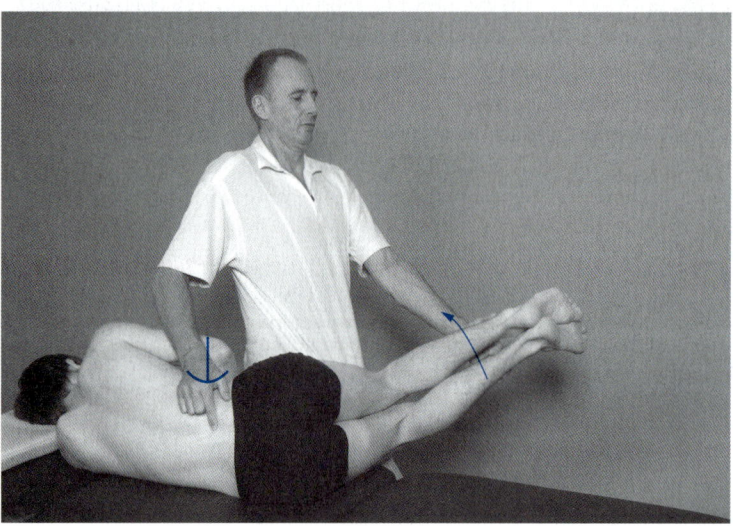

Abb. 7.30 Segmentale Untersuchung der Seitneige der LWS in Seitlage (hier Rechtsneige L4/5). Der Zeigefinger der rechten Hand palpiert, der Daumen stützt die Taille ab.

Bewertung

Als Zeichen der Funktionsstörung gilt: Das Bewegungsausmaß entspricht nicht den Erwartungen im Vergleich mit den Nachbarsegmenten und der Gegenseite.

Bedenke!

1. Wird die rechtwinklige Beugung von Knie- und Hüftgelenk aufgegeben, ist die Bewegung nicht segmentgenau führbar.
2. Die Oberschenkel müssen während der Bewegung horizontal bleiben, d. h. die Knie dürfen nicht absinken.
3. Legt der Behandler die Patientenbeine auf seinen bankfernen Oberschenkel entstehen ungünstige Lastverhältnisse.

7.7.5 Federungsuntersuchung des Sakroiliakalgelenkes in Bauchlage – Gegennutation (Kreuzgriff)

➤ Abb. 7.31: Der Patient liegt entspannt auf dem Bauch am linken Bankrand, die Füße unterlagert oder über den Bankrand reichend. Das Gesicht ist zur Seite gewendet. Der Behandler steht auf der linken Seite. Die Handwurzel der von „oben" kommenden linken Hand nimmt Kontakt an der Kreuzbeinspitze, die Finger weisen fußwärts. Der Daumen der von „unten" kommenden rechten Hand liegt am rechten Gelenkspalt, die Finger weisen kopfwärts. Die Hände werden an beiden Kontaktpunkten weich aufgesetzt. Das gelingt den meisten Behandlern mit der radialen Handwurzel (Os scaphoideum) besser, ist aber auch mit der ulnaren Kante (Os pisifor-

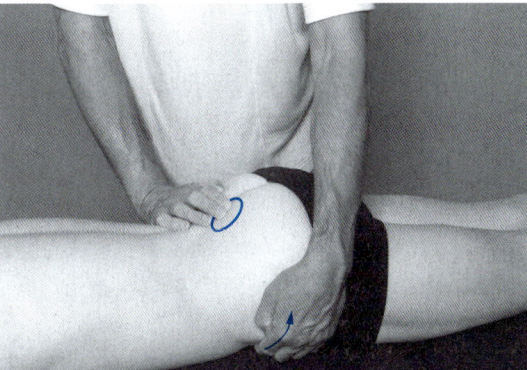

Abb. 7.32 Federungsuntersuchung des rechten SIG in Bauchlage (Iliumaußenrotation). Die Hand an der Spina bewegt die Beckenschaufel, der Finger am Gelenkspalt palpiert die Endespannung und Federungsfähigkeit.

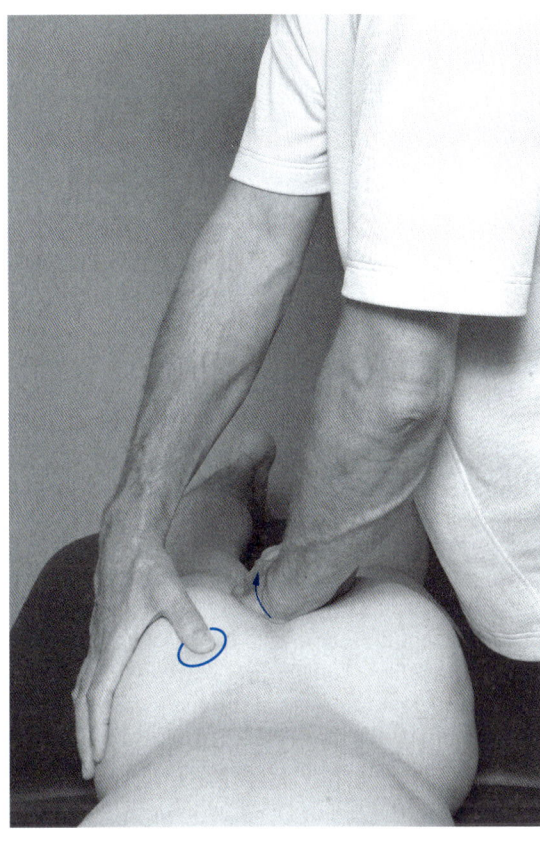

Abb. 7.31 Federungsuntersuchung des SIG in Gegennutationsrichtung in Bauchlage. Die Hand auf der Kreuzbeinspitze bewegt das Sakrum an die Endespannung, die vom Daumen am SIG palpiert wird.

me) möglich. Die Kontaktpunkte werden so exakt unbewegt gehalten, als seien sie angesaugt, ohne Druck auszüüben. Die Ellbogen des Behandlers sind gestreckt, die Unterarme leicht gekreuzt. Der obere M. trapezius ist entspannt. Der linke Arm des Behandlers führt aus der Schulter einen kraftlosen Federungsdruck über die Armachse auf den Kontaktpunkt an der Kreuzbeinspitze. Dabei entsteht eine kleine Federungsbewegung zwischen Sakrum und Ilium in Gegennutationsrichtung, die von der Sakrumspitze ausgeht. Die kurzzeitige Druckeinwirkung wird wieder zurückgenommen und, falls erforderlich, wiederholt. Die Bewegung wird propriozeptiv zwischen den beiden Händen wahrgenommen.

Aus gleicher Behandlerstellung kann auch das gegenseitige Gelenk untersucht werden, wenn der rechte Daumen zur Gegenseite wechselt.

Bewertung
Bei geringer Funktionsstörung ist die Federung zwar nicht aufgehoben, aber im Seitenvergleich zeigt sich ein größerer Widerstand.

Bei ausgeprägter Störung ist die Widerstandserhöhung auch ohne Seitenvergleich erkennbar, bis hin zur Unbeweglichkeit zwischen den Kontaktpunkten.
Bedenke!
1. Für die Federung in die Gegennutation muss die Hand direkt an der Sakrumspitze (!) liegen, sonst drückt der Federungsimpuls das Sakrum nur nach ventral.
2. Zu starker Kontaktdruck vor der Federung bringt das Gelenk so weit in Spannung, dass es nicht mehr bewegt werden kann.

7.7.6 Federungsuntersuchung des Sakroiliakalgelenkes in Bauchlage – Außenrotation des Os coxae

➤ Abb. 7. 32: Der Patient liegt entspannt auf dem Bauch am linken Bankrand, die Füße unterlagert oder über den Bankrand reichend. Das Gesicht ist zur Seite gewendet. Der Behandler steht in Beckenhöhe auf der linken Seite. Er greift mit den Langfingern seiner rechten Hand schaufelnd unter die rechte SIAS des Patienten. Die palpierenden Finger der linken Hand nehmen gelenknah Kontakt am rechten Kreuzbein in der Grube zwischen Kreuzbein und hinterem oberem Darmbeinstachel (SIPS). Der gestreckte rechte Arm hebt mit der Fingerschaufel das Os coxae nach dorsal und in die Außenrotation, bis die palpierenden Finger am SIG die Endespannung wahrnehmen.

Bewertung
Tastbare Endfederung an dieser Barriere, ausgelöst durch Federungsimpuls der Spinahand, spricht für Funktionsfreiheit; fehlende Federung für Blockierung.

Bedenke!
1. Die Kontaktfinger an der SIAS reizen empfindliche Strukturen; eine hervorgerufene Spannung macht den Test falsch positiv.
2. Schnell aufgebauter, starker Federungsdruck kann dazu führen, dass die Iliumbewegung über das Kreuzbein weiter zur anderen Beckenseite läuft. Dann wird die Gesamtspannung als Blockierung des untersuchten Gelenkes fehl gedeutet.

7.7.7 Federungsuntersuchung des Sakroiliakalgelenkes in Seitlage – Innenrotation des Os coxae

➤ Abb. 7.33 und ➤ Abb. 7.34: Die Patientin liegt zur Untersuchung des rechten Gelenkes auf der linken Seite, der Kopf ist unterlagert. Beide Beine sind rechtwinklig in der Hüfte und in den Knien etwas stärker gebeugt und liegen aufeinander auf der Unterlage. Der Behandler steht in Hüfthöhe vor der Patientin. Er bewegt das rechte Patientenbein in maximal 5° weitere Hüftbeugung und stützt es am Knie mit einem dorsalgerichteten, stabilisierenden Druck. Er beugt seinen linken Unterarm etwa 60° und legt ihn mit der weichen Muskulatur auf den *vorderen Rand der Iliumschaufel* in der Gegend der SIAS derart, dass die Hand schräg nabelwärts und zur Unterlage weist. Der Behandler überträgt einen weichen, federnden Druck gegen das Ilium, ohne die Haut zu verschieben oder das Becken zu bewegen (➤ Abb. 7.33). Dieser Druck führt zur Innenrotation des Os coxae und bewirkt damit ein dorsales Aufspreizen des Sakroiliakalgelenkes. Der Behandler legt seine Fingerspitzen von lateral kommend auf die Haut über dem M. erector spinae und schiebt sie von medial her in die Grube zwischen Kreuzbein und hinterem, oberem

Darmbeinstachel (SIPS). Hier tastet er die Federung (➤ Abb. 7.34).
Bedenke!
1. Zu weites Absinken des oberen Beins kann das SIG verriegeln. Deshalb darf das obere Bein nicht zu stark gebeugt werden.
2. Bei der Untersuchungsfederung muss auf die richtige Federungsrichtung geachtet werden und der drückende Unterarm darf nicht nur die Haut verschieben.

7.7.8 Federungsuntersuchung des Sakroiliakalgelenkes in Rückenlage – Innenrotation des Os coxae

Diese Untersuchung ist in der Praxis sehr verbreitet. Sie ist in ihrer Zuverlässigkeit aber begrenzt, eher einer Orientierung ähnlich, weil der Federungsschub über die Hüftmuskulatur vermittelt wird und nicht direkt auf das Os coxae wirkt. Bei schmerzhaft verspannter Muskulatur mit Triggerpunkten kann sie nicht angewendet werden.

➤ Abb. 7.35 und ➤ Abb. 7.36: Der Patient liegt entspannt auf dem Rücken. Der Behandler steht links neben ihm, beugt mit der linken Hand am Knie den rechten Oberschenkel des Patienten rechtwinklig an und zieht ihn so weit auf sich zu, also in die Adduktion, bis er die rechte Hand von der Seite unter das Becken schieben kann (➤ Abb. 7.35). Die tastenden Fingerspitzen gleiten über den dorsalen Iliumrand und die SIPS hinweg nach medial, bis sie in die Grube über dem tiefer liegenden Gelenkspalt gelangen. Der 2. oder 3. Finger tastet.

Das Becken und die tastende Hand werden auf die Bank zurückgelegt und die Hüftadduktion wird soweit geführt, bis ein geringer Widerstand am Knie zu fühlen ist (➤ Kap. 7.4.4). Aus dieser Adduktionsspannung folgt die testende Federung durch einen kleinen weichen

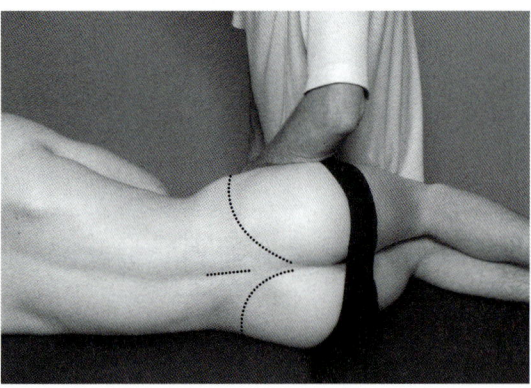

Abb. 7.33 Federungsuntersuchung des rechten SIG in Seitlage. 1. Kontakteinstellung mit dem Muskelpolster des Unterarmes an der SIAS.

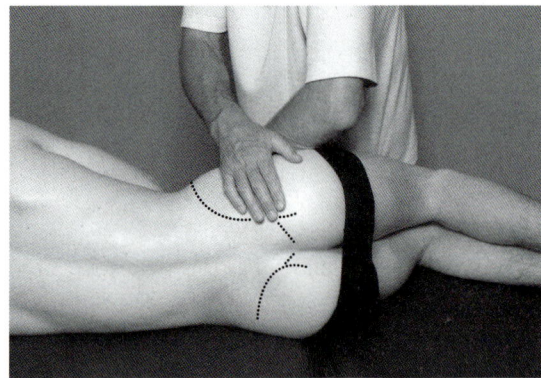

Abb. 7.34 Federungsuntersuchung des rechten SIG in Seitlage. 2. Palpation der Fingerspitzen am Gelenkspalt, medial von der SIPS.

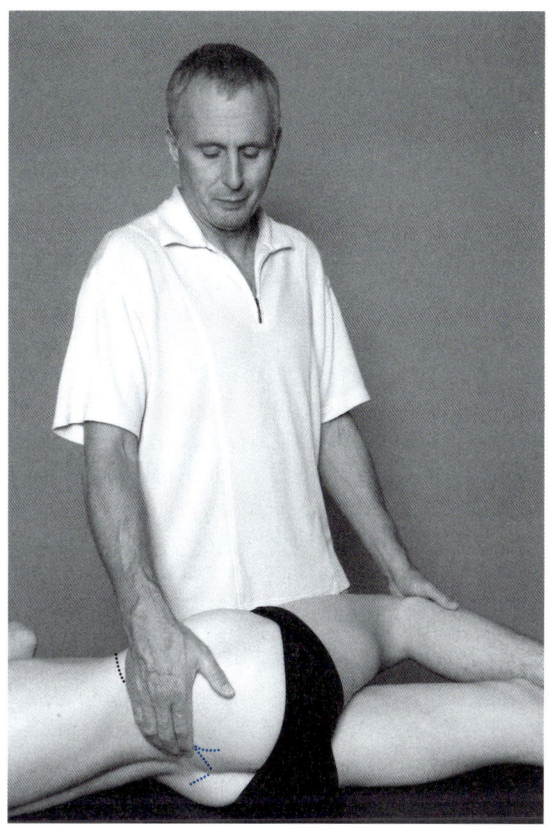

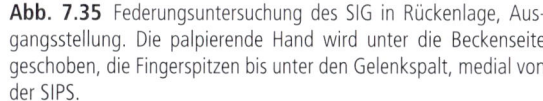

Abb. 7.35 Federungsuntersuchung des SIG in Rückenlage, Ausgangsstellung. Die palpierende Hand wird unter die Beckenseite geschoben, die Fingerspitzen bis unter den Gelenkspalt, medial von der SIPS.

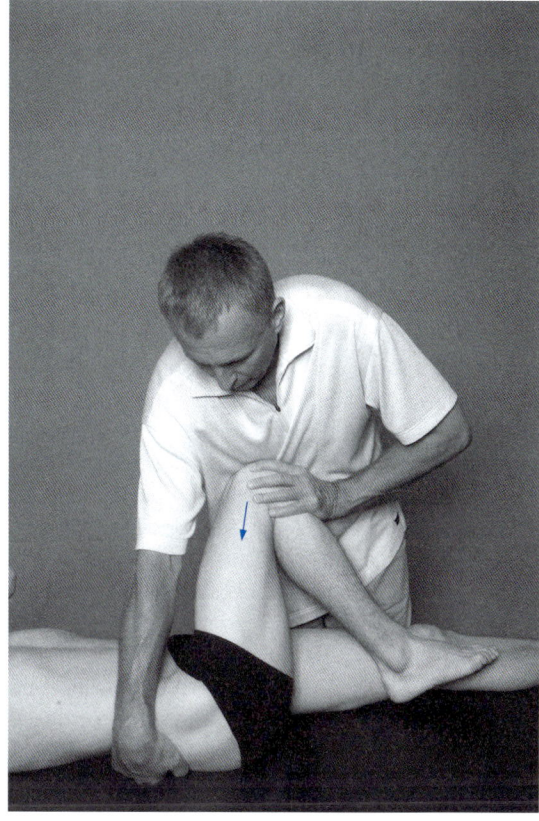

Abb. 7.36 Untersuchungsstellung für die orientierende Federung des SIG in Rückenlage. Der Pfeil zeigt die Richtung für den kleinen Federungsschub der Hand am Oberschenkel.

Schub der linken Hand auf das Knie. Die Schubrichtung zur Unterlage entspricht der Längsachse des Oberschenkels (> Abb. 7.36). Das erfordert nur minimale Kraft. Tastbar wird eine Federung zwischen Darmbein und Kreuzbein. Am Ilium entspricht die Federungsrichtung einer Innenrotation mit Schub nach dorsal. Der Gelenkspalt am SIG wird dorsal geöffnet.

Die Untersuchung bringt nur Informationen, wenn der Untersuchende in der Ausgangsstellung nicht zu viel Vorspannung erzeugt. Der Federungsschub gelangt über das Hüftgelenk zum Ilium. Muskelverspannungen der Hüfte, z. B. des M. piriformis, können eine Störung vortäuschen.

Bewertung

Die Funktionsstörung äußert sich:

- in erhöhtem Widerstand bei Erreichen der Ausgangsstellung im Vergleich zur Gegenseite (entsprechend dem Hinweiszeichen der gebeugten Adduktion, > Kap. 7.4.4)
- in verminderter Federung am Gelenkspalt im Seitenvergleich.

Bei eingeschränkter Gelenkbeweglichkeit wird die Testfederung unmittelbar auf den Beckenring übertragen, es entsteht eine Wackelbewegung auch bei feinsten Federungsbewegungen.

Bedenke!

1. Die tastende Hand darf nicht unter dem Os ilium liegen, sonst kann es nicht mehr gegen das Sakrum bewegt werden.
2. Adduktion über den beginnenden Widerstand hinaus verriegelt das SIG in Endstellung.
3. Das gilt auch für zu starken Federungsdruck, der darüber hinaus auch Schmerzabwehr provozieren kann.

Wenn die Federungsrichtungen, die in den vorangegangenen Untersuchungstechniken für das SIG beschrieben wurden, frei sind und die Symptomatik des Patienten trotzdem auf das SIG hinweist, können die beiden anderen Richtungen diagnostisch eingesetzt werden: Nutation des Sakrums (Palpation am oberen Gelenkspaltrand, > Kap. 7.10.4) und Außenrotation des Os coxae aus der Seitlage (Palpation am unteren Gelenkspaltrand, > Kap. 7.10.5). Diese Techniken haben vor allem als Behandlung Bedeutung und werden deshalb dort besprochen.

7

7.8 Bewertung der Befunde und Behandlungsplanung

Die Bewertung der Befunde ist Grundlage der Funktionsdiagnose. Diese wiederum ist Ausgangspunkt für die Behandlungsplanung. Fragen nach dem Zusammenhang der Befunde und ihrer jeweiligen Wertigkeit müssen gestellt werden. Nur selten begegnen wir akut entstandenen, lokalisierten Funktionsstörungen, die schnell mit einer Einzeltechnik zu behandeln sind. Die Befunde am Becken sind beispielhaft für die Kombination von Spannungen aus gestörten Bewegungsstereotypen, aus schmerzhaft verspannten Einzelmuskeln, aus reflektorischen Muskelspannungen bei Gelenkfunktionsstörungen der Nachbarregionen und von Spannungen gestörter Beweglichkeit der Gelenke des Beckenrings selbst. Oft kann durch die Behandlung der Zusammenhang relativiert werden, wenn nach Behandlung einer Gruppe von Funktionsstörungen sich weitere Störungen auflösen. Ebenso ist oft erst aus der Reihenfolge der rezidivierten Funktionsstörungen die Wertigkeit innerhalb des Befundmusters bestimmbar. Für die Störungen von LWS und Becken ist der Ablauf des Gangzyklus von entscheidender Bedeutung. Deshalb gehört zur Bewertung der Befunde an LWS und Becken auch die Einschätzung der Stereotype von Stand (Beine – Becken – LWS – Rumpf – HWS – Kopf) und Gang (Stand- und Schwungphase), die aber nicht Gegenstand dieses Buches sind.

Zuerst sollte immer die *Lendenwirbelsäule* behandelt werden (➤ Kap. 7.9). Da insbesondere über den Iliopsoas und den Quadratus lumborum Spannungen auf das Becken übertragen werden, muss davon ausgegangen werden, dass Funktionsstörungen der LWS verhindern, dass Spannungswechsel im Beckenring beim Gehen adaptiert in die LWS weitergeleitet werden können. Dies wäre einer der Pathomechanismen für die Entstehung von Beckenringstörungen, der reduziert werden sollte, bevor sie behandelt werden.

Die empfohlene Behandlungssequenz am *Becken* (➤ Kap. 7.10) beginnt mit der *Symphyse (1),* bevor die Federungsstörungen der *Sakroilikalgelenke* mit ihren unterschiedlichen Spannungsmustern mobilisiert werden (2). Verbleibende Muskelverspannungen zeigen die eigenständige Bedeutung dieser Muskelbefunde im Krankheitsbild an und können nicht mehr als reflektorische Reaktion aufgefasst werden. Sie werden dann mit gezielten Entspannungstechniken behandelt (3) (➤ Kap. 7.11.4).

Verhindern aktive Triggerpunkte die Techniken an Lendenwirbelsäule und Becken, muss deren Behandlung mit entsprechenden Techniken vorangehen (➤ Kap. 7.11.2).

Bei ausgeprägter Rezidivneigung ist die Vermittlung von Selbstübungen in Form von Entspannungs- und Mobilisationstechniken angezeigt (➤ Kap. 7.12).

7.9 Gezielte Mobilisation der Lendenwirbelsäule – segmental

Die Gelenkmechanik der LWS erlaubt es, das gestörte (rechte oder linke) Gelenk zu ermitteln. Zur Behandlung der LWS legt sich der Patient auf die Gegenseite, das gestörte Gelenk liegt immer oben!

Um *vom Befund zur Behandlungslagerung zu kommen,* werden die in den gestörten Richtungen ablaufenden Gelenkbewegungen gedanklich zu Hilfe genommen:

• 1. Wenn im selben Bewegungssegment sowohl die Retroflexion als auch die Seitneige gestört sind, besteht eine Retroflexionsstörung des Gelenkes auf der Seite der Seitneigeeinschränkung. Das Ineinanderschieben der Gelenkfacetten ist behindert (gestörte Konvergenzbewegung).
Ein Beispiel: Bei der Befundkombination von Retroflexions- und Rechtsseitneigeeinschränkung ist das rechte Gelenk gestört. Der Patient wird in linker Seitlage in Neutralstellung behandelt.

• 2. Wenn im selben Bewegungssegment die Seitneige und Anteflexion gestört sind, liegt eine Anteflexionsstörung auf der Gegenseite der behinderten Seitneige vor. Das Auseinandergleiten der Gelenkfacetten (Divergenzbewegung) ist hier gestört.
Ein Beispiel: Die Befundkombination von Anteflexions- und Linksseitneigestörung L5/S1 fordert die Behandlung der Anteflexionsrichtung des rechten Gelenkes bei L5/S1 in Linkslage des Patienten.

7.9.1 Mobilisation in Neutralstellung nach Relaxationsvorbereitung

MERKE

Indikation: Diese Mobilisation im *Rotationsgelenkspiel* in Neutralstellung der LWS (keine synkinetische Seitneigung) ist die *Universaltechnik bei Funktionsstörungen der Lendenwirbelsäule.* Die Sperrung („Verriegelung") der nicht behandelten Segmente entsteht allein durch Rotation von kranial und kaudal. Bei richtiger Einstellung herrscht im zu behandelnden Segment die geringste Spannung.

Segmenteinstellung

Bei Störungen eines rechtsseitigen Gelenkes legt sich der Patient auf die linke Seite (➤ Kap. 7.9). Das unten liegende Bein ist in Hüfte und Knie leicht gebeugt, so dass die Lendenwirbelsäule begradigt wurde und höchstens eine geringe Lordose aufweist. Die Arme sind gebeugt, der obere Arm ist mit dem Unterarm (wie ein Waagebalken) auf dem Thorax abgelegt. Das oben liegende Bein ist mit der Fußspitze am Unterschenkel abgelegt oder eingehängt. Der Behandler steht in Beckenhöhe vor dem Patienten. Er stützt mit seinem Oberschenkel das gebeugte Patientenbein am Knie und stabilisiert darüber gleichzeitig die Seitlage des Patienten. Mit seinem rechten Arm greift der Behandler durch die Öffnung des gebeugten Patientenarms zum Rücken. Den Daumen seiner rechten Hand modelliert er – unter Mitnahme möglichst vieler Weichteile – rechts am Dorn des oberen Partnerwirbels mit haltender Tastkontrolle am Interspinalraum und legt den Unterarm zur stützenden Führung spiralig an den Thorax (➤ Abb. 7.37). Zum Blick an die Zimmerdecke dreht der Patient den Kopf und leitet damit die Rotation zur Verriegelung der kranialen Segmente ein. Der Behandler führt mit dem Unterarm am Thorax die Bewegung bis zur merkbaren Spannung am gehaltenen Dorn weiter. An diese kraniale Verriegelungsspannung kann nun die Gegenspannung von kaudal aufgebaut werden. Dazu gibt der Behandler *vorsichtig* die Unterstützung des Patientenbeines auf; dieses *sinkt langsam herab.* Dem Bein folgen Becken und LWS in die Rotation bis an das von oben bereits eingestellte Segment. Jede kleinste Verstärkung der Drehung – an der Schulter nach hinten oder am Becken (Knie) nach vorn – führt nun zur Spannungsverstärkung am Segment. Zur Behandlung muss aber dafür gesorgt werden, dass bei sicherer Verriegelung der Nachbarsegmente die

Vorspannung am Segment gering bleibt. Solch passive Einstellung leisten die Kontaktfinger am Segment.

Bei den nachfolgend beschriebenen Methoden mit Relaxationsvorbereitung wird die Segmentspannung durch die isometrische Muskelanspannung in die freie Bewegungsrichtung optimiert, die Kontaktfinger am Segment fungieren dabei nur als Informationsinstrument für die Steuerung der Anspannungskräfte.

Neutralstellungsmobilisation von oben her

Indikation

Die Funktionsstörung betrifft die oberen LWS-Segmente oder kaudal der hypomobilen Funktionsstörung eines unteren LWS-Segments sind voroperierte oder hypermobile Segmente.

Behandlungsablauf

➤ Abb. 7.37 und ➤ Abb. 7.38: Der Patient liegt auf der linken Seite. Der Behandler stellt die Segmentspannung wie unter 7.9.1 beschrieben ein. Seine linke Hand liegt haltend-palpierend flach über dem unteren Partnerwirbel. Der rechte Arm stützt mit dem Ellbogen die Thoraxwand an der rechten Schulter von vorn (➤ Abb. 7.37).

Der Patient wird aufgefordert zu denken, er wolle sich gegen den Behandlerarm am Thorax nach vorn rollen (➤ Abb. 7.37). Dabei entsteht die ausreichende leichte Rotationsanspannung. Druckrichtung und Kraft sind richtig, wenn die Hand am Segment eine leichte Muskelanspannung wahrnimmt. Die Anspannung wird 5–7 Sek. gehalten. Gegen Ende der Zeit wird der Patient aufgefordert, ruhig tief einzuatmen, den Druck nach vorn zu lösen und dann auszuatmen. Dabei sinkt der Thorax

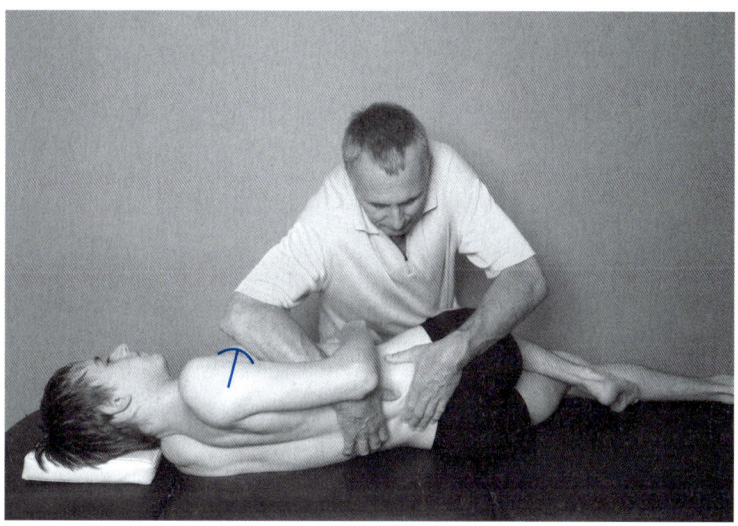

Abb. 7.37 Mobilisation eines rechten LWS-Gelenkes in Neutralstellung mit Segmenteinstellung durch reine Rotation und Vorbereitung durch Anspannung gegen den Behandlerarm vorn am Thorax (denken: nach vorn rollen).

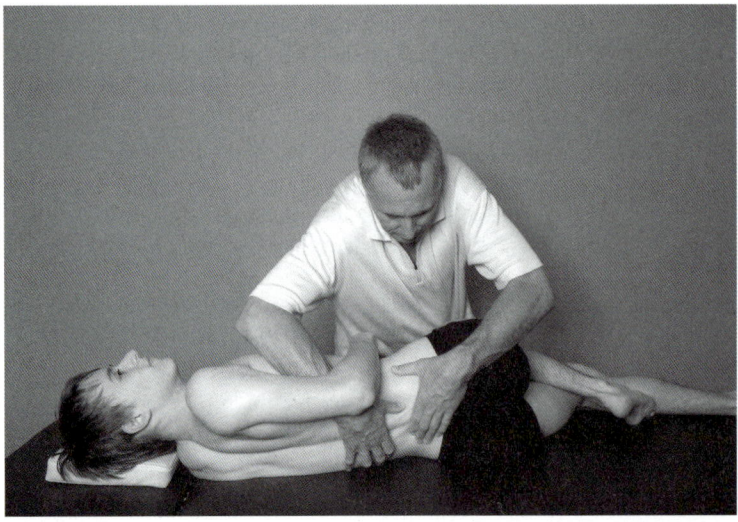

Abb. 7.38 Mobilisation eines rechten LWS-Gelenkes in Neutralstellung von oben her nach PIR. Entspannungsphase. Der Thorax sinkt weiter nach hinten.

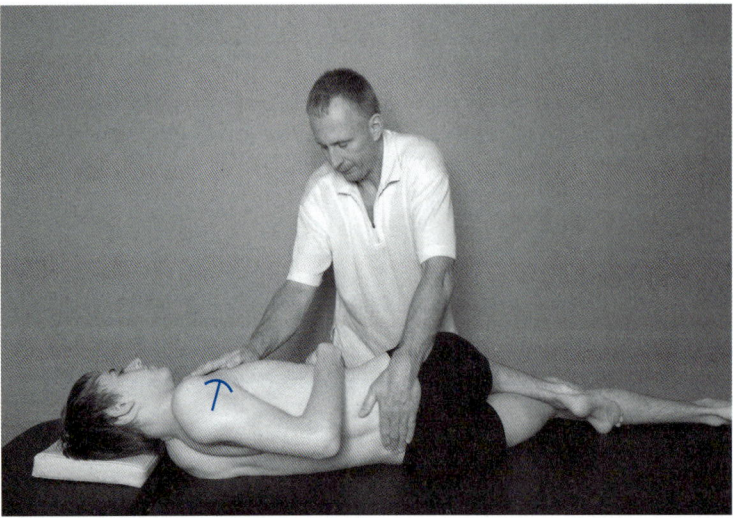

Abb. 7.39 Mobilisation eines rechten LWS-Gelenks in Neutralstellung von oben her mit Blickwendung.
Anspannungsphase mit leichtem Rückroll-Druck gegen die Behandlerhand vorn am oberen Thorax und Blick nach links.

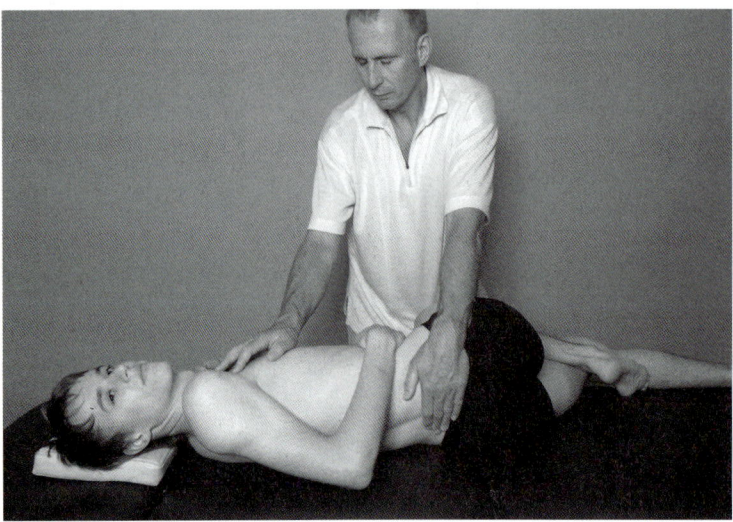

Abb. 7.40 Mobilisation eines rechten LWS-Gelenks in Neutralstellung von oben her mit Blickwendung.
In der Entspannungsphase blickt der Patient nach rechts, die Folgebewegung lässt den Rumpf in weitere Rechtsrotation bis an die Segmentspannung sinken. Geschickte Patienten können aktiv repetitiv die Rotationsspannung verstärken.

weiter nach hinten (➤ Abb. 7.38). Der Behandler darf den Thorax nicht nach hinten drücken.

> Anspannen – Einatmen / Entspannen – Ausatmen
> Mobilisation durch Absinken des Oberkörpers

Modifikationen

1. *Blickwendungsmobilisation:* Wenn der Behandler den zur Zimmerdecke gerichteten Blick des Patienten jeweils bis zum Entstehen von Spannung am Segment nach hinten leitet, unterstützt das die mobilisierende Rechtsrotation (➤ Abb. 7.39 und ➤ Abb. 7.40). Die Hand am Thorax ist dann nicht mehr erforderlich.

2. *Aktiv repetitive Mobilisation:* Wird der untere Partnerwirbel mit beiden Händen gehalten, kann der Patient mit wiederholten kleinen, kraftlosen und langsamen aktiven Bewegungen den Oberkörper nach rechts drehen und wieder lösen und so die Mobilisation ergänzen.

M E R K E

Bei *gleichzeitig bestehenden Funktionsstörungen in der HWS* gelingen diese Mobilisationen häufig nicht: Kann der Patient den Kopf nicht spannungsfrei drehen, gelingt lumbal die mobilisierende Entspannung nicht. Auch aus diesem Grund sollten *HWS-Funktionsstörungen vor denen der LWS behandelt* werden.

Bedenke!
Vor allem mobile Patienten weichen manchmal in die lumbale Lordose aus, wenn der Blick hinter die Frontalebene geführt wird. Dann muss der Blick zwar nach hinten, aber mehr stirnwärts geführt, notfalls der Patient neu gelagert werden.

Neutralstellungsmobilisation von unten her

Indikation
Die Funktionsstörung betrifft die unteren LWS-Segmente oder kranial der hypomobilen Funktionsstörung eines oberen Segments besteht segmentale Hypermobilität oder ein voroperiertes Segment.

Behandlungsablauf
➤ Abb. 7.41: Der Patient liegt auf der linken Seite. Der Behandler stellt die Segmentspannung wie unter ➤ Kap. 7.9.1 beschrieben ein. Diesmal bleibt die tastend-haltende Hand am oberen Segmentpartner und der Arm stützt den Thorax. Die linke Hand liegt schräg über dem unteren Partnerwirbel, die Handwurzel von dorsal über dem Becken.

Die vorbereitende isometrische Anspannung soll in der Richtung einer Rückdrehung des Beckens erfolgen. Der Patient wird aufgefordert, sich diese Bewegung vorzustellen oder das Knie gegen den stützenden Behandleroberschenkel mit geringer Kraft anzuheben oder es in Oberschenkelrichtung gegen die dorsal auf der Beckenseite liegende Hand zurückzuziehen (➤ Abb. 7.41). Richtung und Kraft sind richtig, wenn am eingestellten Segment eine geringe Muskelanspannung tastbar wird, aber keinerlei Bewegung entsteht. Die Spannung wird 5–7 Sek. gehalten und dann gelöst. Bein und Becken sinken durch die Schwerkraft ein wenig weiter nach vorn ab. Die leichte Spannung am Segment bleibt bestehen. Wiederholung des Vorganges wenn nötig 3–5 Mal.

> Anspannen (Einatmen) / Entspannen (Ausatmen) – Mobilisation durch Absinken des Beines mit dem Becken

Bedenke!
1. Bei richtiger Einstellung ist das Becken auch bei der Behandlung der oberen LWS nahezu in Seitlage geblieben.
2. Die exakte Einstellung des Segmentes, nicht die Krafteinwirkung auf das selbige entscheidet über den Erfolg.

7.9.2 Mobilisation der Lendenwirbelsäule in Anteflexion nach postisometrischer Relaxation

Bei einer rechtsseitigen Funktionsstörung der LWS in Anteflexionsrichtung (➤ Kap. 7.9) legt sich der Patient auf die linke Seite.

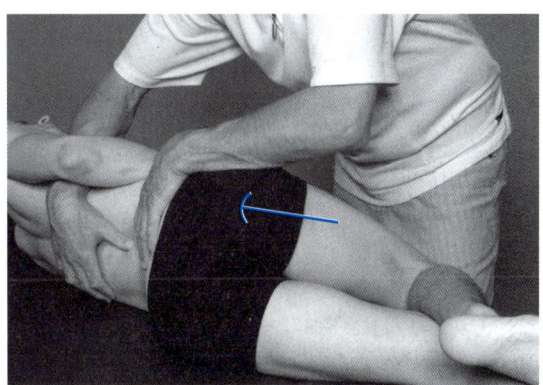

Abb. 7.41 Mobilisation eines rechten LWS-Gelenkes in Neutralhaltung von kaudal her mit postisometrischer Relaxation als Vorbereitung. In der Anspannungsphase zieht der Patient den oben liegenden Oberschenkel etwas nach hinten (stumpfer Pfeil), der Behandler lässt keine Bewegung zu.

Voreinstellung

➤ Abb. 7.42: Die folgenden 3 Schritte müssen sehr exakt ausgeführt werden!

1. Der rechte, *oben liegende Arm* wird gebeugt und entspannt seitlich auf dem Thorax, *wie ein Waagebalken abgelegt* (besonders wichtig!).

2. Beckeneinstellung: Das unten liegende Bein ist in Knie und Hüfte mäßig gebeugt. Das oben liegende Bein wird kräftig angebeugt, in der Hüfte etwa 90°. Der Fuß liegt auf dem unteren Bein, ist aber nicht eingehängt. Das Knie überragt die Bankkante und wird von den Oberschenkeln des Behandlers abgestützt. Nun wird das Becken nach vorn gedreht, „ventralisiert". Es sollte mindestens 30° gedreht sein und für den Behandlungsablauf so bleiben. Deshalb legt der Behandler seine linke Hand auf den Trochanter und lässt sie dort zur Fixation und Kontrolle während der folgenden Einstellung.

3. *Einstellung von Flexionsvorspannung:* Der Behandler ergreift den linken Patientenarm und zieht mit seiner rechten Hand die Patientenschulter vorsichtig nach vorn und fußwärts unter dem Körper hervor (➤ Abb. 7.42). Dadurch sinkt die rechte Schulter nach hinten, die BWS kommt in Anteflexion, Linksseitneige und Rechtsrotation. Wenn das Becken die Tendenz erkennen lässt, sich aus der nach vorn gedrehten Stellung aufzurichten, ist die Rechtsrotation von oben in der LWS angekommen und darf nicht mehr verstärkt werden. Deshalb wird der Zug sofort beendet und der Kopf bleibt genau seitlich in Flexionsstellung liegen. Der Patient schaut geradeaus.

Segmenteinstellung

➤ Abb. 7.43: Der Behandler greift mit der rechten Hand zwischen Rumpf und Ellbeuge des Patienten hindurch zur LWS und legt zunächst den Unterarm stützend spi-

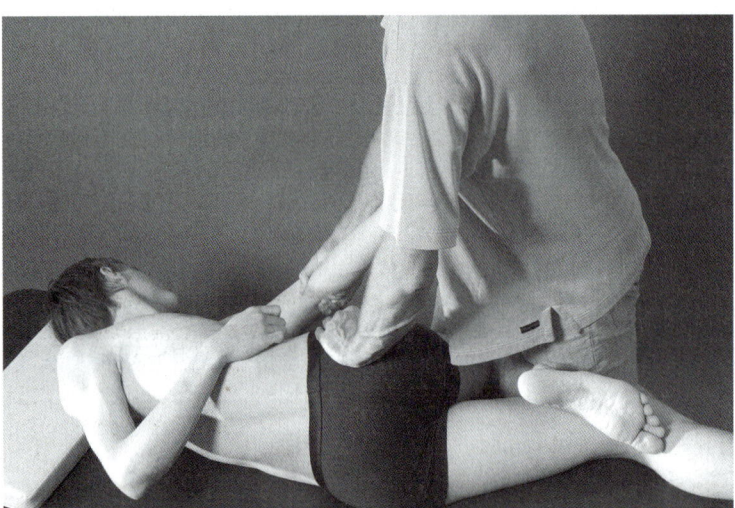

Abb. 7.42 Mobilisation der Anteflexion eines rechten Gelenkes in der LWS. *Einstellung der Flexionsvorspannung.* Lagerung des Rumpfes: Becken, oberer Arm, unterer Arm. Beim Hervorziehen der Schulter unter dem Rumpf darf die nach vorn gedrehte Beckeneinstellung auf keinen Fall aufgegeben werden!

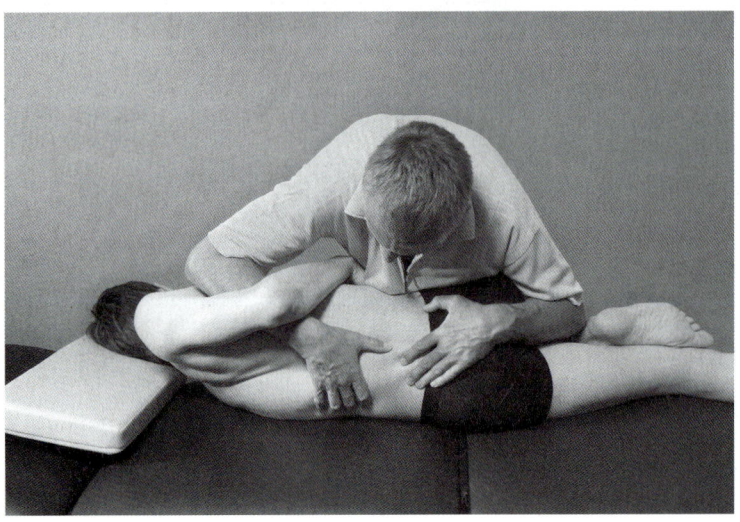

Abb. 7.43 Mobilisation der Anteflexion eines rechten Gelenkes in der LWS. *Segmenteinstellung in Anteflexion von kaudal her.* Der rechte Daumen liegt von rechts auf dem Dorn des oberen Partnerwirbels und kontrolliert völlig unbewegt den Verlauf der Spannung. Die linke Hand liegt schräg über dem unteren Partnerwirbel.

ralig so an die vordere und seitliche Thoraxwand, dass er bequem den abgespreizten Daumen an der oben liegenden Seite des oberen Partnerdornes einhängen kann. Um diesen Fixationshalt zu sichern, legt er die Handfläche auf die unten liegende Rückenseite, die Fingerspitzen sind auf die Flanke gerichtet. Der obere Partnerwirbel ist dadurch ausreichend gestützt.

Nun legt der Behandler die bisher das Becken fixierende Hand flach auf Becken und LWS kaudal des zu behandelnden Segmentes. Der palpierende Zeigefinger liegt an der unten liegenden Seite vom Dorn des unteren Partnerwirbels, Handwurzel und Unterarm schmiegen sich um das Becken auf der oben liegenden Seite bis in die Trochantergegend (➤ Abb. 7.43). Die Hand zieht LWS und Becken in weitere Beugung. Gleichzeitig wird die Flexion am unterstützten Patientenbein verstärkt. Diese Bewegung führt die für die Behandlung erforderliche beginnende Flexionsspannung an das Segment. Die Feineinstellung der Behandlungsspannung entsteht durch einen Tangentialzug der Langfinger am oberen Partnerwirbel im Sinne einer zur Unterlage gerichteten Seitneige. Die palpierende Fixation am Dorn darf dabei nicht aufgegeben werden.

Behandlungsablauf

Die isometrische Spannung soll die Rückenstrecker aktivieren. Dazu erhält der Patient den Auftrag, den Bauch nach vorn oder das Knie fußwärts zu drücken. Am zuverlässigsten entsteht die notwendige Spannung unter der Vorstellung, den „Rücken in Falten" zu legen. Diese Spannung wird über 5–7 Sek. gehalten und der Vorgang 3–5 Mal wiederholt, ehe nach erfolgter erkennbarer Entspannung am Segment Bein und Becken langsam in verstärkte Flexion geführt werden, nicht aber in verstärkte Rotation.

Der linke Unterarm zieht die oben liegende Beckenseite nach kaudal, in der Vorstellung, das Auseinanderziehen des oben liegenden Gelenkes zu unterstützten.

> Anspannen – Entspannen – Mobilisation durch passive Flexion der LWS von kaudal her

Bedenke!
1. Weil der Oberkörper möglichst unbewegt bleiben soll, wird auf die Atmungsvertiefung verzichtet.
2. Diese Technik eignet sich auch für den lordotischen thorakolumbalen Übergang.
3. Die Seitneige der LWS kann auch durch ein kleines Lagerungskissen unter der Taille des Patienten erreicht werden. Meistens entspannt der Patient dann aber schlechter.

4. Die Voreinstellung der Spannung misslingt, wenn zuvor der Arm nicht als Waagebalken auf dem Thorax abgelegt wurde. Der Patient fällt nicht entspannt in die Rückrotation sondern wird nach vorn von der Bank gezogen und verspannt sich dadurch.

7.9.3 Mobilisation der Retroflexion in der unteren Lendenwirbelsäule über den Dorsalschub nach postisometrischer Relaxation

Wenn bei der segmentalen Untersuchung im Dorsalschub über das oben liegende Bein ein erhöhter Widerstand getastet wurde (➤ Kap. 7.7.3), kann sich diese Behandlung sofort anschließen.

Behandlungsablauf

➤ Abb. 7.44: Der Patient liegt auf der Seite, beide Beine in Knie und Hüfte stark gebeugt, das obere – bei Linkslage das rechte – etwas stärker, aber nicht ganz rechtwinklig. Der Behandler stützt das rechte Knie von vorn mit seinem linken Oberschenkel. Er legt dann die Zeigefingerkante der rechten Hand quer über den Dornfortsatz des oberen Partnerdornes am gestörten Segment. Die ulnare Handkante der linken Hand legt sich unterstützend darauf. Damit ist die Ausgangsstellung für Untersuchung und Behandlung gleich, sie können unmittelbar ineinander übergehen.

Der Patient drückt sein oben liegendes rechtes Knie gegen den Behandlerwiderstand ganz leicht nach vorn. Richtung und Kraft sind korrekt, wenn der Behandler unter den tastenden Fingern eine gerade spürbare Beugungsspannung spürt. Nach 5–7 Sek. Haltezeit löst der Patient den Druck. Der Behandler spürt die nachlassende Spannung und führt im eingestellten Wirbelsäulensegment die gelenkspielähnliche Extensionsbewegung durch repetitiven Dorsalschub 3–5 Mal gegen das oben liegende Bein aus. Der tastende Finger fühlt wie bei der Untersuchung die entstehende und wieder nachlassende Spannung, die nach und nach weicher wird.

> Anspannen – Entspannen – repetitiv passiver Dorsalschub

Mit dieser Technik werden nur die Segmente der unteren LWS behandelt.

Der Schub am oben liegenden Bein erreicht wahrscheinlich bevorzugt das Gelenk einer Seite. Bei doppelseitig vergrößertem Widerstand müssen beide Seiten behandelt werden. Die Synkinesen aus Rotation und Seitneige erlauben sogar die Vorstellung, dass das untenliegende Gelenk mobilisiert wird.

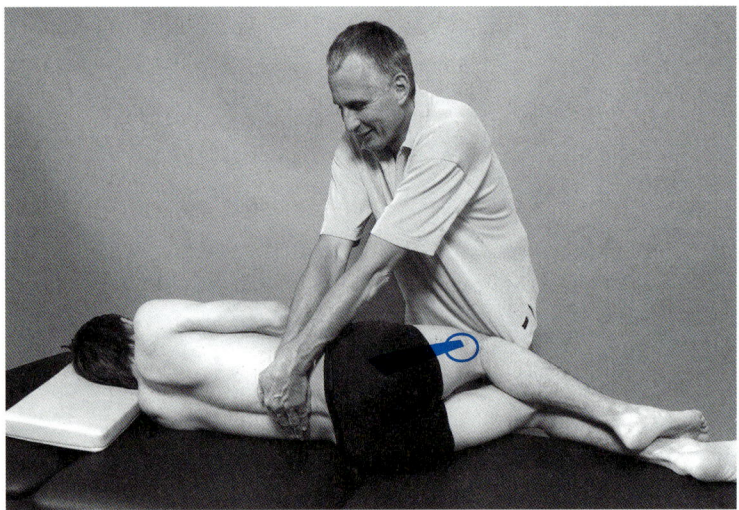

Abb. 7.44 Mobilisation der unteren LWS durch Dorsalverschiebung des oben liegenden Oberschenkels in der Stellung, die die Bewegungsstörung zeigte. Vorbereitungsphase mit isometrischem Drücken des Oberschenkels nach vorn als PIR.

Bedenke!
1. Die Hüftbeugung soll nicht ganz 90° zur Körperlängsachse betragen. Sie darf nicht verstärkt werden. Die Stellung mit der relativ nachgiebigsten Federung am Segment ist die günstigste Ausgangsstellung für die Behandlung.
2. Das Becken darf nicht von dorsal fixiert werden, die Anlage der Hände muss die Beckenschaufel meiden.

7.10 Behandlung des Sakroiliakalgelenkes und der Beckenstörungen

Bestehen die Spannungen, die am Beckenring, d. h. an der Symphyse und an den Sakroiliakalgelenken gefunden wurden, auch nach der Behandlung der LWS weiter, werden diese behandelt; zuerst die Symphyse, dann die SIG. Da die gezielten Untersuchungs- und Behandlungsbewegungen des Sakroiliakalgelenkes Gelenkspielbewegungen sind, gibt es keine prinzipiellen Unterschiede zwischen Untersuchung und Behandlung. Einige technische Besonderheiten erleichtern den Therapieeffekt.

7.10.1 Behandlung der Symphyse durch aktiven Muskelzug

Indikation
Diese Technik ist vorrangig auf die Harmonisierung asymmetrischer Spannungen zwischen abduktorisch und adduktorisch wirkenden Kräften an der Symphyse (Becken) gerichtet.

Behandlungsablauf
➤ Abb. 7.45 und ➤ Abb. 7.46: Der Patient liegt mit hüftbreit angestellten Beinen auf dem Rücken. Der Behandler steht seitlich in Kniehöhe. Die Faust der fußseitigen Hand legt er zwischen beide Patientenknie, die kopfseitige Hand liegt von der Seite am abgewandten Knie, sein Thorax stützt gleichsinnig das zugewandte Knie (➤ Abb. 7.45).

In rhythmischem Wechsel spannt der Patient gegen den Widerstand des Behandlers in die Adduktion und Abduktion. Die Kraft wird so geführt, dass keine Winkelbewegung der Oberschenkel entsteht. Nach 3–5 rhythmischen Wechseln werden die Knie soweit gespreizt, dass der Unterarm des Behandlers anstelle der Faust zwischen sie gelegt werden kann (➤ Abb. 7.46). Dann wird der rhythmische Wechsel ebenfalls 3–5 Mal wiederholt. Danach wird an der Symphyse kontrolliert, ob Spannungssymmetrie erreicht wurde.
Bedenke!
Nur bei äußerlich nicht sichtbarer Bewegung (isometrische Anspannung!) wirkt die Hauptkraft der Anspannung auf die Beckenknochen und es entsteht der erwünschte Harmonisierungseffekt.

7.10.2 Federungsmobilisation des Sakroiliakalgelenkes in Bauchlage – Gegennutation des Os sacrum (Kreuzgriff)

MERKE
Indikation: Die Kreuzgriffmobilisation ist die *Universaltechnik für alle Spannungsformen mit Federungsstörung am Sakroiliakalgelenk.*

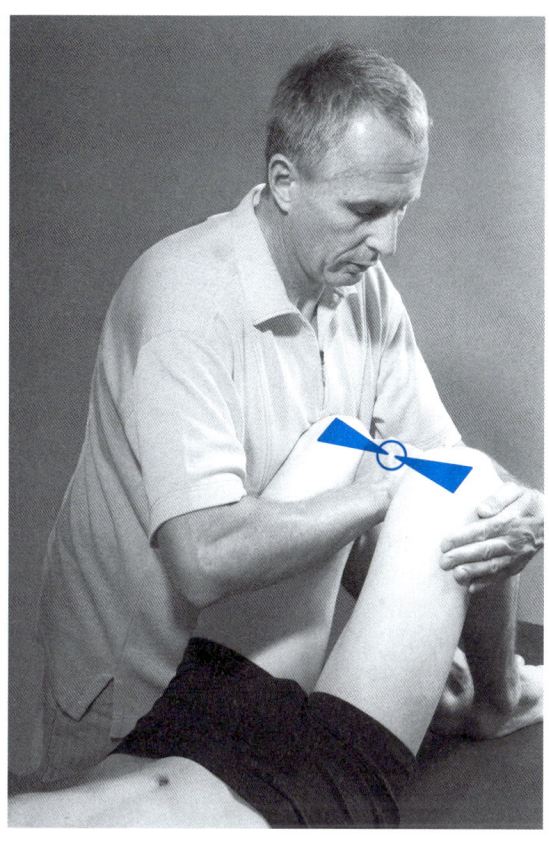

Abb. 7.45 Behandlung der Symphyse durch rhythmische Spannungswechsel zwischen Adduktoren und Abduktoren des Hüftgelenks bei geschlossenen Knien. Die Zeichen verdeutlichen die adduktorische Phase.

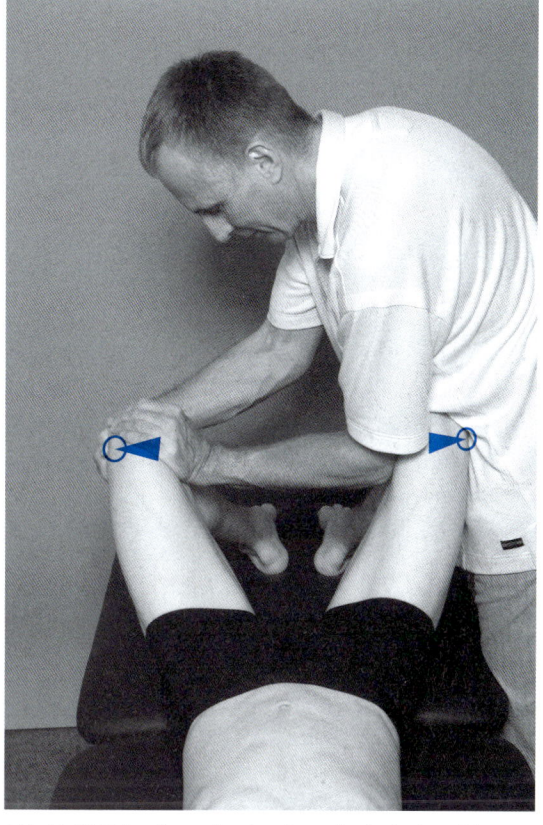

Abb. 7.46 Behandlung der Symphyse durch rhythmische Spannungswechsel von Adduktoren und Abduktoren des Hüftgelenks bei geöffneten Knien. Die Zeichen verdeutlichen die abduktorische Phase.

7

Behandlungsablauf

➤ Abb. 7.47: Der Patient liegt auf dem Bauch am rechten Bankrand. Zur Behandlung des rechten Gelenkes steht der Behandler in unserem Beispiel (im Bild) auf der rechten Bankseite. Er nimmt mit der ulnaren Handwurzel der linken Hand Kontakt an der rechten SIPS und mit der Handwurzel der rechten Hand an der Kreuzbeinspitze. Zarter Druck aus den gestreckten Armen heraus auf die Kontaktpunkte führt zur Federung des Gelenkes in Gegennutationsrichtung und entspricht der Untersuchung (➤ Kap. 7.7.5).

Nachdem die gerade beginnende Spannung am Gelenk aus den Schultern eingestellt wurde, wirkt ruhiger, rhythmischer Wechsel zwischen leichter Druckerhöhung und völligem Nachlassen mobilisierend. Dabei ist es therapeutisch vorteilhaft, wenn die Loslassphase betont wird.

Aus gleicher Ausgangslage und Ausgangsspannung kann die Mitbewegung des Beckens bei der Atmung als mobilisierende Kraft unter unverändert gehaltenen Behandlerhänden genutzt werden. Durch die Bewegung des Iliums in Einatmung nach dorsal erhöht sich der Druck unter der Hand an der Spina. Bei der Ausatmung wird durch die Beckenkippung der Gegendruck unter der am Sakrum haltenden Hand vergrößert.

Bedenke!

1. Der Behandler kann wie zur Untersuchung auch zur Behandlung auf der Gegenseite stehen, d. h. zur Behandlung des rechten SIG auf der linken Bankseite. Dann nimmt seine linke Hand Kontakt an der Kreuzbeinspitze und die rechte an der rechten SIPS.
2. Die Kontaktaufnahme unter Vorstellung „ansaugen der Handwurzel" sichert empfindsame Tastkontrolle. Das ist wichtig, denn zu starker Kontaktdruck vor der Federung bringt das Gelenk so weit in Spannung, dass es nicht mehr bewegt werden kann.
3. Wenn in der Mobilisierungsphase der Druck nicht völlig nachgelassen wird, ist der Mobilisierungseffekt geringer.

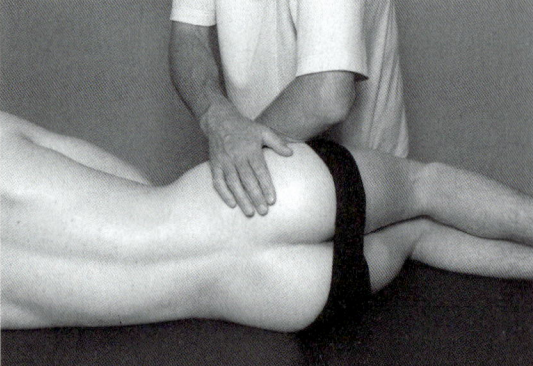

Abb. 7.48 Mobilisation des rechten SIG in Seitlage durch Innenrotationsfederung am Ilium.

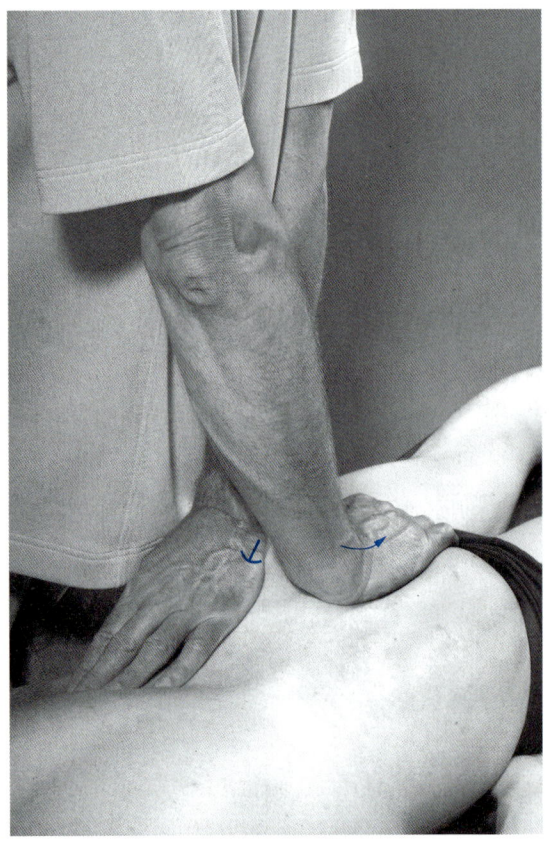

Abb. 7.47 Mobilisation des rechten SIG in Bauchlage im „Kreuzgriff" in Gegennutationsrichtung.

7.10.3 Federungsmobilisation des Sakroiliakalgelenkes in Seitlage – Innenrotation des Os coxae

Indikation
Federungsstörung am Sakroiliakalgelenk mit Spannungszeichen aus dem Beckenboden und den Beckenbändern.

Behandlungsablauf
➤ Abb. 7.48: Zur Behandlung des rechten SIG liegt der Patient auf der linken Seite, die Beine in Knie und Hüfte etwa rechtwinklig gebeugt und aufeinander gelegt. Der Behandler steht in Hüfthöhe vor dem Patienten. Er stützt das rechte Bein am Knie mit einem dorsalgerichteten, stabilisierenden Druck. Er beugt seinen linken Unterarm etwa 60° und legt ihn mit der weichen Muskulatur auf den vorderen Rand der Iliumschaufel in die Gegend der SIAS derart, dass die Hand schräg nabelwärts und zur Unterlage weist. Er überträgt damit einen weichen, federnden, zur Unterlage gerichteten Druck aus der Schulter auf das Ilium, ohne das Becken zu bewegen. Die

rechte Hand tastet die erreichte beginnende Spannung in der Grube über dem rechten SIG. Damit ist die Ausgangsstellung für die Behandlung erreicht. Sie entspricht der Untersuchungsstellung (➤ Kap. 7.7.7).

Die Behandlung kann direkt aus der Untersuchung hervorgehen. Von der beginnenden Spannung ausgehend wird der Druck in ruhigem Rhythmus völlig nachgelassen und die Spannung wieder aufgebaut und wieder nachgelassen – stets unter Palpationskontrolle der rechten Hand.

Die repetitive Verstärkung der Vorspannung ist weniger wirksam und wird deshalb nicht mehr empfohlen.

7.10.4 Sakroiliakalgelenkfederung zur Untersuchung und Behandlung in Nutationsrichtung des Os sacrum (Palpation am oberen Gelenkspaltrand)

Indikation
Die Indikation zur Behandlung ergibt sich aus dem Befund der harten Endespannung und fehlender Endfederung bei der Untersuchung (➤ Kap. 7.7.8).

Behandlungsablauf
➤ Abb. 7.49: Zur Federung des rechten SIG liegt der Patient auf der linken Seite, die Beine in Knie und Hüfte etwa rechtwinklig gebeugt und aufeinander gelegt. Der Behandler sitzt unterhalb des Beckens hinter ihm und schaut kopfwärts. Er legt die rechte Hand auf das Ilium, die Handwurzel vor die SIAS. Der rechte Unterarm wird horizontal in Verlängerung der Hand nach vorn gehalten. Die linke Hand liegt mit dem Daumen tastend über dem Kreuzbein am oberen Ende der Grube über dem SIG, also kraniomedial von der SIPS. Der Unterarm wird nach hinten abgespreizt. Streng sagittaler leichter Druck gegen die SIAS unter Gegenhalt am Kreuzbein erzeugt

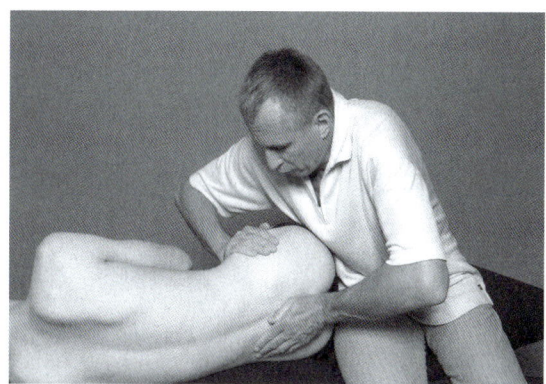

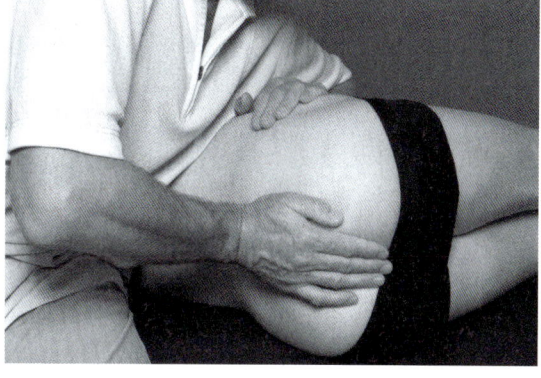

Abb. 7.49 Mobilisation des rechten SIG in Seitlage durch Dorsalfederung an der Iliumschaufel mit Gegenhalt gelenknah an der Sakrumbasis (Nutationsrichtung).

Abb. 7.50 Mobilisation des rechten SIG in Seitlage durch Federung am Ilium in Außenrotation. Gegenhalt auf dem Kreuzbein am unteren Gelenkspaltrand.

die Spannung in Nutationsrichtung, deren Verlauf und Härte im Seitenvergleich diagnostisch bewertet wird.

Mit der Untersuchung ist die Ausgangsstellung für die Behandlung erreicht, die unmittelbar aus ihr hervorgehen kann.

Schnelles und völliges Nachlassen des Druckes und damit der tastbaren Spannung und nachfolgend langsames Wiedereinstellen der leichten Spannung wechseln in ruhigem Rhythmus. Dabei hat die Lösung der Spannung besondere Bedeutung für die mobilisierende Wirksamkeit.

Der Federungswiderstand ist bei Palpation am oberen Gelenkanteil größer, die getastete Beweglichkeit auch meist kleiner als in der folgenden Technik mit Palpation am unteren Gelenkanteil.

7.10.5 Sakroiliakalgelenkfederung zur Untersuchung und Behandlung in Außenrotationsrichtung des Os coxae (Palpation am unteren Gelenkspaltrand)

Indikation
Die Indikation zur Behandlung ergibt sich aus dem Befund der harten Endespannung und fehlender Endfederung bei der Untersuchung.

Behandlungsablauf
➤ Abb. 7.50: Der Patient liegt zur Federung des rechten Gelenkes auf der linken Seite, die Beine in Knien und Hüften angebeugt und aufeinander gelegt. Der Behandler sitzt hinter ihm in Taillenhöhe, den Blick zum Becken gerichtet. Er beugt sich seitlich weit über die Taille, legt die linke Handwurzel von vorn innen an die rechte SIAS und senkt den Ellbogen zur Unterlage hin ab. Der rechte Daumen wird am Rand der Sakrumspitze direkt

kaudal der Spina iliaca posterior inferior, also am unteren Gelenkspaltrand, aufgesetzt. Leichtem, nach hinten außen gerichtetem Druck der linken Hand gegen die Beckenschaufel gibt er Widerhalt. Gleichzeitig tastet er die Spannungsentstehung und wertet sie im Seitenvergleich. Die Widerstände sind kleiner, die getastete Bewegung größer als bei Palpation am oberen Gelenkspaltrand.

Mit der Einstellung leichter Spannung ist die Ausgangsstellung für die Behandlung erreicht. In ruhigem Rhythmus wechseln nun völliges Aufgeben des Druckes und damit der Spannung und erneutes Einstellen der Spannung ab. Offenbar ist das Nachlassen des Druckes („weg von der Barriere") therapeutisch wirkungsvoller als die Steigerung des Druckes.

7.10.6 Relaxation von Beckenringspannungen in Seitlage

Indikation
Die Spannungsphänomene am Becken sind kombiniert (verkettet) mit Asymmetrien in der Spannung der lateralen und medialen Beinketten (z. B. laterale oder mediale Translation der Tibia). Im globalen orientierenden Spannungstest waren Unterschiede im Traktionstest der Beine, in der Außenrotationsspannung und bei der Spinaschaukel aufgefallen.

Behandlungsablauf
➤ Abb. 7.51: Der Patient liegt auf der Seite der geringeren Beckenspannung. Die Beine liegen übereinander, in Knie- und Hüftgelenken rechtwinklig gebeugt, die Knie überragen die Bankkante. Der Behandler steht mit fußwärts gerichtetem Blick dicht am Bankrand vor den Oberschenkeln des Patienten. Er umgreift die Unterschenkel fußgelenknah und trägt so die Patientenbeine,

7

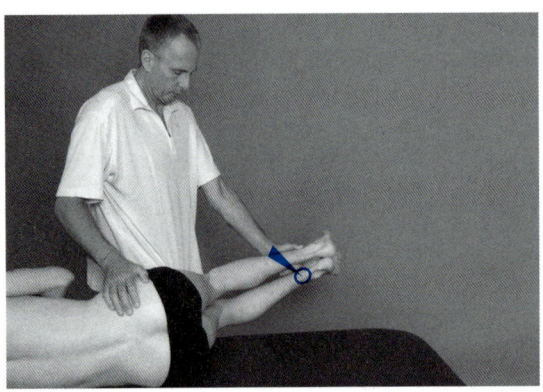

Abb. 7.51 Relaxation von Beckenringspannungen in Seitlage mit deutlich entspannender Wirkung auf die stabilisierenden Adduktoren, Piriformis, Tensor und Obturator internus. Dargestellt die Anspannungsphase bodenwärts.

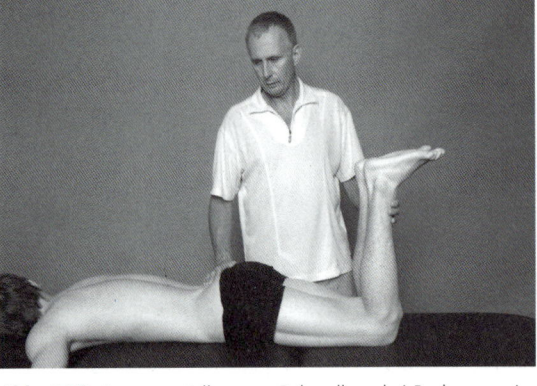

Abb. 7.52 Ausgangsstellung zur Behandlung bei Beckenverwringung mit vorwiegendem Störungsbefund bei Federungsprüfung am unteren Gelenkspaltrand. Ausgangsstellung Bauchlage.

seine Oberschenkel übernehmen unterstützend einen Teil der Last. Zeige- und Mittelfinger seiner banknahen Hand legt er tastend an den Gelenkspalt des oben liegenden SIG. Unter dieser Tastkontrolle hebt er die Unterschenkel an und rotiert damit Beine und Becken, bis Spannung am SIG tastbar ist.

Der Patient drückt aus dieser Ausgangsstellung die Unterschenkel zum Fußboden und hält den Druck über 5–7 Sek. Die Beine sollen sich dabei nicht bewegen. Die Kraft der Anspannung ist dann auf den Beckenring fokussiert. Die Wechsel von Spannung und Entspannung werden 3–5-Mal wiederholt. Danach führt der Behandler die Unterschenkel weiter bis zur erneuten Spannung am SIG. Eine neue Serie von Spannungswechseln kann angeschlossen werden. Der Behandlungserfolg zeigt sich in Symmetrisierung der Spannungsphänomene.

Bedenke!

Tritt bei der Anspannung Schmerz über Gesäß und Trochanter auf, besteht Verdacht auf latente Triggerpunkte in den kleinen Glutealmuskeln oder im Obturator internus. Dies kann beide Beckenseiten betreffen. Verschwindet dieser Schmerz nicht nach den ersten Spannungsphasen, müssen die Triggerpunkte lokalisiert und zuvor isoliert behandelt werden.

7.10.7 Relaxation von Beckenringspannungen in Bauchlage

Indikation

Im globalen orientierenden Spannungstest waren Unterschiede bei der „Spinaschaukel" und der Prüfung der lateralen Thoraxspannung aufgefallen. Die regionalen Spannungsphänomene am Becken weisen auf eine sakroiliakale Störung hin. Die Federung des SIG in Seitlage

war am unteren Gelenkanteil (Gegennutation) eingeschränkt (➤ Kap. 7.7.5).

Behandlungsablauf

➤ Abb. 7.52 und ➤ Abb. 7.53: Der Patient liegt auf dem Bauch. Bei einer Federungsstörung am rechten unteren Gelenkanteil steht der Behandler auf der rechten Seite. Er beugt die Knie des Patienten rechtwinklig an (➤ Abb. 7.52) und dreht ihn zur Seite bis die linke Hüfte auf der Bank liegt; mit seinen Oberschenkeln übernimmt er stützend die Knie. Die palpierenden Finger der rechten Hand legt er rechts lumbosakral an die Sakrumbasis. Die linke Hand trägt die Unterschenkel sprunggelenknah und senkt sie ab, bis lumbosakral Seitneigespannung entsteht. Die Flexionsspannung wird durch Absenken der Unterschenkel eingestellt (➤ Abb. 7.53).

Der Patient drückt die Unterschenkel Richtung Decke. Der Behandler steuert Kraft und Richtung des

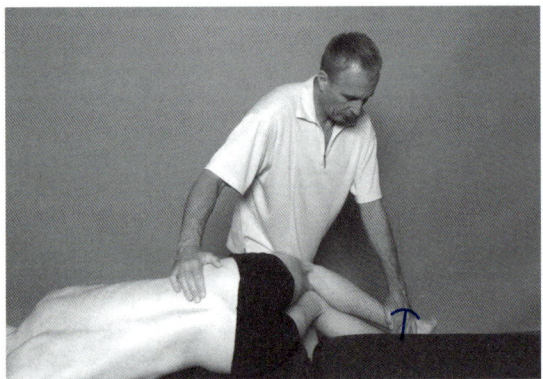

Abb. 7.53 Einstellung der Behandlungsspannung bei rechtsseitiger Federungsstörung am unteren Gelenkanteil des SIG. Beckenrotation nach rechts und Linksseitneige durch Absenken der Unterschenkel.

Drucks mit seinen Händen; an den Unterschenkeln gibt er Widerstand, lumbosakral palpiert er die notwendige Spannung. Nach 5–7 Sek. Anspannung lässt er die Unterschenkel entsprechend dem Entspannungsgewinn weiter absinken, bis an die neue Barriere. Spannungs- und Entspannungsphase wechseln bis zu 5 Mal ab. Dabei kann es notwendig sein, auch die Flexionsspannung neu einzustellen.

Bedenke!

Meist sind Spannungsketten der Beine mit denen von Becken und LWS kombiniert. Weil diese Technik die Spannungen in der Gesamtkette beeinflusst, wird sie häufig angewendet.

7.11 Untersuchungs- und Behandlungstechniken bei heftigem Schmerz an LWS und Becken

Akute Schmerzkrankheiten im Becken-LWS-Bereich machen einen großen Anteil der Alltagssprechstunde des Manualmediziners aus. Typisch für heftigen Schmerz sind Zwangshaltungen mit Verschiebung der Körperachse aus dem Lot, sowohl in der Frontal- als auch in der Sagittalebene. Der Schmerz kommt häufig aus akuten Triggerpunkten der paravertebralen Muskulatur, des M. quadratus lumborum oder des M. psoas. Die schmerzhaft verspannte Muskulatur lässt die segmentale Untersuchung der Beweglichkeit meist nicht zu. Die Palpation zur Lokalisierung der Spannungen und Schmerzpunkte ist aber immer möglich. Die manualmedizinische Untersuchung soll aufzeigen, ob der Schmerz von reflektorischen Verspannungen mit Gelenkfunktionsstörungen oder von aktiven Triggerpunkten unterhalten wird (➤ Kap. 7.11.1, ➤ Kap. 7.11.2). Aus dem Verteilungsmuster der Verspannungen lassen sich dann erste differenzialdiagnostische Rückschlüsse auf die Ursache der Schmerzen ziehen. Ernsthafte Strukturerkrankungen wie Bandscheibenvorfall, Fraktur oder innere Erkrankung müssen diagnostisch ausgeschlossen werden, bevor schmerzlösende Entspannung durch manualmedizinische Techniken versucht wird. *Welche der nachfolgend beschriebenen Behandlungstechniken dann indiziert ist, bestimmt das Spannungsmuster der gestörten Region.* Die Traktionen sind vor allem bei Diskusprolaps (Radikulärsyndrom) und schwerer Lumbago indiziert. Sie zielen nicht auf eine segmentale Funktionsstörung, sie wirken nicht auf ein einzelnes Bewegungssegment, sondern sollen heftige Schmerzen des ganzen Abschnittes durch Muskelentspannung, vielleicht

auch durch Minderung des intraspinalen und intradiskalen Druckes lindern. Schmerzen aus dem myofaszialen System sind oft besser durch Annäherung der Strukturen als durch Traktion zu reduzieren. In diesen Fällen lässt die Schmerzspannung bei Positionierung unter Annäherung und Kompression nach.

7.11.1 Palpation der Schmerzpunkte an LWS und Becken

Diese Untersuchung ist auf Nozireaktionen an der LWS und am Becken gerichtet, die als Ausdruck bestehender Funktionsstörungen gewertet werden können. Es handelt sich dabei um Spannungen aus anatomischen Strukturen dieser Region oder aus Verbindungsstrukturen mit den Nachbarregionen. Wesentliche Schmerzpunkte an der LWS bestehen:

- an den Dornen
- über den Facetten der Wirbelgelenke und
- an den Querfortsätzen.

An den *Dornen* schiebt sich der palpierende Finger von der Seite nach medioventral auf die Dornwurzel zu. Nozireaktionen am Periost, in der tiefen autochthonen Muskulatur (Mm. rotatores, Mm. multifidi) und am M. longissimus thoracis werden dabei aufgedeckt.

Über den *Gelenkfacetten* vermittelt sich der Spannungszustand der Gelenkkapseln. Sind die Befunde mono- bis bisegmental, ist die Ursache am ehesten den Wirbelsegmenten zuzuordnen; mehrsegmentale Befunde lassen immer auch die Verursachung aus einem inneren Organ vermuten.

Die folgenden Befunde geben über den segmentalen Befund hinaus bereits Hinweise auf bestehende Statikstörungen der Wirbelsäule und des Beckens. Die *Transversalfortsätze* erreichen die palpierenden Finger, indem sie sich lateral des M. erector spinae nach dorsomedial in die Tiefe vorschieben. Dort tasten sie Spannungen der Mm. intertransversarii, des M. serratus posterior inferior und der iliolumbalen und lumbokostalen Fasern des M. quadratus lumborum. Der M. iliocostalis lumborum dorsal inseriert am Kreuzbein von der Basis bis S2 und ist dort bei Dysfunktion schmerzhaft zu tasten.

Schmerzpunkte am Oberrand des dorsalen *Beckenkamms* sind meist auf den M. quadratus lumborum, Schmerzpunkte an der Symphyse auf den M. rectus abdominis und am Pecten ossis pubis auf die kurzen Adduktoren zu beziehen.

Befunde an M. piriformis und M. obturator internus erfordern immer zusätzliche differenzialdiagnostische Erwägungen zu Erkrankungen der Bauch-, Unterbauchorgane. Druckschmerz lateral am freien Sakrumrand weist auf den M. piriformis, Spannungsschmerz am Foramen obturatorium und in der Fossa ischiorectalis auf den M. obturator internus hin.

Palpationssequenz der Schmerzpunkte im Bereich LWS-Becken

Bauchlage
- Dornfortsätze
- Gelenkfacetten
- Transversalfortsätze
- Oberrand des Beckenkamms
- Kreuzbeinbasis bis S2
- lateraler Sakrumrand
- Steißbeinspitze.

Rückenlage
- Symphyse
- Pecten ossis pubis
- Trochanter minor femoris
- Fossa ischiorectalis
- Foramen obturatorium
- Fossa trochanterica.

7.11.2 Schmerz aus myofaszialen Triggerpunkten

Im Unterschied zu den Untersuchungstechniken des vorhergehenden Kapitels, das die direkte Schmerzpunktpalpation in der Region LWS-Becken beschrieb, geht es in diesem Kapitel um die Schmerzempfindung in der Region, die ihre Ursache nicht unbedingt am Ort des Schmerzes hat. Typisch für den Schmerz aus myofaszialen Triggerpunkten ist ihr Übertragungsschmerz. *Im Unterschied zur* echten *radikulären Schmerzausstrahlung,* die durch kontinuierliche Ausbreitung im Segment charakterisiert ist, hat die *Schmerzübertragung aus Triggerpunkten (TrP)* bei scheinbar segmentgebundener Ausbreitung Kontinuitätsunterbrechungen – die im Krankheitsverlauf auch wechseln – und wird deshalb treffend *pseudoradikuläre Symptomatik* genannt. Nachfolgend sind die wichtigsten Muskeln zusammengestellt, die nach Travell und Simons (40) Schmerz in die Region LWS-Becken übertragen oder verantwortlich sein können für Schmerzsyndrome ähnlich einer Wurzelreizsymptomatik.

Lumbaler Rückenschmerz: M. longissimus thoracis, Mm. multifidi, M. rectus abdominis, M. iliocostalis lumborum, M. ilicostalis thoracis

Sakral- und Glutealschmerz: M. longissimus thoracis, M. iliocostalis lumborum, Mm. multifidi, Mm. gluteus maximus und medius, M. piriformis, M. soleus

Schmerzübertragung mit *pseudoradikulärem Charakter* (scheinbare Segmentzuordnung):
- *L4:* M. psoas, M. iliacus, M. quadriceps (M. vastus medialis und M. rectus femoris)
- *L5:* M. gluteus minimus, M. tensor fasciae latae, M. biceps femoris (lateraler Kopf), M. quadriceps femoris (M. vastus lateralis) Mm. peronei
- *S1:* Ischiokruralmuskulatur, tiefe kleine Außenrotatoren (insbesondere M. piriformis), M. gastrocnemius, M. soleus

Indikation
Werden bestehende Triggerpunkte als Ursache der akuten Schmerzerkrankung erkannt, ist ihre Behandlung die Methode der Wahl.

> **MERKE**
> *TrP-Behandlung:* Die Manuelle Medizin kennt sehr verschiedene Herangehensweisen zur Löschung von Triggerpunkten. Wir favorisieren eine *Kombination* von *Positionierung der betroffenen myofaszialen Kette* in der größtmöglichen Entspannung mit *Relaxation nach Minimalkraft-Aktivierung des Muskels,* der den Triggerpunkt trägt und bezeichnen diese Behandlung als „PIR in Annäherung".

7.11.3 Weichteiltechniken und Massage

Der M. erector spinae wird vorzugsweise in Bauchlage behandelt. Bei schmerzhaften Krankheitsbildern kann eine Unterlagerung zur Aufrichtung des Beckens mit Kyphosierung der LWS vorteilhaft sein.

Indikation
Die Techniken der klassischen Massage in besonders ruhigem Arbeitsablauf lassen sich vorteilhaft zur Einleitung manualtherapeutischer Maßnahmen bei Schmerz einsetzen.

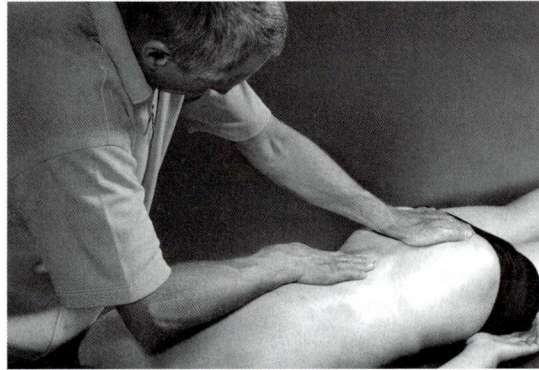

Abb. 7.54 Dehnung des tiefen Anteils der Fascia thoracolumbalis.

Besonders wirksam ist das Verschieben der Haut-Unterhaut-Schicht über der lumbodorsalen Faszie und das Abdrängen des Muskels medial von der Dornfortsatzreihe. Der Massagegriff muss nicht zwangsläufig rhythmisch bewegt durchgeführt werden. Oft reicht es, das Gewebe in die Spannung zu verschieben und in dieser Spannung zu verharren, um die Lösung der Gewebswiderstände und der Verspannungen zu erreichen. Erlaubt der Schmerz keine Bauchlagerung, ist die Ausführung der folgenden Technik in Seitlage günstig.

Fasziendehnung in Bauchlage

Indikation
Eine starke Spannung in der lumbodorsalen Faszie kann Behandlungen, die auf tiefere Strukturen gerichtet sind, unwirksam machen. Deshalb wird vorbereitend diese Faszie zunächst gedehnt.

Behandlungsablauf
➤ Abb. 7.54 und ➤ Abb. 7.55: Der Patient liegt auf dem Bauch, der Behandler steht seitlich.

Zur Behandlung der tiefen Anteile der Fascia thoracolumbalis modelliert er die Handwurzel der bankfernen Hand am Kreuzbein über S2, die andere Hand liegt mit der Handwurzel über Th11/12.

Zur Behandlung der oberflächlichen Teile legt er seine Hände großflächig an den Beckenkamm.

Die Faszie wird durch beide Hände in Längstraktion in Spannung gebracht. Die Spannung bleibt über 7–10 Atemzüge eingestellt: Bei der Einatmung wird der verlängernden Kyphose gefolgt; gegen den Lordosezug bei Ausatmung wird gehalten.
Bedenke!
Wenn Schmerz die Bauchlage verbietet, kann kyphosierende Unterlagerung erleichtern oder die Technik wird in Seit- oder Rückenlage durchgeführt.

Weichteiltechnik für den lumbalen M. erector spinae mit Seitneigmobilisation der Lendenwirbelsäule

Indikation
Schmerzhafte Verspannung der paravertebralen Muskulatur in Kombination mit Funktionsstörungen der Lumbalsegmente.

Behandlungsablauf
➤ Abb. 7.56: Der Patient liegt auf der linken Seite, beide Beine rechtwinklig gebeugt. Der Behandler steht vor ihm. Die Ellbogen nehmen abgespreizt auf dem Thorax bzw. auf dem Becken vor dem Trochanter Kontakt. Die Unterarme stabilisieren dabei die Seitlage des Patienten. Die Fingerspitzen beider Hände tasten sich vom Muskelbauch her an den inneren Rand des lumbalen M. erector spinae heran und liegen dann zwischen dem Muskel und der Dornfortsatzreihe.

Durch aufspreizenden Druck der Ellbogen werden Schultern und Becken auseinandergedrückt, die LWS folgt der Bewegung in die Linksneigung. Während dieser Bewegung drängen die Fingerspitzen den rechten M. erector von den Dornfortsätzen ab und dehnen den Muskel etwas. Bewegender Ellbogendruck und dehnender Zug der Fingerspitzen lassen dann wieder nach. Der Wechsel beider Phasen wiederholt sich mehrmals.

Die Ausgangsstellung kann auch für eine PIR des M. quadratus lumborum genutzt werden. Spannungsauftrag: Drücken gegen beide Ellbogen („Taille kurz machen"). Nach 5–7 Sek. Spannungszeit und folgender Entspannung wird in beschriebener Form der sich entspannende Muskel verlängert.
Bedenke!
1. Der Druck an der Schulter und am Becken weitet die Taille; er darf nicht zur Unterlage gerichtet sein.
2. Ellbogen und Hände müssen synchron arbeiten, die Fingerspitzen bleiben dabei weich am Muskelbauch.

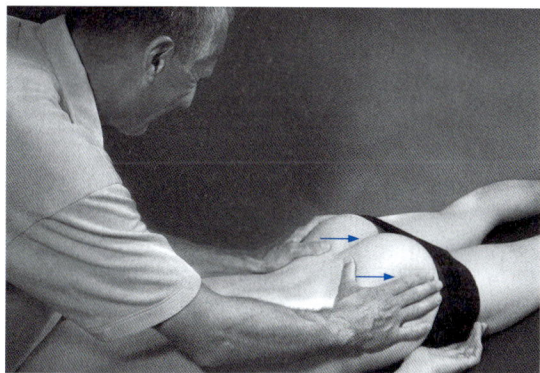

Abb. 7.55 Dehnung des oberflächlichen Blattes der Fascia thoracolumbalis.

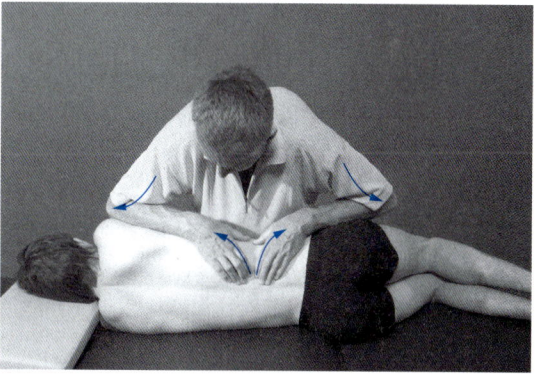

Abb. 7.56 Unspezifische Seitneigemobilisation mit Weichteilbehandlung der Rückenstrecker.

7.11.4 Relaxation schmerzhafter Muskelverspannungen

Voraussetzung für die Techniken an der Muskulatur, bei denen die verbesserte Verlängerungsfähigkeit nach Relaxation sofort in passive Bewegung umgesetzt wird, ist die schmerzfreie Einstellung der Barrierespannung.

Relaxation schmerzhafter Spannungen in gebeugter Adduktion

Indikation

Jede Stellung erreicht andere Fasern aus der Gruppe der Muskeln, die Lendenwirbelsäule, Sakrum, Hüftbein, Steißbein und Oberschenkel verbinden. Verspannte Fasern dieser Muskeln zeigen bei der Beinbewegung in Verlängerung ihrer Verlaufsrichtung durch tastbare Widerstandsvergrößerung die Störung an. Diese Stellung ist dann die günstigste Ausgangsstellung für die Behandlung. Die aktive Anspannung in die entgegengesetzte Richtung erreicht besonders diese Fasern.

Behandlungsablauf

➤ Abb. 7.57: Der Patient liegt auf dem Rücken. Zur Behandlung erhöhter Spannung und möglicher Schmerzhaftigkeit der rechtsseitigen Hüftadduktion führt der Behandler das rechte Bein zunächst in rechtwinklige Hüftbeugung und dann in Adduktion wie zur Prüfung der gebeugten Adduktion (➤ Kap. 7.4.4). Durch tastende Beinführung wird unter kleinen Veränderungen von Adduktion und Hüftbeugung die Endstellung mit dem größten Widerstand aufgesucht. Aus dieser Stellung beginnt dann die Behandlung. Die Einstellungen ähneln in der Regel denen zur Prüfung der Beckenbänder (➤ Abb. 7.12, ➤ Abb. 7.13, ➤ Abb. 7.14).

Der Patient drückt das Knie mit sanfter Kraft gleichmäßig für 5–7 Sek. gegen die haltende Hand des Behandlers nach außen in die Abduktion, wenn eine reine quere Adduktion eingestellt war. War die Hüfte stärker als rechtwinklig gebeugt, kommt eine entsprechende Streckkomponente hinzu. Die Einstellung des Oberschenkels gibt den Winkel vor. Nach Ende der geplanten Zeit löst der Patient die Spannung und mit der Erdschwere sinkt das Knie zum Körper hin ab.

Sofort nach der ersten Relaxation legt der Patient einen Finger seiner gegenseitigen linken Hand zusätzlich auf das Knie und führt die Anspannung und Spannungslösung unter Tastkontrolle des Behandlers durch, um sie als Selbstübung weiterführen zu können (➤ Kap. 7.12.6).

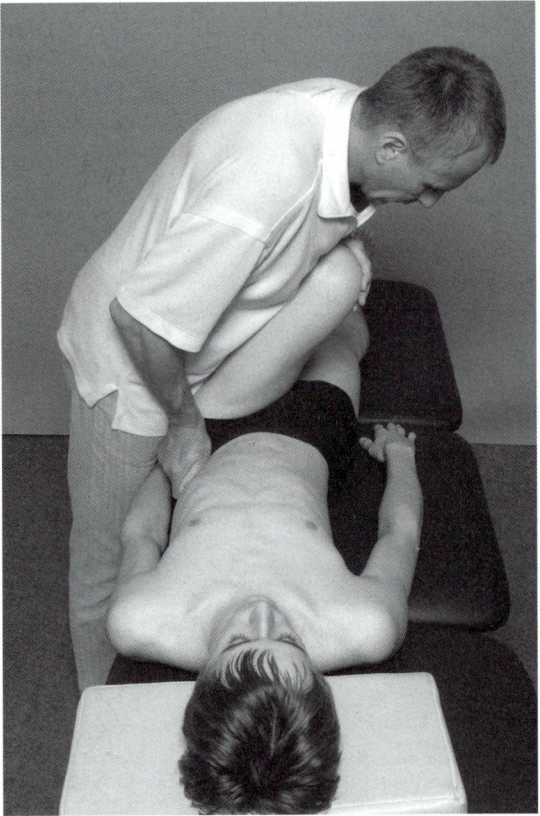

Abb. 7.57 Ausgangsstellung zur Relaxationsbehandlung bei Spannungserhöhung in gebeugter Adduktion.

Behandlung des Steißbeinschmerzes durch postisometrische Relaxation

Indikation

Die an der Spitze und am Rand des Os coccygis ansetzenden Muskeln (kaudalste Fasern des M. gluteus maximus, M. levator ani und M. coccygeus) verursachen den Steißbeinschmerz vor allem beim Sitzen. Sie sollen relaxiert werden.

Behandlungsablauf

➤ Abb. 7.58: Der Patient liegt entspannt auf dem Bauch, der Behandler steht in Kniehöhe neben ihm und schaut kopfwärts. Die Hände liegen gekreuzt mit geringem lateralisierendem Druck auf je einem inneren unteren Gesäßquadranten.

Der Patient spannt das Gesäß für 5–7 Sek. ganz leicht an unter der Vorstellung, „den After anzuheben". Die Entspannung folgt der Vorstellung, das Gesäß „fließe nach außen". Diesem Nachgeben folgen die Behandlerhände. Die Verlängerung ergibt sich vorrangig aus der Relaxation der öfter verspannten kaudalen Fasern des

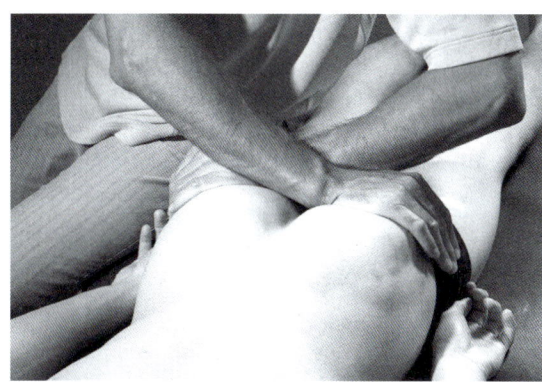

Abb. 7.58 Relaxationsbehandlung der Beckenbodenmuskeln und der unteren Faserzüge des M. gluteus maximus bei Steißbeinschmerz.

M. gluteus maximus. Anschließend übernimmt der Patient mit seinen Händen die Funktion des Behandlers und tastet den Spannungs-Entspannungs-Wechsel (➤ Kap. 7.12.7).

Behandlung des schmerzhaft verspannten M. obturator internus

Indikation
Beckenboden- und Hüftschmerz aus Muskelverspannung bei Lagerung auf der Seite oder bei längerem Sitzen.

Behandlungsablauf
➤ Abb. 7.59: Der Patient liegt auf dem Rücken. Zur Behandlung des rechten Muskels sitzt der Behandler rechts neben ihm. Er rotiert den rechten Patientenoberschenkel nach innen und stützt ihn in dieser Stellung mit seinem Beckenkontakt. Mit den Langfingern seiner linken

Hand greift er von hinten oben an die Fossa trochanterica (Ansatz des M. obturator int.). Die Handwurzel seiner rechten Hand legt er mittig dicht über der Symphyse auf den Unterbauch mit weichem fixierenden Druck in die Tiefe und zur linken SIAS.

Der Patient denkt über 5–7 Sek., er wolle das Bein nach außen drehen. Die Spannung ist ausreichend, wenn sie die palpierenden Finger am Trochanter wahrnehmen. Nach der Entspannung nehmen beide Behandlerhände die Verlängerung durch Entfernung voneinander auf (Zug am Trochanter, Schub an der Bauchfaszie). Nach 3–5 Wiederholungen ist der Entspannungsgewinn ausgereizt.

7.11.5 Relaxation unter Traktion und Kompression

Bei angestellten Beinen in Rückenlage

Indikation
Zuerst diagnostische Differenzierung, ob Traktion oder Kompression den nozizeptiven Einstrom vermindern.

Als Therapie bei akuter Lumbalgie mit Schonhaltung in Kyphose und bei Lumboischialgie mit Schonhaltung im Thoraxüberhang.

> **MERKE**
> Traktions- und Kompressionsbehandlungen müssen vom Patienten immer als angenehm und schmerzlindernd empfunden werden, wenn sie nach dem Test als Therapie wiederholt werden sollen.

Behandlungsablauf
➤ Abb. 7.60: Der Patient liegt auf dem Rücken, die Beine sind angestellt. Der Behandler steht am Fußende und

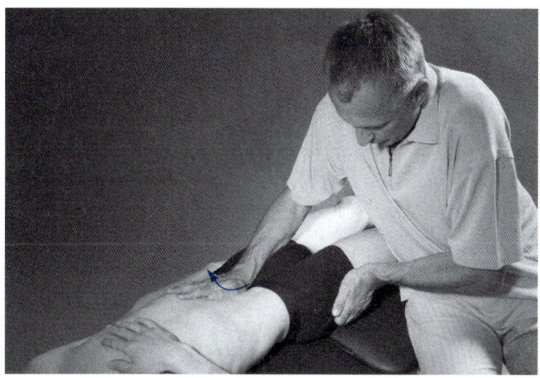

Abb. 7.59 Relaxationsbehandlung des M. obturator internus in Rückenlage. Die Hand über der Symphyse schiebt mit weichem kontinuierlichen Druck in die Tiefe und nach lateral. Die andere Hand palpiert am Hinterrand des Trochanters die Muskelspannung.

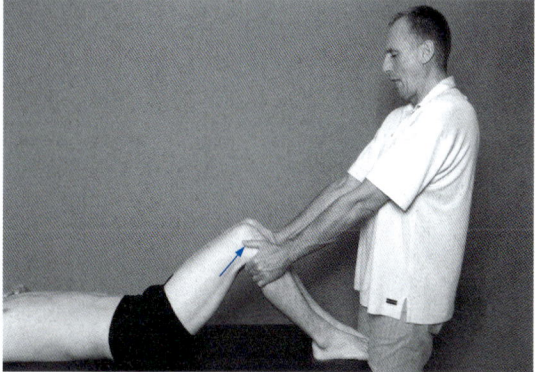

Abb. 7.60 Traktions-Kompressionswechsel an der LWS über die gebeugten Beine in Rückenlage. Traktionsphase.

stützt mit den Oberschenkeln die Füße des Patienten ab oder er sitzt seitlich auf den Fußspitzen. Er fasst mit den Langfingern in beide Kniekehlen, die Daumen liegen vorn auf dem Tibiakopf.

Zuerst übt der Behandler durch Rückverlagerung seines Körpers einen sanften Zug aus (➤Abb. 7.60). Langsam lässt er die Zugspannung nach und schiebt die Oberschenkel komprimierend in die Hüftgelenke (analog zu einbeiniger Ausführung, ➤Abb. 7.62). Der Wechsel wird rhythmisch, langsam an- und abschwellend wiederholt und je nach Verträglichkeit durch leichte Schüttelung in der Zug- oder Druckrichtung verstärkt.

Bedenke!
Treten Schutzspannung und Schmerz in einer der Bewegungsrichtungen auf, wird nur die spannungs- und schmerzfreie Richtung betont. Mit zunehmender Wiederholung wird dann meist auch die andere Richtung frei.

Unter Verstärkung der Traktionskomponente an einem Bein

Indikation
Therapie bei akuter Lumboischialgie mit Zwangshaltung im Thoraxüberhang.

Behandlungsablauf
➤Abb. 7.61 und ➤Abb. 7.62: Der Patient liegt auf dem Rücken, die Beine sind angestellt. Der Behandler steht auf der schmerzenden Seite in Kniehöhe. Die Kopfhand greift von dorsal in die Kniekehle, die Fußhand umgreift sprunggelenknah den Unterschenkel von ventral.

Zuerst führt der Behandler das Bein in die Streckung. Die Bewegung endet, wenn durch die daran gekoppelte LWS-Lordose Spannung spürbar wird (➤Abb. 7.61). Diese Zugspannung an der LWS lässt der Behandler langsam nach, beugt das Bein wieder und schiebt den Oberschenkel komprimierend in das Hüftgelenk bis zur Spannung aus der gekoppelten LWS-Kyphose (➤Abb. 7.62). Der Wechsel wird rhythmisch, langsam an- und abschwellend wiederholt. Mit erreichter Entspannung kann das Bein zunehmend weiter gestreckt werden.

Bedenke!
Erst wenn das schmerzende Bein in Rückenlage gestreckt abgelegt werden kann, können auch Traktionstechniken in Bauchlage versucht werden (➤Abb. 7.64, ➤Abb. 7.65).

Traktion bei rechtwinklig gebeugten Hüften und Knien

Indikation
Die Technik ist sowohl Behandlung als auch Verträglichkeitstests für die apparative Traktion in dieser Lagerung. Tritt bei der Traktion Schmerz auf, ist eine apparative Traktion nicht indiziert.

Behandlungsablauf
➤Abb. 7.63: Der Patient liegt auf dem Rücken, der Behandler steht am Fußende. Er umfasst von außen beide Unterschenkel des Patienten, Hüften und Knie sind etwa rechtwinklig gebeugt. Durch Aufrichten und Rückverlagerung des Behandlerkörpers entsteht ein sanfter Zug, der das Gesäß von der Unterlage abhebt und sich als kyphosierender Zug in die LWS fortsetzt. Er wird über möglichst lange Zeit gehalten.

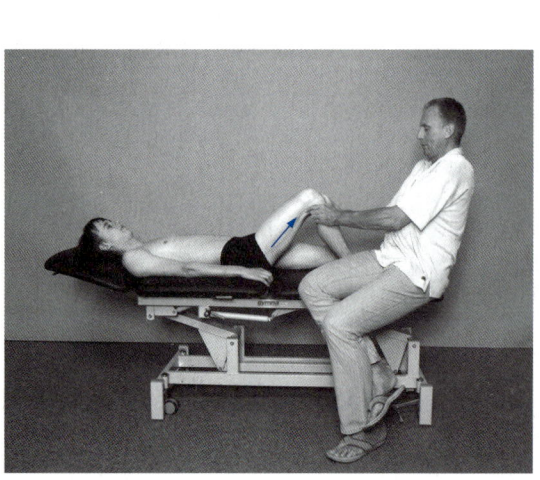

Abb. 7.61 Traktions-Kompressionswechsel an der LWS unter Verstärkung der Traktionskomponente an einem Bein.

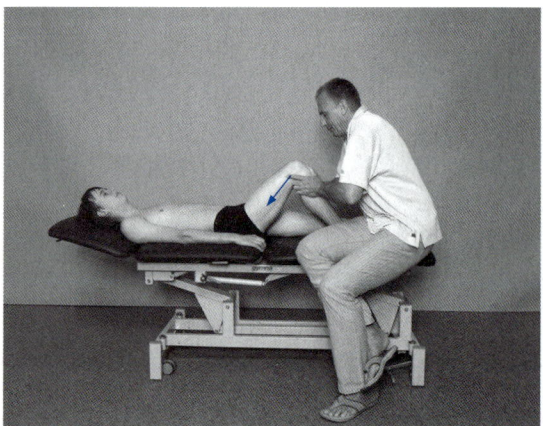

Abb. 7.62 Traktions-Kompressionswechsel an der LWS unter Verstärkung der Kompressionskomponente an einem Bein.

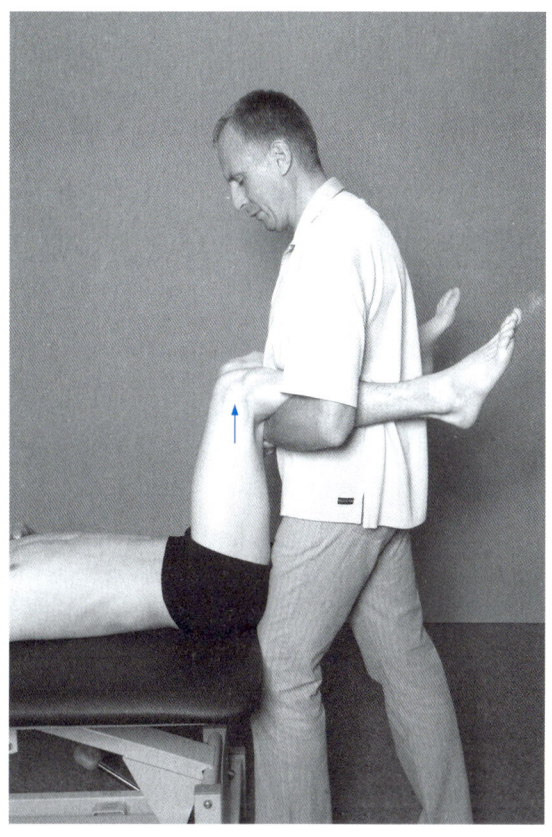

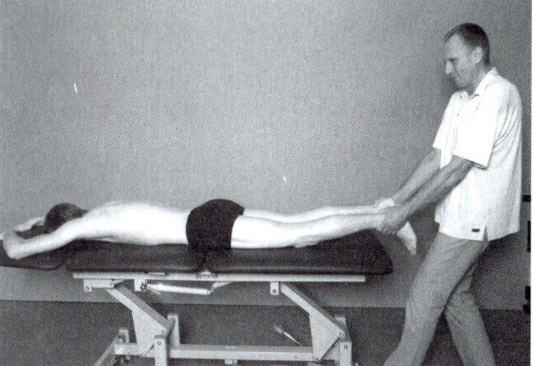

Abb. 7.64 Längsachsentraktion der LWS in Bauchlage.

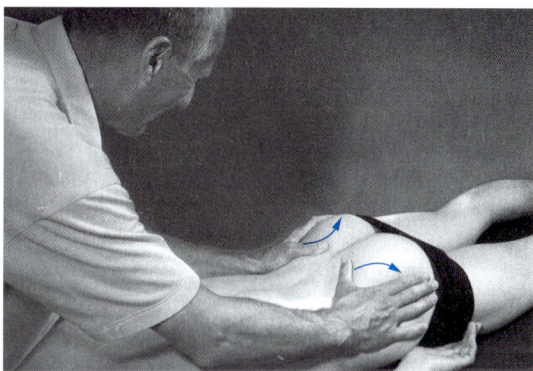

Abb. 7.63 Traktionsbehandlung der LWS bei rechtwinklig gebeugten Hüften. Testsituation für apparative Traktionsschüttelungen.

Abb. 7.65 Aufrichtende (flektierende) Traktionsspannung der LWS durch Gegenhalt am dorsalen Becken während der Atmung.

In dieser Traktionsstellung können zusätzlich sanfte Schüttelungen in Zugrichtung ausgeführt werden. Die Technik fordert einige Kraft vom Behandler.
Bedenke!
Bei Zwangshaltungen darf die LWS nicht begradigt werden, die Unterschenkelstellung und der Oberkörper müssen in der Richtung des Überhanges voneinander abweichen. Das gilt dann auch für die Einstellung bei apparativer Traktion.

Traktion in Bauchlage durch Zug an den Beinen

Indikation
Die Indikation ergibt sich aus dem Entspannungsergebnis bei den vorgehend beschriebenen Behandlungen.
➤ Abb. 7.64: Der Patient liegt auf dem Bauch, wenn er in dieser Lage schmerzlos entspannen kann, und legt die Hände am Kopfende an den Bankrand. Der Behandler steht in Schrittstellung am Fußende und umfasst beidseits die Knöchelgegend des Patienten. Durch Rückverlagerung seines Körpers auf den hinteren Fuß entsteht eine Zug-

spannung, die sich in die LWS fortsetzt. Die Behandlung kann dann in zwei Formen durchgeführt werden:

Behandlungsablauf 1 mit rhythmischen Zugschüttelungen
Aus der Vorspannung heraus, die der Behandler auf die Region der LWS eingestellt hat, die er erreichen will, verstärkt und löst der Behandler rhythmisch den Zug an den Beinen. Der Rhythmus muss sich nach der Eigenschwingung des Patientenkörpers richten. Der neue Zug muss einsetzen, ehe das Becken ganz zurück geglitten ist, d. h. die vorher auf die Region eingestellte Vorspannung darf nicht wieder aufgegeben werden. Der Eigenrhythmus muss bei jedem Patienten neu erkannt werden.

Behandlungsablauf 2 nach PIR der Rumpfmuskulatur
Der Patient erhält den Auftrag, die gestreckten Beine etwas in den Körper einzuziehen. Durch diese Vorstellung spannt sich die lumbale Rumpfmuskulatur an und wird 5–7 Sek. gehalten. Nach Lösen der Spannung folgt der weiche Traktionszug dem merkbaren Nachgeben unter der Entspannung.

7

Bedenke!

1. Ein Schüttelrhythmus, der nicht an den Gleitrhythmus des Patienten angepasst ist, kann durch abrupte Bewegungsimpulse schmerzhafte Stauchungen der LWS erzeugen.
2. Zu stark angehobene Beine verstärken die lumbale Lordose. Vorsicht deshalb vor Schmerzauslösung.

Traktion in Bauchlage durch Schub am Beckenkamm

Indikation

Myofasziale Verspannung der lumbodorsalen Faszie vor allem des M. quadratus lumborum.
Vorbereitung der segmental gezielten Mobilisation.
➤ Abb. 7.65: Der Patient liegt auf dem Bauch. Er muss in dieser Lage entspannen können. Der Behandler steht seitlich neben ihm und schaut fußwärts. Mit gestreckten Armen legt er die Hände von kranial auf das Gesäß des Patienten und übt einen fußwärts gerichteten Druck aus. In der LWS entsteht dadurch eine Traktionsspannung.

Behandlungsablauf

Das Becken folgt der Atembewegung: Rückwärtsbewegung (Aufrichtung) während der Einatmung und Vorwärtsbewegung (Kippung) bei der Ausatmung. Durch Atemauftrag wird diese Bewegung verstärkt. Der Druck des Behandlers am Beckenkamm unterstützt die Rückwärtsbewegung während der Inspiration, hemmt dann aber die Ausatmungskippung und verstärkt dadurch die Traktionsspannung. Gleichzeitig wirkt der Haltedruck bei der Ausatmung im Sinne der isometrischen Anspannung (der lumbale M. erector spinae ist in der Ausatmung aktiver), die in der Gegenbewegung der Einatmung eine verstärkte Entspannung bewirkt. Der kaudalwärts gerichtete Druck bringt gleichzeitig die Verschiebeschichten zwischen Haut und Faszie in Spannung und Relaxation.
Bedenke!

1. Druck, der sich gegen den Beckenkamm nach ventral statt nach kaudal richtet, verhindert die Mitbewegung des Beckens bei der Atmung.
2. Wird versäumt, den Druck am Becken in der Ausatmungsphase angepasst zu verstärken, bleiben die beschriebenen Dehnungs- und Entspannungsmechanismen ungenutzt.

Der großflächig haltende Kontakt der Hände am Beckenkamm erreicht in der Relaxationsphase der Einatmung vor allem die Verschiebeschichten über der lumbodorsalen Faszie und den M. quadratus lumborum.

Durch eine Modifikation der Handeinstellung werden die medialen Verschiebeschichten über den lumbalen Rückenstreckern stärker erreicht: Der Behandler legt zu diesem Zweck eine Hand auf das Kreuzbein von kraniodorsal und gibt den Druck kaudalwärts auf das Kreuzbein. Der Atmungsablauf wird genauso beachtet wie vorher beschrieben.

7.12 Behandlungstechniken bei rezidivierenden Funktionsstörungen

Funktionsstörungen rezidivieren sowohl bei bestehenden Strukturerkrankungen im Bewegungssystem als auch als viszerovertebrale Reaktionen bei bekannten Erkrankungen innerer Organe. Ihre Behandlung ist wichtiger Bestandteil zur Verbesserung der Lebensqualität dieser chronisch kranken Menschen.

> **MERKE**
> Die häufigste Ursache rezidivierender Funktionsstörungen sind Fehlbelastungen des Bewegungssystems im Arbeits- und Lebensalltag. Sie entstehen auch bei bestem Trainingszustand des stabilisierenden Muskelsystems. Deshalb ist es so wichtig, den Patienten mit der Vermittlung von effizienten Selbstübungen Hilfe zur Selbsthilfe zu geben.

Besteht quälender Schmerz, finden die Patienten oft schon ohne unsere Hilfe die Entlastungsstellung. Bei allen Übungen, die aus solchem Entlastungsverhalten der Patienten entwickelt wurden, geben die Behandler vor allem Anleitung zur Optimierung der Durchführung. Dazu gehören die Techniken, die unter ➤ Kap. 7.12.1 ff. beschrieben werden. Die weiteren Übungen sind Adaptationen der Behandlungstechniken an häusliche Machbarkeit. Je nach Ausprägung und Rezidivneigung der Störung sind Selbstübungen häufiger (täglich) oder seltener (1–2 Mal wöchentlich) indiziert.

7.12.1 Selbstübung zur Relaxation der dorsalen lumbalen Weichteile durch Annäherung im Stand – Fixation von oben

Indikation

Zur Übung bei Steifigkeit und Schmerz mit kranial liegender lokaler Hypermobilität oder Schmerzhaftigkeit

(z. B. Steifigkeit L5 und Hypermobilität thorakolumbal).

Übungsablauf

➤ Abb. 7.66: Der stehende Patient fixiert den oberen Partnerwirbel mit den Zeigefingerkanten rechts und links vom Dornfortsatz. Die Daumen weisen bei supinierten Händen nach vorn und stützen sich seitlich an den unteren Rippen ab. Die Ellbogen werden so weit es geht nach hinten geführt.

Aus dieser Ausgangsstellung schaut der Patient vorn an seinem Körper hinunter und schiebt die Hände und damit die LWS nach vorn. Unterhalb des abgestützten Wirbels entsteht eine Retroflexionsspannung, die der Patient als Widerstand ertasten muss, um nicht zuviel Kraft einzusetzen. Er atmet dann langsam und verlängert ein und ohne Änderung der Blickrichtung aus. Das Segment sinkt weiter in die Lordose. Dabei darf keine Kraft eingesetzt und kein Schmerz ausgelöst werden.

7.12.2 Selbstübung zur Relaxation der dorsalen lumbalen Weichteile durch Annäherung im Stand – Fixation von unten

Indikation

Noch mehr als die vorhergehende ist diese Übung nur für insgesamt steife Patienten geeignet. Sie wird eingesetzt, wenn bei Steifigkeit und Schmerz kaudal davon lokale Hypermobilität oder Schmerzhaftigkeit besteht (z. B. Neigung zur Steifigkeit bei L4/5 und Hypermobilität L5/S1).

Übungsablauf

➤ Abb. 7.67: Der Patient legt dazu beide Daumen der pronierten Hände von kaudal rechts und links neben den Dorn des unteren Partnerwirbels, z. B. L5, und stützt so die Querfortsätze in der Tiefe ab. Die übrigen Finger liegen nach vorn gewendet auf dem Beckenkamm.

Der Patient schaut aus dieser Ausgangsstellung aufwärts zur Decke und beugt sich so weit zurück, bis die Spannung am Segment spürbar beginnt. Er atmet dann langsam und verlängert ein. Während der ruhigen Ausatmung bleibt der Blickpunkt fixiert. Weil der Fixationsschutz der Daumenspitzen nur mäßige Spannung abhalten kann, darf die Rückbeuge nicht weiter verstärkt werden. Auftretender Schmerz fordert immer zum Abbrechen der Übung auf.

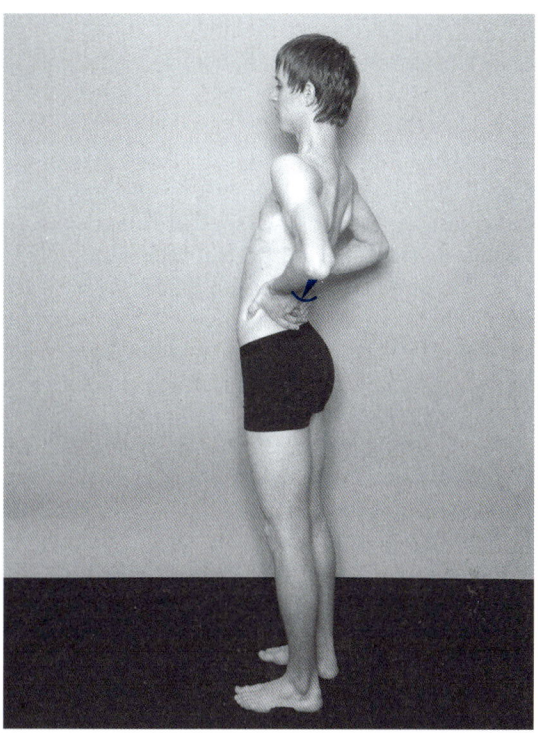

Abb. 7.66 Selbstübung der Retroflexion im Stehen mit Fixation von kranial. Blick abwärts gerichtet. Nur für sehr steife Patienten.

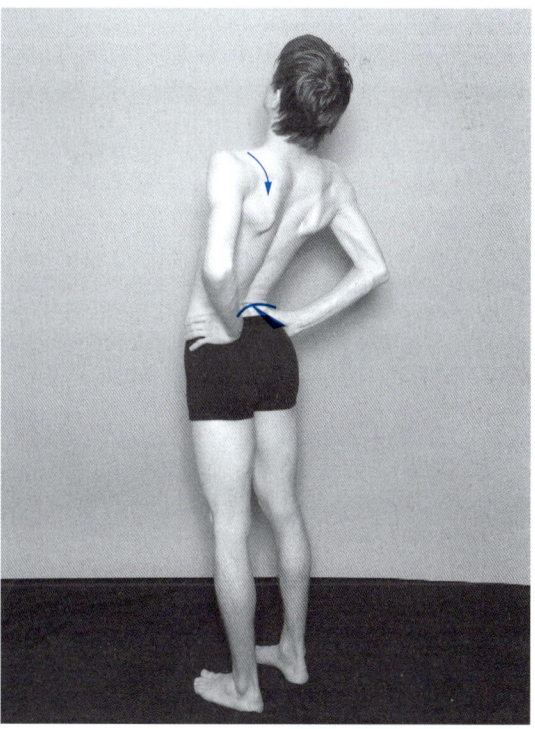

Abb. 7.67 Selbstübung der Retroflexion mit Fixation der kaudalen Segmente durch Daumenabstützung an den Querfortsätzen des unteren Partnerwirbels. Blick nach oben gerichtet. Nur für sehr steife Patienten.

7

7.12.3 Selbstübung der Traktionslagerung in Bauchlage

Übungsablauf

➤ Abb. 7.68: Der Patient legt sich zum Erlernen der Übung quer über die gepolsterte Behandlungsbank, einen großen, gegen das Wegrollen gesicherten Gymnastikball o. Ä. Seine Beine hängen auf der einen Seite herunter. Der Körper, mit den Armen auf der anderen Seite herabhängend, bildet das Gegengewicht. Zu Hause stapelt sich der Patient einen Kissen- und Deckenberg zum darüber legen mit herunterhängenden Beinen über eine Liege, einen Sessel oder Tisch.

Die Vorstellung, den Bauch leicht gegen die Unterlage zu drücken, erzeugt die isometrische Anspannung. Nach ausreichender Zeit von etwa 5–7 Sek. folgt die Entspan-

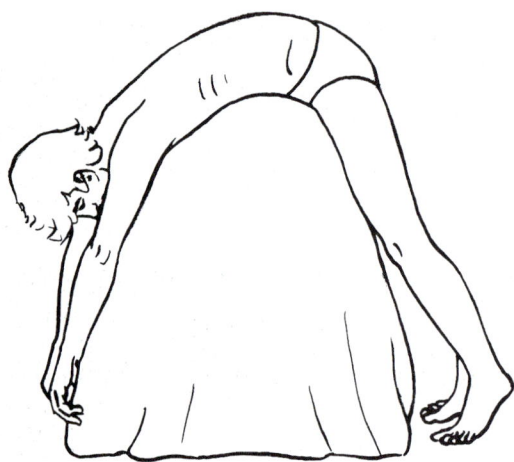

Abb. 7.68 Schemazeichnung für die Gestaltung einer Traktionslagerung unter häuslichen Bedingungen, z. B. über einem großen Gymnastikball, einen Deckenberg o. Ä.

nung. Die Beine können absinken und üben einen Zug auf die LWS aus.

7.12.4 Selbstübung zur Psoasrelaxation bei heftigem Schmerz und aktiven Triggerpunkten

Übungsablauf

➤ Abb. 7.69: Der Patient liegt auf der nicht schmerzenden Seite, Hüft- und Kniegelenke sind fast rechtwinklig gebeugt. Die Hand des untenliegenden Armes schiebt sich (supiniert) zwischen beide Oberschenkel, bis der abgespreizte Daumen von vorn Kontakt am oben liegenden Oberschenkel hat. Dieser Daumen ist Monitor für die Anspannung in Richtung weiterer Hüftbeugung.

„Knie zur Nase"-Denken ist günstig zur Vermeidung zu starker Anspannung über 5–7 Sek. Für die Relaxation sollte mindestens doppelt so viel Zeit gelassen werden wie für die Anspannungsphase. Immer muss die andere Seite in die Übungsfolge einbezogen werden, auch wenn dort kein Schmerz besteht. Die Kombination mit der Aktivierung des M. transversus abdominis und der Mm. multifidi durch gedachte Bewegung des Bauchnabels zur LWS hin ist günstig.

7.12.5 „Geschnürtes Päckchen" – Selbstübung bei Verspannung der lumbalen Rückenstrecker

Übungsablauf

➤ Abb. 7.70: Der Patient liegt auf dem Rücken mit einem festen Kissen unter dem Kreuzbein. Dadurch ist die LWS in Flexion voreingestellt. Diese Flexion sichert

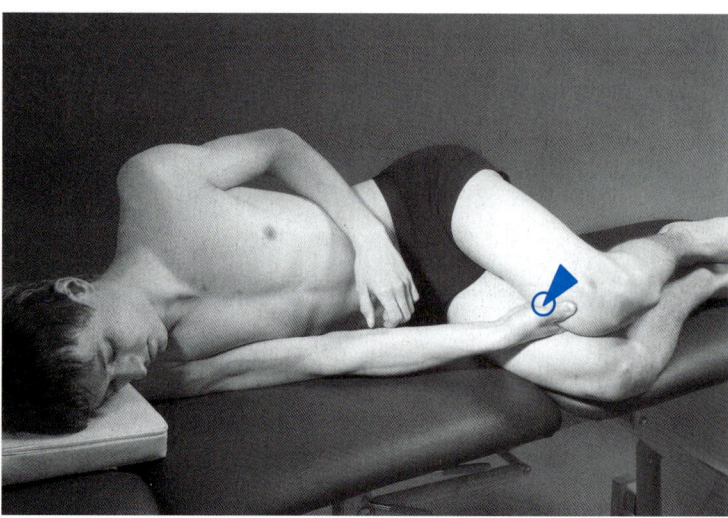

Abb. 7.69 Selbstübung bei rezidivierenden Psoasverspannungen (z. B. bei nächtlichem Schmerz beim Umdrehen und morgendlichem Anlaufschmerz im Kreuz).

(„schnürt") er, indem er die gebeugten Beine mit beiden Armen umfasst und an den Bauch heranzieht. Die Spannung in den lumbalen Rückenstreckern bestimmt die Stärke der Flexion.

Die Vorbereitung der Relaxation erfolgt durch Druckimpuls des Kreuzbeins über 5–7 Sek. auf die Unterlage. Patienten, die wenig sensomotorische Übung haben, spannen besser die Knie gegen die haltenden Arme. Der Grad der Verspannung und des Schmerzes bestimmt, ob nach der Entspannung weiter in die Flexion bewegt wird (verlängert) oder ob mehrere Relaxationsphasen ohne Ausschöpfung der Verlängerung folgen. Die verlängerte Stellung wird dann über mindestens 20 Sek. gehalten.

Besonders geeignet ist diese Übung nach Fremddehnung bei unterem gekreuztem Syndrom.

7.12.6 Selbstrelaxation der kleinen Glutaen in gebeugter Adduktion der Hüfte

Indikation
Übertragungsschmerz aus M. piriformis und M. obturator internus bei rezidivierenden Beckenverwringungen durch Dysintegration der Gangdynamik und Bein-Becken-Statik.

Übungsablauf
➤ Abb. 7.71: Nach Unterweisung übt der Patient zu Hause in Rückenlage. Das rechte Bein ist gebeugt und adduziert an die erhöhte (evtl. schmerzhafte) Spannung herangeführt. Der Patient legt einen Finger der linken Hand von oben auf das Knie und gibt damit Widerstand

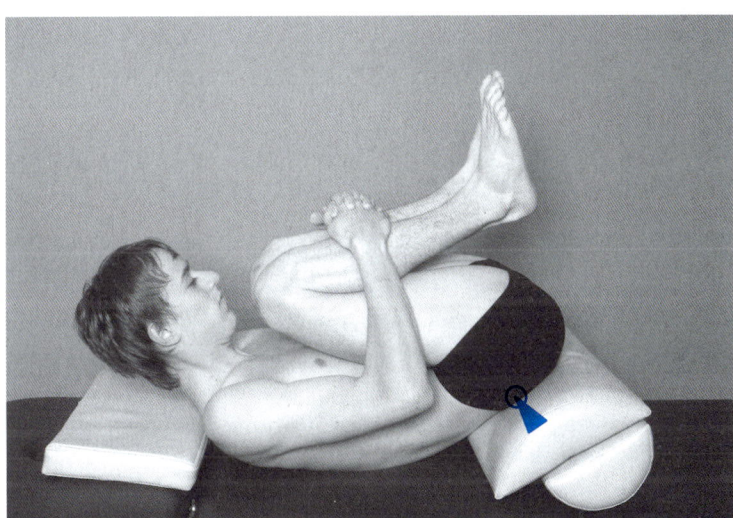

Abb. 7.70 Selbstübung zum Erhalten der Verlängerungsfähigkeit dorsaler lumbaler Band- und Muskelstrukturen, die durch Behandlung erreicht wurde.

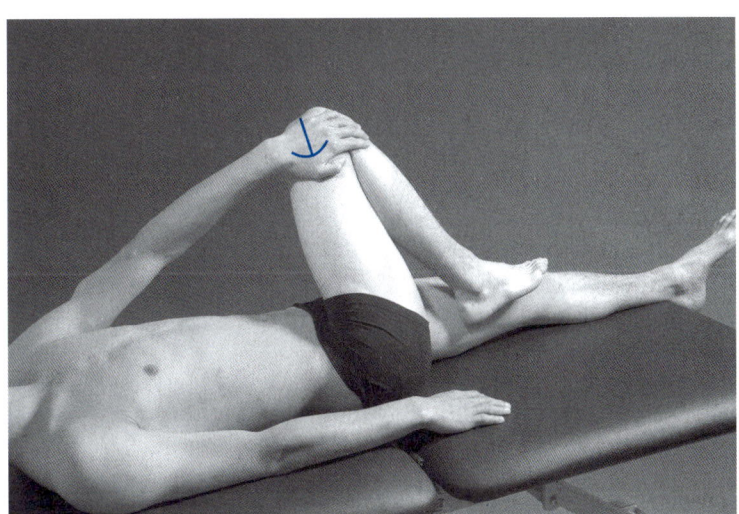

Abb. 7.71 Selbstübung zum Erhalten der Verlängerungsfähigkeit, die durch PIR in gebeugter Adduktion erreicht wurde.

7

gegen eine zarte (isometrische) Anspannung genau entgegengesetzt zur Vorspannungsrichtung. Das ist meistens eine diagonal gerichtete Anspannung (kombinierte Streckung und Abduktion der Hüfte). Nach 5–7 Sek. löst er bewusst langsam die Spannung und bleibt entspannt für etwa 15 Sek., bevor er die Anspannung und Entspannung in gleichem Rhythmus 3–5 Mal wiederholt. Erst dann führt er das Bein weich in die eingestellte und nun freigegebene diagonale Gegenrichtung (Hüftbeugungs-Adduktions-Richtung) weiter, wenn nicht die Schwerkraft schonender in dieser Richtung wirksam wurde.

7.12.7 Selbstübung bei Steißbeinschmerz

Indikation
Wiederkehrende Verspannungen des M. gluteus maximus und der Beckenbodenmuskeln.

Übungsablauf
➤ Abb. 7.72: Nach der Fremdbehandlung in Bauchlage (➤ Kap. 7.11.4) übt der Patient selbst: Seine Hände liegen innen unten auf der gleichseitigen Gesäßseite, die Fingerspitzen sind zur Gesäßfalte gerichtet und drücken gering nach außen.

Aus dieser Ausgangsstellung spannt der Patient gegen den Druck der Hände ganz leicht das Gesäß zusammen und zieht den Beckenboden etwas ein. Nach 5–7 Sek. folgt die Entspannung mit der Vorstellung des „Auseinanderfließens" der Gesäßweichteile. Hat der Patient diesen Bewegungsablauf erfühlt, kann die Übung in Rückenlage bei sonst gleichem Ablauf durchgeführt werden. Er stellt dazu die Beine an oder unterlagert die Knie mit einer Rolle. In dieser Lage ist die Entspannung der dorsalen Muskulatur leichter.

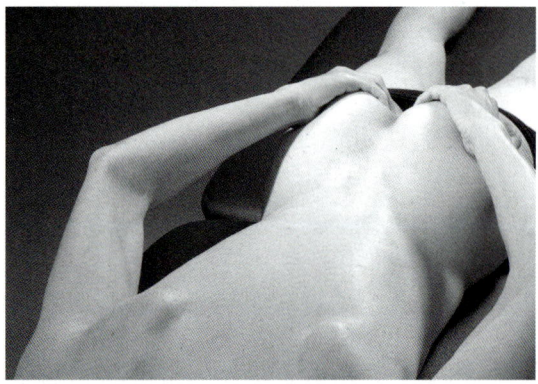

Abb. 7.72 In dieser Stellung erlernt der Patient die Selbstrelaxation der schmerzhaft am Steiß ansetzenden Muskeln.

7.12.8 Selbstübung für die Sakroiliakalfederung in Seitlage

Indikation
Kombination von rezidivierenden Verspannungen am Beckenring mit Irritation des SIG.

Übungsablauf
➤ Abb. 7.73: Zur Übung des rechten SIG liegt der Patient auf der linken Seite. Das untere Bein ist leicht, das obere stärker gebeugt und mit dem Knie auf der Unterlage abgestützt. Er stützt seine rechte Hand von oben (lateral) auf den Vorderrand der Beckenschaufel in der Gegend der SIAS. Seine linke Hand legt er von vorn unten kommend auf die rechte und fasst mit Daumen und Zeigefinger um sein rechtes Handgelenk.

Unter Palpationskontrolle des Behandlers am SIG übt er in ruhigem Rhythmus mit der linken Hand Druckverstärkung gegen die SIAS nach medial und völliges Entspannen. Wenn der Spannungswechsel am SIG richtig abläuft, kann die Übung zu Hause durchgeführt werden. Steht die muskuläre Störung im Vordergrund, kann die repetitive Mobilisation durch Relaxation nach gedachter Anspannung des Gesäßes (analog ➤ Kap. 7.12.7) über 5–7 Sek. vorbereitet werden.

7.12.9 Selbstübung der LWS-Anteflexion in Seitlage nach postisometrischer Relaxation

Indikation
Die Übung verbessert die Anteflexionsmöglichkeit der LWS und bewirkt außerdem eine Entspannung der lumbalen Rückenstrecker. Sie eignet sich besonders zur Löschung von interspinalen schmerzhaften Verspannungen (z. B. bei Morbus Baastrup).

Übungsablauf
➤ Abb. 7.74: Der Patient erlernt die Übung unter Anleitung und Kontrolle des Behandlers. Er legt sich dazu auf die linke Seite, das Becken näher an den Bankrand als die Schulter, der Kopf ist unterpolstert. Das unten liegende Bein wird mäßig in Knie und Hüfte gebeugt. Das im Knie gestreckte oben liegende Bein wird in der Hüfte soweit gebeugt, dass das Becken mitgeht und die LWS sich nach hinten buckelt. Dabei darf ein leichtes Spannungsgefühl in der Rückseite des Oberschenkels auftreten. Gleichzeitig kippt das Becken nach vorn wie bei der Behandlungseinstellung (➤ Kap. 7.9.2). Der Oberschenkel kann dann am Bankrand abgestützt werden.

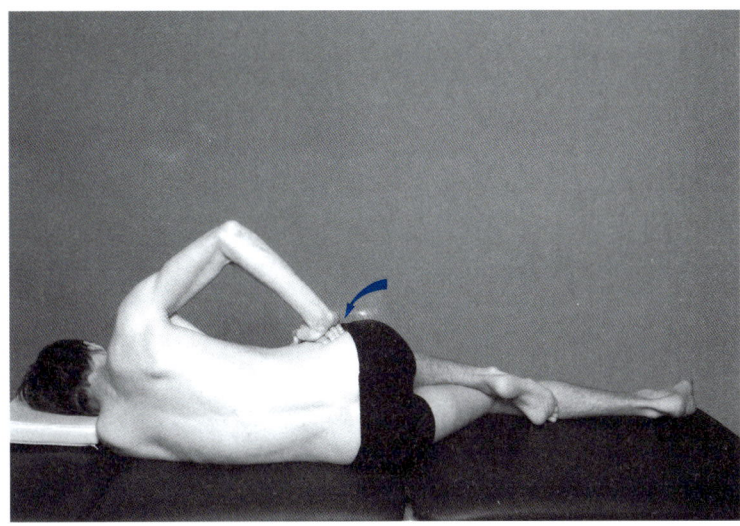

Abb. 7.73 Selbstübung des rechten SIG in Seitlage (Ilium-Innenrotation).

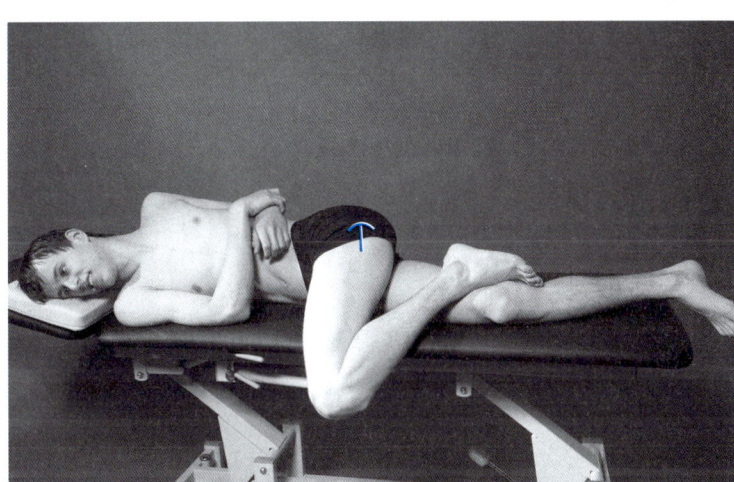

Abb. 7.74 Selbstübung der Anteflexion der LWS nach postisometrischer Relaxation (hier Antigravitationsrelaxation, AGR). Während der Anspannungsphase zieht der Patient das herabhängende Knie gegen die Schwerkraft leicht zurück (stumpfer Pfeil) und löst die Spannung nach 7 Sek.

Der Patient beugt nun den oben liegenden Arm und legt die Hand auf der Thoraxseite ab. Der Oberkörper fällt etwas zurück, der Kopf wird nicht gedreht und bleibt gebeugt auf dem Polster liegen. Nun schiebt er die unten liegende Schulter fußwärts und etwas nach vorn unter dem Körper hervor und verstärkt damit Anteflexion und Seitneige der Wirbelsäule. Damit ist die Ausgangsstellung für die Übung erreicht. Der Blick ist nach vorn gerichtet und bleibt es auch bei Anspannung und Entspannung.

Die Übung nutzt die Schwere des Beines. Der Patient stellt sich vor, das überhängende Bein etwas nach hinten einzuziehen, ohne es dabei zu bewegen. Nach 7 Sek. Haltezeit löst er die Spannung, das Bein sinkt etwas weiter ab, Becken und Wirbelsäule folgen, der Anteflexionszug wird verstärkt.

MERKE

Die Selbstübung in lumbaler Anteflexionseinstellung löscht interspinalen Schmerz.

7.12.10 Selbstübung der Rotation in Seitlage nach postisometrischer Relaxation

Indikation

Thorakolumbale Rotationsstörungen rezidivieren häufig bei myofaszialer Dysintegration der Lenden-Becken-Bein-Statik. Die Selbstübung ist dann notwendig, solange die muskuläre Stabilisierung noch nicht ausreichend ist.

7

Übungsablauf

➤ Abb. 7.75 und ➤ Abb. 7.76: Der Patient erlernt nach Anleitung und Kontrolle durch den Behandler die Segmenteinstellung: Er dreht Kopf und Schultergürtel etwas nach hinten, durch Blickwendung zur Decke. Das erforderliche Ausmaß wird durch Palpation am Segment erkannt. Dabei ist es wichtig, dass der Arm der oben liegenden Seite angewinkelt auf der Thoraxseite abgelegt wurde. Dann dreht er den Beckengürtel angedeutet nach vorn, wobei das oben liegende Knie angebeugt auf der Unterlage ruht. Er legt die Hand des unten liegenden Armes auf dieses angebeugte obere Knie.

Während langsamer Einatmung drückt der Patient das Knie ganz leicht gegen seine Hand deckenwärts (➤ Abb. 7.75). Er löst dann den Druck und atmet ruhig aus. Dabei sinkt das Knie auf die Unterlage. Der Blick wird nach hinten gerichtet, damit das absinkende Knie die Rotations-

spannung nur auf den unteren Partnerwirbel überträgt und nicht in höhere Segmente leitet (➤ Abb. 7.76).
Bedenke!
Zur Selbstübung der LWS in Neutralstellung muss die Spannungseinstellung immer von oben her beginnen.

7.12.11 Selbstübung zur Bahnung der Aktivierung posturaler Muskelketten

MERKE

Indikation: Häufigste Ursachen aller Funktionsstörungen am Bewegungssystem sind myofasziale Dysbalancen und sensomotorische Dysintegration der Statik und Dynamik von Haltung und Atmung. Die folgende Selbstübung sollte deshalb neben den auf spezielle Befunde gezielten Übungen als Standardübung in jedem Selbstübungsprogramm enthalten sein.

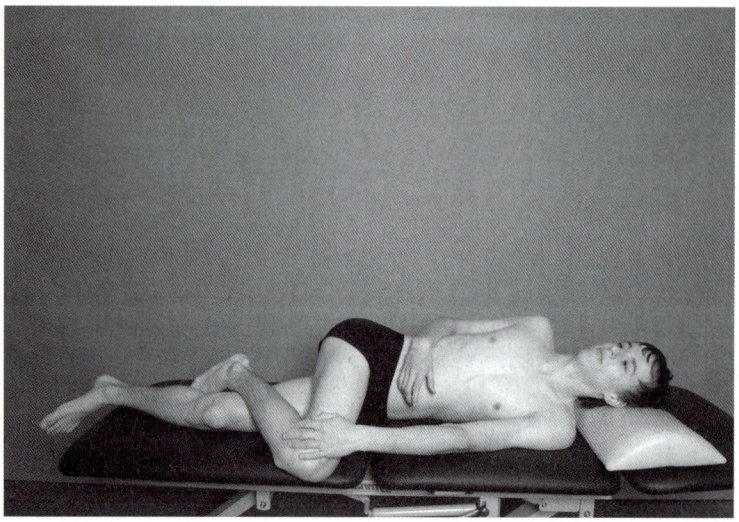

Abb. 7.75 Selbstübung in Neutralstellung der LWS für rechte Gelenke.
1. Spannungseinstellung durch Druck mit dem Knie deckenwärts gegen die darauf liegende Hand ohne Bewegung.

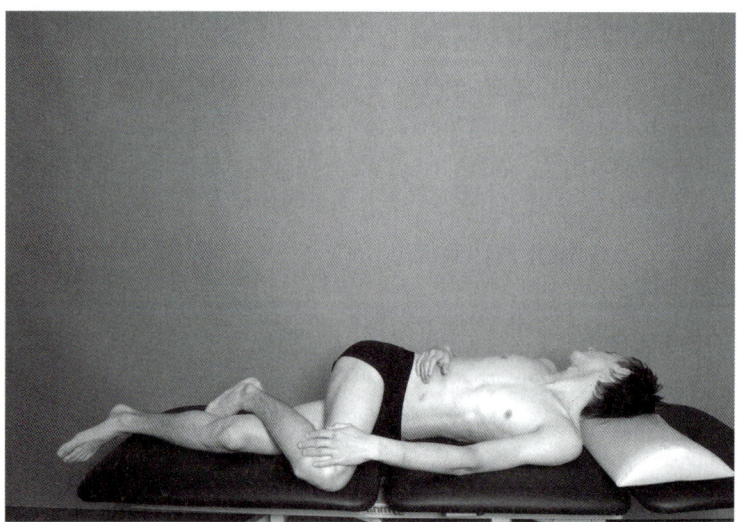

Abb. 7.76 Selbstübung in Neutralstellung der LWS für rechte Gelenke.
2. Relaxationsphase, in der das Knie schwer auf der Unterlage liegen bleibt und der Oberkörper dem Blick in die Rechtsrotation folgt.

Übungsablauf (> Abb. 7.77)

Schritt 1: In Rückenlage mit angestellten Beinen drückt der Patient die Füße in die Unterlage (besondere Wahrnehmung von Druck der Ferse und des Großzehengrundgelenks). Die Aktivierung wird so koordiniert, dass keine Beckenbewegung auftritt. Der gekoppelte Aktivierungsimpuls führt nur so zu einem Streckimpuls (Aufrichtung) in der gesamten Wirbelsäule [39].

Schritt 2: Die transversale Bauchmuskulatur wird angespannt. Dazu stellt der Patient sich vor, den Bauchnabel vorsichtig 3–5 mm zur Lendenwirbelsäule zu ziehen (nicht die „Bauchmuskeln einziehen"). Wieder soll keine Beckenbewegung entstehen. Sichtbar wird die Taillierung und die Spannung kann in der Taille palpiert werden. Diese Spannung wird 10–20 Sek. gehalten und dann nachgelassen. Mit Pausen von ebenfalls 10–20 Sek. wird die Übung mehrmals wiederholt.

Wird trotz aller Hinweise mehr bewegt als stabilisiert, muss zu *Schritt 3* übergegangen werden: Dazu liegt der Patient auf dem Bauch, ein kleines Kissen in Nabelhöhe unter dem Bauch. Dieses Kissen wird für 10–20 Sek. entlastet. Beine, Becken, Rumpf und Arme dürfen sich an der Entlastung nicht beteiligen. In dieser Stellung sind in der Einübungsphase die Mitbewegungen für den Therapeuten besser zu erkennen. In der Selbstübungsphase merkt der Patient sie deutlicher.

Schritt 4: Nach der Einübungsphase im Liegen wird die Übung im Sitzen und Stehen ausgeführt.

MERKE

Im Sitzen und Stehen ausgeführt wird die Übung den posturalen Alltagsanforderungen mehr gerecht und der Patient hat sie immer dabei: am Küchentisch, am Schreibtisch, in der Bahn, im Auto, in Theater, Konzert und anderswo.

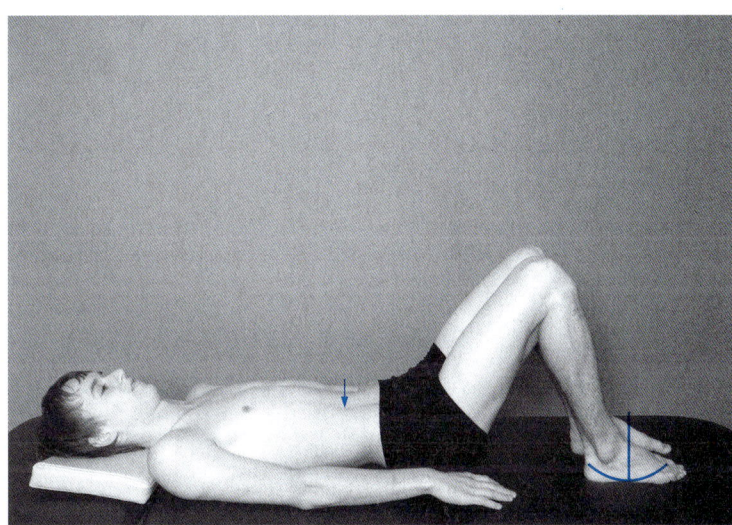

Abb. 7.77 Selbstübung zur Aktivierung der Rumpf-Becken-Stabilisatoren in Rückenlage mit angestellten Beinen.

7

KAPITEL

8

Untersuchung und Behandlung des Thorax und der Brustwirbelsäule

ÜBERBLICK

- Funktionelle Anatomie
- Orientierende Untersuchung der BWS und der Rippen
- Segmental gezielte Untersuchung der BWS und der Rippen
- Gezielte Behandlung der BWS und des thorakolumbalen Überganges
- Untersuchung der Rippen
- Behandlung der Rippen
- Untersuchung und Behandlung bei heftigem Thoraxschmerz
- Selbstübungen bei klinischen Bildern mit häufigen Rezidiven

8.1 Vorbemerkungen zur funktionellen Anatomie

ÜBERBLICK

- Anatomisch-funktionelle Besonderheiten der Brustwirbelsäule
- Anatomisch-funktionelle Besonderheiten des Thorax
- Funktionsbeziehungen zu den Nachbarabschnitten

Rippen, Wirbelsäule und Sternum sind zur käfigähnlichen Konstruktion des Thorax verbunden: Vorn wird er durch das Sternum stabilisiert. Dorsal ist die Brustwirbelsäule beweglich eingebunden. Charakteristisch sind vielfältige ligamentäre Verbindungen mit den Rippen. Dadurch kommen lange Hebelarme zustande, die gewebeschonend geführte und begrenzte Bewegungen ermöglichen. BWS und Thorax bilden das bewegungsberuhigte Zentrum des Körperstammes. Die Nachbarabschnitte und die Arme bewegen sich in Relation zum Thorax [16].

Die Rippenpaare 1–7 sind am vorderen Ende durch Knorpelspangen fest-elastisch mit dem Brustbein und somit untereinander verbunden. Die Beweglichkeit der BWS wird dadurch erheblich eingegrenzt. Die 8.–10. Rippe sind über den knorpeligen Rippenbogen indirekt an das Sternum angeheftet. Die Bewegungshemmung der BWS wird nach unten zunehmend weniger wirksam [1]. Das 11. und 12. Rippenpaar endet stark verkürzt im Gewebe der dorsolateralen Bauchwand. Die letzten 3 Bewegungssegmente der BWS werden von ihnen kaum behindert, somit finden wir hier die größte Rotations-

möglichkeit. An einer harmonischen Rumpfrotation sind aber alle Segmente, einschließlich der Lendensegmente in gleichem Ausmaß beteiligt [11,17].

8.1.1 Anatomische Besonderheiten und Bewegungen der Brustwirbelsäule

Die Brustwirbelsäule ist mit 12 Wirbeln und den dazugehörigen Bewegungssegmenten der längste Abschnitt der Wirbelsäule (> Abb. 6.1). Sie hat die relativ niedrigsten Bandscheiben [8] (Höhenverhältnis Bandscheibe zu Wirbelkörper = 1:5), die die geringe Beweglichkeit der meisten Segmente anzeigen. Die Dornfortsätze sind lang und schräg abwärts gerichtet. Ihre gut palpierbaren Spitzen liegen in der Höhe des nächsttieferen Wirbels. Die Gelenke befinden sich tief unter den Rückenstreckermuskeln. Die Gelenkspalte stehen fast frontal und gering nach vorn gekippt: Der Neigungswinkel gegen die Deckplatte beträgt bei Th12 um die 80°, bei Th1 etwa 60° [14]. Die Kippung wird also von unten nach oben stärker und nähert sich allmählich den Verhältnissen der HWS. Die Gelenkspalte stehen auf einem nach vorn offenen Bogen. Der dorsale Öffnungswinkel liegt bei Th2 bis Th11 um die 220° [14]. Bei dieser Gelenkstellung ist jede Bewegungsrichtung möglich, lediglich ventral gerichtete Scherkräfte werden neutralisiert [2].

Am Übergang von der HWS in die BWS wandelt sich die Funktion nicht abrupt, sondern im Verlauf mehrerer Segmente, oft bis Th3. Das verteilt die Bewegungsbelastung der Halswirbelsäule bis in die ersten Thorakalsegmente. Alle vom Kopf induzierten Bewegungen der Halswirbelsäule laufen bis in die obere Brustwirbelsäule. Der zervikothorakale Übergangsbereich fordert deshalb technische Besonderheiten für Untersuchung und Behandlung.

Dagegen wechselt das Funktionsverhalten der BWS in das der LWS an einem Wirbel. Er trägt kranial thorakale und kaudal lumbale Gelenkformen. Der Übergangswirbel ist meistens Th12, selten L1. Das Segment Th12/L1 hat deshalb meistens lumbales Verhalten. Trotzdem wird im ärztlichen Alltag das letzte sich thorakal verhaltende Bewegungssegment meistens als „Th12" und das erste lumbale als „L1" bezeichnet.

Die Summe von *Ante- und Retroflexion* lässt sich aus den Angaben von Kapandji [8] für die BWS mit 70° errechnen. Untersuchungen der maximalen Bewegungsausschläge der einzelnen thorakalen Segmente sind uns nicht bekannt. Bei klinischer Untersuchung lässt sich von Th1 an abwärts zunächst eine Abnahme der Bewegungsgrößen erkennen. Das Beweglichkeitsminimum wird bei Th6–8 getastet. Unterhalb davon nehmen die Ausschläge schnell zu und erreichen bei Th12 ihren größten Wert, um dann abrupt in die geringe Beweglichkeit des ersten Lumbalsegmentes überzugehen. Daran ist das Übergangssegment klinisch zu erkennen.

Die *Rotationsbeweglichkeit* der BWS wird mit insgesamt 35° angegeben [8]. Segmentale Messungen der Drehbewegungen während des Gehens [4] zeigen die größten Rotationsausschläge im Bereich Th7–12. In Übereinstimmung damit ist bei klinischer Untersuchung die größte Rotationsbeweglichkeit in der untersten BWS zu finden. Allerdings werden beim Gehen synkinetische Rotationen, die die Seitneige begleiten, gemessen und wahrscheinlich nicht die maximale Rotation. Die Gesamtbeweglichkeit der Rumpfrotation liegt bei jungen Erwachsenen zu jeder Seite bei 60–80° [7]. Bei steifem Bewegungstyp im späteren Erwachsenenalter kann sie auf 30–40° zurückgehen.

Es ist eine Besonderheit der Rotation in der obersten BWS, dass sie nur als fortgeleitete HWS-Drehbewegung etwa bis Th3 hinunter entsteht [11].

Die *Seitneigebewegung der BWS* wird für die ganze BWS mit 20° auf jeder Seite angegeben. Der Krümmungsbogen der langen BWS ist bei Seitneige deshalb viel flacher als der der LWS, die den gleichen Neigungswinkel auf nur 5 Segmente verteilt [8]. Seitneige und Rotation sind auch in der BWS miteinander synkinetisch verbunden. Während der Seitneigung schieben sich wie in der LWS die Gelenkfacetten der Neigungsseite übereinander und auf der Gegenseite gleiten sie auseinander.

Während passiv eingestellter Seitneige zeigen die Segmente der oberen und mittleren BWS einen an die Atemphasen gekoppelten alternierenden Spannungswechsel (➤ Kap. 8.7.4).

8.1.2 Anatomische Funktionsmerkmale und Bewegungen des Brustkorbs

Thoraxbewegungen entstehen durch folgende Kräfte:
- Die *elastischen Kräfte* der passiven Konstruktion streben eine bestimmte Ruhestellung an [1].
- Die *Muskelkräfte* bewirken Bewegungen durch Verformen des Brustkorbes auch gegen dessen Elastizi-

tät. Die Muskelkräfte wirken in verschiedenen Richtungen, teils regional, teils auf die ganze Thoraxregion.

An den *12 Brustwirbeln sind 12 Rippenpaare* befestigt; jede Rippe mit 2 Gelenken: Das *Kostotransversalgelenk* verbindet sie mit dem Querfortsatz. Die Köpfchen der 1., 11. und 12. Rippe verbinden sich im *Kostovertebralgelenk* mit dem gleichnamigen Wirbelkörper. Die Köpfchen der übrigen Rippen liegen am nächsthöheren Bandscheibenraum, haben mit den Kanten der beiden benachbarten Wirbelkörper je eine Gelenkverbindung und dazwischen eine Bandbefestigung an der Bandscheibe, die das Kostovertebralgelenk in 2 Kammern teilt [8, 15, 20]. Die Bewegungsachse der Rippen geht durch das Rippenköpfchen und das Kostotransversalgelenk. Diese Achsen verlaufen schräg von vorn innen nach hinten seitlich, wodurch das Rippenpaar bei Inspiration nach vorn gehoben wird. Die Achsen der unteren Rippen divergieren weniger und die Rippen führen stärker seitwärts gerichtete, flügelähnliche Bewegungen aus [8]. In der kostosternalen Verbindung bestehen keine Gelenke, obwohl hier Spalte auftreten können und beim Räkeln manchmal Knackgeräusche auslösbar sind. Die Ursache von lokalem Schmerz in diesem Bereich ist am häufigsten in Muskelansätzen zu suchen.

Als Gegenspieler der vorderen Brustwandmuskeln wirkt die interskapulare *Muskulatur* als Pelotte bei der Aufrichtung der Brustwirbelsäule mit und wölbt den Thorax nach vorn. Dadurch führt die Außenrotation der Arme zur Streckung der BWS und beeinflusst die Ventilation.

Die Bewegungen und Verformungen des Thorax begleiten die beschriebenen Bewegungen der BWS oder sind Bestandteil der *Ventilation.* Beide kombinieren sich und beeinflussen sich. Deshalb muss für die Untersuchung der Ventilation eine definierte Ausgangsstellung des Rumpfes eingenommen werden. Die thorakalen Ventilationsbewegungen bewirken eine Erweiterung des Thoraxraumes während der Inspiration und eine Verkleinerung des Thoraxvolumens während der Exspiration. Bei der Inspiration müssen die Muskelkräfte der Thoraxwand den nach einwärts gerichteten Zugkräften des Zwerchfells sowie der Bauchwandmuskulatur einen Gegenhalt bieten. Für die *Thoraxmotorik steht die Ventilation so im Vordergrund,* dass sogar die Muskeln der Thoraxwand in die Kategorien Exspirations- und Inspirationsmuskeln eingeordnet werden [1].

Der Thorax erweitert sich inspiratorisch nach seitlich, hinten und vorn. Die obere Hälfte erweitert sich vor allem im anteroposterioren Durchmesser, die untere vorwiegend seitwärts in den Flanken. Es scheint eine Korrelation zwischen einerseits flacher BWS-Krümmung und großer Thoraxexkursion während der Atmung und andererseits starker BWS-Kyphose und wenig beweglichem Thorax zu geben [13]. Die Art der Thoraxbewegung ist von der Körperlage abhängig. Die inspiratorische Erweiterung führt in Bauchlage deutlicher zur Kyphosierung (Anteflexion) der BWS und wird diagnostisch ausgenutzt („Atemwelle" [19]).

Von einer normal funktionierenden Rippenmotorik erwarten wir, dass die Bewegungen symmetrisch erfolgen und dass sich die Interkostalräume während der Inspiration erweitern und während der Exspiration verschmälern. Darauf bauen Untersuchungsverfahren der Rippenbeweglichkeit auf [3, 11]. Ausgeprägte Skoliosen stören die Symmetrie.

8.1.3 Funktionsbeziehungen zu den Nachbarabschnitten

Beziehungen zur LWS
Die Fascia thoracolumbalis ist in der unteren BWS und in der LWS als sehr feste aponeurotische Platte ausgebildet. Zusammen mit den hinteren Anteilen dieser Wirbelsäulenabschnitte baut sie eine osteofibröse Röhre auf, die der autochthonen Rückenmuskulatur dieses Bereiches erst zu ihrer vollen und damit ökonomischen Wirksamkeit verhilft [2].

Die LWS ist in Rückbeuge beweglicher als die BWS. Bei der Retroflexionsuntersuchung der BWS besteht daher immer die Neigung zu Ausweichbewegungen in die LWS. Lordotische Neutralhaltungen der unteren BWS sind verlängerte oder verschobene lumbale Lordosen. Sie entstehen bei einem Übergewicht des thorakolumbalen M. erector spinae gegenüber der oberen Bauchwandmuskulatur. Das hat auch Beziehungen zu Ventilationsstörungen (thorakale Hochatmung).

Die unteren Rippen sind über den M. serratus posterior inferior und den M. quadratus lumborum mit der LWS verbunden und vermitteln Funktionsbeziehungen von BWS und LWS.

Das Zwerchfell als Hauptmuskel der Ventilation trennt räumlich die Organe im Thorax von denen im Bauchraum und gleichzeitig ist es Durchgangsraum für die Verbindungen, die ihre Funktion gewährleisten (arterielle und venöse Gefäße, Oesophagus, Lymphbahnen – Ductus thoracicus – etc.).

Beziehungen zur HWS
Diese ergeben sich aus der Ventilationsmotorik, vor allem bei unökonomischer Ventilation. Die 1. und 2. Rippe werden bei thorakaler Hochatmung durch die Mm. scaleni angehoben, wodurch ihre pathogenetischen Be-

ziehungen zur Halswirbelsäule erklärbar sind. Vermittler sind außerdem die vom Thorax zum Kopf ziehenden Muskeln. Folgestörungen der HWS müssen dann immer in Zusammenhang mit der thorakalen Ventilationssteuerung behandelt werden.

Beziehungen zum Schultergürtel
Die Beziehungen zum Schultergürtel und zu den Armen ergeben sich über die Schultermuskulatur. Der Thorax ist das ideale Widerlager für Bewegungen des Schultergürtels. Gleichzeitig richtet die Interskapularmuskulatur als Pelotte die Brustwirbelsäule auf und wölbt den Thorax nach vorn. Die Schultergürtelmuskeln gurten Arm und Schulterblatt unter ökonomischen Verhältnissen stabilisierend an den Thorax an. Bei der Untersuchung und Behandlung der BWS und der Rippen vermitteln diese Muskeln die Bewegungsimpulse.

8.1.4 Funktionsbeziehungen zu den inneren Organen

Durch die segmentale Ordnung im Bereich der Spinalwurzeln besteht eine neurophysiologische Verbindung zwischen dem Bewegungssystem und den inneren Organen. Reaktionen (reflektorisch-algetische Krankheitszeichen, RAK) auf afferente Reize entstehen in den Segmenten, aus denen der Reiz stammt. Die Lokalisation der RAK aus inneren Organen entspricht ihrer Innervation, die immer mehrsegmental ist. Eine Systematik der reflektorischen Reaktionen innerer Organe im Bewegungssystem wurde von Hansen und Schliack empirisch erhoben und zusammengestellt [5]. Zu den Organen, deren reflektorische Reaktionen sich an den Thoraxgeweben (Haut, Muskeln, Periost, Wirbelsegmente) manifestieren, gehören [12]:

- Herz (Th3–6)
- Pleura (Th3–10)
- Leber und Galle (Th7–9 und Th11–L1 rechts)
- Magen (Th4–5 und Th7–8 links)
- Duodenum (Th4–5 und Th7–8 rechts)
- Nieren (Th10–12).

Köberle fand bei obstruktiven Atemwegserkrankungen Funktionsstörungen vorrangig in den Segmenten Th7–10 [9].

MERKE
Die Summe der Beschwerden und Störungen eines inneren Organs in Kombination mit den lokalen und als Fernwirkung ausgelösten Funktionsstörungen und reflektorisch-algetischen Zeichen aus dem Bewegungssystem wird *Verkettungssyndrom* genannt.

In der Diagnostik muss entschieden werden, ob die Ursache der Reaktionen im Bereich der inneren Organe oder des Bewegungssystems oder in beiden Systemen liegt. Die Diagnostik muss immer erst die Aktualität und Ausprägung der inneren Erkrankung klären, bevor in der Wertung darüber entschieden werden kann, wann die Behandlung der reflektorischen Zeichen im Therapiekonzept beginnt.

LITERATUR

[1] Campbell EJM, Agostini E, Newsom Davis J (1970) The respiratory muscles, 2nd Edn., Lloyd-Luke, London
[2] Graichen H, Putz R (2006) Anatomische und funktionelle Aspekte von Brust- und Lendenwirbelsäule. Manuel Med. *44*: S. 479–486
[3] Greenman PE (1979) Manuelle Therapie am Brustkorb. Manuel Med. *17*: S. 17–23
[4] Gregersen GG, Lucas DB (zit nach [8] S. 111, Abb. 70 und 71)
[5] Hansen K, Schliack H (1962) Segmentale Innervation. Georg Thieme Verlag Stuttgart
[6] von Hayek H (1960) The Human Lung. Hafner, New York (zit nach [1] fig 9)
[7] Hinzmann J (1989) Untersuchung der Beweglichkeit an jungen Erwachsenen im Alter von 18 bis unter 23 Jahren – Messungen von Gelenk- und Wirbelsäulenbewegungen mit Lot- bzw. Kompaßwinkelmesser. Inaug-Diss Med, Humboldt Universität, Berlin
[8] Kapandji IA (2000) Funktionelle Anatomie der Gelenke. Bd. 3 Rumpf und Wirbelsäule. 3. Aufl. Enke, Stuttgart
[9] Köberle G (1975) Arthrologische Störmuster bei chronisch-obstruktiven Atemwegserkrankungen. In: Funktionelle Pathologie des Bewegungssystems. Rehabilitacia 8, Suppl. 10/11: S. 96–97, Obzor Bratislava
[10] Kubis E (zit nach [11], 2. Aufl. 1977 und folgende)
[11] Lewit K (2007) Manuelle Medizin. 8. Aufl. Elsevier GmbH Urban & Fischer, München
[12] Metz EG (1994) Viszerovertebrale Wechselbeziehungen. In: Thoraxschmerz (Hrsg. Schildt-Rudloff K), Ullstein Mosby Berlin
[13] Parow J (1972) Funktionelle Atmungstherapie, 3 Aufl. Thieme, Stuttgart
[14] Putz R (1981) Funktionelle Anatomie der Wirbelgelenke. Normale und pathologische Anatomie, Bd. XLIII. Thieme, Stuttgart
[15] Rauber/Kopsch (1987) Anatomie des Menschen. Bd. 1 Bewegungsapparat (Hrsg. Tillmann B, Töndury G) Thieme, Stuttgart New York
[16] Schildt-Rudloff K (Hrsg., 1994) Thoraxschmerz – Innere Erkrankung oder Funktionsstörung des Bewegungssystems. Ullstein Mosby, Berlin
[17] Singer KP, Giles LGF (1990) Manual therapy considerations at the thoracolumbar junction: an anatomical and functional perspective. J Manipu Physiol Ther *13*: S. 83–88
[18] Sachse J (1994) Inspektion des thorakalen Rumpfabschnittes im körperlichen Zusammenhang. In: Thoraxschmerz (Hrsg. Schildt-Rudloff K), Ullstein Mosby, Berlin
[19] Tesařová A (1969) Diagnostik von Beweglichkeitsstörungen der Wirbelsäule während der Atmung. Manuel Med *7*: S. 29–34
[20] Voss H, Herrlinger R (1985) Taschenbuch der Anatomie. Bd. I: Einführung in die Anatomie, Bewegungsapparat, 18 Aufl. Fischer, Jena
[21] Manuelle Med. (2006/07) Themenhefte zur Brustwirbelsäule. 44/6, 45/1 Springer Medizin Verlag

8.2 Orientierende Untersuchung der BWS und der Rippen

Vorbeuge und Rückbeuge der BWS wurden am stehenden Patienten zusammen mit der LWS beurteilt (➤ Kap. 6.4 und ➤ Kap. 6.6).

Durch die Fixation des Beckens im *Reitsitz* werden die Ante- und Retroflexion stärker in die BWS geleitet. Außerdem ermöglicht der Reitsitz die Beobachtung der Seitneige, der Gesamtrotation und der Atmung. In dieser Stellung kann sofort die segmentale Untersuchung angeschlossen werden. Nachteilig wirkt sich aus, dass bei Untersuchung im Sitz die posturale Muskelspannung mit in die Befunde eingeht und die Wertung der Ergebnisse erschweren kann. Hüftkranke, die den Reitsitz nicht ausführen können, sitzen mit geschlossenen Beinen und müssen zur Beckenfixation die Knie zusammendrücken. Verspannte Patienten kommen problemlos zum Reitsitz, wenn sie sich auf die Bankmitte setzen, im Langsitz zum Bankende rutschen und erst dann die Füße oder Unterschenkel seitlich herunterhängen lassen.

Die Beobachtung der „Atemwelle" in *Bauchlage* ist in mehrfacher Hinsicht wertvoll. Sie gibt Hinweise auf Störungen der Wirbel- und der Rippenbeweglichkeit und zeigt in der Nachkontrolle, welche Behandlungseffekte die Atembewegung verändert haben.

8.2.1 Isometrische Anspannung in allen Bewegungsrichtungen

➤ Abb. 8.1, ➤ Abb. 8.2, ➤ Abb. 8.3, ➤ Abb. 8.4: Bei Verdacht auf Weichteilverletzungen und Strukturkrankheit der Wirbelsäule ist die isometrische Anspannung vor den passiven und segmentalen Untersuchungen angezeigt. Beste Ausgangsstellung des Patienten ist der Reitsitz am Bankende.

Der Widerstand gegen die *Rotationsrichtung* wird gleichzeitig an beiden Schultern gegeben: von hinten an der Schulter der Rotationsrichtung, an der Gegenschulter von vorn (➤ Abb. 8.1).

Widerstand gegen die *Retroflexionsspannung* gibt der Behandler mit einer Hand am oberen Thorax von hinten und den Gegenhalt mit der anderen am unteren Sternum (➤ Abb. 8.2).

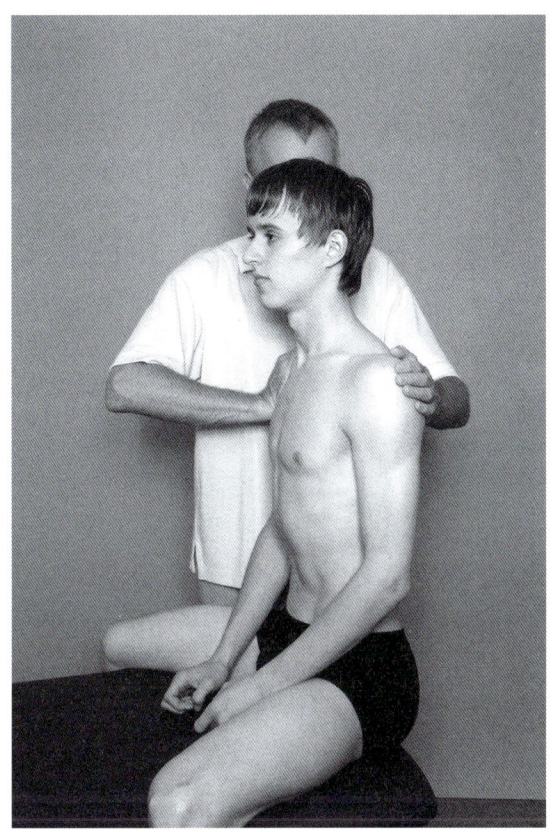

Abb. 8.1 Isometrische Anspannung der Rotation nach rechts gegen Widerstand.

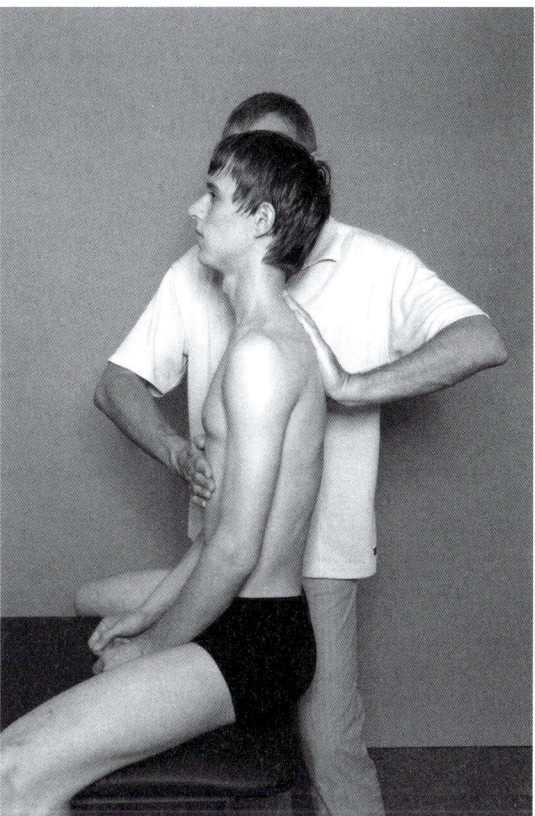

Abb. 8.2 Isometrische Anspannung der Retroflexion gegen Widerstand.

Bei *Prüfung der Anteflexion* gibt die Hand am oberen Sternum den Widerstand, die andere den Gegenhalt über der unteren BWS (➤ Abb. 8.3).

Der Widerstand für die isometrische Anspannung der *Seitneige* wird an der Schulter der Neigungsseite gegeben, die andere Hand hält am Beckenkamm gegen (➤ Abb. 8.4).

Bewertung

Schmerz in einer Richtung ist Hinweis auf:
• die in dieser Richtung aktiven Muskeln.
Schmerz in (fast) allen Richtungen ist Hinweis auf:
• Stabilitätsverlust der BWS, z. B. Osteoporosefrakturen, Trauma, Metastase.
• Letzteres erfordert *ärztliche differenzialdiagnostische Klärung!*

8.2.2 Retroflexion im Reitsitz

➤ Abb. 8.5: Der Patient sitzt im Reitsitz am Bankende. Die Hände liegen im Nacken. Die Ellbogen werden zur Seite gespreizt. Dies stabilisiert HWS und Schultergürtel und führt die Bewegung bevorzugt in die BWS. Der Be-

handler steht hinter dem Patienten, der sich aktiv zurückbeugt.

Im Stehen wird die Prüfung in gleicher Weise aktiv durchgeführt, wie für die LWS beschrieben (➤ Kap. 6.6). Schwindelpatienten sollen dabei den Kopf nicht in den Nacken legen.

Bewertung

Die Wirbelsäule folgt der Retroflexionsbewegung in harmonischem Bogen. Bereiche, die unharmonisch steilgestellt bleiben, weisen auf Funktionsstörungen hin.

8.2.3 Anteflexion im Reitsitz

➤ Abb. 8.6: Der Patient hat im Reitsitz am Bankende die Hände im Nacken verschränkt und die Ellbogen nach vorn gerichtet. Der Behandler steht neben ihm. Der Patient beugt sich vor, führt die Ellbogen zum Nabel und buckelt damit die Wirbelsäule aus.

Bewertung

Die BWS bildet einen harmonischen Bogen. Der thorakolumbale Übergang ist normalerweise etwas flacher

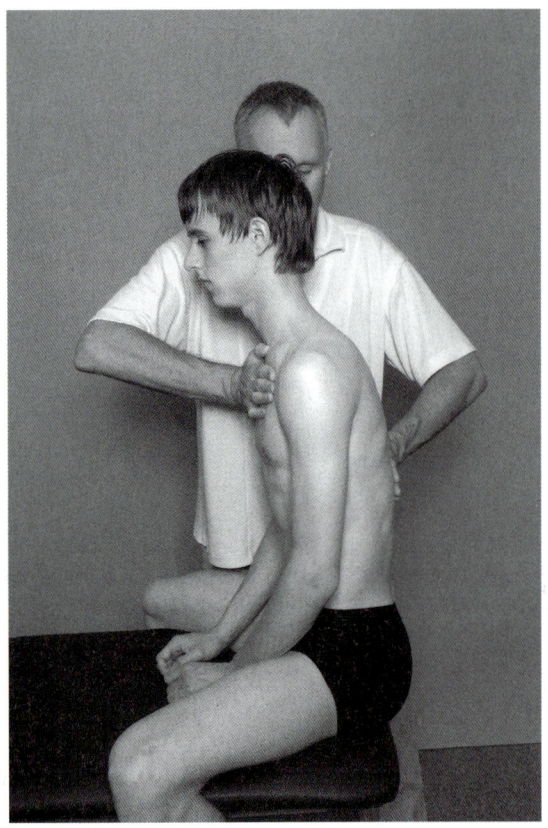

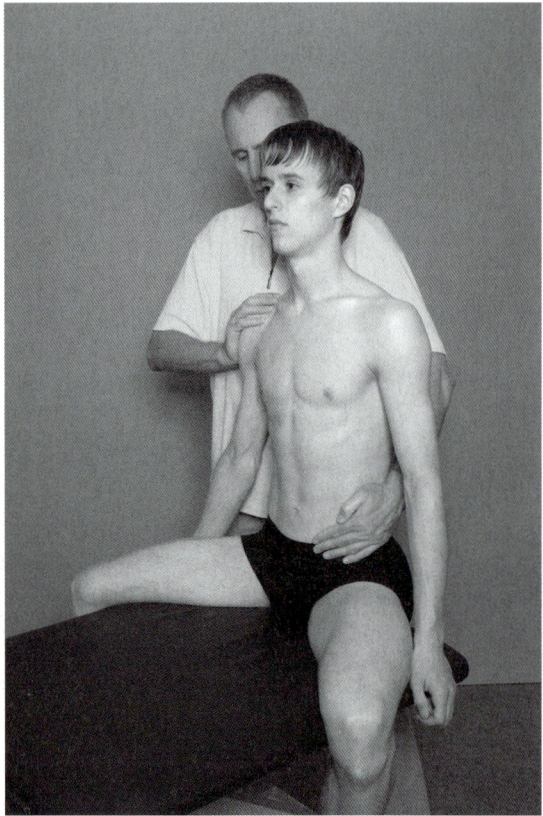

Abb. 8.3 Isometrische Anspannung der Anteflexion gegen Widerstand.

Abb. 8.4 Isometrische Anspannung der Seitneige nach rechts gegen Widerstand.

konturiert und der zervikothorakale etwas vorgebuckelt. Bereiche, die steilgestellt bleiben, weisen auf Funktionsstörungen hin.

Die Vorbeugeuntersuchung wird passiv weitergeführt. Der Behandler fasst die Ellbogen des Patienten von oben und führt über sie weiter in die Beugung. Die aktiv erreichte Anteflexionsstellung muss sich passiv vergrößern lassen (➤ Abb. 8.6). Fehlender Zuwachs kann sowohl den aktiven als auch den passiven Strukturen zugeordnet werden. Ob die Hemmung aus der Irritation eines Interspinalbandes resultiert, kann sofort anschließend palpatorisch differenziert werden.

8.2.4 Seitenvergleich der Rotation im Reitsitz

➤ Abb. 8.7 und ➤ Abb. 8.8: Der Reitsitz dient der Beckenfixation und ist bei dieser Untersuchung besonders wichtig. Der Patient hält die Hände im Nacken verschränkt, die Ellbogen sind nach vorn gerichtet. Der Behandler steht seitlich hinter ihm.

1. Der Patient *dreht aktiv seinen Oberkörper* langsam zur einen und dann zur anderen Seite bis zum Bewegungsende. Blickwendung des Patienten oder Führung durch den Behandler können die Rotationsbewegung unterstützen. Der Behandler schätzt die beiderseits erreichten Rotationswinkel. Ihr Ausmaß sollte symmetrisch sein und etwa 50–60° erreichen. Einseitig geringere Rotation ist Hinweis auf Funktionsstörung.

2. Der Behandler fasst die vorn geschlossenen Patientenellbogen und führt von dort die *Rotation passiv* bis zum Bewegungsende und vergleicht beide Richtungen. Er beurteilt den Bewegungsausschlag. Zusätzlich tastet er die Härte des Widerstandes („Anschlages") am erreichten Bewegungsende.

Bewertung
Auffällige Einschränkungen (im Seitenvergleich und im Vergleich zwischen aktiver und passiver Rotation) und hartes Bewegungsende bei der Rotationsprüfung weisen auf thorakolumbale Funktionsstörungen hin.

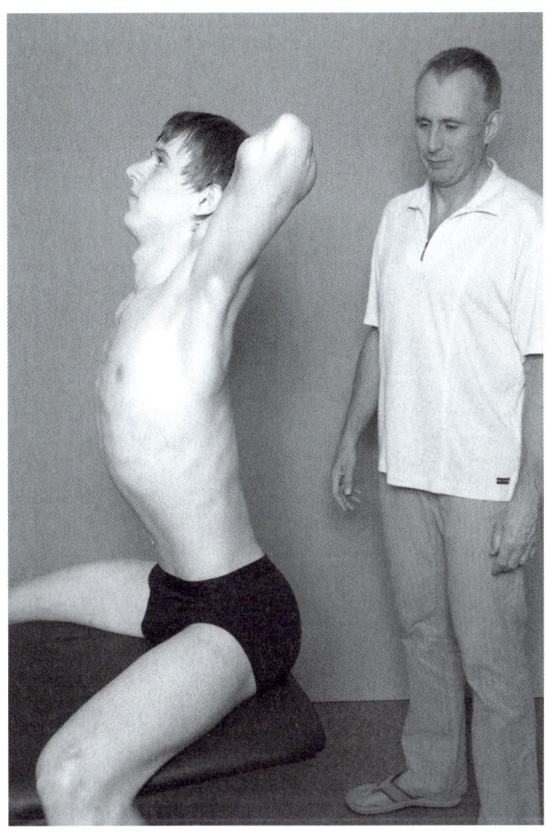

Abb. 8.5 Aktive Retroflexion im Reitsitz am Bankende. Zur Stabilisierung des Schultergürtels sind die Ellbogen zur Seite gespreizt.

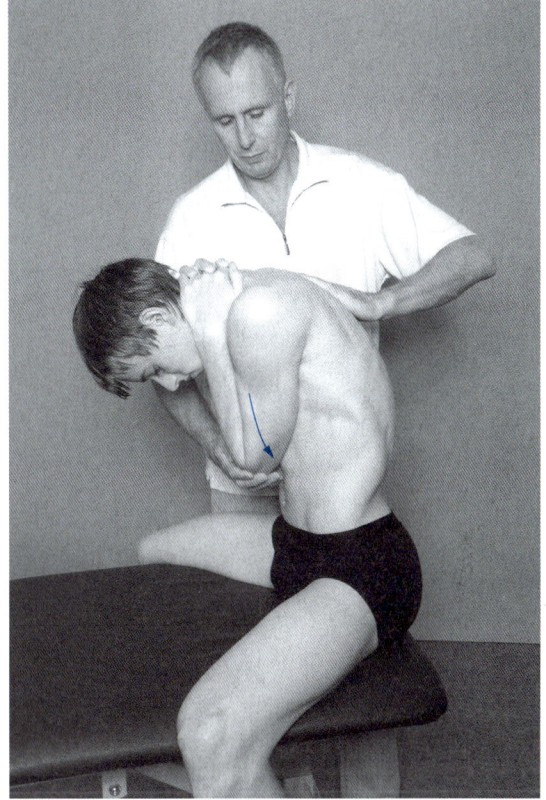

Abb. 8.6 Aktive Anteflexion der BWS im Sitzen mit passiver Weiterführung der Bewegung.

Asymmetrie der Rotation im Reitsitz und harter Endwiderstand sind Hinweise auf:
- Funktionsstörung der BWS
- Funktionsstörung der Rippen
- Muskelverspannung.

Starke Asymmetrie und erhebliche beiderseitige Einschränkung sind Hinweise auf:
- Funktionsstörung thorakolumbal mehrsegmental, evtl. pathomorphologisch bedingt (frühes Zeichen des M. Bechterew).

8.2.5 Betrachtung der Thoraxbewegung in Bauchlage

> Abb. 8.9: Der Patient liegt entspannt auf dem Bauch, der Behandler sitzt oder hockt zur Beobachtung der Wirbelsäulenbewegung (1) seitlich neben ihm. Zur Beobachtung der Thorax-Rippen-Bewegung (2) steht er am Kopf- oder Fußende.

Durch den Gegenhalt des Zwerchfells kann die Bewegung des Thoraxskeletts den Thoraxinnenraum bei Einatmung zusätzlich vergrößern. Der obere Thoraxraum

erweitert sich dabei mehr in sagittaler, der untere mehr in seitlicher Richtung. In Bauchlage wird die Erweiterung nach hinten besonders deutlich. Die Bewegung folgt der Atmung von Segment zu Segment; sie läuft wie eine Welle vom Becken kranialwärts und zurück. In der Einatmung krümmt sich die BWS im Sinne der Anteflexion, der Thorax weitet sich. In der Ausatmung flacht sich die Wirbelsäule ab, die Rippen senken sich, die Interkostalräume werden schmaler, der Thorax verschmälert sich.

Bewertung

1. Bei Beobachtung von der Seite ist die Wirbelsäulenbewegung besser zu beurteilen. Der Behandler hat die Augen in Höhe der Rückenkontur (> Abb. 8.9). Dorne, die von der Bewegungswelle nicht aufgespreizt werden, weisen auf bewegungsgestörte Bereiche hin. Da es sich um eine aktive Bewegung handelt, kann dies artikuläre wie muskuläre Ursachen haben.

2. Vom Kopf- oder Fußende her ist die Rippenbewegung im Seitenvergleich zu beurteilen. Die Bewegung beider Thoraxhälften wird miteinander verglichen.

8

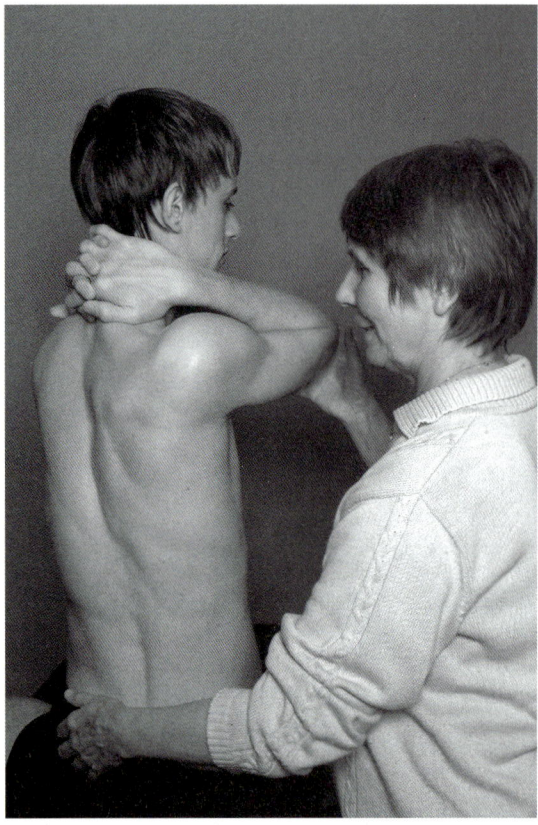

Abb. 8.7 Orientierende Untersuchung der Gesamtrotation der BWS nach rechts in geführter aktiver Bewegung. Sichtbar ist eine langstreckige Störung thorakolumbal und eine kurzbogige Störung etwa in Höhe Th4.

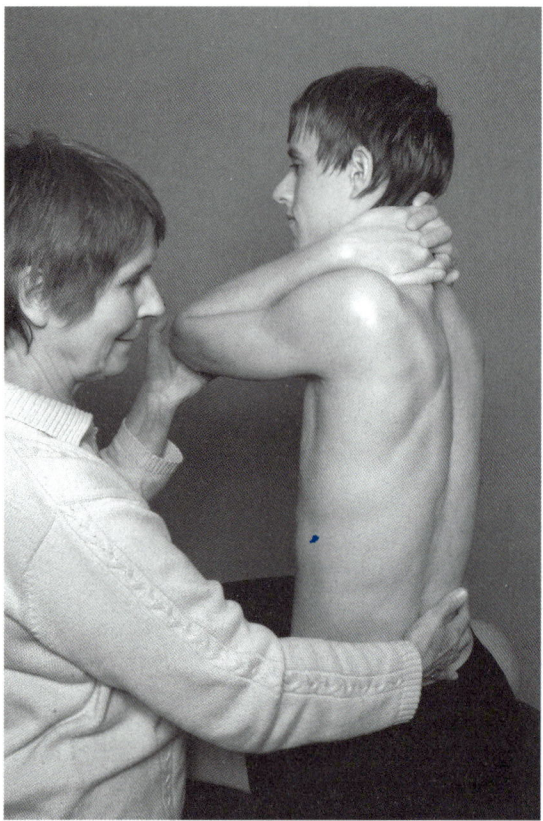

Abb. 8.8 Orientierende Untersuchung der Gesamtrotation der BWS nach links in geführter aktiver Bewegung zum Seitenvergleich mit rechts (➤ Abb. 8.7). Die Rotationskurve ist harmonischer im Vergleich zu rechts.

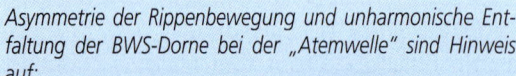

Asymmetrie der Rippenbewegung und unharmonische Entfaltung der BWS-Dorne bei der „Atemwelle" sind Hinweis auf:
- Wirbelsäulenfunktionsstörung bzw. Rippenfunktionsstörung
- Muskelverspannung
- reflektorische Schmerzhemmung bei Erkrankung innerer Organe.

8.2.6 Palpation der Thoraxbewegungen bei Atmung

➤ Abb. 8.10: *Die symmetrische Palpation beider Thoraxseiten im Seitenvergleich* ergänzt die Inspektion als orientierende Untersuchung der aktiven Atmungsbewegung. Die großflächig am Thorax angelegten Hände spüren die Asymmetrie der Bewegung und können differenzieren, ob sich eine Seite später oder weniger hebt oder die andere später oder weniger senkt.

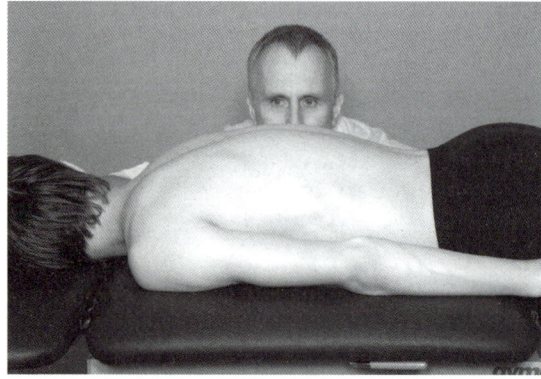

Abb. 8.9 Beobachtung der BWS-Bewegung in Bauchlage, während die „Atemwelle" über den Rücken läuft. Der Blick geht tangential über den Rücken.

Bewertung

Auffällige Asymmetrie verlangt die Untersuchung der einzelnen Rippen in ihrer Bewegung bei Ein- und Ausatmung, da die Bewegungsstörung einer Rippe sich auf die Bewegung der gesamten Thoraxhälfte auswirkt. Dies gilt besonders für Störungen der ersten Rippe.

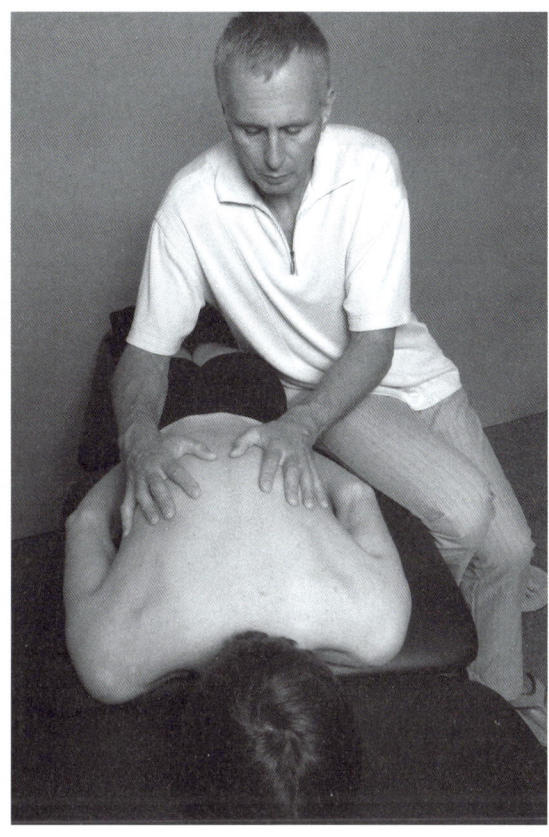

Abb. 8.10 Orientierende Untersuchung der Atembewegungen des Thorax. Bei sichtbarer Seitendifferenz palpieren die Hände am Thorax, ob ein vorzeitiges Ende der Inspirations- oder Exspirationsbewegung einer Seite erkennbar ist.

Bei der orientierenden Untersuchung des Thorax drängen sich die Befunde, die auf Störungen der Rippen-Thorax-Bewegung hinweisen, in den Vordergrund. Die klinische Erfahrung hat aber gezeigt, dass die meisten Rippenfunktionsstörungen assoziierte Störungen von Wirbelsäulenfunktionsstörungen sind. Nach der Behandlung der BWS Segmente stellt sich die harmonische Rippenbewegung dann von selbst ein. Deshalb gilt die *Regel*:

MERKE

Gezielte Untersuchung und Behandlung der Rippenmobilität erfolgt erst nach der Behandlung der Brustwirbelsäule und ihrer Übergangsbereiche zu HWS und LWS.

Das bedeutet aber auch, dass nach der Behandlung der Brustwirbelsäule die orientierende Untersuchung von Thorax und Rippen wiederholt wird: *Verbliebene Rippenstörungen lassen den Verdacht aufkommen, dass sie Teil eines Funktionsstörungskomplexes sind.* Meist begegnen dann *Verspannungen des Zwerchfells, der Strukturen des oberen Thoraxeinganges, des Schultergürtels und eine veränderte Ventilationsbewegung.*

Die in Rückenlage erkennbare asymmetrische Hebebewegung einer der oberen Rippen neben dem Sternumansatz („Rippenvorlauf") gehört offenbar zu diesen Phänomenen asymmetrischer Muskelsteuerung (vor allem Mm. scaleni) ohne Beziehung zu artikulären Rippenfunktionsstörungen.

8.2.7 Palpation der Zwerchfellspannung in Rückenlage

Im vorhergehenden Kapitel wurde darauf hingewiesen, dass Funktionsstörungen der Rippen eng mit der Atmung gekoppelt sind. Zur regionalen orientierenden Untersuchung gehört deshalb die Palpation der Zwerchfellspannung. Sie wird in jedem Fall durchgeführt, wenn bei den globalen myofaszialen Spannungstests eine Spannungsasymmetrie am unteren Thorax begegnete.

➤ Abb. 8.11: Der Patient liegt auf dem Rücken; zur Entspannung der Bauchdecke sind die Beine angestellt. Für die Untersuchung an der rechten unteren Thoraxapertur steht der Behandler rechts in Nabelhöhe. Die rechte radiale Handkante legt er am unteren Rippenbogen flach auf den Bauch, schiebt dann die Hand weich unter die Rippen und palpiert unter den Bauchmuskelansätzen die Ansätze des Zwerchfells. Die linke Hand liegt flach über den unteren Rippen und schiebt den Thorax über die palpierende Hand.

Zur Untersuchung der linken Seite tritt der Behandler auf die andere Bankseite und wechselt die Hände.

Bewertung

Zeichen der Störung sind:
- einseitige oder beidseitige Spannungserhöhung
- Gesamtspannungserhöhung
- mangelnde oder fehlende Verschieblichkeit der Gewebsschichten.

- Beidseitige Spannungserhöhung, gekoppelt mit Einziehung der lateralen Bauchwand (M. obliquus abdominis externus beidseits) und Bewegungsminderung der 7.–9. Rippe sprechen für Störung in der posturalen Zwerchfellfunktion.
- Beidseitige Spannungserhöhung, gekoppelt mit thorakaler Hochatmung (➤ Kap. 8.2.9) sprechen für eine viszerale Komponente der Spannung, vor allem aus den Thoraxorganen Herz und Lunge.
- Einseitige Spannungserhöhung weist auf Spannungen der Anheftungsstrukturen innerer Organe am Zwerchfell hin:
  - rechts: Leber, rechte Colonflexur, rechte Niere, rechte Pleura
  - links: Magen, Milz, linke Colonflexur, linke Niere, linke Pleura.

8

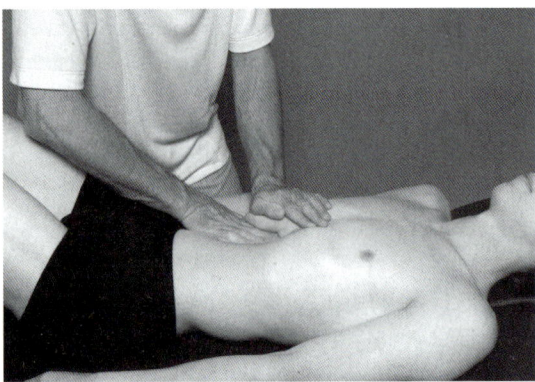

Abb. 8.11 Palpation der Zwerchfellspannung rechts: Dazu legt sich die palpierende Hand weich unter den Rippenbogen, den die linke Hand darüber schiebt.

MERKE

Immer wenn der Verdacht auf Beteiligung eines viszeralen Organs am Beschwerde- und Spannungsbild besteht, muss zuerst die Diagnostik in Richtung innere Erkrankung erfolgen, bevor die Behandlung der begleitenden Funktionsstörungen an den myofaszialen Strukturen erwogen wird.
Ist die innere Erkrankung bekannt und nach den Regeln der inneren Medizin therapiert, kann zusätzliche Funktionsverbesserung durch die erkannten assoziierten Funktionsstörungen nützlich sein. Die ärztliche Differenzialdiagnostik wird die Indikation oder Kontraindikation dazu ergeben.

8.2.8 Orientierende Untersuchung der Spannung an der oberen Thoraxapertur (1. Rippe) im Sitz

Wenn in der globalen myofaszialen Spannungsuntersuchung Asymmetrie am oberen Thorax und an den Schultern gefunden wurde, wird die regionale orientierende Untersuchung (➤ Abb. 6.13, ➤ Abb. 6.15–6.16) der oberen Thoraxapertur vorgenommen.

➤ Abb. 8.12: Der Patient sitzt aufrecht. Der Behandler steht hinter ihm und stützt ihn mit dem Körper ab. Zur Prüfung der rechten Seite legt er die rechte Hand auf die rechte Schulter, der Daumen tastet sich zum Dorn C7. Die andere Hand fasst den Kopf von links mit den Fingern auf dem Scheitel und dreht ihn soweit nach links, bis am Dorn C7 ein Bewegungsbeginn erkennbar wird. Die HWS ist jetzt durch Linksrotation für die Rechtsseitneige verriegelt. Wird dann der Kopf weich nach schräg rechts vorn gelegt, zeigt die Neigungsbewegung das Nachgeben des zervikothorakalen Bereiches an.

Für die Gegenseite wird in vertauschter Handfunktion untersucht.

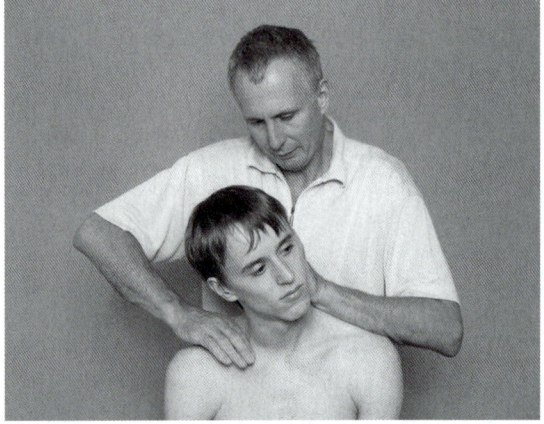

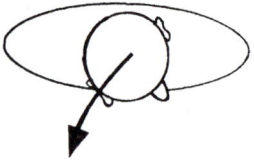

Abb. 8.12 Orientierende Untersuchung der oberen Thoraxapertur (1. Rippe) rechts durch schräges Herüberlegen des linksgedrehten Kopfes nach rechts ohne Endfederung. Die Schemazeichnung unter der Abbildung zeigt Kopfdrehstellung und Bewegungsführung des Scheitels im Blick von oben.

Bewertung

Zu erwarten ist die Symmetrie des Bewegungsausschlages und ein weiches Herüberlegen der Halsseite auf die haltende Hand.

Asymmetrie und Widerstand gegen die Bewegung weisen hin auf:
- Verspannung der seitlichen und dorsalen Halsmuskulatur auf der Neigungsgegenseite (Mm. scaleni, M. levator scapulae, M. serratus posterior superior)
- Funktionsstörung der 1. Rippe auf der Neigungsseite
- gestörte Seitneigebeweglichkeit der zervikothorakalen Segmente.

8.2.9 Betrachtung der motorischen Abläufe bei der Ventilationsbewegung in Rückenlage

➤ Tab. 8.1: Zur Orientierung über den Ablauf der Ventilationsbewegung schaut der Betrachter auf Bauchwand, Flanken, Sternum, Schultern, Rücken (➤ Kap. 8.1.3).

Die Rückenlage verdeutlicht die Bauchwand- und Sternumbewegung: Einziehungen der seitlichen Bauchwand sind Ausdruck des gestörten Synergismus von Zwerchfell und Bauchmuskulatur. Die wichtigste und

Tab. 8.1 Beobachtung der Ruheatmung, orientierende Wertungsstufen für das Verhältnis von Thorakalatmung und Abdominalatmung. (aus [8])

Untersuchungspositionen	Beobachtungsmöglichkeiten
im Sitzen und Stehen	• von allen Seiten
Bauchlage	• vom Kopf (den Füßen) her • von der Seite
in Rückenlage	• vor allem von der Seite • vom Kopf her, von den Füßen her

Atemtyp in Rückenlage	Beobachtung von der Seite zeigt:
1. reine Abdominalatmung	• große Atemexkursionen der Bauchwand • fehlende Sternumexkursionen

2. vorwiegende Abdominalatmung	• große Atemexkursionen der Bauchwand • leichte Sternumexkursionen nach ventral

3. gleichstarke Abdominal- und Thorakalatmung	• deutliche Bauchwandexkursionen • gleichstarke Sternumexkursionen nach ventral oder ventrokranial

4. vorwiegende Thorakalatmung	• leichte Bauchwandexkursionen • große ventrokraniale Thoraxexkursionen

5. reine Thorakalatmung	• fehlende Bauchwandexkursion • große ventrokranialwärts oder rein nach kranial gerichtete Sternumbewegungen (thorakale Hochatmung) • Extremfall „paradoxe Atmung" (Bauchwandbewegungen invers)

8

häufigste Störung ist die thorakale Hochatmung (➤ Tab. 8.1), die meist mit einer deutlichen Hemmung der Flankenatmung und mit vermehrter Sternumhebung einhergeht, im Extremfall sogar mit einem Zurücksinken der Bauchwand; als *paradoxe Atmung* bezeichnet.

Bewertung

Die orientierende Betrachtung der Ventilationsbewegung liefert *wichtige Befunde für differenzialdiagnostische Überlegungen* bei der Wertung der zusammengetragenen Befunde aus der orientierenden Untersuchung *und bei der Festlegung zur Kontraindikation für manualmedizinische Therapie.*

> *Die Ventilationsbewegung kann gestört sein durch:*
> • eine innere Krankheit
> • Störungen im Bewegungssystem
> • psychisch-emotionale Ursachen.

8.2.10 Federungsprüfung

➤ Abb. 7.24 und ➤ Abb. 7.25: Die Federungsprüfung wird in der BWS in gleicher Weise wie in der LWS durchgeführt (➤ Kap. 7.6). In der täglichen Praxis werden fast immer LWS und BWS in einem Zuge untersucht und gewertet. Die Federungsprüfung lässt sich etwa bis in Höhe Th4 hinauf durchführen.

Bewertung

> *Zeichen der hypomobilen Funktionsstörung:*
> • harte Endspannung und fehlende Federung.
> • Schmerz bei der Federung kann bei jeder Störungsform (Hypomobilität, Hypermobilität) des Segmentes entstehen. Ist der Weg bis an die Barriere spannungsfrei möglich, aber die Endfederung schmerzhaft, spricht das mehr für Hypermobilität.
> *Es kann sowohl das Segment oberhalb als auch das unterhalb des gefederten Wirbels das betroffene sein.*

8.3 Segmentale Untersuchung der BWS und der Rippen

Nach ihren Funktionsmerkmalen (➤ Kap. 8.1.1) kann man die BWS in 3 Regionen einteilen, für die sich die Techniken für Untersuchung und Behandlung zum Teil unterscheiden. Bis in das Segment Th3/4 laufen alle vom Kopf induzierten Bewegungen der Halswirbelsäule,

diese Region wird auch als *zervikothorakaler Übergangsbereich* bezeichnet. Kräfte der Schultergürtelbewegungen beeinflussen die *obere BWS* vor allem bis Th 6.

In der *mittleren BWS* (Th4–Th9), wird der „Käfigcharakter" des Thorax durch das eingebundene Sternum am deutlichsten. Funktionsstörungen der Wirbelsegmente sind hier häufiger als in anderen Wirbelregionen mehrsegmental und sollten dann immer den Verdacht auf viszerovertebrale reflektorische Reaktionen lenken. In die *untere BWS* setzt sich die Extensionsbewegung der LWS fort, die Flexion ist in dieser Region meist weniger ausgeprägt. An der Rumpfrotation mit synkinetischer Seitneige sind in harmonischem Spannungsbogen untere BWS und LWS beteiligt [17].

8.3.1 Retroflexionsuntersuchung in Seitlage und Reitsitz

Die *Ausgangsstellung Seitlage* hat den Vorteil, dass der Patient gut entspannen kann, dass Größenunterschiede zwischen Patient und Behandler keine Rolle spielen und dass aus dieser Ausgangsstellung sofort die Behandlung angeschlossen werden kann (➤ Abb. 8.13).

Die *Untersuchung im Sitzen* sollte selten gewählt werden und nur, wenn der Patient schon sitzt, aber eine segmentale Kontrolle erforderlich ist (➤ Abb. 8.14).

Untersuchung in Seitlage

➤ Abb. 8.13: Der Patient liegt entspannt auf der Seite, die Beine angebeugt, die Hände im Nacken verschränkt, die Ellbogen vorn geschlossen. Der Behandler steht in Brusthöhe vor ihm. Sein kopfseitiger Arm umfasst die Oberarme von kaudal, die Hand umgreift die untenliegende Schulter oder liegt stützend unter dem Kopf. So ist der Schultergürtel mit dem Kopf auf Hand und Unterarm aufgeladen. Unterarm und Hand des anderen Armes stützen von hinten weich den Patienten und sichern die Seitlage; der tastende Finger liegt zwischen zwei Dornfortsätzen. Die Bewegung führt der Behandler aus dem Körper, sein Unterarm führt dabei den Patiententhorax auf der Unterlage nach kraniodorsal bis an das Segment heran.

Bewertung

Fehlende Bewegung im Segment oder hartes Bewegungsende zeigen die Blockierung an. Es ist in diesen Fällen vorteilhaft, vor dem Bewegungsende wenige Sekunden abzuwarten und dann ganz langsam weiter in die Retroflexion zu führen. So lässt sich ggf. eine

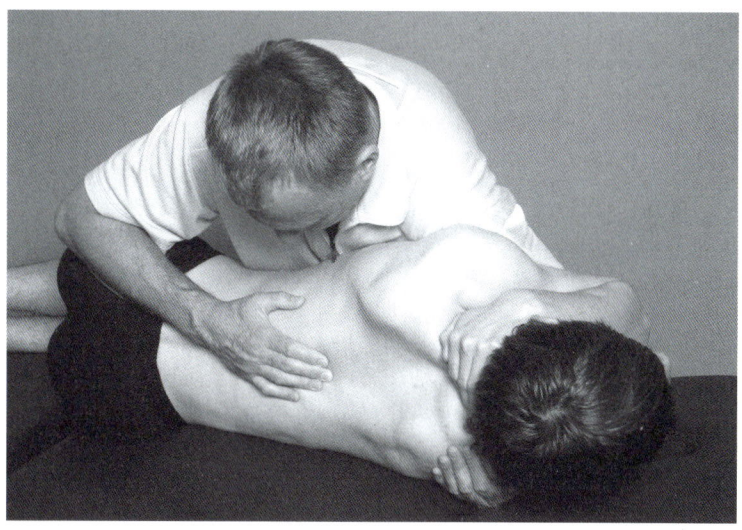

Abb. 8.13 Segmentale Untersuchung der Retroflexion in der BWS in Seitlage. Der Patient hat die Hüften rechtwinklig gebeugt, um die Mitbewegung der LWS zu mindern.

Schmerzabwehr überwinden, die bei hypermobilen Segmenten eine Blockierung vortäuschen könnte.

Bedenke!

Zur Untersuchung in Seitlage wird die höhenverstellbare Liege möglichst hoch eingestellt. Bei nicht höhenverstellbarer Liege wird die Untersuchung manchmal erleichtert, wenn sich der Behandler mit einem Knie an der Bankkante abstützen kann.

Untersuchung im Reitsitz

➤ Abb. 8.14: Der Patient hält die Hände im Nacken, die Ellbogen vorn geschlossen. Der Behandler steht direkt neben ihm. Er greift ellbogennah mit einer Hand unter die Oberarme des Patienten; die Arme „ruhen" auf der Hand. Die andere Behandlerhand stützt mit der Handwurzel den Rücken, ein tastender Finger liegt zwischen zwei Dornfortsätzen. Die vordere Hand führt die Retroflexionsbewegung des Oberkörpers an das Segment heran. Der tastende Finger spürt die Annäherung der Dorne und beurteilt den Spannungsverlauf bei der Endfederung.

Bewertung

Für segmentale Funktionsstörung sprechen:
• fehlende Annäherung der Dorne
• abrupt einsetzende Endespannung
• fehlende Endfederung.

Bedenke!

Die Ellbogen des Patienten müssen vorn geschlossen bleiben, sonst wird die Bewegung möglicherweise nicht

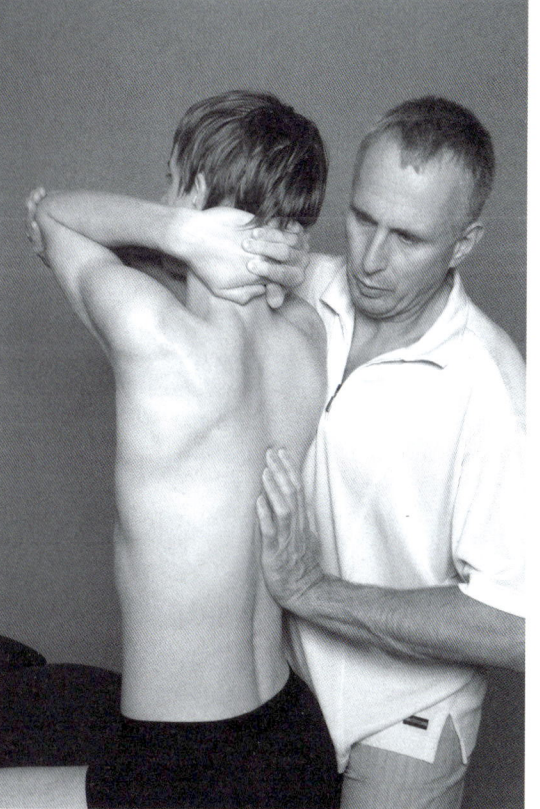

Abb. 8.14 Segmentale Untersuchung der Retroflexion in der BWS im Reitsitz.

unmittelbar in die Wirbelsäule übertragen, sondern führt zur Elevation der Schulter. Das gilt vor allem für hypermobile Patienten.

8.3.2 Anteflexionsuntersuchung in Seitlage

Zur Anteflexionsuntersuchung in Seitlage wird in der Ausgangsstellung die LWS immer kyphosiert gelagert. Die höhenverstellbare Bank wird möglichst hoch eingestellt, so dass der Behandler nahezu aufrecht stehen kann. Bei niedriger Bank stützt der Behandler sein fußseitiges Knie zur eigenen Entspannung auf der Bank ab. Im Untersuchungsablauf wird meistens Segment für Segment von oben nach unten eingestellt. In den Segmenten Th10–L1 kann die Anteflexionsuntersuchung auch in der für die LWS typischen Form, d. h. von kaudal nach kranial, durchgeführt werden (➤ Kap. 7.7.1). Wenn bei hypermobilen Patienten keine ausreichende Segmentspannung der unteren BWS-Segmente erreicht wird, empfiehlt sich dieses Vorgehen.

Die *Untersuchung der Anteflexion im Reitsitz* ist nicht zu empfehlen, auch nicht, wie bei der Retroflexion vorgeschlagen, zur zeitsparenden Befundkontrolle. Durch ungenügende Körperführung ist der Kraftaufwand für den bewegenden Arm so groß, dass die zarte segmentgerichtete Bewegung nicht möglich ist.

Untersuchung in Seitlage

➤ Abb. 8.15 *mittlere und untere BWS:* Der Patient liegt entspannt auf der Seite, die Hände im Nacken verschränkt, die Ellbogen vorn geschlossen. Die Beine sind in Knie- und Hüftgelenk angebeugt, die LWS wird dadurch stabilisiert und leicht flektiert. Das erleichtert die Vorspannung in der Brustwirbelsäule. Der Behandler steht in Brusthöhe vor ihm und umfasst mit der kopfseitigen Hand die untenliegende Schulter. Sein Oberarm legt sich von kranial auf die Ellbogen des Patienten. Fußseitiger Unterarm und Handwurzel liegen weich stabilisierend auf dem Rücken des Patienten; ein tastender Finger zwischen zwei Dornfortsätzen. Aus einer Körperbewegung zieht der Behandler die Patientenschulter nach vorn und dabei die BWS in die Anteflexion. Dadurch werden die Segmente vorgespannt.

Über einen zusätzlichen Buckelungsdruck (dorsokaudale Schubrichtung) aus dem Oberarm des Behandlers wird das Spannungsmaximum in das palpierte Segment geführt. In dem so eingestellten Segment beachtet die tastende Hand im Bewegungsablauf das Aufspreizen der Dorne, den Spannungsablauf und die Endfederung, vermittelt über das Interspinalband.

➤ Abb. 8.16 *obere BWS:* Will man die *obere BWS in Seitlage* untersuchen, greift die bewegungsführende Hand statt zur Schulter zu den im Nacken verschränkten

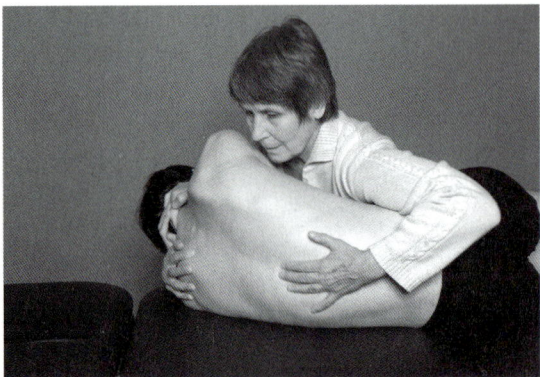

Abb. 8.15 Segmentale Untersuchung der Anteflexion in der unteren BWS in Seitlage. Die bewegende Hand führt am Schultergürtel.

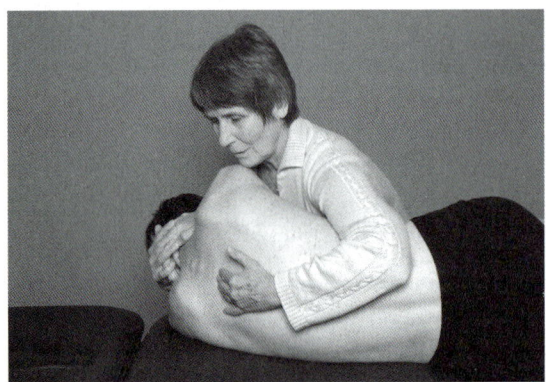

Abb. 8.16 Segmentale Untersuchung der Anteflexion in der oberen BWS in Seitlage. Die bewegende Hand stützt und führt die HWS.

Händen des Patienten. Die Bewegung wird von dort – also über Kopf und HWS – geführt.

Bewertung

> *Für segmentale Funktionsstörung sprechen:*
> - fehlende Dornspreizung
> - abrupt einsetzende Endespannung
> - fehlende Endfederung.

Bedenke!

1. Die Anteflexionsvorspannung der BWS darf nicht so stark sein, dass sie die Segmente bereits in Endespannung bringt. Dann ist eine gezielt segmentale Einstellung nicht mehr möglich, der Eindruck einer Funktionsstörung wird vorgetäuscht.
2. Ungezielt eingesetzter Stauchungsdruck bringt die Bewegung in andere, nicht palpierte Segmente.

Untersuchung in Seitlage von unten

Diese Untersuchung ist die Fortführung der Anteflexionsuntersuchung der LWS (➤ Kap. 7.7.1, ➤ Abb. 7.26). Sie erreicht die untere BWS.

8.3.3 Anfangsrotationsuntersuchung aktiv – mittlere und untere BWS im Reitsitz

➤ Abb. 8.17: Der Patient hat die Hände in den Nacken gelegt, hält die Ellbogen vorn geschlossen. Der Behandler steht auf einer Seite. Der Patient dreht den Oberkörper aktiv in ruhigem Rhythmus und mit kleinen Ausschlägen von einer Seite zur anderen und wiederholt dies mehrfach. Anfangs führt der Behandler mit einer Hand an den Ellbogen, um dem Patienten Rhythmus und Ausmaß der Bewegung zu vermitteln. Wenn der Patient den richtigen Bewegungsablauf erlernt hat, kann der Behandler die Führung aufgeben.

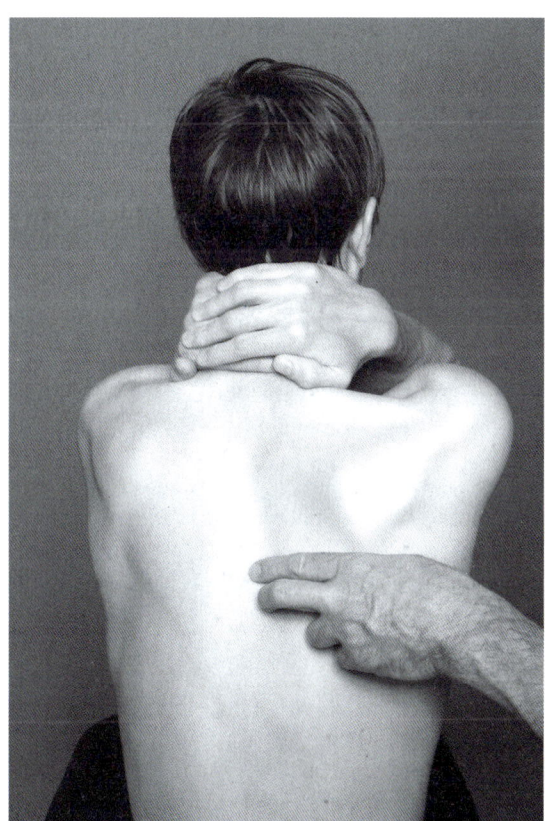

Abb. 8.17 Untersuchung der segmentalen aktiven Rotation der mittleren und unteren BWS in kleinen Bewegungsausschlägen rechts und links der Mittelstellung (Anfangsrotation). Im Bild erkennbarer Vorlauf des kranialen Wirbels, darüber mehrere rotationsgestörte Segmente.

Bewertung

Bei Rechtsrotation eines Wirbels weicht sein Dorn nach links ab, bei Linksrotation nach rechts. Die Rotation schreitet von oben nach unten fort. Die Dornbewegung beginnt am oberen Partner eines Segmentes deshalb immer eine geringe Zeit früher. Das ist als Vorlauf des kranialen Palpationsfingers merkbar, wenn sich die Fingerspitzen von den Dornfortsatzspitzen tragen lassen.

Der Behandler setzt die Kuppen des entspannt gestreckten Zeige- und Mittelfingers einer Hand auf benachbarte Dorne (➤ Abb. 8.17). Die Grundgelenke sind locker gebeugt. Sind die Finger leicht genug aufgesetzt, tragen die Dorne sie in ihrer Bewegung mit. Der Vorlauf des oberen Fingers zeigt die Funktionsfreiheit des Segmentes an. Bei bestehender Funktionsstörung bewegen sich beide Dorne und damit die Finger gleichzeitig, weil der obere Wirbelpartner den unteren sofort mitzieht.

Die Konzentration auf die ungewohnte Bewegungspalpation bedarf häufiger Übung. Danach wird der Vorteil dieser Untersuchung gern genutzt, dass bei geringem Kraftaufwand von Patient und Behandler Informationen über die gesamte Rotation der mittleren und unteren BWS *für beide Richtungen gleichzeitig* ohne Griffwechsel zu erreichen sind. Nur die tastenden Finger wandern von Segment zu Segment.

Bedenke!

1. Bewegt sich der Patient zu schnell, ist die Folgebewegung der Wirbeldorne zeitlich nicht aufzulösen.
2. Zu große Bewegungen verzögern den Fortgang der Untersuchung durch den unnötig langen Rotationsweg.
3. Zu fest aufgesetzte Finger verhindern die Anfangsbewegung bzw. können von den Dornen nicht mitgetragen werden.

8.3.4 Rotationsuntersuchung der mittleren und unteren Brustwirbelsäule im Reitsitz mit Endfederung

Vorbemerkung zur Bewegungsführung des Oberkörpers

Der Behandler muss gleichzeitig drei Aufgaben erfüllen:

- den Patientenkörper abstützen
- den kranialen Abschnitt bewegen
- am Segment palpieren; die palpierende Hand soll unbewegt ruhig liegen.

Bei der *Rechtsrotation* wird der Patientenoberkörper mit dem rechten Arm geführt. Der rechte Arm muss also große Bewegungen machen. Gleichzeitig soll der *tastende Daumen der linken Hand ruhig von links her am Segment liegen*. Deshalb werden die Langfinger der Hand schräg abwärts auf den nächst tieferen Rippen abgelegt. Während der rechte Arm die Rechtsrotation ausführt, muss links palpierend fixiert werden. Dies gelingt am besten unter *Konzentration auf eine Bewegungsvorstellung der Translation nach rechts*, weshalb der linke Arm so weit abduziert wird, dass seine Unterarmachse in Verlängerung des Daumens eingestellt ist. Erfahrene Untersucher nutzten dies zur Einstellung einer submaximalen Vorspannung im Segment, wodurch der Rotationsweg verkürzt und die Endfederungskomponente deutlicher wird.

Erst wenn die Ausgangsstellung für diese diffizile motorische Aufgabe des Behandlers sicher eingenommen ist, greift der rechte Arm unter der rechten Achsel des Patienten hindurch. Je nach Größenverhältnis greift er bis zur gegenseitigen Schulter oder übernimmt die Patientenarme an den Ellbogen. Eine Rotationsbewegung des Behandlers wird, in Abhängigkeit vom jeweiligen Kontakt an der gegenseitigen Schulter oder am Ellbogen, auf den Patienten übertragen. Es ist wichtig, dass *der bewegte Oberkörper über die tragend bewegenden Arme in der Längsachse stabilisiert* bleibt.

Die Längsachsenstabilisation gilt für den gesamten Rumpf und das Becken. Der Patient sitzt deshalb im *Reitsitz extrem weit am Bankrand*, beide Tuber gerade noch abgestützt. Der *Behandler steht in leichter Grätschstellung stützend hinter der Patientin* und öffnet durch *leichte Außenrotation der Hüfte auf der Rotationsseite* den Raum für die Rotation.

Am besten erlernt sich diese Untersuchungstechnik, wenn die Schritte konsequent in immer wieder der gleichen *Reihenfolge* nacheinander geübt werden:

1. Ausgangsstellung Patient, dann Behandler.
2. Palpierend fixierende Kontaktnahme am unteren Segmentpartner.
3. Tragende Kontaktnahme am Schultergürtel.
4. Einstellung der Hüftrotation des Behandlers.
5. Untersuchungsbewegung.

Rotationsuntersuchung

➤ Abb. 8.18 und ➤ Abb. 8.19: Der Patient sitzt im Reitsitz extrem weit am Bankrand, der Behandler steht der direkt hinter ihm und stützt Becken und Rumpf unterhalb des untersuchten Segments. Die Patientenhände sind in den Nacken gelegt, die Ellbogen vorn geschlossen. Mit dem Daumen der linken, tastenden Hand nimmt der Behandler über Weichteilverschiebung von lateral links am Dorn des unteren Partnerwirbels Kontakt, die Daumenspitze auf Wahrnehmung der Spannung am Interspinalraum gerichtet (➤ Abb. 8.19). Er greift mit der rechten Hand unter der rechten Achselhöhle hindurch, umschließt mit seinem Arm den vorde-

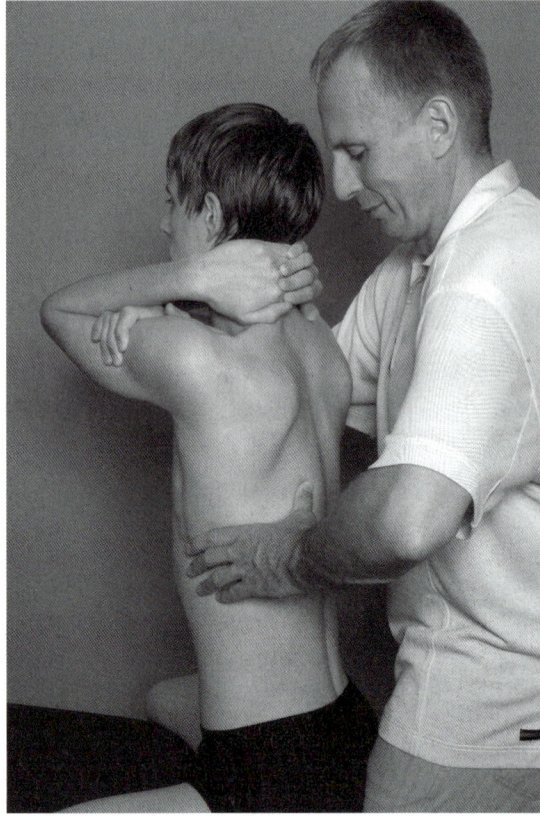

Abb. 8.18 Segmentale Untersuchung des Bewegungsendes in Rechtsrotationsrichtung in der unteren BWS.
1. Palpierend-fixierende Kontaktnahme am unteren Segmentpartner. Um das sichtbar zu machen, wurde der obligate Körperkontakt aufgelöst.

ren oberen Thorax und trägt den Schultergürtel an der gegenseitigen Schulter; bei ungünstigen Körperproportionen zwischen Patient und Behandler auch an den Ellbogen. Jetzt stellt er sich für die geplante Rechtsrotation mit dem rechten Bein in leichte Außenrotation. Danach führt er über den Kontakt an Schultergürtel und Rumpf die Rotation um die Wirbelsäulenachse des Patienten. Bewegung und Endfederung werden getastet, sobald die Rotation im Segment ankommt.

Bewertung

Zeichen der segmentalen Funktionsstörung sind:
- abrupt einsetzende Endespannung
- fehlende Endfederung und
- sehr kleine Bewegungsstrecke.

Die Untersuchung wird als Sequenzuntersuchung von Segment zu Segment geführt. Dann geht der Bewegungszuwachs bzw. sein Fehlen in die Funktionsbewertung mit ein.

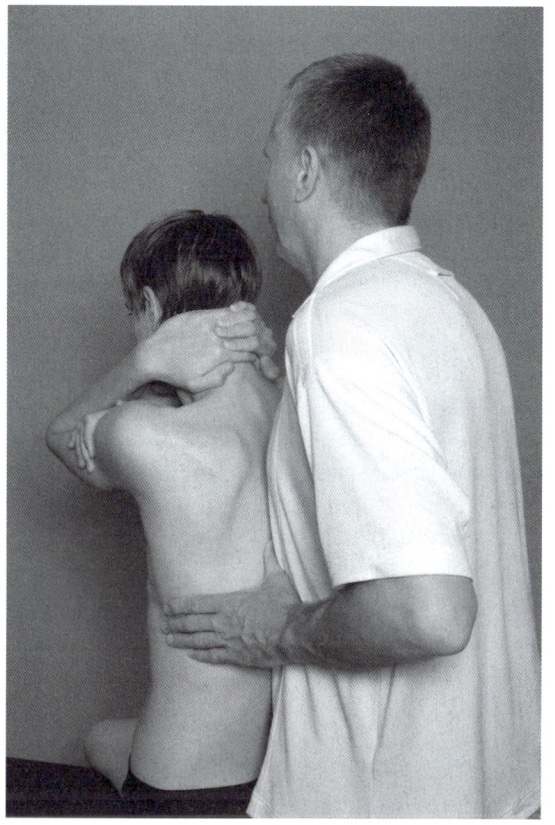

Abb. 8.19 Segmentale Untersuchung des Bewegungsendes in Rechtsrotationsrichtung in der unteren BWS. 2. Endstellung

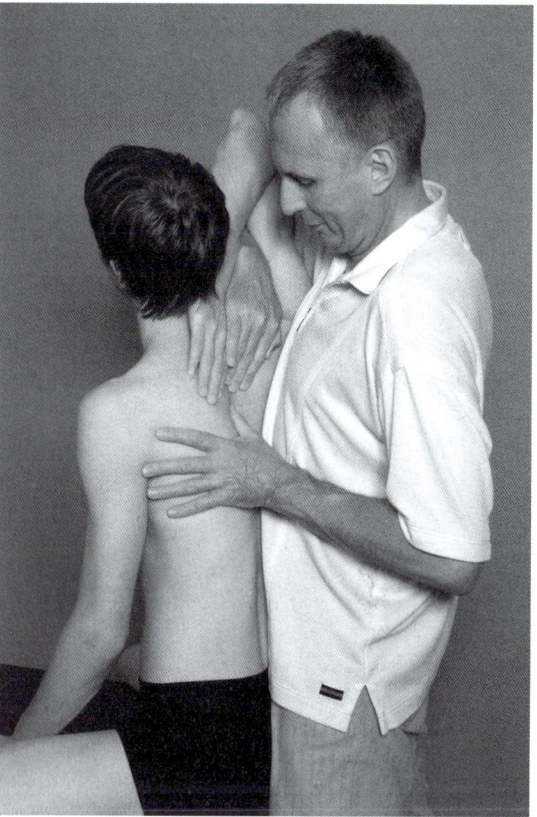

Abb. 8.20 Segmentale Rotationsuntersuchung der oberen BWS nach rechts über den rechten Patientenarm.

Bedenke!

1. Wenn der Patient nicht weit genug über dem Bankrand sitzt, kommt es bei der Kontaktnahme dadurch zur Hyperlordosierung der LWS. Die Zunahme der Gesamtspannung verfälscht den Befund.
2. Geht die palpierende Hand mit in Rotationsrichtung, läuft die Bewegung über das Segment ohne Wahrnehmung des lokalen Spannungsverhaltens hinweg.
3. Wird bei der Rotation nicht streng um die Längsachse der Wirbelsäule gedreht und der Patient zur Seite oder nach vorn bewegt, kann eine Funktionsstörung vorgetäuscht oder übersehen werden.

8.3.5 Rotationsuntersuchung der oberen Brustwirbelsäule im Reitsitz mit Endfederung

Die oben beschriebene Rotation wirkt durch die Führung der geschlossenen Arme von der mittleren BWS an auf die tieferen Abschnitte. Für den oberen BWS-Bereich (Th3–6) muss deshalb anders vorgegangen werden:

➤ Abb. 8.20: Der Patient sitzt im Reitsitz extrem weit am Bankende. Er hat für die Rechtsrotationsprüfung die rechte Hand so in den Nacken gelegt, dass die Fingerspitzen auf die linke Schulterblattspitze gerichtet sind, der Ellbogen wird dadurch nach vorn gehoben. Wie bei der Rotationsuntersuchung der unteren Brustwirbelsäule steht der Behandler, Becken und Rumpf stützend, direkt hinter ihm. Er greift mit seiner rechten Hand von vorn durch den angehobenen Arm des Patienten, die Fingerspitzen folgen der Richtung der Patientenfinger. Mit der ulnaren Handkante fixiert der Behandler die Patientenhand; Zeige- oder Mittelfinger sind gerichtet auf den Dorn des oberen Partnerwirbels. Der Ellbogen hat von vorn Kontakt am gehobenen Patientenarm.

Der Daumen der linken, tastenden Hand nimmt über Weichteilverschiebung von lateral Kontakt am Dorn des unteren Segmentpartners. Die langen Finger der tastenden Hand werden am Thorax über dem linken Schulterblatt abgelegt, der Unterarm in Verlängerung des Daumens eingestellt.

Die Bewegungsspannung wird über den rechten Arm von oben her an das Segment herangeführt: Mit seinem Ellbogen zieht der Behandler Oberarm und Ellbogen des

Patienten weiter nach dorsal (nicht in die Rotation!). Vermittelt über die Hand entsteht dadurch eine Traktionskomponente zervikothorakal. Die Hand drückt weiterhin nach vorn gegen das Schulterblatt und stellt damit die *Spannung im Segment ein.* Unerwünschte Oberkörperbewegungen werden so verhindert. Der Oberarm überträgt die Bewegung wahrscheinlich über die Mm. pectorales major et minor auf die oberen Rippen und so auf die Bewegungssegmente. Wenn am Segment die Bewegung abgelaufen ist und die Endespannung beginnt, wird die Endfederung als Untersuchungskriterium an den tastenden Daumen der linken Hand herangeführt.

Bewertung

> *Zeichen der segmentalen Funktionsstörung sind:*
> - harte, plötzlich einsetzende Endespannung
> - fehlende Federung.

8.4 Segmental gezielte Mobilisation der Brustwirbelsäule

8.4.1 Retroflexionsmobilisation in Seitlage nach postisometrischer Relaxation

Behandlungsablauf
➤ Abb. 8.21: Zur Behandlung einer Retroflexionsstörung liegt der Patient auf der Seite mit angebeugten Beinen, die Hände sind im Nacken verschränkt und die Ellbogen vorn geschlossen. Der Behandler steht vor ihm und umgreift für die Behandlung an der mittleren und unteren BWS mit der kopfseitigen Hand (bei Linkslage mit der rechten) die aufliegende Schulter oder trägt zur Behandlung der oberen BWS den Kopf des Patienten. Der Oberarm stützt sich von kaudal gegen seine Ellbogen. Der vom Kopf abgewendete Arm des Behandlers liegt am Rücken, die Hand hält tastend den Dornfortsatz des unteren Partnerwirbels.

Der Patient erhält den Auftrag, mit den Ellbogen gegen den Behandlerarm fußwärts zu drücken. Wenn am Segment die aufspreizende Spannung ankommt, entspricht das der geforderten Minimalkraft. Nach 5 Sek. Haltezeit atmet er ein, löst die Spannung und atmet aus. Ist die Entspannung abgelaufen, führt der Behandler den Patienten über den Schultergürtel in die leichte Retroflexionsspannung im Segment. Die Phasen der Spannung und Entspannung werden solange wiederholt, bis der Entspannungsgewinn ausgeschöpft ist. Der Weggewinn ist meist größer, wenn erst nach 3–5 Wechselphasen die neue Bewegungsfreiheit passiv eingestellt wird.

> Drücken – Einatmen / Entspannen – Ausatmen / Weiterführen
> 3–5 Mal Drücken – Einatmen / Entspannen – Ausatmen, erst dann Weiterführen

8.4.2 Anteflexionsmobilisation der oberen Brustwirbelsäule in Seitlage nach postisometrischer Relaxation

Behandlungsablauf
➤ Abb. 8.22: Der Patient liegt entspannt auf der Seite, die Hände im Nacken verschränkt, die Ellbogen vorn geschlossen. Die Beine sind in Knie- und Hüftgelenk

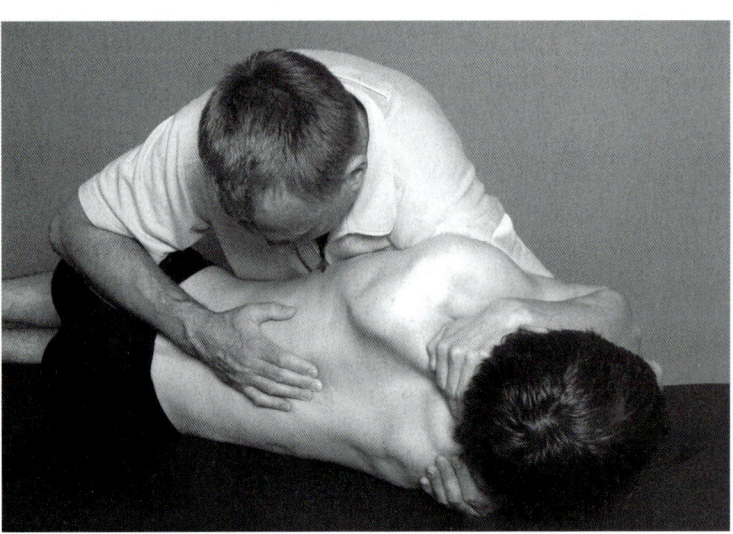

Abb. 8.21 Segmental gezielte Mobilisation der Retroflexion in der mittleren BWS. Die Beine liegen mindestens rechtwinklig in den Hüften gebeugt.

8

angebeugt, die LWS wird dadurch stabilisiert. Der Behandler steht vor ihm. Die kopfseitige Hand greift oberhalb der Ellbogen unter den Kopf und legt die Finger von hinten auf die Hände des Patienten unter die untere HWS. Der Oberarm stützt sich von kranial gegen die Ellbogen und führt sie an den Patientenkörper heran. Der fußseitige Unterarm liegt als Gegenhalt auf dem Rücken des Patienten. Zwei Finger halten tastend die Querfortsätze oder den Dornfortsatz des unteren Partnerwirbels. Das entspricht der Untersuchungsstellung von ➤ Kap. 8.3.1.

Der Patient erhält den Auftrag, mit den Ellbogen gegen den haltenden Behandlerarm kopfwärts zu drücken. Wenn am Segment die Muskelspannung gerade tastbar wird, entspricht das der geforderten Minimalkraft. Nach 5–7 Sek. Haltezeit folgt die *Aufforderung zum Lösen der Spannung ohne Atemauftrag*. Der Behandler führt den Patienten in weitere Anteflexion, dem Entspannungsgewinn entsprechend bis an die beginnende interspinale Spannung. Dann soll der Patient unter Tastführung und palpierender Kontrolle gezielt in das Segment hinein atmen.

Aus der durch mehrere Atemzüge erreichten Vorspannungseinstellung im Segment wiederholt er den isometrischen Gegendruck zur nächsten Behandlungsfolge, wenn ein weiterer Bewegungszuwachs noch erforderlich ist.

> Drücken / Entspannen – Weiterführen / Atmung in das Segment leiten

Bedenke!
Die vorbereitende Anspannung bei Flexionsmobilisation erfolgt in die Retroflexionsrichtung. Sie kann nicht mit einem fazilitierenden Einatmungsauftrag gekoppelt werden, weil die Einatmungsbewegung der BWS eine

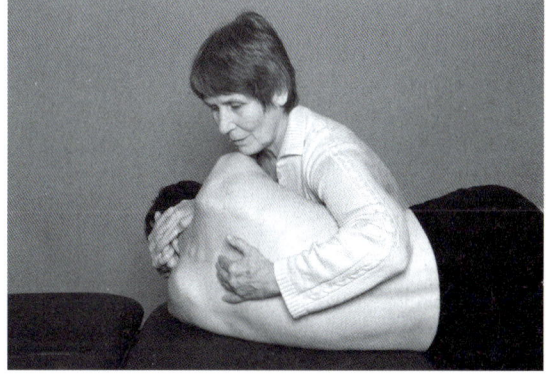

Abb. 8.22 Segmental gezielte Mobilisation der Anteflexion in der oberen BWS (hier liegen die am häufigsten in dieser Richtung gestörten Segmente).

Flexionsbewegung ist. Der Atemauftrag in der Spannungsphase entfällt deshalb, in der Mobilisationsphase wird dagegen die flektierende Kraft der Einatmung in das Segment geführt.

8.4.3 Anteflexionsmobilisation der unteren Brustwirbelsäule in Seitlage

Die Technik entspricht dem Vorgehen in der Lendenwirbelsäule, sowohl als Fremdmobilisation (➤ Kap. 7.9.2, ➤ Abb. 7.42 und ➤ Abb. 7.43) als auch als Selbstübung (➤ Kap. 7.12.9, ➤ Abb. 7.74). Die Segmenteinstellung erfolgt von unten her.

8.4.4 Rotationsmobilisation der mittleren und unteren Brustwirbelsäule nach postisometrischer Relaxation

Indikation
Rotations- und Seitneigestörungen dieser Region. Geeignet für Patienten, die beim Blickauftrag in Rotationsrichtung die automatisch gekoppelte Rotationsspannung hemmen.

Behandlungsablauf
➤ Abb. 8.23 und ➤ Abb. 8.24: Der Patient sitzt im Reitsitz weit hinten am Bankrand. Die Hände liegen im Nacken, die Ellbogen „hängen an den Händen" und sind vorn zusammengeführt. Stützend steht der Behandler hinter ihm.

Zur Rechtsrotationsbehandlung nimmt der linke Daumen tastend haltenden Kontakt von links am Dornfortsatz des unteren Partnerwirbels. In Verlängerung des Daumens kommt der Unterarm streng von seitlich links. Diese Stellung bleibt während des ganzen Behandlungsablaufes unverändert (➤ Abb. 8.18). Dann greift die rechte Hand unter der rechten Patientenschulter durch, um die Arme zu tragen und über den Schultergürtel die Bewegung zu steuern. Das entspricht dem Vorgehen bei der Untersuchung der mittleren und unteren BWS (➤ Kap. 8.3.4, ➤ Abb. 8.19), weshalb man aus der Untersuchung direkt in die Behandlung übergehen kann. Der zuvor interspinal palpierende Daumen muss zur Behandlung haltend auf den Dorn des unteren Partnerwirbels gerichtet werden. Der Oberkörper des Patienten wird dann langsam nach rechts gedreht, bis im eingestellten Segment leichte interspinale Spannung erkennbar ist.

Die eingestellte Vorspannung entspricht der Untersuchungsstellung. Der Patient erhält den Auftrag, sich gegen den Halt des Behandlers mit geringer Kraft nach links – in die Gegenrichtung – zu drehen (➤ Abb. 8.23). Eine Bewegung darf nicht zustande kommen. Die Anspannung ist korrekt, wenn am tastenden Daumen gerade eine Muskelspannung erkennbar wird. Nach 5 Sek. Haltezeit führt ein Einatmungskommando zu weiterer Spannungsvermehrung, gefolgt von der Aufforderung zum Lösen der Anspannung, das durch die Ausatmung erleichtert wird. Der Behandler spürt am Segment den Entspannungsgewinn und führt den Patienten weiter in die Rechtsrotation bis zur tastbar beginnenden Spannung.

Nach einigen ruhigen Atemzügen beginnt der nächste Zyklus mit Anspannung in die Gegenrichtung. Der Behandlungsgewinn ist meist größer, wenn erst nach 3–5 Spannungswechseln der Entspannungsgewinn an die neue Bewegungsbarriere geführt wird.

Zur Behandlung der Gegenrichtung wird entsprechend umgegriffen.

Gegenspannen – Einatmen / Entspannen – Weiterführen

8.4.5 Rotationsmobilisation der mittleren und unteren Brustwirbelsäule mit Blickwendung

Indikation
Methode der Wahl bei Rotationsstörungen dieser Region, aber auch für Seitneigestörungen, die sich nur in Rotation einstellen lassen.

Behandlungsablauf
➤ Abb. 8.23 und ➤ Abb. 8.24: Die Ausgangsstellung ist gleich der der Rotationsmobilisation nach PIR (➤ Kap. 8.4.7).

Die Rotationsspannung, die durch Blickwendung induziert wird, soll bis in die BWS weiterlaufen. Darum

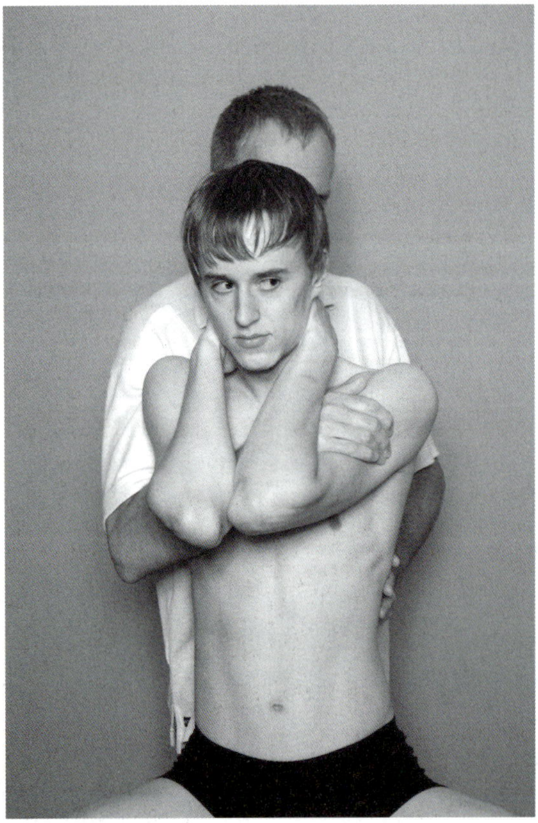

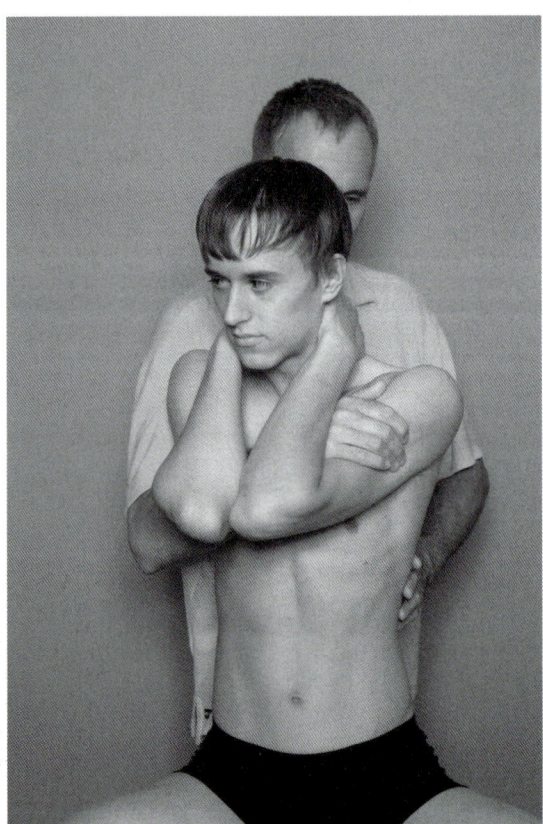

Abb. 8.23 Segmental gezielte Mobilisation der Rotation nach rechts in der unteren BWS.
1. Unter Palpation der linken Hand am Segment wurde der Patient bis zur beginnenden Spannung im Segment in die Rechtsrotation geführt. Dann spannt er zur Mobilisationsvorbereitung (➤ Kap. 8.4.7) oder schaut (➤ Kap. 8.4.5) soweit nach links, dass Muskelspannung am Segment tastbar wird.

Abb. 8.24 Segmental gezielte Mobilisation der Rotation nach rechts in der unteren BWS.
2. In der anschließenden Mobilisationsphase schaut der Patient soweit in die gestörte Richtung nach rechts, dass am Segment die leichte Rotationsspannung wieder von der linken Hand getastet wird. Das wird über mehrere Atemzüge beibehalten.

müssen die mit den Händen im Nacken verankerten Arme vorn so hoch gehalten werden, dass die Unterarme Ober- und Unterkiefer schienen. Zur Spannungseinstellung des Segmentes in Rechtsrotation, wird vom Patienten Blickwendung zur Gegenseite nach links gefordert (> Abb. 8.23). Der Behandler fühlt die Blickfolgebewegung als Drehimpuls an den getragenen Armen, wenn der Patient sie nicht unterdrückt. Der tastend haltende linke Daumen fühlt bei richtiger Ausführung die Muskelanspannung am Segment. Nach 5 Sek. Haltezeit folgt eine lange Einatmung, dann wird der Blick während der Ausatmung zunächst in die Mitte und nach kurzem Verharren weiter zur rechten Seite geführt (> Abb. 8.24). Der Behandler trägt jetzt nur die Arme, ohne damit den Rumpf zu drehen, er erlaubt aber die Blickfolgebewegung nach rechts bis an die erneut tastbare Segmentspannung. Der Blick in die Mobilisationsseite darf nicht aufwärts gerichtet sein, günstig ist deshalb, eine gedachte Horizontlinie vorzugeben, auf der der Blick entlang wandert.

> Rotationsspannung einstellen – zur Gegenseite schauen – Einatmen – zur gestörten Seite schauen – Ausatmen

8.4.6 Mobilisation des thorakolumbalen Überganges

Im thorakolumbalen Übergangsbereich können Techniken angewendet werden, die den M. psoas aufgrund seines Ursprunges in dieser Region als mobilisierende oder fixierende Kraft einsetzen. Wir führen 2 Beispiele für die Rotationsmobilisation an.

Rotationsmobilisation der unteren BWS in Seitlage mit Psoasfixation

Indikation
Beweglichkeitsstörungen der thorakolumbalen Segmente in Rotation/Seitneige und Anteflexion. Vorrangig bei Blockierungen, die aus der Dysfunktion des M. psoas bei Atemstörungen resultieren.

Behandlungsablauf
> Abb. 8.25: Bei einer Rechtsrotationsblockierung von Th12 legt sich der Patient in Linkslage, hat den rechten Arm gebeugt auf der Körperseite abgelegt, das rechte Bein in Knie und Hüfte gebeugt und den Fuß auf dem Knie des fast gestreckten linken Beines abgelegt. Der Behandler steht oder sitzt am Bankrand seitlich vor dem Becken des Patienten und trägt das gebeugte Knie. Der Oberschenkel liegt fest an seinem Rücken an. Der Behandler kann mit der linken Hand im thorakolumbalen Segment den Spannungsverlauf kontrollieren.

Der Patient spannt kräftig in Hüftbeugungsrichtung mit seinem rechten Oberschenkel gegen den Behandler. Unter ständig gehaltenem Druck (Psoasspannung zur Fixierung der LWS) wandert sein Blick dann langsam entlang einer gedachten Linie vor seinen Augen an der Zimmerdecke nach rechts. Dabei folgen Kopf und Oberkörper und rotieren nach rechts. Die Segmenteinstellung wird von oben durch den rechts bleibenden Blick gesichert, von unten durch die Psoasspannung. Der Patient atmet mehrmals ruhig und langsam ein und aus. Die Druckerhöhung des Oberschenkels gegen den Behandler muss vor allem in der Ausatmung immer erneut gefordert werden. Die einseitige Psoasfixation der LWS

8

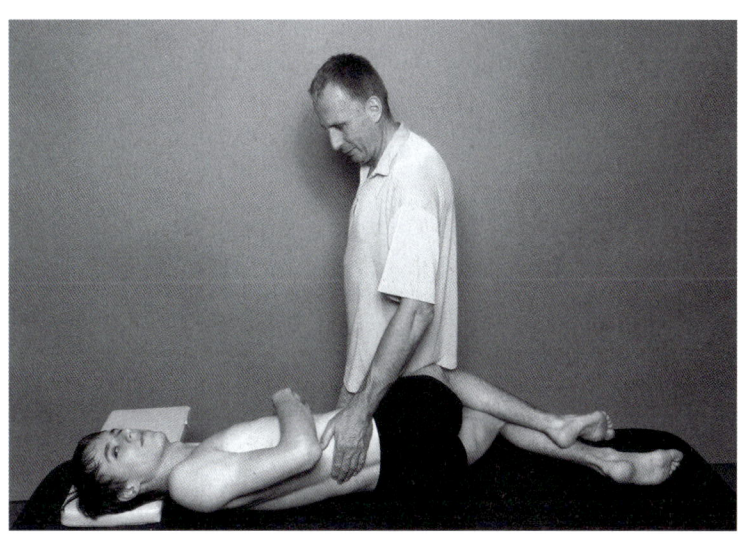

Abb. 8.25 Rotationsmobilisation der unteren BWS-Segmente mit Psoasfixation der LWS. Der Beugedruck des oben liegenden Beines wird nie aufgegeben, die Augen bleiben nach rechts (hinten) gerichtet.

ermöglicht die Blickwendungsmobilisation des oberhalb von Th12 liegenden Segmentes. Die Mobilisationswirkung äußert sich in zunehmendem Absinken des Oberkörpers nach hinten.

Rotationsmobilisation der unteren BWS durch rhythmische Zugspannung des Psoas

Indikation
Beweglichkeitsstörungen der thorakolumbalen Segmente in Rotation/Seitneige und Anteflexion. Vorrangig bei Blockierungen, die aus der Dysfunktion des M. psoas bei Störungen der Rumpfstatik resultieren.

Kombination von Triggerpunktsymptomatik aus M. psoas und Blockierungen thorakolumbal (nach Triggerpunktlöschung durch Relaxation Reaktivierung des Psoas bei gleichzeitiger Mobilisation).

Behandlungsablauf
➤ Abb. 8.26: Die Technik gleicht in der Ausgangsstellung der zuvor beschriebenen Technik mit Psoasfixation. Die Segmenteinstellung wird von oben durch den rechts bleibenden Blick gesichert und von unten durch die Psoasspannung. Während in der Technik unter ➤ Kap. 8.4.1 die mobilisierenden Kraft allein aus den Spannungswechseln bei der Atmung resultiert, erhöht nun der Behandler den Haltedruck gegen den Oberschenkel des Patienten am Ende der Ausatmung mehrmals rhythmisch. Das erzeugt eine zusätzliche repetitive Mobilisationswirkung von kaudal her.

8.4.7 Rotationsmobilisation der oberen Brustwirbelsäule nach postisometrischer Relaxation

Indikation
Rotations-, Retroflexionsstörungen der oberen BWS Segmente mit hohem Verspannungspotenzial in den Mm. pectorales und im M. serratus posterior superior sowie assoziierten Funktionsstörungen der Kostoransversal- und Kostosternalgelenke.

Behandlungsablauf
➤ Abb. 8.27 und ➤ Abb. 8.28: Der Patient sitzt im Reitsitz am Bankende. Der Behandler steht hinter ihm. Bei einer Rechtsrotationsstörung hebt der Patient den rechten Arm und legt die Hand wie zur Untersuchung in den Nacken. Der Behandler greift mit der rechten Hand von vorn durch die Armöffnung und hebt seinen Arm soweit, dass er mit seiner Ellbeuge die Ellbogengegend des Patienten trägt. Seine Hand kann er in dieser Stellung gut auf die des Patienten und auf dessen oberen Schulterblattrand legen. Der palpierende linke Daumen liegt von links seitlich am Dorn des unteren Partnerwirbels. Er führt dann den Ellbogen des Patienten bis an die beginnende Spannung nach hinten aufwärts. Die Einstellung entspricht der Untersuchungsstellung (➤ Kap. 8.3.5, ➤ Abb. 8.20), weshalb die Behandlung unmittelbar aus ihr hervorgehen kann.

Nach Einstellung der Vorspannung im Segment in der Richtung, die vorher als eingeschränkt erkannt worden war, drückt der Patient zur PIR den Ellbogen mit geringer Kraft nach vorn abwärts (➤ Abb. 8.27). Die

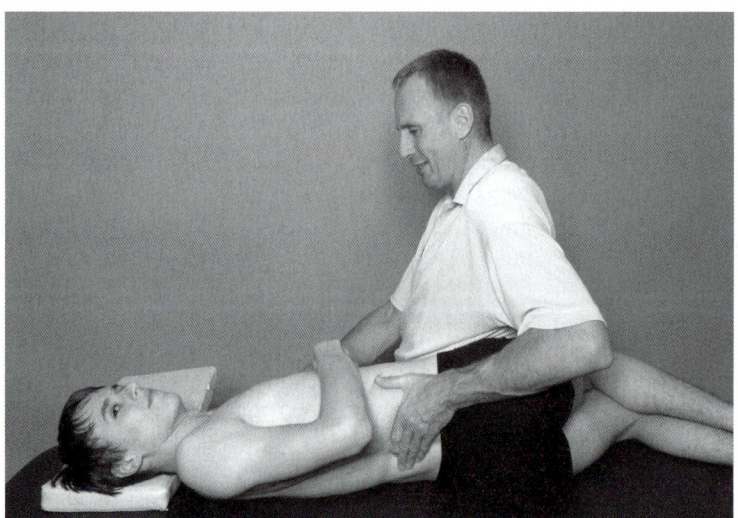

Abb. 8.26 Rotationsmobilisation der unteren BWS durch rhythmische Zugspannung des M. psoas. Der Blick sichert die Einstellung von oben; rhythmisch repetitive Spannungserhöhung am Oberschenkel.

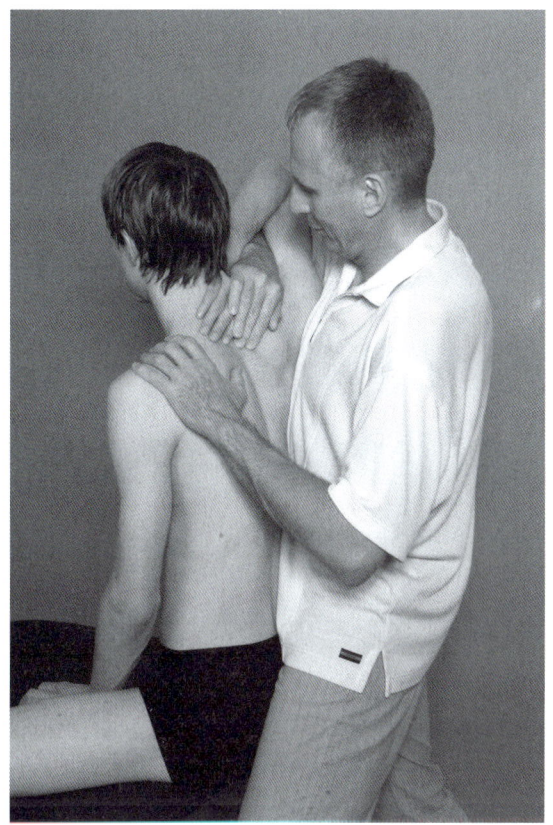

Abb. 8.27 Segmental gezielte Mobilisation der Rechtsrotation in der oberen BWS über den rotationsseitigen Arm nach Vorbereitung durch PIR.
1. Anspannungsphase: Der Patient drückt leicht gegen den Behandlerarm in Richtung seines Bauchnabels.

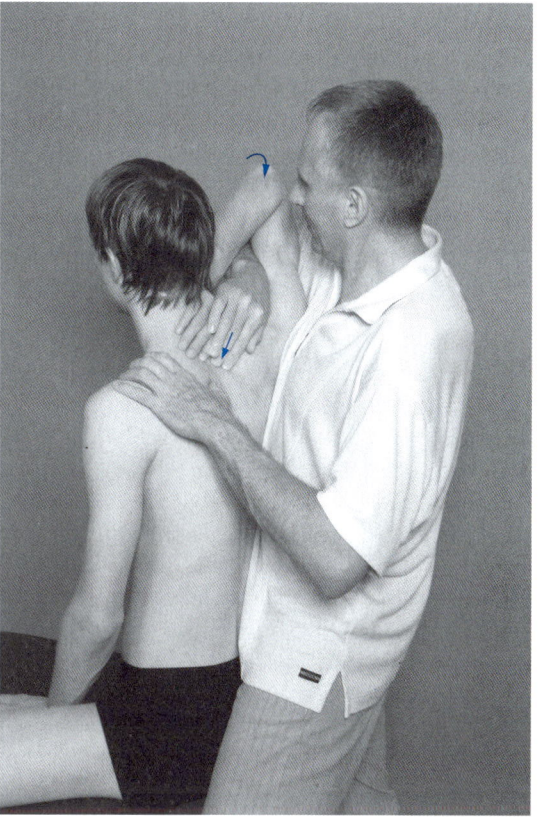

Abb. 8.28 Segmental gezielte Mobilisation der Rechtsrotation in der oberen BWS über den rotationsseitigen Arm nach Vorbereitung durch PIR.
2. Nach Entspannen kann in entgegengesetzter Richtung weiter in die Rotation geführt werden.

Anspannung ist korrekt, wenn der palpierende Finger gerade die Muskelanspannung tastet. Nach 5 Sek. folgt nach langsamer Einatmung die Entspannung und am Ende der Ausatmung stellt der Behandler über den gehobenen Arm die dazu gewonnene Rotation am Segment ein (➤ Abb. 8.28). Die Bewegung wird über die oberen Anteile des M. pectoralis übertragen und erreicht deshalb auch obere Thorakalsegmente.

> Anspannen – Einatmen / Entspannen –Ausatmen / Weiterführen

Bedenke!
Bei allen Rotationsmobilisationen besteht die Gefahr, dass die aufrechte Körperachse verlassen wird, wenn der Behandler nicht genau hinter dem Patienten steht.

8.5 Untersuchung der Rippen

Bevor die Untersuchung der Rippen sinnvoll ist, muss die Beweglichkeit der BWS frei von Funktionsstörungen sein. Wenn bei der orientierenden Untersuchung das Nachlaufen einer Thoraxseite bei Ein- oder Ausatmung beobachtet wurde und diese Asymmetrie nach Wirbelsäulenbehandlung weiter besteht, müssen die einzelnen Rippen auf ihre Beteiligung an der Ein- und Ausatmungsbewegung untersucht werden (➤ Kap. 8.2.6 ff.): *Beendet eine Rippe in der Ausatmung vorzeitig die Bewegung, sprechen wir von einer Ausatmungshemmung. Wird die vorzeitige Hemmung der Bewegung einer Rippe in der Einatmung palpiert, bezeichnen wir das als Einatmungsstörung. An den Rippen 1–5 kann darüber hinaus die Endfederung als diagnostisches Kriterium benutzt werden.*

Asymmetrien der Rippenbewegung in maximaler Exspiration oder maximaler Inspiration werden auch als „Tieferstehen" oder „Höherstehen" der Rippe bezeichnet. Stellungsbezeichnungen wie diese oder „Ein- und Ausatmungsstellung" suggerieren Starre und Unbeweglichkeit. Da es sich aber um Bewegungsdefizite handelt und nicht um statische Störungen, empfehlen wir diese Begriffe nicht. Lewit weist darauf hin, dass nicht die Atmungsendstellung beurteilt werden sollte, sondern die Funktionspathologie der Bewegung.

8.5.1 Federungsuntersuchung der 1. Rippe

Wegen der Sonderstellung der 1. Rippe und ihrer engen funktionellen und pathogenetischen Beziehungen nicht nur zum Thorax, sondern auch zur HWS werden in der Sprechstunde Untersuchung und Behandlung der 1. Rippe immer auch mit der Untersuchung und Behandlung der Halswirbelsäule verbunden. Die erste Rippe hat in Funktion, Funktionspathologie, Untersuchung und Behandlung eine deutliche Sonderstellung.

➤ Abb. 8.29: Der Patient sitzt aufrecht. Der Behandler steht hinter ihm und stützt ihn mit dem Körper ab. Die Radialkante des leicht gebeugten Zeigefingergrundgelenkes der rechten Hand legt sich von hinten oben her auf das dorsomediale Ende der rechten 1. Rippe. Der Unterarm stellt sich von dorsal kommend nahezu senkrecht auf. Der linke Ellbogen legt sich auf die linke Schulter direkt neben die Basis des Halses, Unterarm und Hand stützen Hals und Kopf seitlich, die Finger liegen auf dem Scheitel und drehen und neigen den Kopf gering nach rechts.

Ein zarter Federungsschub aus dem rechten Ellbogen und Schultergürtel nach kaudal etwa in Richtung auf das gegenseitige Hüftgelenk zu wird von der Zeigefingerkante auf die Rippe übertragen und wieder gelöst. Die andere Seite wird mit vertauschter Handfunktion untersucht.

Bewertung

Zeichen der Funktionsstörung: Harter Widerstand der Strukturen unter dem Zeigefinger.

Bedenke!
1. Wird der Federungsschub zu heftig ausgeführt, entsteht eine Seitneige der unteren HWS. Das verfälscht das Ergebnis.
2. Schmerzhafte Druckpunkte, vor allem der dazwischen liegenden Muskulatur, erzeugen Abwehrspan-

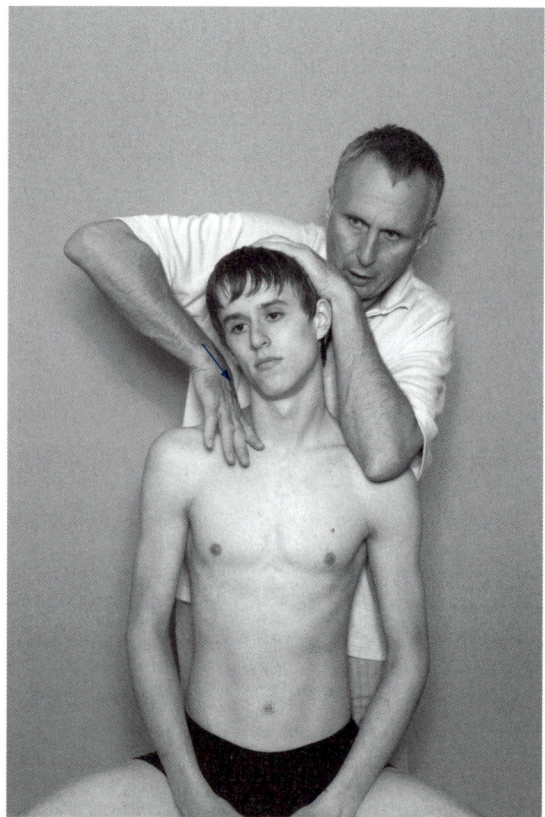

Abb. 8.29 Federungsprüfung der 1. Rippe rechts. Das Zeigefingergrundgelenk liegt tastend auf dem dorsomedialen Ende der Rippe. Repetitives Einstellen der Spannung und Aufgeben wirkt gezielt mobilisierend.

nung. Ein schmerzloser Kontaktpunkt muss durch Verschieben gesucht werden.

8.5.2 Federungsuntersuchung der 2. bis 5. Rippe im Reitsitz

Hier folgen die Techniken für die 2. bis 5. Rippe, die vor allem über die Skapulamuskulatur funktionelle Beziehungen zum Schultergürtel haben. Die Untersuchung ist im Sitzen und in Seitlage (➤ Kap. 8.5.3) möglich. Letztere ist vorzuziehen, will man von der Untersuchung sofort in die Behandlung übergehen.

➤ Abb. 8.30: Der Patient sitzt am Bankende im Reitsitz, bei gestörten Hüftgelenken auch in normalem Sitz. Der rechte Unterarm ist auf dem Kopf abgelegt, der Oberarm dadurch voll eleviert. Der Behandler steht seitlich, mehr vor der Schulter des Patienten, auf der Gegenseite (links) und stützt ihn leicht mit dem Körper. Er legt seine linke Hand von vorn unten gegen den Ellbogen. Die andere Hand liegt mit dem Handteller auf Wirbelsäule und Thorax und stützt von hinten. Die tastenden

Fingerspitzen liegen über der untersuchten rechten Rippe etwa am Angulus costae.

Durch weiteres Extendieren des Oberarmes – Druck des Ellbogens genau nach dorsal – wird das Schulterblatt gegen die Rippen gedrückt. Die oberen Fasern der Mm. pectorales, vor allem des M. pectoralis minor, werden in Spannung gebracht und die obere BWS leicht gestreckt. Dadurch kommen die oberen Kostotransversalgelenke an die Endespannung.

Nun wird ein weiterer zarter Druck gegen den Ellbogen in die Rippen geleitet, die normalerweise federnd nachgeben. Über den Rippen 2–5, manchmal auch noch tiefer, wird nacheinander im Reihenfolgevergleich getastet, ob der Druck gegen den Arm zu einem nach kaudal langsam, geringer nachgebenden Federn führt.

Bewertung

Zeichen der Funktionsstörung sind:
- harter Widerstand am Arm und
- fehlendes Federungsgefühl
- vor allem dann, wenn im Reihenfolgevergleich kaudal davon wieder ein weicheres Federn besteht.

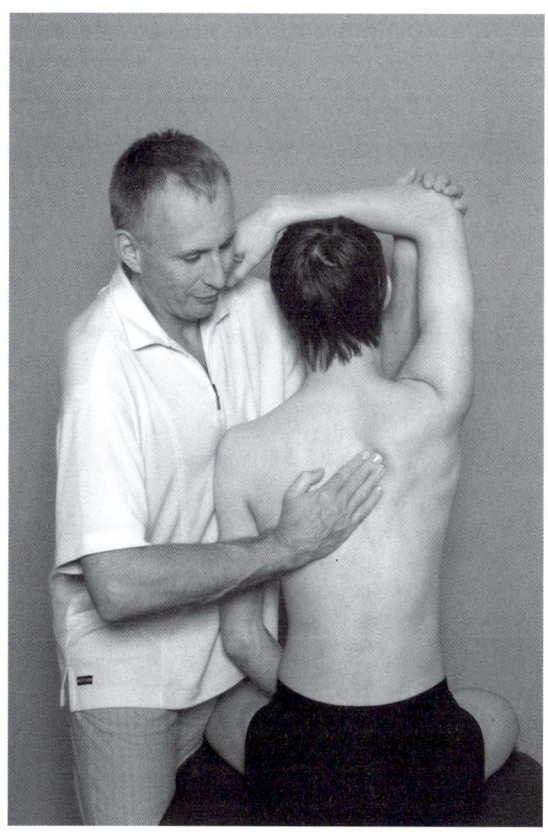

Abb. 8.30 Federungsuntersuchung der 2. bis 5. Rippe rechts im Reitsitz.

Bedenke!
1. Der Schulterblattrand überdeckt in dieser Stellung oft einzelne Rippenwinkel. Die Spannungsabläufe sind dennoch tastbar, sie werden von den Schulterblattstrukturen vermittelt.
2. Eine Rotationsbewegung des Rumpfes muss vermieden werden, um keine zusätzlichen „Wackelbewegungen" zu erzeugen, die die Palpation erschweren.

8.5.3 Federungsuntersuchung der 2. bis 5. Rippe in Seitlage

➤ Abb. 8.31: Der Patient liegt entspannt auf der linken Seite. Die Beine sind in Knie- und Hüftgelenk angebeugt, die LWS wird dadurch stabilisiert. Der rechte Oberarm ist maximal eleviert, Hand und Unterarm hängen oberhalb des Kopfes. Der Behandler steht vor ihm, fasst mit der rechten Hand von vorn in die Ellbeuge des Patienten und trägt den Arm. Der Daumenballen stützt sich gegen den ulnaren Epikondylus. Die tastenden Finger der linken Hand liegen rechts, lateral vom M. erector spinae über dem Angulus costae der Rippe. Hand und Unterarm schienen gleichzeitig weich von dorsal den Thorax. Während der Patientenellbogen nach dorsal geführt wird, tasten die Finger die entstehende Spannung. Das Endefedern, von der beginnenden Spannung ausgehend, wird bewertet.

Bewertung

Zeichen der Funktionsstörung:
- abrupter Widerstand
- hartes Bewegungsende.

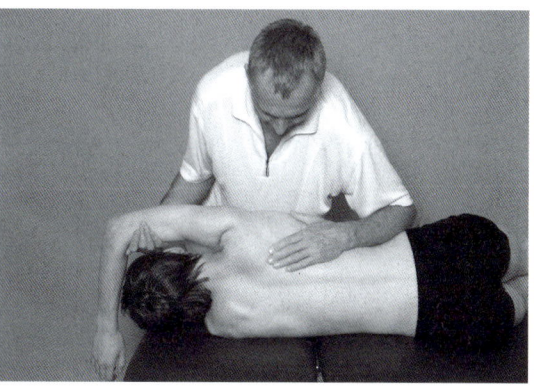

Abb. 8.31 Federungsuntersuchung der 2. bis 5. Rippe rechts in Seitlage.

8.5.4 Untersuchung der unteren Rippen in Bauchlage

➤ Abb. 8.32: In Bauchlage werden die Daumen dorsal in korrespondierenden Interkostalräumen an den Rippenrand gelegt. Man spürt die zeitliche Symmetrie der Erweiterung bzw. der Verschmälerung der Interkostalräume, während sich die Rippen mit der „Atemwelle" heben und senken. Steht der Behandler am Kopf, wird vergleichend die Bewegung zweier Rippen eines Interkostalraums nacheinander von oben (ICR 6/7) untersucht; steht er unten, erfolgt die Untersuchung in der Sequenz von unten, beginnend im ICR 11/12.

Bewertung
Die Bewegungshemmung einer Thoraxseite kann von einer Rippe bestimmt sein. In diesem Falle sprechen wir von der führenden „Schlüsselrippe". Bei der Einatmungshemmung ist dies meist die oberste Rippe einer Gruppe; bei der Ausatmungshemmung die untere. Die 1. Rippe kann „Schlüsselrippe" für beide Formen der Funktionsstörungen sein. Nach Behandlung der führenden Rippen stellt sich oft Symmetrie der Thoraxbewegung ein.

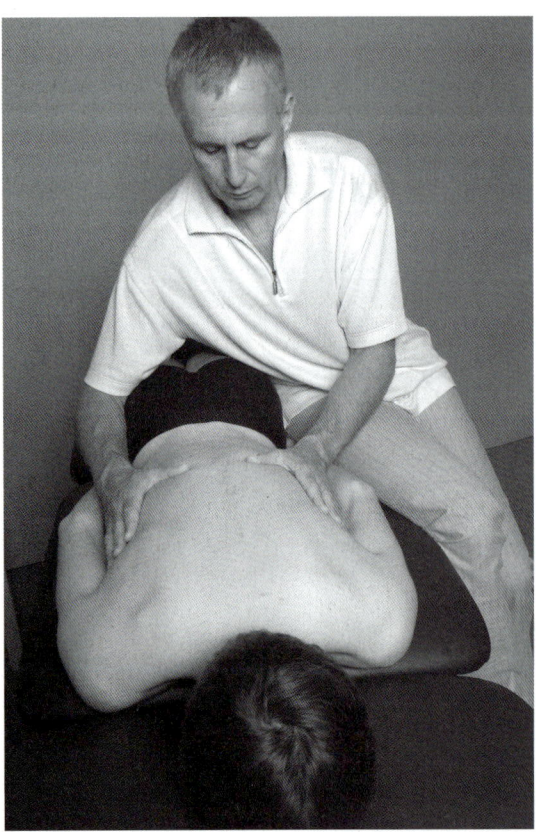

Abb. 8.32 Vergleichende Untersuchung der Bewegung zweier Rippen bei der Atmung durch Palpation im Interkostalraum.

Die zeitliche Asymmetrie im Bewegungsablauf ist Ausdruck von Funktionspathologie.

8.6 Mobilisation der Rippen

MERKE
Untersuchung und Behandlung der Rippen werden erst sinnvoll, wenn die BWS-Segmente frei beweglich sind.

8.6.1 Passiv repetitive Federungsmobilisation der 1. Rippe

Indikation
Federungsstörung der 1. Rippe ohne schmerzhafte Verspannung der Skaleni.

Behandlungsablauf
Die Federungsuntersuchung der 1. Rippe kann unmittelbar in die rhythmisch-passive repetitive Behandlung übergehen (➤ Abb. 8.29). Bei funktionspathologischem Widerstand wird die im Abschnitt 8.5.1 beschriebene Ausgangsstellung und Spannungseinstellung aufgesucht und dann nachgelassen und wieder aufgenommen für 3–5 Wiederholungen, die zur Mobilisation führen.
Bedenke!
1. Die Hand-Unterarm-Einstellung darf während der Behandlung nicht verändert werden und die Druckrichtung zur gegenseitigen Hüfte gilt auch hier.
2. Das Loslassen der Spannung ist mindestens so wichtig wie die Spannungsaufnahme am Widerstand.

8.6.2 Rhythmische Muskelzugbehandlungen der 1. Rippe im Sitz

Indikation
• Federungsstörung der 1. Rippe mit schmerzhafter Verspannung der Skaleni
• nach TrP- oder Verspannungsrelaxation
• Mobilisation der Rippengelenke unter Reaktivierung der relaxierten Muskulatur.

Behandlungsablauf
➤ Abb. 8.33: Der Patient sitzt aufrecht. Der Behandler steht hinter ihm und stützt seinen Rumpf und Kopf mit dem Körper ab. Zur Mobilisation der rechten 1. Rippe legt der Behandler die maximal dorsalflektierte Handwurzel von dorsolateral in Höhe von C7 an die Halsbasis und stützt den angelehnten Kopf und Hals mit den weit gespreizten Fingern von der rechten Seite her. Die linke

Hand stabilisiert den Thorax seitlich an der linken Schulter.

Der Patient wird aufgefordert, gegen den dosierten Behandlerdruck von rechts gegen Kopf und Hals gleichgroßen Widerstand zu leisten. Der Behandler steigert diesen Druck ganz langsam bis zu mäßiger Kraft. Damit ist die HWS stabilisiert. Nach der Aufforderung, keine Bewegung zuzulassen, steigert und vermindert der Behandler rhythmisch 3–5 Mal den seitlichen Druck gegen Kopf und Hals nach links. Die Spannung der stabilisierenden Skaleni mobilisiert die 1. Rippe rhythmisch kranialwärts. Die linke Seite wird mit vertauschter Handfunktion mobilisiert.

Bedenke!

1. Der Behandler sollte dem Patienten den Ablauf vorher erklären und den Druck langsam aufbauen, damit keine schmerzhaften Kopfbewegungen beim ersten Seitneigedruck entstehen.
2. Wenn der Patient sich dem Druckrhythmus des Behandlers nicht anpassen kann, sollte er den Seitneigedruck gegen den gehaltenen Widerstand des Behandlers ausüben und so den Rhythmus selbst bestimmen.

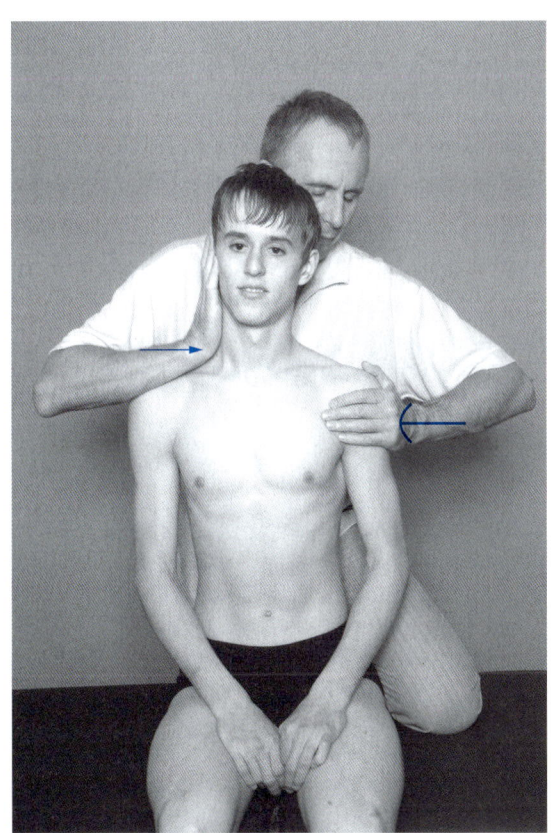

Abb. 8.33 Mobilisation der 1. Rippe durch rhythmischen seitlichen Druck des Behandlers an der Halsseite gegen den haltenden Widerstand des Patienten (Mobilisation durch direkten Muskelzug).

8.6.3 Mobilisation der 2.–5. Rippe in Seitlage nach postisometrischer Relaxation

Indikation

Funktionsstörungen der oberen Rippen. Sie resultieren meist aus:

- Statikstörungen der Halswirbelsäule
- Dynamikstörungen der Arm-Schultergürteldynamik
- Hochatmung
- Muskeldysbalance im Sinne des oberen gekreuzten Syndroms.

Behandlungsablauf

➤ Abb. 8.34: Bei rechtsseitiger Rippenfunktionsstörung liegt der Patient auf der linken Seite. Der rechte Arm liegt eleviert auf der Kopfseite, der Unterarm hängt oberhalb über den oberen Bankrand herab. Der Behandler steht vor ihm und legt seine rechte Hand in die Ellbeuge des gehobenen Armes und die linke auf die gestörte Rippe mit Palpation am Angulus costae. Er führt den rechten Arm so weit nach dorsal, dass an der Rippe gerade die beginnende Spannung fühlbar wird. Damit ist die Untersuchungsstellung erreicht (➤ Kap. 8.5.3). Die Untersuchung und Behandlung können direkt ineinander übergehen.

Der Patient drückt nun seinen rechten Ellbogen mit langsam zunehmendem Druck genau nach vorn in die Hand des Behandlers. Wenn die Ausbuckelungsspannung unter den tastenden Behandlerfingern am Angulus costae erkennbar wird, sind Richtung und Kraft richtig und bleiben nun für 5 Sek. unverändert. Danach atmet er tief ein und löst den Armdruck. Die Ausatmung folgt automatisch. Sobald der Entspannungsgewinn erkennbar wird, führt der Behandler den Arm weiter nach dorsal, immer bis an die beginnende Spannung am Angulus

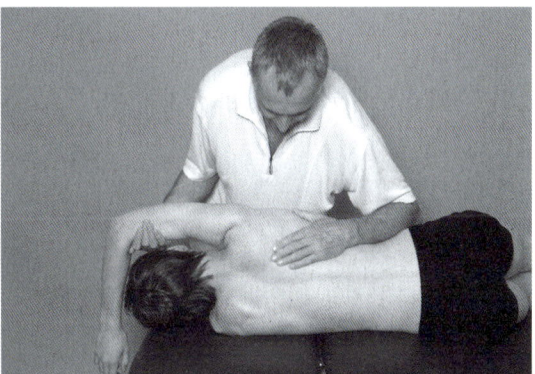

Abb. 8.34 Gezielte Mobilisation einer oberen Rippe rechts nach Vorbereitung durch PIR. Der Patient legt seinen Arm entspannt auf die Hand des Behandlers; dieser führt ihn nach dorsal.

8

costae. Mehrere Atemzüge folgen, solange in der Ausatmung noch ein Weiterführen möglich ist. Dann beginnt ein neuer Zyklus mit Armdruck des Patienten.

Drücken – Einatmen – Entspannen – Ausatmen – Weiterführen

Bedenke!
Wenn die Endespannung über der Rippe nicht erkannt wird, führt weitere Dorsalbewegung des Armes über den getragenen Ellbogen zum ausweichen in eine lumbale Lordose.

8.6.4 Drucktechnik an den unteren Rippen in Bauchlage

Indikation
Rippenfunktionsstörungen, die resultieren können aus:
- Atemfunktionsstörungen
- Zwerchfelldysfunktion durch viszerofasziale Spannungsbelastung, z. B.:
  - nach Pleuritis, Endokarditis, Hepatitis
  - bei Ptose im Bauchraum durch Schwäche des Muskelkorsetts
  - bei Narbenzug nach Operationen im Bauch- oder Brustraum.

Behandlungsablauf
➤ Abb. 8.35: Bei verminderter Atmungsbewegung der unteren Rippen legt sich der Patient zur Behandlung entspannt auf den Bauch. In dieser Stellung war die aktive Atmungsbewegung in den Interkostalräumen geprüft

worden (➤ Kap. 8.5.4). Der Behandler steht seitlich neben ihm.

Bei vorzeitigem Ende der Einatmungsbewegung einer Rippe (Einatmungsstörung, ➤ Kap. 8.5.4) steht der Behandler auf der Gegenseite der Störung von unten, legt beide Daumen weich gegen den unteren Rippenrand und drückt kranialwärts. Der Druck kann gegen die Atmung verstärkt werden.

Bei vorzeitigem Ende der Ausatmungsbewegung (Ausatmungsstörung) steht der Behandler auf der gleichen Seite oberhalb und legt beide Daumen weich gegen den oberen Rippenrand. Der Druck ist kaudalwärts gerichtet und kann gegen die Einatmung verstärkt werden (➤ Abb. 8.35).

8.6.5 Thoraxmobilisation in Seitlage über eine laterolaterale Achse

Indikation
Die Indikation ergibt sich aus folgender *Befundkonstellation:*
- in der Anamnese (Langzeit oder aktuell) berichtet der Patient über eine durchgemachte innere Erkrankung der Thoraxorgane oder der Organe des Oberbauchs oder es besteht medikamentöse Langzeitbelastung (Leber, Nieren)
- im globalen myofaszialen Spannungstest bei lateralem Translationsdruck am unteren Thorax findet sich eine höhere Anfangsspannung auf einer Seite (➤ Kap. 6.7)
- bei Betrachtung der Thoraxbewegung in Bauchlage (➤ Kap. 8.2.5) und Palpation der Atembewegung (➤ Kap. 8.2.6) findet sich auf dieser Seite die Hebungsstörung der mittleren Thoraxregion
- einseitige Spannungserhöhung im Zwerchfell dieser Seite (➤ Kap. 8.2.7)
- gleichseitige Spannungserhöhung an der oberen Thoraxapertur (➤ Kap. 6.7 und ➤ Kap. 8.2.8)
- mehrsegmentale Störung (über 3 Segmente) in der Rotationsuntersuchung mit segmentalem Bezug zu einem Thorax- oder Bauchorgan (➤ Kap. 8.3.3) und assoziierte Rippenfunktionsstörungen
- mehrsegmentale RAK in typischem Organmuster; zusammen mit den Befunden im Bewegungssystem also ein Verkettungssyndrom (➤ Kap. 8.1.4)
- *Bei erkannter Einatmungsstörung mit solch viszeraler Komponente* ist die nachfolgend beschriebene Technik als Einstiegsbehandlung besonders günstig, weil sie alle Störungskomponenten vorbereitend einschließt.

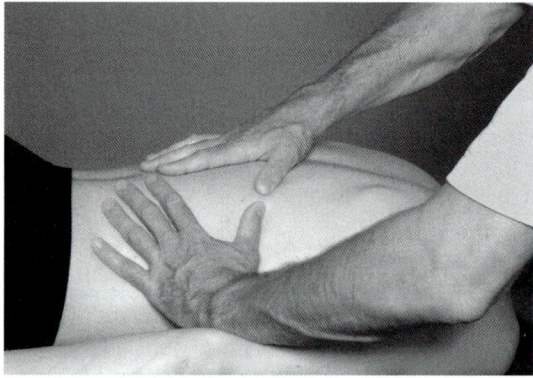

Abb. 8.35 Passiv mobilisierender Druck gegen eine untere Rippe nach kaudal. Der Behandler steht auf der gleichen Seite, beide Daumen liegen im kranialen Interkostalraum. (Für den Mobilisationsdruck nach kranial steht der Behandler auf der Gegenseite und die Daumen liegen im kaudalen Interkostalraum).

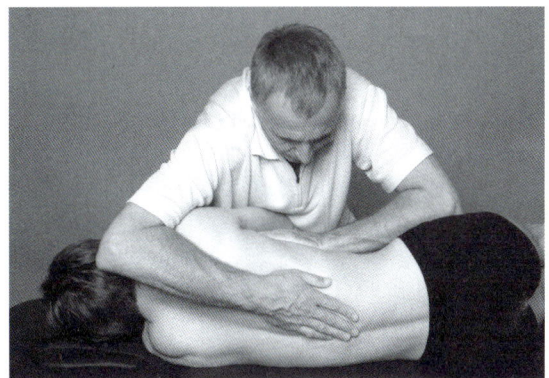

Abb. 8.36 Thoraxmobilisation in Seitlage bei Einatmungsstörung mit viszeraler Komponente. Kompressions- und Tangentialkräfte erzeugen am Zwerchfell die Behandlungsspannung.

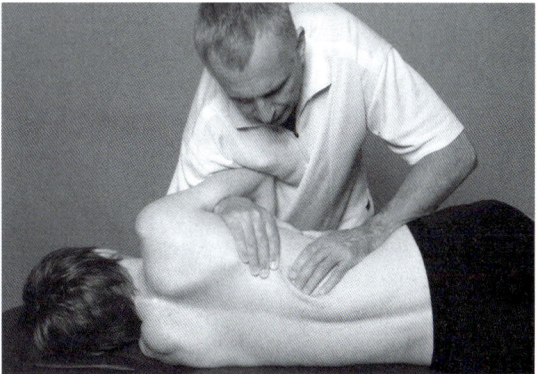

Abb. 8.37 Thoraxmobilisation in Seitlage bei Rippenfunktionsstörungen mit Zwerchfellverspannung. Die Verwringung des Thorax mit den Händen erzeugt am Zwerchfell die Behandlungsspannung.

Behandlungsablauf

➤ Abb. 8.36: Der Patient liegt auf der Seite, die gestörte Seite liegt oben. Der Behandler steht hinter ihm. Er legt die Handwurzel der kopfseitigen Hand dorsal – medial des Rippenwinkels – auf die Schlüsselrippe (➤ Kap. 8.5.4) und die Langfinger auf den unteren Thorax. Die fußseitige Hand liegt mit der ulnaren Handkante ventral gegenüber auf den Rippen. Beide Hände komprimieren den Thorax und bringen tangential verschiebend eine zusätzliche Spannungskomponente ein. Sie wird über mehrere vertiefte Atemzüge gehalten und dann langsam gelöst. Oder es erfolgt ein plötzliches Loslassen am Beginn einer erneuten Einatmung (Rückschnellen). Danach wird die Funktionsfähigkeit der „Schlüsselrippe" kontrolliert.

8.6.6 Thoraxmobilisation in Seitlage um eine kraniokaudale Achse

Indikation

Diese Technik eignet sich, wenn *Rippenfunktionsstörungen mit Zwerchfellverspannung* aus posturalen oder viszeralen Störungen vergesellschaftet sind. Zu den Zeichen aus Anamnese und Untersuchung, wie sie unter ➤ Kap. 8.6.5 beschrieben sind, kommen weitere Zeichen aus dem Bewegungssystem:

- Rotationssynkinesen der BWS im Gang bis Th4 aufwärts
- Abweichungen im seitlichen Lot bei langer Lordose der LWS und Störung der HWS-Statik (➤ Kap. 6.2.1)
- Zeichen der myofaszialen Dysbalance in den Spannungstests Traktion der Beine (lange Rückenstrecker, M. quadratus lumborum) und Traktion der Arme (Zwerchfell, M. psoas) (➤ Kap. 6.7)

- Zeichen der Zwerchfellverspannung und der Spannung am oberen Thorax sind beidseitig, durch die viszerale Beteiligung aber einseitig betont (➤ Kap. 6.7, ➤ Kap. 8.2.7, ➤ Kap. 8.2.8).

Behandlungsablauf

➤ Abb. 8.37: Die Ausgangspositionen von Patient und Behandler sind gleich wie bei der Technik unter ➤ Kap. 8.6.5. Die kopfseitige Behandlerhand wird von dorsolateral mit der Zeigefinger-Daumengabel über die 7. Rippe gelegt. Die Gabel der fußseitigen Hand legt sich von anterolateral über die 8. Rippe. Beide Hände komprimieren den Thorax, während sie sich gleichzeitig gegeneinander verwringen. Die entstandene Spannung wird über mehrere vertiefte Atemzüge gehalten und dann langsam nachgelassen. Möglich ist auch ein plötzliches Rückschnellen am Beginn einer weiteren Einatmungsphase. Danach wird der Zwerchfellbefund kontrolliert (➤ Kap. 8.2.7).

8.7 Untersuchungs- und Behandlungstechniken bei heftigem Thoraxschmerz

Bei heftigem Thoraxschmerz gilt die bereits mehrfach beschriebene Bedingung der sauberen manualmedizinischen Differenzialdiagnose zur pathomorphologischen Erkrankung ganz besonders. Wegen der möglichen akuten Lebensbedrohung, z. B. infolge eines Herzinfarktes oder einer Lungenembolie, wird erst nach Ausschluss einer solchen möglichen Verursachung manualtherapeutisch behandelt.

8

Das klinische Bild bei akutem Thoraxschmerz ist bunt. Es begegnen dabei Fehlhaltung mit Überhang und Verwringung an BWS/Thorax und thorakolumbalem Übergang und starre Haltung der gesamten Wirbelsäule. Kopf- oder LWS-Flexion leitet den Schmerz bis in die Kopfhaut und zum Sakrum (Faszia thorakolumbalis), vergleichbar den Befunden bei meningealer Reizung.

Stehen Rippenstörungen und Zwerchfellbeteiligung im Vordergrund der Störung, werden Fehlatmung – Hochatmung – oder Hemmung einer Thoraxseite bei der Ventilationsbewegung stärker zu beobachten sein.

Die manualmedizinische Untersuchung soll aufzeigen, ob der Schmerz von reflektorischen Verspannungen mit Gelenkfunktionsstörungen oder von aktiven Triggerpunkten unterhalten wird (➤ Kap. 8.7.1, ➤ Kap. 8.7.2, ➤ Kap. 8.7.3). *Welche der nachfolgend beschriebenen Behandlungstechniken angewendet wird, bestimmt das Spannungsmuster der gestörten Region.* Oft ruft allein geringer Druck auf die Rippen heftigen Schmerz aus. Techniken im Liegen werden dann nicht toleriert.

8.7.1 Palpation der Schmerzpunkte an der Wirbelsäule

Segmentale Nozireaktionen im medialen Anteil des M. erector spinae gelten als Ausdruck von *Facettenstörungen im jeweiligen Segment;* Mm. rotatores, Mm. interspinales und Mm. intertransversarii werden in segmentaler Anordnung von den Rami dorsales der Spinalnerven versorgt. Die Mm. rotatores regulieren die Feineinstellung der Wirbelbogengelenke. *Mehrsegmentale schmerzhafte Spannungserhöhungen* sind eher *Manifestationen einer dekompensierten Statikstörung;* Mm. multifidi sichern die Verspannung des Wirbelsäulenbandes zusammen mit den intertransversalen und spinotransversalen Muskeln des lateralen Anteils des M. erector spinae. *Über die Fascia thorakolumbalis* können segmentale und regionale myofasziale Störungen *kraniale und kaudale Verkettungsreaktionen* verursachen. Umgekehrt können auch Störungen der HWS und LWS sich über diesen Weg an der BWS auswirken. Die Segmente Th4 und Th7 sprechen für HWS, Th/L und Th7 für LWS.

Die höchste Informationsdichte über die o. g. Störungsformen ergibt die *Palpation seitlich an den Dornen und über den Facettengelenken.*

• In der entspannten Haltung, die bei den bestehenden Schmerzen des Patienten möglich ist, wird beidseits von lateral am jeweiligen Dorn weich auf die Dornwurzel zu palpiert, die Spannung verglichen und die Schmerzäußerung registriert. Jede Ausgangsstellung - Stand, Sitz, Seitlage, Bauchlage – ist möglich; es

wird die gewählt, die am wenigsten schmerzhaft erreicht werden kann.

Prüfung der Interspinalräume auf Druckempfindlichkeit

➤ Abb. 8.38: Besteht Schmerz in einem Segment ohne Bewegungseinschränkung wird der Interspinalraum geprüft. Der Patient sitzt dazu im Reitsitz am Bankende, die Arme vor dem Körper verschränkt. Der Behandler steht seitlich neben ihm, umschließt mit dem von vorn kommenden Arm die verschränkten Arme der Patientin und fasst die gegenseitige Schulter von oben und seitlich. Der Patient wird in maximale Beugung gebracht, die durch Druck von vorn gegen die Ellbogen gehalten wird. In dieser Stellung sind die Dornfortsätze aufgespreizt und die interspinalen Muskel- und Bandfasern sind gespannt. Der Daumen der von hinten kommenden tastenden Hand schiebt sich *von schräg unten zwischen die Dorne.*

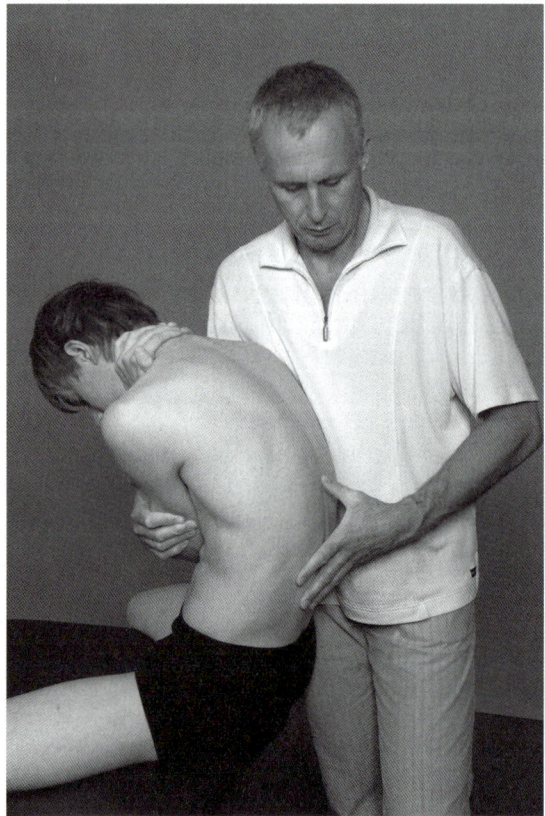

Abb. 8.38 Schmerzprüfung durch Palpation interspinal bei Vorspannung durch Anteflexion.

Bewertung

Normalerweise ist dosierter Druck des Daumens auf das angespannte interspinale Gewebe und gegen die Spitze des kranialen Dornfortsatzes schmerzlos.

Zeichen von Funktionsstörung:
• Schmerz deutet auf einen Reizzustand des Interspinalraumes im geprüften Segment und fordert zarte, präzise Untersuchung der Segmentbeweglichkeit des gestörten Segmentes und vor allem der Nachbarsegmente.

Bedenke!

Der tastende Finger darf nicht senkrecht aufgesetzt werden. Dann tastet er gegen das Periost des kaudalen Dornes, nicht gegen die interspinalen Weichteile.

8.7.2 Palpation der Schmerzmaximalpunkte am Angulus costae

➤ Abb. 8.39: Der Patient sitzt und legt zur Untersuchung der rechten Seite die rechte Hand auf seine linke

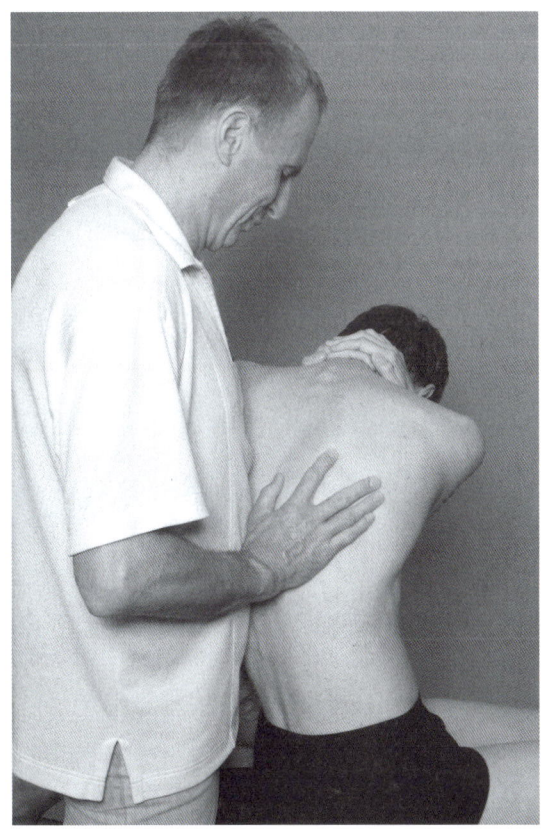

Abb. 8.39 Palpation der Schmerzmaximalpunkte am Angulus costae (Ansatz des M. iliocostalis).

Schulter. Der Behandler steht hinter ihm, fasst mit der linken Hand von vorn um ihn herum zur rechten Schulter und dreht den Patienten maximal nach links. Dabei zieht er die rechte Schulter nach vorn. Die frei liegenden Rippenwinkel können mit der freien rechten Hand aufgesucht und palpiert werden.

Bewertung

Bei zarter Palpation sind reflektorische Veränderungen als „Gewebsquellung" oder Muskelverspannung zu tasten. Stärkerer Druck provoziert Schmerz.

Schmerz und Verspannung am Angulus costae sind Hinweis auf:
• Verspannung des M. iliocostalis (Triggerpunkte)
• Rippenfunktionsstörung.

8.7.3 Schmerz aus aktiven myofaszialen Triggerpunkten

Funktionsstörungen der Brustwirbelsäule und des Thorax entwickeln sich in engen Wechselbeziehungen zu den Funktionen der Atmung und Haltung, zu den Nachbarabschnitten HWS und LWS und zum Schultergürtel. Triggerpunkte können nach jetzigem Erkenntnisstand Ausdruck einer segmentalen Funktionsstörung sein (z. B. in den Mm. multifidi) oder sich im Rahmen einer myofaszialen Kette entwickeln. Nach Travell u. Simons sind die häufigsten Schmerzübertragungsmuster am Thorax aus TrP folgendermaßen einzuteilen:

oberer thorakaler Rückenschmerz von Mm. scaleni, M. levator scapulae, M. trapezius, Mm. multifidi – Mm. rhomboidei, M. splenius cervicis, M. supraspinatus, M. biceps brachii, M. triceps brachii

mittlerer thorakaler Rückenschmerz von Mm. scaleni, M. teres major, M. teres minor, M. latissimus dorsi, M. serratus posterior superior – M. triceps brachii, M. deltoideus, M. subscapularis, M. supraspinatus

unterer thorakaler Rückenschmerz von M. iliocostalis thoracis, Mm. multifidi, M. serratus posterior inferior, M. rectus abdominis – M. latissimus dorsi

Schmerz der vorderen Brustwand von M. pectoralis major, M.pectoralis minor, Mm. scaleni, M. sternocleidomastoideus, M. sternalis, M. subclavius, M. iliocostalis cervicis, M. obliquus abdominis externus

Ein typisches Beispiel ist das Übertragungsmuster der Mm. scaleni (➤ Abb. 9.59).

Behandlung

Werden bestehende TrP als Ursache der akuten Schmerzerkrankung erkannt, ist ihre Behandlung die

Methode der Wahl. Die Manuelle Medizin kennt sehr verschiedene Herangehensweisen zur Löschung von TrP. Wir favorisieren eine *Kombination* von *Positionierung der betroffenen myofaszialen Kette* in der größtmöglichen Entspannung mit *Relaxation nach Aktivierung mit Minimalkraft*, bezeichnet als *„PIR in Annäherung"*. Latente Triggerpunkte bedürfen selten einer gezielten Behandlung. Sie lösen sich mit der Verbesserung der Beweglichkeit und der Aktivierung der Muskelketten im Rahmen des manualmedizinischen Behandlungsablaufs.

8.7.4 Relaxation und Mobilisation schmerzhaft gestörter Segmente mit Atmungstechnik im Sitz

Die *Grundspannung des Körpers* verändert sich in den Atemphasen: *Während der Einatmung steigt sie, bei der Ausatmung wird sie geringer. An der Wirbelsäule, am stärksten an der Brustwirbelsäule, können weitere atemabhängige Wechsel der Spannung palpiert werden.* Neben Segmenten, deren Spannung gleichsinnig zur Ganzkörperspannung wechselt (*„Ein-Aus-Segmente"*), begegnen solche, deren Spannung im Vergleich zur Spannung in den Atemphasen bei Ausatmung größer wird (*„Aus-Ein-Segmente"*). An der Wirbelsäule mit guter posturaler Stabilität sind „Ein-Aus-" und „Aus-Ein-Segmente" in wechselnden Sequenzen zu tasten. *Schmerzhaft unbewegliche Segmente zeigen häufiger das „Aus-Ein Verhalten"*, besonders bei mehrsegmentalen Störungen.

Indikation
Bei akuten heftigen Schmerzbildern ist die aktive und passive orientierende Untersuchung oft nicht möglich. Die segmentale Spannungsprüfung bei minimaler Seitneigeeinstellung durch Seitverschiebung ist dagegen auch in der Region des größten Schmerzes fast immer möglich. Bei der Verschiebung z. B. nach links fällt das Scheitelsegment in geringe Rechtsseitneige. Diese *Segmenteinstellung erleichtert dem Untersucher, das aktuelle charakteristische Spannungsverhalten des Segments zu erkennen.*

Palpation des segmentalen Spannungsverhaltens bei Atmung, Einstellung im Reitsitz

➤Abb. 8.40 und ➤Abb. 8.41: Der Patient sitzt im Reitsitz am Bankende, die Arme hängen entspannt. Er lehnt sich an den Behandler, der hinter ihm steht. Dieser stabilisiert den Patientenrumpf mit beiden Händen. Die linke Hand liegt seitlich an der linken Schulter, die rechte

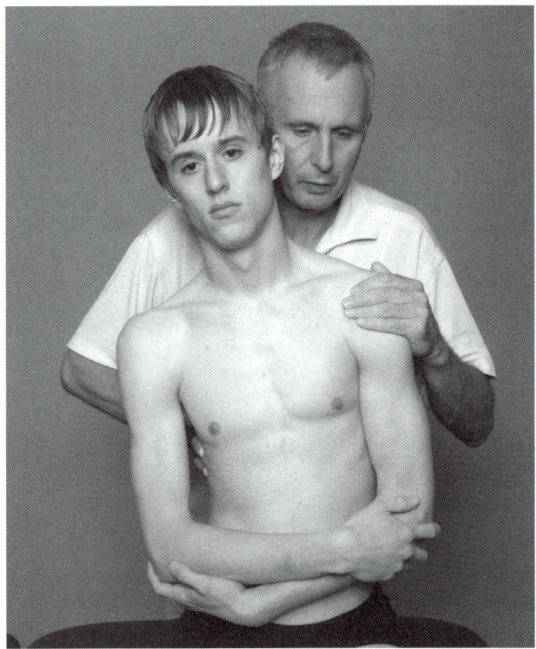

Abb. 8.40 Segmentale Einstellung der Seitneige und Palpation des segmentalen Spannungsverhaltens während der Atemphasen. 1. Ausgangsstellung

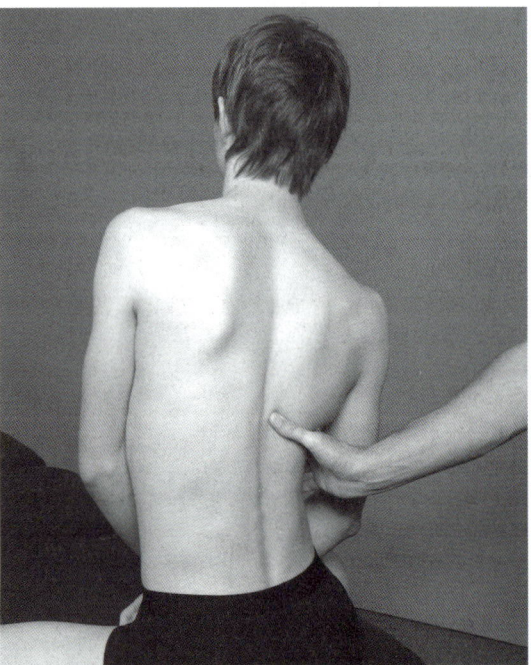

Abb. 8.41 Segmentale Einstellung der Seitneige und Palpation des segmentalen Atemverhaltens.
2. Detail zu ➤Abb. 8.40: Die Handeinstellung am Segment wird hier sichtbar, nachdem der Behandler vom Körperkontakt mit dem Patienten zurückgetreten ist. Der Daumen liegt am lateralen Rand des M. erector spinae in Höhe der Dornfortsatzspitze des oberen Partnerwirbels, d. h. in Höhe des kaudalen Partnerwirbelbogens medial des Angulus costae.

Hand stützt mit den Langfingern den Thorax in Höhe des Segmentes von der rechten Seite her und schiebt, am Körper abgestützt, etwas nach links. Der Daumen weist nach dorsal und gelangt dabei auf der Rippe weiter nach medial. Über dieser Hand sinkt die BWS weich in die Rechtsseitneigung (➤ Abb. 8.40). Dabei nähern sich der Dorn des oberen Partnerwirbels und der Daumen der haltenden rechten Hand an (➤ Abb. 8.41). Unterhalb des eingestellten Segmentes bleibt der Rumpf aufrecht. Aus dieser Einstellung wird der Patient aufgefordert, langsam und tief zu atmen.

Bewertung

Bei Funktionsstörung fehlt die anschmiegende Neigung, der Daumen wird zur Seite gedrückt, das Segment „sperrt sich".

MERKE
- Der Daumen palpiert neben dem Dorn, wie die Spannung im Segment mit der Ein- und Ausatmung wechselt.
- Daraus ergibt sich die Zuordnung zu „Ein-Aus-" oder „Aus-Ein-Segmenten" für die Behandlung.

Bedenke!
Die langen Finger der palpierenden Hand sollen dem Rippenverlauf abwärts folgen, um die Bewegung der darüberliegenden Rippen freizugeben.

Relaxationstechnik im Sitz für ein „Ein-Aus-Segment"

Behandlungsablauf

➤ Abb. 8.42 und ➤ Abb. 8.43: Die Einstellung zur Behandlung erfolgt wie zur Untersuchung der Seitneigespannung eines BWS-Segments und seines Atemverhaltens. Bei Seitneigeeinstellung eines „Ein-Aus-Segmentes" steigert sich die aufrichtende Spannung während der Einatmung und lässt bei der Ausatmung nach.

Der Patient wird aufgefordert, stirnwärts zu blicken und langsam, lange und tief einzuatmen (➤ Abb. 8.42). Danach senkt er den Blick bodenwärts und atmet ruhig und geräuschlos aus. Die Entspannung äußert sich in einem Absinken des Thorax über der haltenden Hand (➤ Abb. 8.43). Dieses Absinken darf nicht passiv unter-

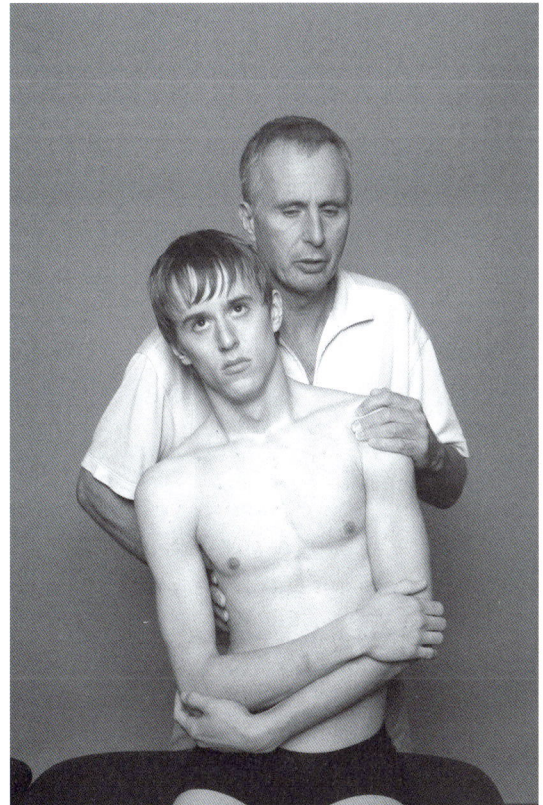

Abb. 8.42 Segmental gezielte Relaxation eines mittleren BWS-Segmentes mit E/A-Verhalten in Seitneigeeinstellung. Während der verlängerten Inspiration schaut der Patient nach oben (Anspannungsphase).

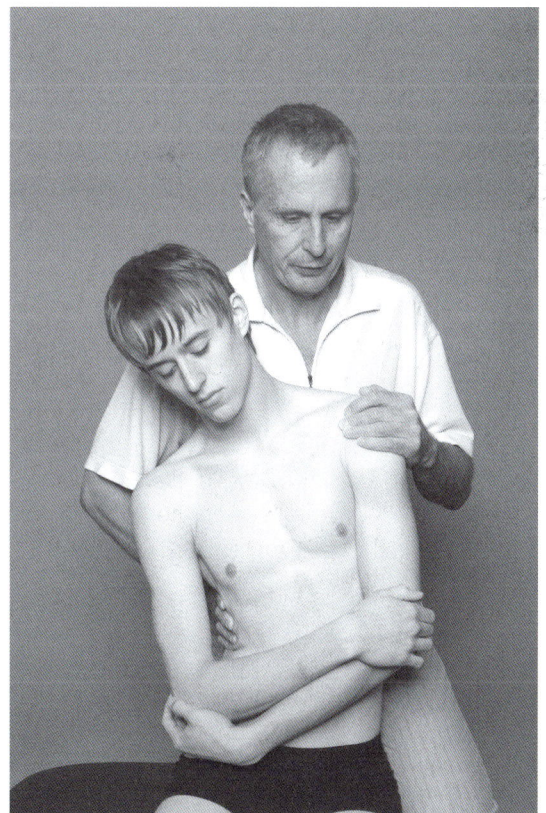

Abb. 8.43 Segmental gezielte Relaxation eines mittleren BWS-Segmentes mit E/A-Verhalten in Seitneigeeinstellung. Während der Exspiration schaut der Patient abwärts (Mobilisationsphase).

8

stützt werden, allein die Schwerkraft ist die mobilisierende Kraft. Der Behandler führt lediglich an der Schulter und verhindert ein Abweichen nach vorn oder hinten.

> Hochschauen – Einatmen / Hinunterschauen –Ausatmen – Sinken lassen

Bedenke!
1. Die Ausatmung darf nicht betont werden, weil die Gefahr besteht, dass gepresst geatmet wird. Die auftretende Allgemeinspannung neutralisiert dann die mobilisierende Wirkung der segmenteigenen Entspannung.
2. Druck am Dornfortsatz und passiver Seitneigedruck an der Schulter erzeugen Abwehrspannung und verhindern den Entspannungsvorgang.
3. Fehlerhafte Reihenfolge der Aufträge verkürzt die Wirkungszeit der Blickwendung. Der Patient muss zuerst den Blickwendungs- und dann den Atmungsauftrag erhalten.

Relaxationstechnik im Sitz für ein „Aus-Ein-Segment"

Behandlungsablauf
➤ Abb. 8.44: Ausgangsstellung von Patient und Behandler sowie die Einstellung des Segmentes entsprechen ebenfalls der Untersuchungsstellung. Der Patient atmet langsam ein und aus. Bei Seitneigeeinstellung eines sog. „Aus-Ein-Segmentes" steigert sich die aufrichtende Spannung am Segment auf der Höhe der Ausatmung und lässt bei ruhiger, nicht verlängerter Einatmung nach. Untersuchung und Behandlung können direkt ineinander übergehen.

Der Patient wird aufgefordert, langsam und lange auszuatmen. In der folgenden ruhigen und nicht verlängerten Einatmung sinkt der Thorax über die haltende Hand ab, unter der Entspannung wirkt die Schwerkraft mobilisierend. Die resultierende Bewegung wird vom Behandler geführt, aber nicht verstärkt. Blickwendungen werden nicht eingesetzt.

> Lange langsam ausatmen – Einatmen – Sinken lassen

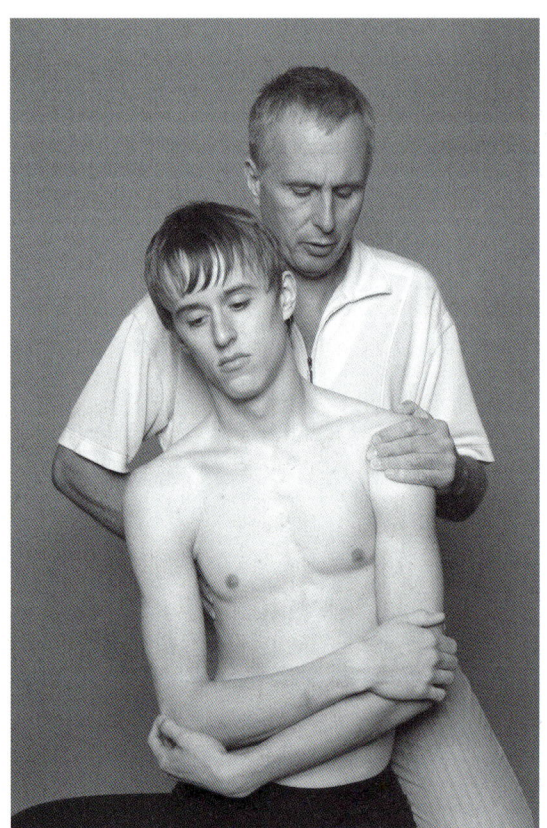

Abb. 8.44 Segmental gezielte Relaxation eines mittleren BWS-Segmentes mit A/E-Verhalten in Seitneigeeinstellung. Verlängerung der Exspirationsphase ohne Blickauftrag.

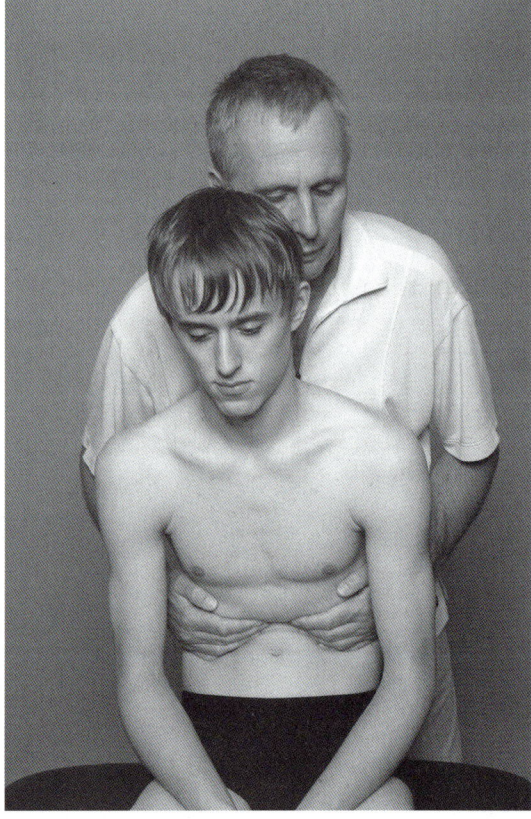

Abb. 8.45 Subkostale Entspannungstechnik für das Zwerchfell mit beidseitigem Kontakt.

Bedenke!
Ein Blickwendungsauftrag wirkt bei „Aus-Ein-Segmenten" störend.

8.7.5 Auf das Zwerchfell gerichtete Relaxationstechniken

Indikation

Im ➤ Kap. 8.2.7 wurden einfache Merkmale beschrieben, die für die Zuordnung von Zwerchfellstörungen zu mehr aus dem viszeralen oder mehr aus dem Bewegungssystem verursacht hilfreich sind. Die Indikation für die nachfolgenden Techniken ergibt sich nicht so sehr aus der viszeralen oder parietalen Charakteristik der Befunde als vielmehr aus der Ausdehnung der *Verspannung einseitig oder beidseitig*. Ist die Verspannung sehr heftig und länger überdauernd, ist die *Spannungsausbreitung auch im Epigastrium* tastbar. Weich aufgesetzte Fingerbeeren von Zeige- und Mittelfingern palpieren im Epigastrium nach dorsal diese Spannung. Zur Behandlung eines solchen Befundes können die aufgesetzten Finger am Ort bleiben und sinken mit jeder Ausatmungsbewegung langsam weiter in die Tiefe, folgen also dem sich entspannenden Gewebe. Besonders geeignet bei einem solchen Befund ist auch die in diesem Kapitel an dritter Stelle beschriebene Technik.

Subkostale Entspannungstechnik im Sitzen beidseitig – Thoraxmobilisation über eine dorsoventrale Achse

Behandlungsablauf

➤ Abb. 8.45: Der Patient sitzt mit hängenden Armen auf der Bank. Der Behandler steht hinter ihm, ein Knie auf der Liege abgestützt. Er greift unter den Armen um den Thorax des Patienten nach vorn, stützt so dessen Rumpf. Die Langfinger schieben sich vorn unter die Rippenbögen zu den Zwerchfellansätzen. Der Patient sinkt in einer verstärkten Ausatmungsphase über diese haltenden Hände in entspannte Kyphose.

Der Behandler verschiebt den Brustkorb nach rechts und links und verharrt in der Stellung mit der geringsten Spannung über mehrere Atemzüge. Er folgt dem Entspannungsgewinn mit dem Thorax in die freie Richtung (mehrdimensional).

> Lange langsam ausatmen – Sinken lassen – Ruhig weiteratmen

Subkostale Entspannungstechnik im Sitzen einseitig

Behandlungsablauf

➤ Abb. 8.46: Die Ausgangsstellung von Patient und Behandler gleicht der vorhergehenden. Zur Behandlung der rechten Seite greift er rechts um den Thorax zum vorderen unteren Rippenbogen. Mit dem linken Arm greift er über die linke Schulter und legt die Hand rechts unterstützend auf die andere Hand. Wieder sinkt die Patientin in einer verstärkten Ausatmungsphase über diese haltenden Hände in entspannte Kyphose.

Wie bei der beidseitigen Technik sucht der Behandler durch Thoraxverschiebung die Ausgangsstellung mit der geringsten Spannung. Dann folgt er dem Entspannungsgewinn, der bei weiterer ruhiger Atmung einsetzt.

> Lange langsam ausatmen – Sinken lassen – Ruhig weiteratmen

Entspannungstechnik bei Spannungsausbreitung ins Epigastrium (sog. Stressspannung)

Optimale Zwerchfellspannung ist beste Voraussetzung für die Wirksamkeit des komplexen manualmedizinischen Behandlungsprogramms. Vorausgesetzt der Patient kann liegen, gehört die hier beschriebene Technik zu den *Grund- und Einstiegstechniken manualtherapeutischer Behandlung*.

Behandlungsablauf

➤ Abb. 8.47: Der Patient liegt in Rückenlage, der Behandler sitzt seitlich in Höhe der unteren Rippen. Seine fußseitige Hand legt er quer unter den thorakodorsalen Übergang (dorsaler Zwerchfellansatz), die kopfseitige Hand flach über den epigastrischen Winkel.

Durch Kompression von ventral baut er Spannung zwischen beiden Händen auf, die das Zwerchfell einschließt. Die Spannung wird über mehrere ruhige Atemzüge gehalten. Unter den Händen wird die einsetzende Entspannung palpiert.
Bedenke!
Liegt die ventral aufgelegte Hand zu tief, komprimiert sie nicht den Thorax, sondern den Bauch. Dieser Reiz kann sogar eine Verstärkung der Zwerchfellspannung bewirken.

8

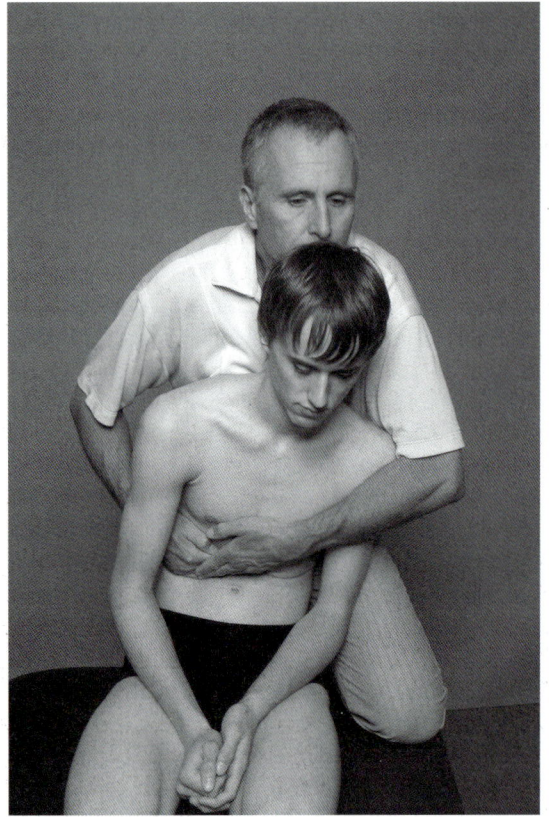

Abb. 8.46 Subkostale Entspannungstechnik für das Zwerchfell einer Seite.

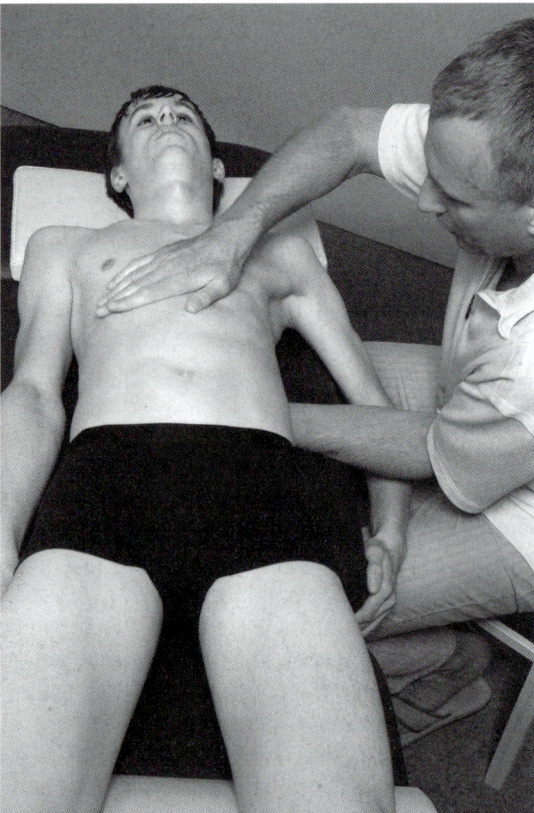

Abb. 8.47 Auf das Zwerchfell gerichtete Entspannungstechnik durch gehaltene Kompression des Thorax zwischen Sternumspitze und thorakolumbalem Übergang.

8.7.6 Relaxation schmerzhaft verspannter Thoraxregion unter Traktion und Atmung

Indikation

Heftiger Thoraxschmerz, der bei Traktion nachlässt.

Traktion im angelehnten Sitz

Behandlungsablauf

➤ Abb. 8.48 und ➤ Abb. 8.49: Der Behandler steht in kleinem Ausfallschritt hinter dem Patienten. Dieser sitzt entspannt an den Behandler angelehnt. Zur Behandlung der oberen und mittleren BWS kreuzt der Patient die Unterarme vor dem Thorax und legt die Hände auf die Schultern. Der Behandler greift mit seiner linken Hand den rechten und mit seiner rechten Hand den linken Patientenellbogen und legt seine Unterarme seitlich an den Thorax (➤ Abb. 8.48).

Zur Behandlung der unteren BWS legt der Patient seine Unterarme aufeinander und die Hände über die ge-

genseitigen Ellbogen. Der Behandler legt seine Arme an die seitliche Thoraxwand unterhalb der Schultern und die Hände von vorn auf die gleichseitigen Patientenellbogen (➤ Abb. 8.49). Die Sitzhöhe ist am günstigsten, wenn die Ellbogen des Patienten bei gestreckten Behandlerarmen gut umfasst werden können.

Durch Gewichtsverlagerung auf das hintere Bein bei unveränderter Oberkörperhaltung werden die Arme an den Körper herangezogen. Unter *Führung der Arme seitlich am Thorax* wird die BWS passiv gestreckt. Auf der Höhe der Traktion wird einige Sekunden abgewartet und die Zugkraft dann langsam nachgelassen.

Traktion in Retroflexion nach postisometrischer Relaxation

Behandlungsablauf

➤ Abb. 8.50 und ➤ Abb. 8.51: Der Patient sitzt auf dem Stuhl oder seitlich auf der Bank. Die Füße sind zur Stabilisierung überkreuzt. Der Behandler steht vor dem Patienten im Ausfallschritt. Der Fuß des vorgestellten Beins

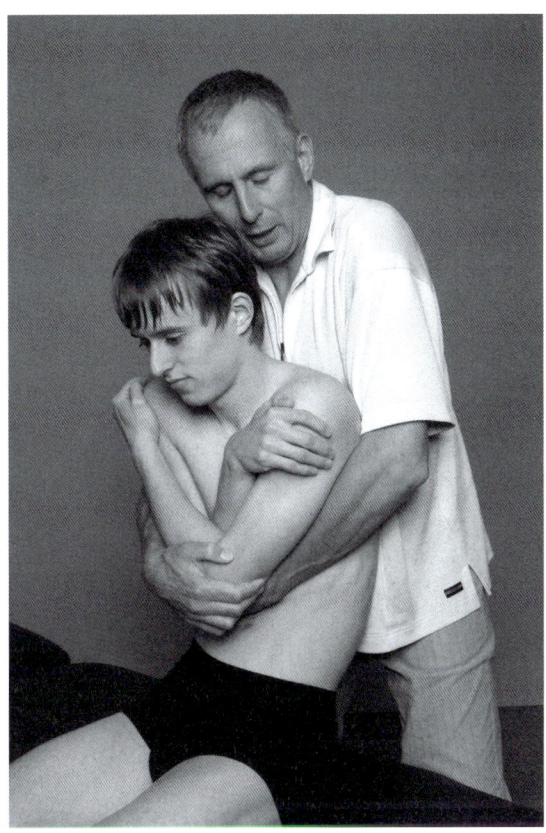

Abb. 8.48 Unspezifische Traktion der oberen BWS im Sitzen. Die Ellbogen werden an den Körper herangezogen, die Behandlerunterarme am Thorax erzeugen die Traktion.

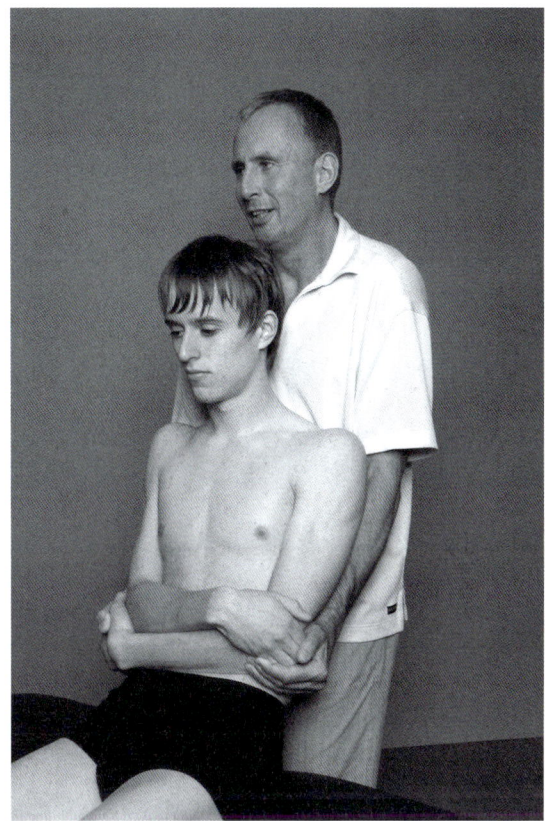

Abb. 8.49 Unspezifische Traktion der unteren BWS im Sitzen. Die Unterarme des Behandlers übertragen die Traktionsspannung auf den Thorax des Patienten.

stützt die gekreuzten Füße des Patienten (➤ Abb. 8.50). Der Behandler umfasst den Thorax und legt die Finger quer über den oberen Partnerwirbel (➤ Abb. 8.51).

Indem der Behandler sein Gewicht zurückverlagert, entsteht Traktionsspannung im gehaltenen Segment. Die Spannungszunahme während der Einatmung und das Nachgeben der Spannung während der Ausatmung werden zur Mobilisation genutzt.

Die mobilisierende Wirkung kann verstärkt werden, wenn der Patient die verlangsamte Einatmung gegen die Hände des Behandlers gezielt in das zu mobilisierende Segment führt und es dadurch ausbuckelt. Gelingt das nicht, wird er aufgefordert, die Ellbogen gegen den Behandler abwärts zu drücken, nach 5–7 Sek. Haltezeit einzuatmen und dann mit einer Ausatmung zu entspannen. Der Behandler führt den Entspannungsgewinn in eine verstärkte Traktion und damit auch in Extension. Das geschieht, indem er sich aufrichtet, d. h. die Extension des Patienten über dessen Schultergürtel auf den Thorax überträgt.

Drücken – Einatmen / Entspannen – Ausatmen / Traktion verstärken

Bedenke!
1. Die überkreuzten Füße sind wichtig für das Gelingen der Übung. Nur so kann das Becken stabilisiert werden. Das ist wichtig, damit der Aufrichtungsimpuls des Behandlers am Thorax in der Entspannungsphase nicht in Hüftbeugung weiterläuft.
2. Ist die aktive Ausbuckelung zu stark, läuft sie bis in die LWS. Die Segmentwirkung wird geringer.

8.7.7 Relaxation schmerzhaft verspannter Thoraxregion unter Kompression und Atmung

Indikation
Heftiger Thoraxschmerz, der bei Traktion zunimmt, aber bei Kompression nachlässt.

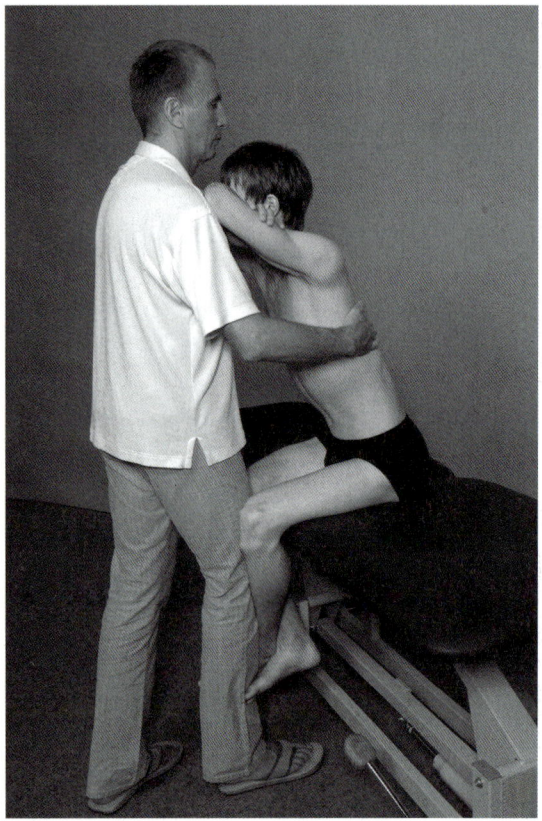

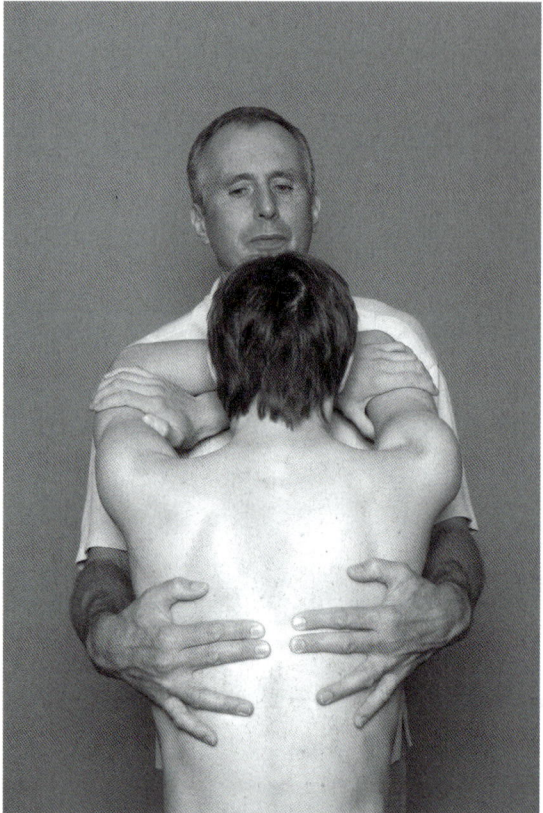

Abb. 8.50 Traktion der BWS im Sitzen mit Segmenteinstellung in Retroflexion nach PIR.
1. Ausgangsstellung mit Abstützen der Patientenbeine

Abb. 8.51 Traktion der BWS im Sitzen mit Segmenteinstellung in Retroflexion nach PIR.
2. Detail der Handhaltung zur Traktion am oberen Partnerwirbel (Rippenwinkel)

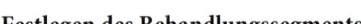

Festlegen des Behandlungssegments

➤ Abb. 8.52: Der Patient sitzt aufrecht, die Füße überkreuzt, die Unterarme vor dem Thorax aufeinander gelegt. Der Behandler steht hinter ihm etwas mehr rechts. Zeige- und Mittelfinger der linken Hand tasten auf zwei benachbarten Dornen.

Von den Unterarmen her (➤ Abb. 8.52) führt der Behandler *passiv* die Anfangsrotation des Patientenrumpfes Segment für Segment von kranial nach kaudal und vergleicht die Spannung. Das Segment mit der höchsten Anfangsspannung ist das Behandlungssegment.

Behandlungsablauf

1. Der Behandler stabilisiert mit seinem Thorax den Rumpf des Patienten (➤ Abb. 8.52).
2. Das Segment wird unter Palpationskontrolle (➤ Kap. 5.5) durch Minimalbewegung in Richtung der geringeren Rotationsspannung bis an den Punkt der geringsten Spannung geführt.

3. In dieser Position prüft der Behandler durch Wechsel von Zug und Druck, welche der Komponenten eine weitere Entspannung im Segment erreicht. Diese Komponente bleibt eingestellt, in unserem Fall die Kompression.
4. Das Atemverhalten des Segments – sinkt die Spannung in Ein- oder Ausatmung? – wird ertastet und die Atemphase mit der geringsten Spannung über 5–7 Sek. gehalten.
5. Abschließende passive Anfangsrotationsprüfung deckt das Ergebnis der Technik als Spannungssenkung auf.

Diese *Positionierungstechnik* kann bei fortgeschrittener Palpationsfähigkeit des Behandlers alle Bewegungsachsen und Ebenen einbeziehen, d. h. auch die Seitneige und laterale Translation, die Flexion/Extension und anterior-posterior Verschiebung (➤ Kap. 5.5). Ausgefeilt wurden diese Techniken der Manuellen Medizin als sog. functional technics. Sie sind besonders effektiv bei Funktionsstörungen mit viszerovertebraler Genese.

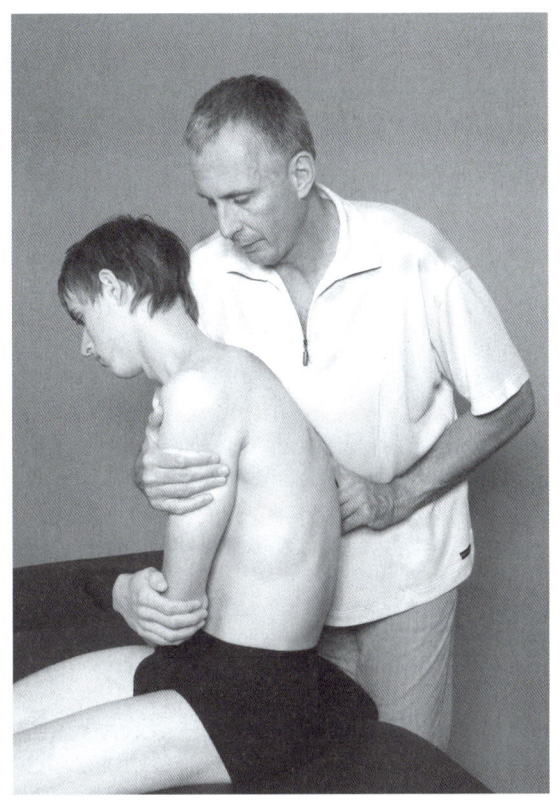

Abb. 8.52 Behandlung eines schmerzhaft gehemmten Bewegungssegments durch Positionierung am aktuellen Neutralpunkt; im Bild ein Segment in Rechtsrotation, Kompression mit Verlängerung der Ausatmung.

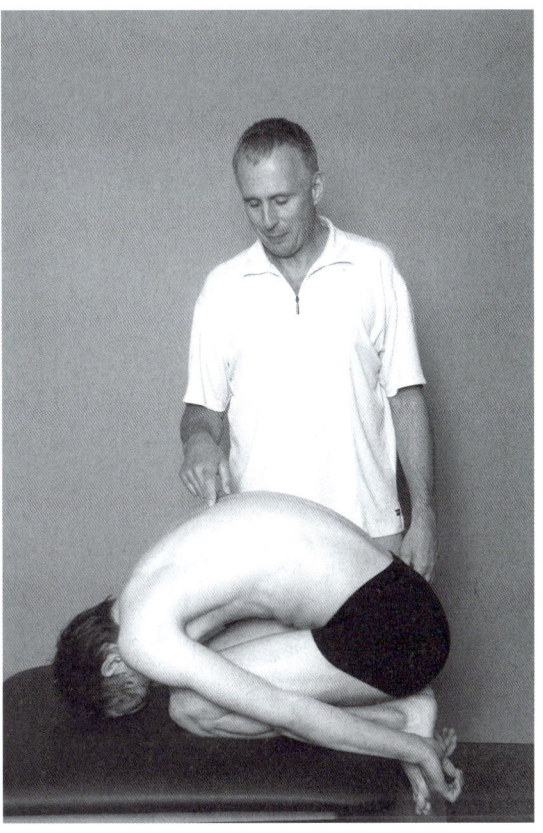

Abb. 8.53 Selbstübung der Anteflexion in der BWS. Während der Inspiration gibt der Behandler als Führungshilfe Kontakt am ehemals gestörten Segment, damit der Patient „dorthin gezielt einatmen" kann.

8.8 Behandlungstechniken bei rezidivierenden Funktionsstörungen

Funktionsstörungen rezidivieren sowohl bei bestehenden Strukturerkrankungen im Bewegungssystem als auch als viszerovertebrale Reaktionen bei bekannten Erkrankungen innerer Organe. Ihre Behandlung ist wichtiger Bestandteil zur Verbesserung der Lebensqualität dieser chronisch kranken Menschen.

Die häufigste Ursache rezidivierender Funktionsstörungen sind Fehlbelastungen des Bewegungssystems im Arbeits- und Lebensalltag. Sie entstehen auch bei bestem Trainingszustand des stabilisierenden Muskelsystems. Deshalb ist es so wichtig, den Patienten mit der Vermittlung von effizienten Selbstübungen Hilfe zur Selbsthilfe zu geben.

8.8.1 Selbstübung in Anteflexion in „Päckchenstellung"

Indikation
Rezidivierende Anteflexionsstörungen mit assoziierten Rippenfunktionsstörungen bei:
- Flachrücken
- Hochatmung
- interspinalem Bänderschmerz (Th4, Th7 als statisch am häufigsten fehlbelastete Segmente mit lokaler Hypermobilität).

Übungsablauf
➤ Abb. 8.53: Der Patient sitzt auf den Fersen, die Knöchelgegend unterlagert oder die Fußspitzen über den Bankrand hängend. Er senkt den Oberkörper nach vorn, bis der Kopf mit dem Scheitel die Unterlage erreicht, und legt die Arme innenrotiert entspannt neben dem Körper ab. In dieser Stellung sind die oberen Schulterblattfixatoren entspannt und die Hochatmung ist gehemmt. Nach Möglichkeit wird das „Päck-

chen" so gepackt, dass der Scheitelpunkt des Buckels von dem Segment gebildet wird, das mobilisiert werden soll. Diese Lage verstärkt die Dorsalatmung mit Anteflexion der BWS-Segmente. Der Patient lernt die Einatmung und damit die Flexionsspannung gezielt in das zur Funktionsstörung neigende Segment zu leiten. Ist das gelungen, kann die Übung zu Hause ausgeführt werden.

> Lagerung / Segment ausbuckeln / Atmung in das Segment leiten

8.8.2 Selbstübung der Retroflexion in Rückenlage oder im Sitzen

Indikation
Rezidivierende Retroflexionsstörungen bei:
- statischer Fehlbelastung des zervikothorakalen Übergangsbereichs
- kyphotischer Fehlhaltung der mittleren BWS.

Übungsablauf
➤ Abb. 8.54: Der Patient liegt entspannt in Rückenlage (zu Hause auf dem Teppich). Die Beine sind soweit aufgestellt, dass die LWS-Lordose ausgeglichen wird. Bei stärkerer BWS-Kyphose wird der Kopf unterlagert. Die Arme werden schräg seitlich ausgestreckt, die Handflächen zeigen nach oben (zur Decke), die Finger sind leicht gespreizt.

Zum Erlernen übt der Patient, indem er nacheinander und sich ergänzend die folgenden Aufträge jeweils für einige Sekunden ausführt:
1. Schulter- und Oberarmspannung nach dorsal, d. h. „auf den Boden drücken".
2. Unterarm- und Handspannung, d. h. „Finger spreizen, verlängern, Daumen auswärts drehen".
3. Kopfeinstellung mit Kinn anziehen, d. h. „abwärts schauen".
4. Wird diese Reihenfolge beherrscht, gibt der Behandler während einer Entspannung erstmals ein Atemkommando:
5. „Einatmen", dann
6. „langsam Ausatmen" und sofort wieder die Spannungskommandos 1–3. *Die Anspannungsphase fällt also nur in die Ausatmung!*

> Einatmen/Ausatmen – Anspannen : Schulter : Hand : Blick/ Entspannen – Einatmen

Bedenke!
Die streckende Wirkung entsteht durch die fühlbare Anspannung der unteren interskapularen Muskulatur. Genaue Segmenteinstellung ist nicht möglich. Die Armhaltung bestimmt lediglich die erreichbare Region. Sie entspricht etwa der Höhe, in der die Ellbogen liegen.

8.8.3 Selbstübung der Rotation der unteren BWS in Seitlage

Indikation
- Thorakolumbale Rotationsstörungen rezidivieren häufig beiMuskeldysbalancen der LWS-Becken-Statik. Die Selbstübung mit Rotationseinstellung in unteren BWS-Segmenten ist notwendig, solange die muskuläre Stabilisierung noch nicht ausreichend ist.

Übungsablauf
➤ Abb. 8.55: Der Patient liegt zur Übung der Rechtsdrehung auf der linken Seite. Das untere, linke Bein ist nur gering gebeugt, das obere, rechte Bein wird in der Hüfte etwa rechtwinklig gebeugt und auf einem Polster auf der Unterlage abgelegt, so dass es nicht in der Hüfte adduziert. Der Patient schiebt die Finger der linken Hand unter das Knie – zwischen Knie und Polster – und stützt die Handwurzel gegen die Vorderseite des Oberschenkels direkt oberhalb der Kniescheibe. Seinen rechten Arm legt er gebeugt auf der Körperseite ab.

Gegen den Widerstand des gestreckten linken Armes drückt der Patient den rechten Oberschenkel kräftig in die Beugung und hält den Druck für die Dauer der Übung unverändert fest, ohne dabei das Knie von der Unterlage zu heben. Er schaut nun zur Decke und leicht nach hinten (rechts); er atmet langsam ein und aus. Vor allem während der Ausatmung muss er bewusst an das Halten des Kniedruckes denken, weil es in dieser Phase schwierig ist.

> Lagerung – Hüftbeugespannung – Blick zur Decke – langsame Atmung – Hüftbeugespannung halten

Bedenke!
1. Die Anleitung zu dieser Selbstübung soll besonders sorgfältig erfolgen, da ungenügende Psoasspannung in der Ausatmung die Rotationseinstellung in die LWS hinunter führt.
2. Wenn die Hand nicht unter, sondern auf dem Knie liegt, wird Abduktion fazilitiert und die Tensorspannung kann Schmerz provozieren.

8.8.4 Selbstübung mit Muskelzugmobilisation der 1. Rippe

Rezidive von Funktionsstörungen der 1. Rippe sind besonders häufig. Weil sie bei fast allen länger anhaltenden Funktionsstörungen in die Kompensationsreaktionen einbezogen wird, gilt sie als *„die Schlüsselrippe"*. Die nachfolgend aufgelisteten Ursachen sind die wesentlichen und dennoch nur beispielhaft. Alle Rezidive von Funktionsstörungen, gleich welcher Lokalisation, zwingen zu erneutem Überdenken der Funktionsdiagnose mit Einordnung und Wertung der Befunde auf der Grundlage der Kenntnis zur Funktionspathologie des Bewegungssystems

Indikation

Rezidivierende Funktionsstörungen der 1. Rippe bei:

- myofaszialer Dysbalance der HWS-Statik und des orofazialen Systems
- myofaszialen Engesyndromen des oberen Thoraxeingangs (Mm. scaleni)
- myofaszialer Dysintegration der Schulterstatik und Schultergürteldynamik (M. subclavius)
- Hochatmung infolge Zwerchfellverspannung im Rahmen der sensomotorischen Dysintegration von Körperstatik und Dynamik (Verkettungen)
- Hochatmung infolge von Ventilationsstörungen bei Erkrankungen innerer Organe (Verkettungssyndrome).

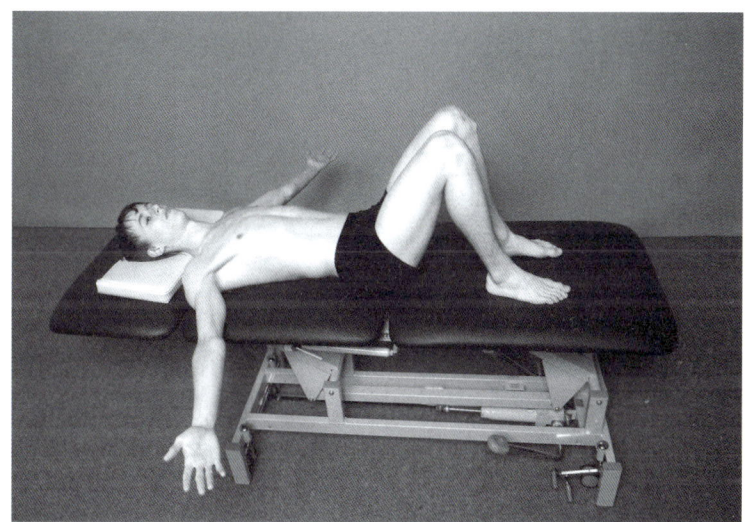

Abb. 8.54 Selbstübung für die Retroflexion der BWS in Rückenlage (Anspannen der interskapulären Muskelpelotte).

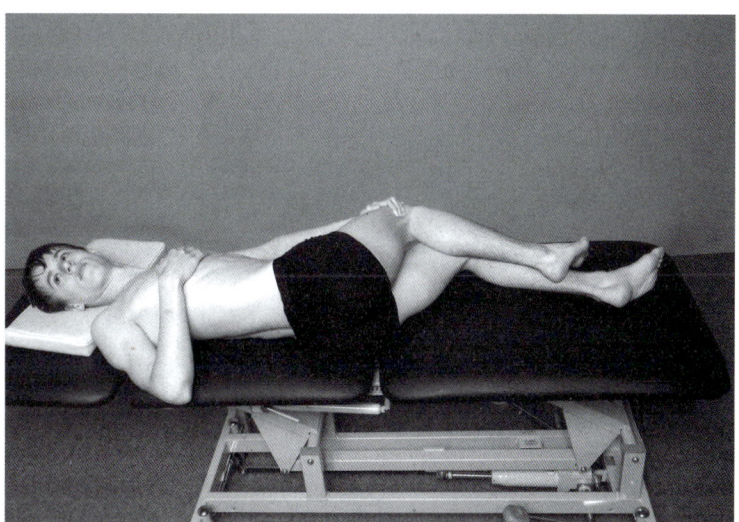

Abb. 8.55 Selbstübung der Rotation für die untersten Thorakalsegmente in Seitlage. Der Patient drückt das rechte Knie zur Unterlage auf das Kissen und gegen die eigene Hand in die Hüftbeugerichtung.

Übungsablauf

➤ Abb. 8.56: Der Patient sitzt aufrecht und angelehnt. Zur Behandlung der rechten 1. Rippe hebt er den gebeugten rechten Ellbogen zur Seite und stützt die rechte Hals- und Kopfseite mit der Handfläche und den weit gespreizten Fingern ab. Der Daumenballen liegt unter dem Mastoid.

Zuerst werden Kopf und Hals durch langsame gegensinnige Druckerhöhung des Armes (nach links) und des Kopfes (nach rechts) stabilisiert. Anschließend mindern und erhöhen Kopf und Arm diesen gegensinnigen Druck rhythmisch repetitiv etwa 3–5 Mal. Der Patient kann selbst entscheiden, ob er den Druck mehr vom Arm oder vom Kopf her auslöst. Er soll Bewegungen dabei vermeiden. Der rhythmische Spannungswechsel in den Mm. scaleni mobilisiert die Rippe. Die linke Seite wird gegensinnig behandelt.

> Kopf stabilisieren – rhythmisch gegen die Hand spannen

8.8.5 Selbstübung bei Funktionsstörungen der 2.–5. Rippe im Sitzen

Indikation

Rezidivierende Funktionsstörungen zervikothorakal, häufig bei:
- Schreibtischarbeitern mit und ohne Computer
- dekompensierter HWS-Lordose
- Hochatmung bei Dysstress
- Dysstress psychogener Genese.

Übungsablauf

➤ Abb. 8.57: Der Patient sitzt vorgebeugt mit leicht gespreizten Beinen. Bei rechtsseitiger Störung hängt der rechte Arm zwischen den Beinen, der linke neben dem linken Bein herab. Der Patient lässt die linke Schulter absinken und dreht den Kopf ein wenig nach rechts. Der Behandler legt einen Finger auf den Angulus costae der gestörten Rippe als Führungswiderstand in der Einübungsphase.

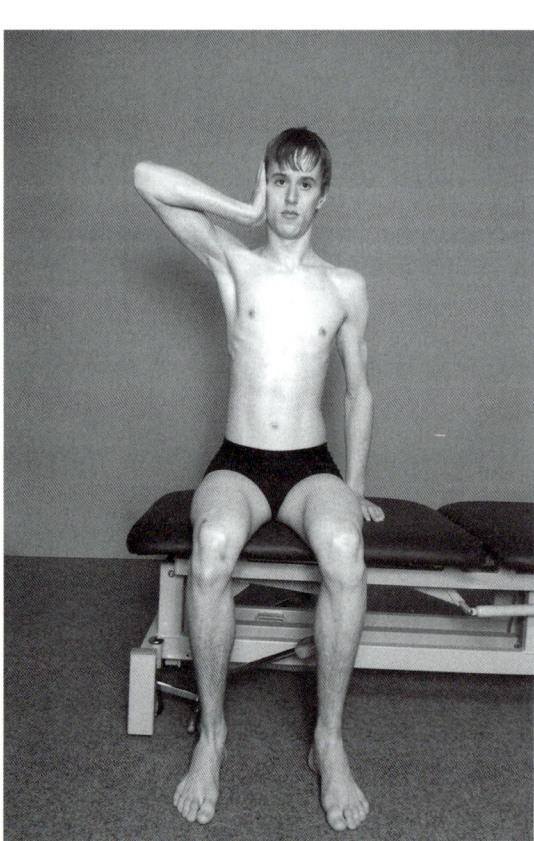

Abb. 8.56 Selbstübung für die 1. Rippe rechts. Der Patient hält mit der Hand gegen die Halsseite und drückt mit dem Kopf rhythmisch zur Seite dagegen.

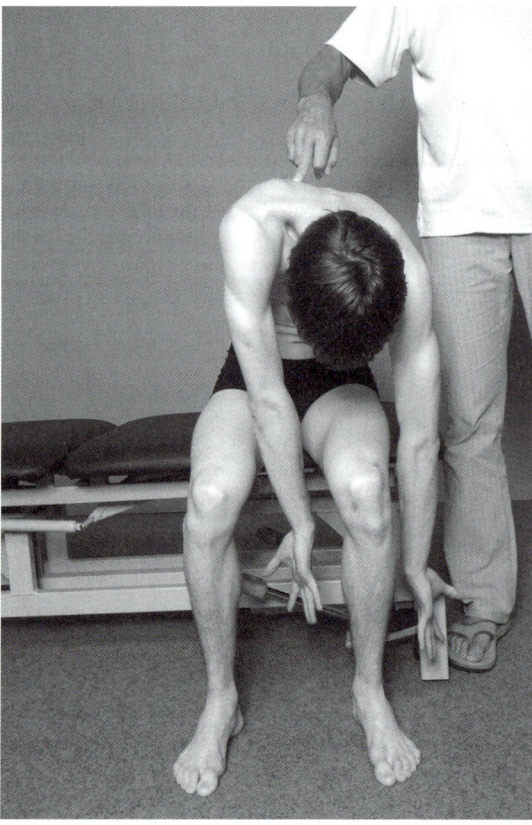

Abb. 8.57 Selbstübung für die oberen Rippen rechts im Sitzen. Gezielte Inspiration in den zur Störung neigenden Bereich, der durch Rotation, Seitneige und Flexion als höchster Punkt (im Bild gut erkennbar) eingestellt ist.

Der Patient buckelt den gestörten Bereich aus, indem er den rechten Arm einwärts dreht und dann gezielt in diesen Angulus costae hinein einatmet. Er verstärkt die Wirkung durch weitere Innenrotation des rechten Armes und „Verlängern" der gespreizten gestreckten Finger beider Arme. In der Ausatmungsphase sinkt die linke Schulter weiter abwärts.

Über den Schultergürtel übertragen diese Bewegungen die Spannung in die gestörte Region und wirken mobilisierend. Sobald der Patient die Spannungseinstellung verstanden hat, führt er die Übung zu Hause mit je fünf Atemzügen je Übung aus.

Spannung einstellen – Atmung in die Rippe leiten – Finger verlängern

Bedenke!
Der schmerzende Punkt soll für die Übung immer als höchster Punkt der Ausgangsstellung erkennbar sein (➤ Abb. 8.57), von dem aus nach der Anspannung die Schwerkraft in allen Richtungen relaxierend über die Zeit und verlängernd wirksam werden kann.

8

9 Untersuchung und Behandlung der Halswirbelsäule und der Kopfgelenke

9.1 Vorbemerkungen zur funktionellen Anatomie

ÜBERBLICK
- Sonderstellung der HWS innerhalb des Rumpfes
- Durchgangsregion zwischen Kopf und Thorax
- 3 Unterabschnitte: eigentliche HWS und ihre Übergänge zum Kopf und zum Thorax
- Besonderheiten des zervikokranialen Überganges
- Besonderheiten des zervikothorakalen Überganges
- Besonderheiten der zervikalen Region

Die Halswirbelsäule hat in vielerlei Hinsicht eine Sonderstellung. Schon äußerlich setzt sich ihr Abschnitt vom übrigen Rumpf deutlich ab. Die deskriptive Anatomie rechnet 7 Wirbel zur Halswirbelsäule. Funktionell anatomisch lassen sich innerhalb der HWS 3 Regionen unterscheiden, die in der Untersuchung und Behandlung ihre eigenen Regeln haben. Schon bei der orientierenden Untersuchung wird deshalb der zervikale Wirbelsäulenabschnitt in 3 Etagen untersucht: Bauplan und Funktionsverhalten der Segmente der *mittleren HWS* (C3–C6) entsprechen den für die Halswirbelsäule beschriebenen Bedingungen. Zum *zervikokranialen Übergang* gehören die als Kopfgelenke bezeichneten bandscheibenlosen ersten beiden Bewegungssegmente und das Übergangssegment C2/3 mit Baubesonderheiten gegenüber der mittleren HWS. Unterhalb von C6 geht die HWS im Merkmal Gelenkbau langsam in die typisch thorakale Form über; *zervikothorakaler Übergang*. Die Funktion der Kopfbewegungen läuft unterschiedlich weit in die obere BWS (Th2/3 oder sogar Th3/4).

9.1.1 Anatomische Besonderheiten der Halswirbelsäule

Die zervikalen *Spinalnervenwurzeln* tragen, im Gegensatz zu denen der übrigen Wirbelsäule, die Ordnungszahl des *darunter liegenden Wirbels*. Die Wurzel zwischen Okziput und Atlas heißt deshalb nicht Okzipitalwurzel, sondern C1. Die Wurzel zwischen C7 und dem 1. Thorakalwirbel erhält die Bezeichnung C8. Diese Wurzel versorgt ein gleichnamiges Segment mit Dermatom, Myotom und Enterotom, hat aber keinen gleichnamigen Wirbel. Damit bestehen auch 8 zervikale *Bewegungssegmente* (➤ Abb. 6.2 links). Um Missverständnisse zu vermeiden, werden zur Beschreibung der zervikalen Bewegungssegmente deshalb auch die beiden benachbarten Wirbel genannt. Das Bewegungssegment zwischen Kopf und Atlas erhält somit die Bezeichnung Okziput/C1, abgekürzt O/C1 oder C0/1, das unterhalb C7 heißt C7/Th1.

Eine weitere Besonderheit der Halswirbelsäule ist die Beziehung der mittleren und oberen HWS zur *A. vertebralis*. Diese tritt von kaudal in das Foramen processus transversarii von C6 ein und verläuft, durch diese Foramina geführt, aufwärts bis C2. Hier biegt sie in einer Schleife nach lateral zum Foramen transversarium des Atlas. Oberhalb davon zieht sie nach dorsomedial, hinten um die Massa lateralis des Atlas herum in das Foramen magnum des Hinterhauptes. Diese „Atlasschleife" scheint eine Längenreserve der Vertebralarterie zu sein, die bei ungestörter Atlasbeweglichkeit die Längsspannung der Arterie bei Kopfdrehung mindert.

Zwischen Kopf und Thorax verlaufen einige anatomische Strukturen ohne direkten Kontakt an der HWS. Der M. sternocleidomastoideus verläuft vom Thorax zum Kopf. Er zieht den Kopf nach vorn, wodurch die untere HWS anteflektiert wird. Am Mastoid setzt er hinter der queren Bewegungsachse der Kopfgelenke an und kann hier retroflektieren. Der X. Hirnnerv zieht durch die Halsweichteile zum Thorax und nur sein rekurrierender Ast kehrt zum Kehlkopf zurück. Trachea und Ösophagus liegen unmittelbar vor den Wirbelkörpern und sind dadurch in ihrem Verlauf vom Kopf zum Thorax vor bewegungsbedingten Zerrungen gut geschützt. Die Aufhängung des Kehlkopfes am Zungenbein und damit an Unterkiefer und Schädelbasis einerseits und andererseits seine Vertäuung zum Sternum vermitteln die Kehlkopfeinstellung bei Atmung und Artikulation und dabei die Verbindung der thorakalen Ventilationsfunktion mit dem orofazialen System. Im pathologischen Falle können diese Durchgangsfunktionen gestört werden und über reflektorische Wirkungen und Muskelfunktionsstörungen pathogenetische Verkettungen mit der HWS zeigen.

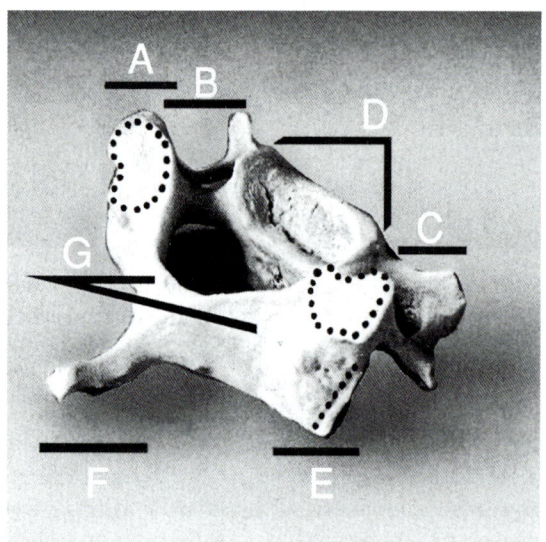

Abb. 9.1 Halswirbel schräg von hinten oben gesehen. A = linke obere Gelenkfläche (punktiert umrandet), B = linker Querfortsatz, C = rechter Querfortsatz mit Foramen der A. vertebralis, D = Wirbelkörper mit Aufsicht auf die querovale Deckplatte (auf der die Bandscheibe liegt) und auf deren seitlich hochgezogene Kanten, E = oberer und unterer Gelenkfortsatz liegen in einem Massiv unmittelbar übereinander, F = der Dornfortsatz, entspringt vom Bogen (G).

Aufgaben der Zervikalregion und der HWS

Die Aufgaben der Zervikalregion und der HWS sind:

- das *Tragen und Führen* des im Verhältnis zur grazilen Wirbelkonstruktion relativ schweren Schädels in allen Körperpositionen
- die *Gewährleistung einer sehr großen Beweglichkeit für den Kopf*
- die *Schutzfunktion für das Rückenmark* mit seinen vitalen Zentren und für die A. vertebralis.

Zudem finden sie eine Funktion als Durchgangsregion im geschützten Durchlaufen von inneren Organen, Nerven und Muskeln zwischen Kopf und Thorax.

Die besondere Vulnerabilität der HWS und ihrer Muskulatur ergibt sich aus der Tragefunktion der HWS für den schweren Schädel. HWS und deren Muskulatur sind langer Haltearbeit bei sitzenden Tätigkeiten aber auch positiven und negativen Beschleunigungen der modernen Verkehrstechnik in besonderem Maße ausgesetzt. Die Muskulatur der HWS bremst die passiven, häufig abrupten Bewegungen durch Eigenreflexe und sekundäre Willküraktivierungen ab und wird dabei oft überfordert. Bei traumatisierenden Kräften werden Muskulatur und inerte Weichteilgewebe über ihre Zerreißgrenze belastet. Jedes Schädeltrauma wird von zervikalen Gewebsschädigungen begleitet [10]. Deshalb sollte jedes Schädeltrauma mit klinischen Erscheinungen, vor allem wenn sich diese erst nach einem freien Intervall von Stunden oder wenigen Tagen einstellen,

und jedes Beschleunigungstrauma auch als HWS-Trauma untersucht werden – zumindest in Bezug auf Weichteil-Gewebsschädigungen.

Anatomisch-funktionelle Besonderheiten

Einige *morphologische Besonderheiten* der HWS haben unmittelbare Beziehung zur Funktion, zum pathogenetischen Potential und zu den Untersuchungs- und Behandlungsmethoden. Die queroval geformten *Bandscheiben* der Segmente C2/3 bis C6/7 sind durch kammartig hochgezogene Seitenkanten der Deckplatte des unteren Wirbelkörpers (➤ Abb. 9.1 D) lateral verschmälert und aufwärts gekrümmt. Hier haben die benachbarten Wirbelkanten engen Kontakt. Gleichzeitig ist die Vorderkante der Deckplatte des unteren Wirbels abgerundet, es entsteht gewissermaßen eine Gleitbahn, die translatorische Scherbewegungen nach ventral begünstigt, seitliche Bewegungen und Rotationen aber eher hemmt. Die Beugebewegung des Halses wird dadurch begünstigt.

Die *Gelenkflächen* (➤ Abb. 9.1 A, E) sind stark nach vorn gekippt, in der mittleren HWS stärker. Sie stehen um 55°–65° gegen die Deckplattenebene geneigt [16]. Die Gelenkspalte unterhalb des 3. Halswirbels stehen fast frontal. Im Segment C2/3 haben sie meistens einen dorsalen Öffnungswinkel von weniger als 180°. Möglicherweise hängt damit die besondere Funktion und Funktionspathologie dieses Segmentes zusammen.

> **MERKE**
> Die Gelenkflächenstellung (➤ Abb. 6.2)
> - begünstigt Ante- und Retroflexion. Sie führt dabei zu einer anteroposterioren Wirbelkörperverschiebung (Scherbewegung des Bandscheibenraumes)
> - behindert die Seitneige und die Rotation, die als gekoppelte Bewegungen gemeinsam auftreten [9]
> - ermöglicht passive seitliche Verschiebungen als gelenkspielähnliche Bewegungen.

Der *Querfortsatz* entspringt unterhalb des Foramen intervertebrale (➤ Abb. 6.2 links) mit zwei Spangen, zwischen denen die Öffnung (das Foramen processus transversarii) für den Durchtritt der A. vertebralis frei bleibt (➤ Abb. 9.1 B, C). Die Querfortsätze sind rinnenförmig gestaltet, in der Rinne läuft der durch das Foramen intervertebrale hindurch tretende Spinalnerv. Intervertebralforamen und Querfortsatz weisen schräg nach vorn außen. Die Querfortsätze bieten vielen Muskeln Ansatzmöglichkeiten (z. B. M. levator scapulae, Mm. scaleni, M. iliocostalis cervicis). Vielleicht sind deshalb die gut palpierbaren Strukturen um die Querfortsätze meistens sehr empfindlich und auf Druck schmerzhaft. Sie eignen sich darum nicht gut für den haltenden Kontakt bei der Untersuchung und Behandlung. Die haltende Hand soll auch bei lateralem Bewegungsdruck von schräg hinten an den Wirbel gelegt werden, denn Dorn- und Gelenkfortsätze (➤ Abb. 9.1 E, F) ermöglichen die fixierende Palpation gut. *Wirbelbogen* und Gelenkfortsatz der Halswirbelsäule gehen für die palpierenden Finger unmerklich ineinander über. Eine Hand kann den Bogen bequem von hinten über den Dorn hinweg von einem Gelenkfortsatz zum anderen umgreifen. Dadurch wird die segmentale Untersuchung der zervikalen Bewegungssegmente sehr präzise möglich.

Die *Dornfortsätze* der Halswirbelsäule vom Axis abwärts sind schräg nach abwärts gerichtet. Der Atlas trägt keinen Dorn, nur einen kleinen Höcker am hinteren Bogen, der in der Tiefe nicht tastbar ist. Die Dornfortsätze sind individuell gestaltet, meistens am Ende verdickt oder sogar gespalten. Sie dienen Muskeln direkt oder über das Lig. nuchae als Ansatz. Der Dorn des Axis ist der breiteste und als kranialster Dornfortsatz unterhalb des Hinterhauptes gut palpierbar. Er überdeckt den kleinen Dorn von C3 so weit, dass dieser oft nicht palpiert werden kann. In der unteren HWS werden die Dorne schmaler und länger. Sie gleichen sich allmählich der thorakalen Form an. Der am stärksten vorspringende Dorn dieser Region gehört meistens zu C7, manchmal aber zu Th1 (Vertebra prominens). Der Dorn C7 bleibt auch bei voller Rückbeuge tastbar, während sich der von C6 so an ihn anschmiegt, dass er während der Retroflexion in der Tiefe zu verschwinden scheint. Das ist für die Zählung der Brustwirbel von Bedeutung [11].

9.1.2 Funktionelle Anatomie der zervikokranialen Bewegungssegmente

Als *Kopfgelenke* werden die ersten beiden Bewegungssegmente der Wirbelsäule zusammengefasst. Mit den *tragenden Synovialgelenken* und den fehlenden Bandscheiben haben sie eine funktionelle Sonderstellung innerhalb der Halswirbelsäule [21]. Zwischen dem 2. und 3. Halswirbel liegt das kranialste Bewegungssegment mit einer Bandscheibe. Dieses Bewegungssegment C2/3 hat die geringste Beweglichkeit für die Ante- und Retroflexion in der Halswirbelsäule. Möglicherweise wirkt es als Puffer zwischen der eigentlichen Halswirbelsäule und den stark beweglichen Kopfgelenken. Als Übergangssegment kann es sowohl zu den Kopfgelenken als auch zur mittleren HWS gerechnet werden. Die Aufklärung seiner Funktionsstörungen bereitet oft erhebliche Schwierigkeiten. Ist die Funktion von C2/3 eingeschränkt, kann dies die Bewegungstests nahezu aller

Etagen der HWS, einschließlich des zervikothorakalen Überganges, störend beeinflussen. So wird verständlich, weshalb Blockierungen dieses Segmentes so häufig am akuten steifen Hals beteiligt sind [20]. Vielleicht hängt mit dieser Besonderheit die sehr individuelle, von der übrigen HWS meistens abweichende Gelenkspaltstellung zusammen.

Für die palpatorische Orientierung an den Kopfgelenken eignen sich der markante, meistens mittelständige Axisdorn und die Querfortsatzspitzen des Atlas zwischen Mastoid und Unterkiefer. Manchmal sind die C1-Querfortsätze auch von dorsal unterhalb von Okziput bzw. Mastoid tastbar. Die Bewegungen verteilen sich unterschiedlich auf die beiden Segmente. Während sie an der Vor- und Rückbeuge etwa gleichmäßig beteiligt sind, übernimmt bei der Rotations-Seitneige-Synkinese C1/2 die Rotation und C0/1 die Seitneige. Daraus resultiert bei passiver Kopfseitneige die tastbare Bewegung des C2-Dornes zur konvexen Seite.

Der 1. Wirbel – der Atlas – ist ein Ring ohne Wirbelkörper (➤ Abb. 9.2). Seine wichtigsten Bestandteile sind die beiden seitlichen Knochenmassive, die Massae laterales, die vorn durch den kurzen und flachen vorderen Bogen und hinten über den um den Spinalkanal herumlaufenden, schlanken runden dorsalen Bogen miteinander verbunden werden. Von der Massa lateralis geht seitlich die vordere Spange des Querfortsatzes ab; die hintere Spange entspringt vom dorsalen Bogen und verläuft in der Verlängerung des Bogens nach vorn seitlich zur Querfortsatzspitze, der einzigen gut tastbaren Struktur des Atlas.

Die Massae laterales tragen oben und unten Gelenkflächen. Die oberen Gelenkflächen für die *Atlas-Kondylen-Gelenke* steigen nach seitlich, vorn und hinten halbschalenförmig an. Beide zusammen ließen sich zu einer quer liegenden, ovalen Schale ergänzen. Die schaukelstuhlähnlichen Kondylen des Okziput passen sich in diese variable Hohlform ein [17]. Die Gelenke beider Seiten wirken wie ein Gelenk, weshalb bei Bewegungsstörungen kein Bezug auf eine Seite möglich ist. Die Gelenkform erlaubt Bewegungen in der Sagittal- und Frontalebene. Rotationsbewegungen sind vom Gelenkbau benachteiligt und werden durch Bänder soweit eingeschränkt, dass nur am Ende der Kopfdrehung eine federnde Rotationsbewegung bis 5° möglich ist [2, 9].

Bei Vorbeuge gleiten die okzipitalen Kondylen in den Schalen der Atlasgelenkflächen nach dorsal, bei Rückbeuge nach ventral. Bei Seitneigung im Atlanto-Okzipital-Gelenk liegt die sagittale Bewegungsachse deutlich oberhalb der Kondylen, sie verläuft etwa durch die Nase. Die Kondylen bewegen sich deshalb gegenüber dem Atlas zur Neigungsgegenseite [6, 8, 9], wie die Schädelbasis

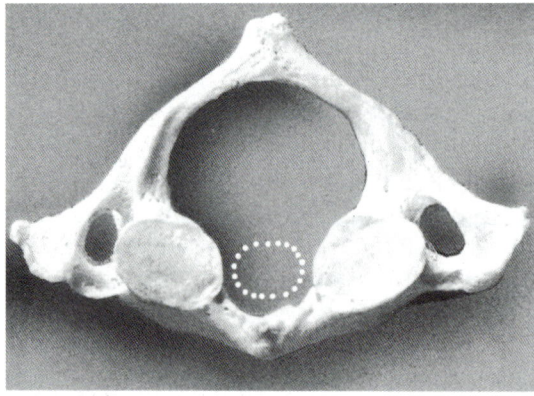

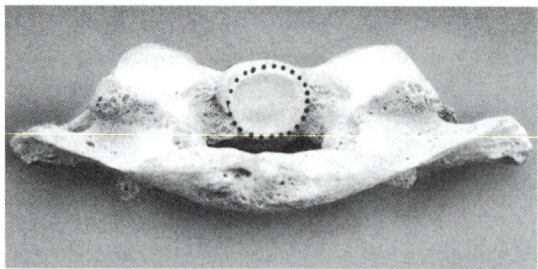

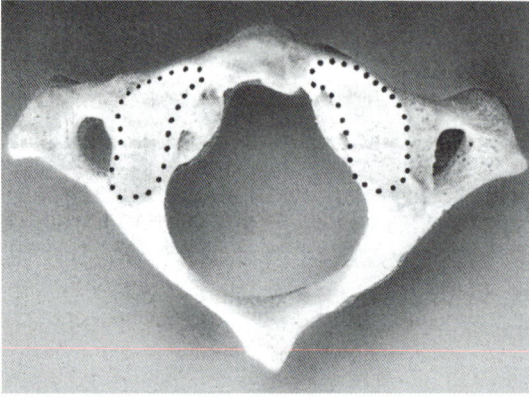

Abb. 9.2 Atlas in drei Ansichten. oben = Unterseite des Wirbels (punktiert: Lage des Dens axis), Mitte = Blick von hinten (punktiert: Gelenkfläche für den Dens axis), unten = Oberseite mit den Gelenkflächen für die Hinterhauptkondylen (punktiert).

und das Kinn. Diese Bewegungen des Segmentes sind in allen Kopfstellungen möglich. Sie werden nicht durch Kopfdrehung gesperrt.

Das *Bewegungssegment C1/2* umfasst vier atlantoaxiale Gelenke: zwei Gelenke tragen den Atlas und zwei Gelenke führen ihn bei der Rotation um den Dens. An der Rückseite des vorderen Atlasbogens liegt eine Gelenkfläche für den Kontakt mit der Vorderseite des Dens axis. An der Rückseite des Axiszahnes liegt eine Gelenkfläche für die Gelenkverbindung mit dem Atlasquerband (> Abb. 9.3).

Die tragenden oberen Gelenkflächen der Axis liegen auf den seitlichen Gelenkfortsätzen wie Schultern neben

dem Wirbelkörper und oberhalb der Querfortsätze. Von vorn betrachtet, fallen die Gelenkspalte zwischen C1 und C2 von innen nach außen ab. Die darüberliegende Massa lateralis des Atlas hat in dieser Ansicht die Form eines Prismas. Sie schiebt sich auf beiden Seiten wie ein Keil zwischen die Hinterhauptkondylen und die Axisschultern.

Die *Kopfrotation* ist die wichtigste Funktion des Bewegungssegmentes C1/2. Die ersten 20° Rotation auf beiden Seiten laufen nur in diesem Segment ab. *Ante- und Retroflexion* sind zwischen Atlas und Axis gut möglich [12]: Bei der Anteflexion gleitet der vordere Atlasbogen am Dens axis abwärts. Sein unterer Rand drückt sich gegen den Dens, der obere löst sich. Ein straffes Atlasquerband verhindert stärkeres, röntgenologisch meßbares Abwinkeln. In Retroflexion gleitet der vordere Atlasbogen am Dens aufwärts zur Spitze hin. Wenn die Kopfanteflexion aus aufrechter Körperposition durchgeführt wird, dann hängt der Kopf mit dem Atlas auf dem Atlasquerband, das sein volles Gewicht tragen und auf den Dens axis übertragen muss.

Seitneigebewegungen zwischen Atlas und Axis wurden bisher nicht röntgenologisch belegt.

Die Lastübertragung des Kopfes erfolgt über die breit seitlich neben dem Foramen magnum liegenden Kondylen auf die Massae laterales des Atlas und von diesen auf die seitlichen Gelenke der Axis. Erst hier wird dann der Druck nach median auf den Wirbelkörper und die Bandscheibe C2/3 weitergegeben. Die seitlich liegenden Gelenke kombinieren so die Lastübertragung mit großer Beweglichkeit.

Die Stabilität dieser Gelenkkonstruktion wird durch *spezielle Bandverbindungen* gewährleistet. Der vordere und hintere Atlasbogen werden durch flächige Bindegewebszüge, Membranae atlanto-occipitales anterior et posterior, mit dem Okziput verbunden. Nach kaudal schließt sich an den vorderen Atlasbogen das vordere Längsband an und sichert das Segment C1/2. Die Densspitze ist durch ein kurzes Band gewissermaßen am Vorderrand des Foramen magnum aufgehängt und im gegebenen Abstand gehalten. Es überspringt beide Kopfgelenksegmente. Dorsal vom Dens axis liegt das Lig. cruciforme, dessen kräftige quere Fasern als Lig. transversum atlantis, von einer Massa lateralis atlantis zur anderen verlaufend, den Dens axis in festem Kontakt mit dem vorderen Atlasbogen halten und bei Kopfvorbeuge das Kopfgewicht tragen. Die schwächeren longitudinalen Fasern des Bandes verlaufen aufwärts zum Unterrand des Klivus und abwärts zur Rückseite des Wirbelkörpers C2. Sie halten das Querband in seiner Position im Gelenkkontakt zum Dens axis. Besondere Bedeutung wird den Ligg. alaria für die Begrenzung der Rotation C1/2 beigemessen. Sie steigen von den Seiten der Densspitze zu den Seitenrändern des Foramen magnum auf. Die Membrana tectoria deckt diese Bänder zum Spinalkanal hin ab. Die Strukturschädigung der Bänder bedeutet verminderte Stabilität der Kopfgelenke [2] für eine oder mehrere Bewegungsrichtungen. Sie kann bei C1/2 (eine typische Lokalisation der Rheumatoidarthritis an der Wirbelsäule) bis zur Luxation einer Massa lateralis nach vorn (Querband) mit akutem Schiefhals und Wirbelkanaleinengung führen.

Die tiefen Muskeln der Wirbelsäule sind im Kopfgelenkbereich als gut definierte Einzelmuskeln ausgebildet. Sie gewährleisten die Feinbewegungen dieser Segmente. Sie sind stark mit Rezeptoren ausgestattet und an der normalen propriozeptiven Information über die Kopfstellung zum Rumpf, an der Steuerung der Statik und – im Falle der häufigen pathologischen Spannungsvermehrung – an der Funktionspathologie der Kopfgelenke beteiligt. Bei liegendem Patienten sind die tiefen suboktzipitalen Muskeln in *Kopfanteflexion* über dem darunterliegenden Atlasbogen palpatorisch erreichbar.

9.1.3 Funktionelle Anatomie der zervikothorakalen Übergangssegmente

Wenn man die Halswirbelsäule funktionell als den Abschnitt definiert, der die Kopfhaltung und die Kopfbewegungen durchführt, muss man die oberen Thorakalsegmente einbeziehen. Die Anhaftung der Rippen definiert jeden Brustwirbel eindeutig. Die übrigen anatomischen Merkmale zeigen allmähliche Übergänge. Die Gelenkfacetten stellen sich unterhalb von C6 steiler. Der Querfortsatz von C7 steht bereits seitlich und nicht mehr schräg nach vorn gerichtet, er ist kräftiger. Der Dornfortsatz ist bei C7 der thorakalen Form angenähert, deutlich verlängert und am Ende ungeteilt; die folgenden oberen Brustwirbeldorne stehen stärker nach dorsal und weniger nach abwärts gerichtet als die tieferen Brustwirbel.

Diesen Formbesonderheiten entspricht eine allmähliche Bremsung der Kopfbewegungen innerhalb des zervikothorakalen Überganges, dessen anatomische Grenzen sich deshalb nur willkürlich ansetzen lassen. Ungestörte aktive Bewegungen des Kopfes setzen sich je nach Beweglichkeit des Untersuchten bis Th2/3 oder sogar Th3/4 fort. Hier liegt klinisch die kaudale Grenze des zervikothorakalen Übergangbereiches. Das gilt für die Rotation und die Anteflexion; für die Retroflexion manchmal noch weiter hinunter.

Anatomisch, funktionell und klinisch ist die erste Rippe in den zervikothorakalen Übergang fest einge-

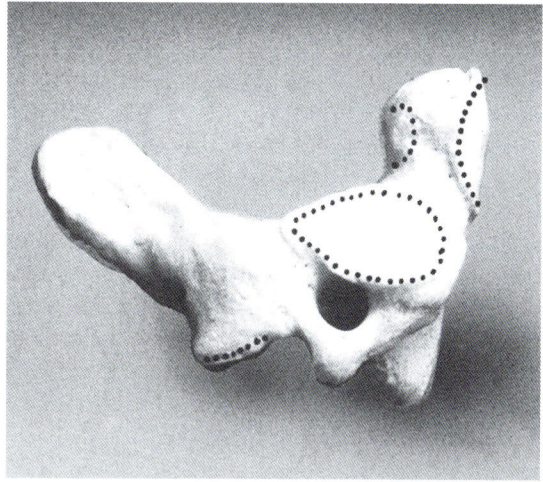

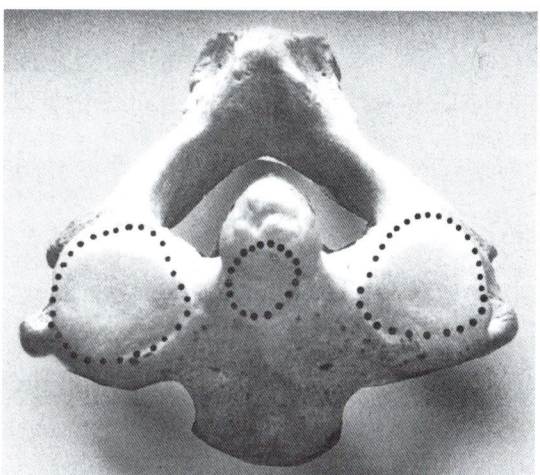

Abb. 9.3 Axis in zwei Ansichten. oben = von der Seite, unten = von vorn gesehen. Die 6 Gelenkflächen des Wirbels sind, soweit sichtbar, an ihren Rändern punktiert.

bunden. Sie verläuft in einem engen Bogen von der Oberkante des 1. Thorakalwirbels nach vorn zum Manubrium sterni. Der dorsale Teil des Rippenbogens wird vom Oberrand des M. trapezius überlagert. Seitlich liegt die Rippe der Palpation gut zugänglich im seitlichen Halsdreieck. Der vordere Teil, einschließlich der kostosternalen Verbindung, wird vom Schlüsselbein überlagert. Die 1. und 2. Rippe bieten den Mm. scaleni bogenförmig auf beiden Seiten um die HWS herum Ansätze für die Stabilisierung und Bewegung der HWS. Eine schräge Seitneigebewegung bei verriegelter HWS ist deshalb ein ziemlich zuverlässiger Test für die Funktionsstörungen der 1. Rippe.

Die am häufigsten gestörte Bewegungsrichtung der zervikothorakalen Region ist die Retroflexion. Ausgeprägte Retroflexionseinschränkungen sind oft mit einer kyphosierten Neutralhaltung im zervikothorakalen Übergang verbunden. Funktionspathologisches Verhalten des zervikothorakalen Überganges – unter Einschluss von Funktionsstörungen der 1. und 2. Rippe – ist einerseits mit Funktionsstörungen des zervikokranialen Überganges, vielleicht über die Mm. scaleni, und andererseits mit solchen von Handwurzel und Ellbogen verkettet. Über der 1. Rippe dorsal liegt bei ihrer Funktionsstörung oft ein ausgeprägter Triggerpunkt im M. trapezius, der seinen Schmerz zum Hinterkopf überträgt. Der von der 1. Rippe ausgehende Schmerz liegt in der Schulter oder vorn unter dem Sternoklavikulargelenk und medial davon, ähnelt also dem des M. subclavius.

9.1.4 Beweglichkeitsprüfung

Als Übersichtsuntersuchung wird die *pauschale aktive Gesamtbewegung* in allen Richtungen beobachtet. Beachtet werden Bewegungsablauf, Bewegungsausmaß und Symmetrie. Die Retroflexion und Rotation zeigen am häufigsten diagnostisch brauchbare Abweichungen. *Passive orientierende Gesamtbewegungen* können von der Neutralstellung her geführt oder am Ende der aktiven Bewegung beginnend weitergeführt werden. Hierbei interessiert vor allem der Spannungsverlauf am Bewegungsende.

Um einen Störbefund näher einzugrenzen, werden passive Bewegungen in den drei Etagen eingestellt. Die Informationen der orientierenden Untersuchung weisen den Weg zur gezielten Untersuchung.

Anteflexion

Die Anteflexion wird durch Band- und Muskelspannung begrenzt. Einschränkungen der Anteflexion – mit oder ohne Schmerz – sind meistens durch muskuläre Verspannungen und Fixationen bedingt (bei Stabilitätsverlust). Die Flexion kann in den Regionen different ausgeführt werden. Kopfnicken, d. h. das Heranziehen des Kinns an den Hals, führt zu einer umschriebenen maximalen Anteflexion der Kopfgelenkregion. Mit zunehmender Neigung des Kopfes wird die obere Halswirbelsäule weiter einbezogen. Bei voller Kopfvorbeuge – das Kinn wurde zur Fossa jugularis geführt – ist die mittlere HWS maximal anteflektiert; Kopfgelenke und zervikothorakaler Übergang sind nicht in der ihnen möglichen Endstellung. Vorschieben des Kopfes bringt die untere HWS und den zervikothorakalen Übergang isoliert in Anteflexion. Die obere HWS wird dabei zwangsläufig lordosiert. Bei Wurzelkompressionen der unteren Zervikalwurzeln wird der Kopf deshalb häufig nach vorn verschoben gehalten.

Im Segment C0/1 lassen sich artikuläre Funktionsstörungen der Anteflexion durch direkte Prüfung dieser Funktionsbewegung erkennen, indem der Kopf gegen den von dorsal gehaltenen Atlas passiv bewegt wird. Das Gelenkspiel des Segmentes (und damit seine Hypermobilität) wird durch Dorsalverschiebung des Kopfes gegen den dorsal abgestützten Atlas untersucht. Anteflexionsstörungen der tieferen Segmente lassen sich durch die verstärkte Endspannung bei Anteflexion im Vergleich zur Retroflexion erkennen.

Retroflexion

Bei ökonomisch gut koordinierter aktiver *Rückbeuge der Halswirbelsäule* verlagert sich das Kopfgewicht nach hinten. Dabei wandert das Kinn im Bogen nach aufwärts-rückwärts. Solcher Bewegungsablauf verteilt die Bewegungsbelastung der Retroflexion auf alle Segmente bis in die obere BWS und schont damit die Einzelsegmente.

Wird das Kinn bei aktiver Kopfrückbeuge nach vornoben geführt, entsteht eine isolierte *Retroflexion der oberen Segmente*. Wenn der Kopf bei wenig angehobenem Kinn nach hinten verschoben wird, entsteht eine Streckung oder sogar *Retroflexion des zervikothorakalen Überganges*. In den Segmenten C5/6 bis Th2/3 (Th3/4) ist daher passiv eine nahezu segmentale Retroflexionsuntersuchung durch Verschiebung der aufrechten HWS über indirekten Kontakt am oberen Partnerwirbel möglich. So entsteht eine gelenkspielähnliche, translatorische Segmentbewegung nach dorsal mit sehr kleinen Bewegungsausschlägen.

Die aktive Rückbeuge wird durch die Spannung der vorderen Halsweichteile begrenzt. Im einzelnen Segment kann es am Bewegungsende zum „Facettenschluss" der Gelenke und zum Gegeneinanderdrücken der Bögen und Dornfortsätze kommen.

Die Summe von *Vor- und Rückbeuge* in der HWS unterhalb C2 ist im Erwachsenenalter bei C5/6 am größten [15], die Winkelgrade werden mit dem Alter kleiner. In den Segmenten C0/1 und C1/2 wurde diese Summe mit je 10°–18° gemessen [1, 12]. Bei Kindern liegen größere Messwerte und andere Verteilungen vor [14].

Artikuläre Funktionsstörungen der Retroflexion finden sich vor allem im zervikothorakalen Übergang. Passive segmentale Funktionsuntersuchung, vorrangig als segmentale, gelenkspielähnliche Dorsalverschiebung weist den Befund nach.

Die Retroflexionsuntersuchung C0/1 weicht vom üblichen Verfahren der Retroflexionsuntersuchung ab. Sie kann nicht in Kopfmittelstellung geprüft werden, aber bei Kopfrotationsstellung lässt sich eine Endfederung in Retroflexionsrichtung hinter dem Mastoid palpieren. Durch die Rotationseinstellung ist das Segment C0/1 in Rotationsgegenrichtung zur Seite geneigt. So lassen sich Seitenunterschiede der Endespannung erkennen. Die pathologische Härte der Endespannung ist häufiger links, d. h. in Rechtsrotation, zu palpieren.

Rotation

Die aktive Kopfdrehung setzt sich bei aufrechter Haltung bis in die obere BWS fort. Dadurch ergibt sich eine Diskrepanz der Gesamtrotationsausschläge zwischen der Rotation allein in der anatomischen Halswirbelsäule (z. B. bei Fixation Th1) und der freien Kopfrotation.

Die ersten 10°–20° aktiver Kopfdrehung von der Neutralstellung nach rechts und links laufen im Segment C1/2 ab. Das entspricht den häufigen kleinen Alltagskopfbewegungen beim Lesen und orientierenden Vorwärtsschauen. Die tieferen Halssegmente sind dadurch vor den belastenden Rotationsbewegungen geschützt. Die freie Rotationsfunktion der Kopfgelenke ist folglich besonders wichtig bei den häufigen Bandscheiben- und Gelenkschäden in der mittleren HWS.

Bei der *Untersuchung der Gesamtrotation* ist der passive Ausschlag nur wenig größer als der aktive. Die Gesamtrotation beträgt auf jeder Seite etwa 60°–80°. Das Segment C1/2 ist daran mit 20°–40° beteiligt [13]. Oberhalb von 80° liegt beim Erwachsenen der Bereich der Hypermobilität [19]. Bei jungen erwachsenen Männern lag der Normbereich (jeweils 5% der Extremwerte oben und unten ausgeschlossen) bei 60°–95°, bei jungen Frauen zwischen 70°–100° [5]. Bei 10-jährigen Kindern war der Bereich der Rotation größer. Bei Ausschluss von je 20% der Extremwerte am unteren und oberen Ende der Messwertskala umfasste der Normwertbereich bei Knaben 75°–90°, bei Mädchen 80°–90°. Oberhalb davon lagen 20% der Messwerte als Hypermobilitätsbereich, der bis 105° reichte [18].

Zur Untersuchung der *Rotationsbewegungen in der oberen HWS* wird der Kopf in Vorbeuge gebracht und die untere HWS dabei durch Band- und Muskelspannung gesperrt. Bewegungsasymmetrien sind dann auf die obersten Segmente zu beziehen.

In Kopfrückbeuge wird dagegen die obere Halswirbelsäule gesperrt und der *zervikothorakale Übergang* aufgerichtet. Rotationsbewegungen um dessen vertikale Achse weisen bei Asymmetrie auf zervikothorakale Störungen hin, manchmal verfälscht von Störungen des Segmentes C2/3.

Artikuläre Funktionsstörungen der Rotation finden sich besonders häufig bei C1/2 und C2/3. Kopfdrehungen von 30°–60° sperren die Segmente von C1/2 abwärts und erleichtern dadurch die gezielte Untersuchung und Behandlung von C0/1. Erst in der Rotationsendstellung des Kopfes führt eine zusätzliche passive Rotationsbewegung zu einem am Atlasquerfortsatz tastbaren federnden Nachgeben. Im Falle einer Funktionsstörung C0/1 fühlt sich das Bewegungsende am Kopf abrupt hart an und in der Grube über dem C1-Querfortsatz fehlt die nachgebende Bewegung; das Gewebe verstreicht nicht, der Muskelansatz des M. sternocleidomastoideus am Mastoid bleibt gespannt. Dann müssen die anderen Richtungen des Segmentes untersucht werden.

Bei Lastheben mit einem Arm im Sitzen konnte Jirout eine Rotation der unteren Halswirbel zur Gegenseite röntgenologisch nachweisen. Die Asymmetrie der Muskelkräfte an der Schulter zieht häufiger und stärker in die Linksrotation und hemmt die Rechtsrotation der unteren HWS [7]. Das bedeutet, auch wenn äußerlich die Kopfmittelstellung beibehalten wird, rotiert asymmetrischer Muskelzug einzelne Halssegmente. Blickwendung des Untersuchten nach rechts (oder links) bewirkt auch am manuell in Mittelstellung festgehaltenen Kopf eine Rotation der Axis nach links (oder rechts), d. h. zu einer Rotationsstellung des Segmentes C1/2 in der Blickrichtung [3]. Das weist auf die gekoppelte Bewegung von Kopfrotation und Blick zur Seite hin.

Lateroflexion

Zwischen Rotation und Seitneige besteht in der ganzen HWS eine feste Synkinese, unabhängig von Beugung oder Streckung. Rotation und Seitneige verlaufen immer gleichsinnig. Bei der Untersuchung ist dies am besten am Dornfortsatz von C2 zu erkennen: Bei Kopfseitneige nach rechts weicht der Dorn nach links aus. Demnach dreht sich C2 bei Kopfseitneigung gegenüber der Sagittalebene in Neigungsrichtung. Die unterhalb liegenden Bewegungssegmente werden unterschiedlich weit in die Rotation mitgenommen; bei Rechtsneigung etwa bis C5, bei Linksneigung bis in die obere BWS. Das wird als latente Skoliose bezeichnet [6]. Die Rotation von Axis ist immer die stärkste in der Reihe. Im Gegensatz zu S. Werne, der eine Summation der Gelenkbewegungen von kaudal nach kranial annahm, erklärt Jirout diese Synkinese als Zugwirkung der Weichteile vom Kopf her auf die Dornfortsätze von C2 und von dort weiter nach abwärts [6]. Das korreliert damit, dass bei der Seitneige die Schädelbasis zur Neigungsgegenseite ausweicht und den

C2-Dorn mitnehmen kann, während der Doppelkeil des Atlas relativ zum Schädel in die Neigungsseite gleitet.

Die *Verriegelung von* Wirbelabschnitten wird durch Bewegungen entgegen dem natürlichen Bewegungsverhalten erreicht. Das bedeutet für die HWS, es muss gegensinnig zur Neigung gedreht werden (beispielsweise bei der Untersuchung der 1. Rippe).

Was geschieht bei Seitneige ohne Kopfdrehung in den Kopfgelenken? Wie oben beschrieben, dreht sich Axis gleichsinnig zur Neigung in die Rotation; er dreht sich gleichsam unter dem Atlas weg. *Atlas* kommt gegenüber C2 in *eine gegensinnige Rotationsstellung*, obwohl er in der Sagittalebene blieb. Die Rechtsneigung mit Rechtsdrehung von Axis im Raum führt damit zu einer Linksrotation des Segmentes C1/2.

Tastübung am eigenen Körper bei Kopfseitneige rechts: Der Dornfortsatz C2 weicht tastbar nach links aus. Schlussfolgerung: Der Wirbel C2 ist im Raum (gegenüber dem Kopf) nach rechts rotiert; der sagittal gehaltene Kopf ist mit dem Wirbel C1 im *Segment C1/2 relativ linksrotiert.*

Die Rechtsneigung C0/1 ist daher mit einer Linksrotation von C1/2 fest gekoppelt, wie auch bei primärer Rotation von C1/2 immer eine gegensinnige Seitneige von C0/1 entsteht [9]. Wird der Kopf etwa 60° nach rechts gedreht, ist die gekoppelte Neigung von C0/1 nach links schon nahezu in Endstellung und nur noch eine Endfederung zu erwarten. Dagegen lässt sich der Kopf um das Segment C0/1 nach rechts in eine relativ große Seitneige führen, die aus den Neigungswinkeln beider Seiten zusammengesetzt ist. Diese Synkinese wird in der Praxis sowohl zur Untersuchung der Seitnickung C1/2 bei sagittal gehaltenem Kopf als auch bei der Endfederungsuntersuchung C0/1 in Seitneige bei entgegengesetzt gedrehtem Kopf ausgenutzt.

LITERATUR

[1] Brocher JEW (1955) Die Occipito-Cervical-Gegend. Thieme, Stuttgart

[2] Dvořák J, Hayek J, Zehnder R (1987) CT-Functional Diagnosis of the Rotatory Instability of the Upper Cervical Spine. Part 2. An Evaluation on Healthy Adults and Patients with Suspected Instability. Spine 12: S. 726–731

[3] Gaymans F, Lewit K (1975) Mobilisation techniqes using pressure (pull) and muscular facilitation and inhibition. In: Lewit K, Gutmann G (Hrsg) Funktionelle Pathologie des Bewegungssystems. Rehabilitacia VIII, Suppl. 10–11, Obzor, Bratislava. S. 47–51

[4] Gaymans F(1980) Die Bedeutung der Atemtypen für die Mobilisation der Wirbelsäule. Manuelle Med 18: S. 96–101

[5] Hinzmann JL (1989) Untersuchung der Beweglichkeit an jungen Erwachsenen im Alter von 18 bis unter 23 Jahren – Messungen von Gelenk- und Wirbelsäulenbewegungen mit Lot- bzw. Kompaßwinkelmesser. Inaug-Diss Med Humboldt-Univ Berlin

[6] Jirout J (1968) Die Rolle der Axis bei Seitneigung der Halswirbelsäule und die „latente Skoliose". Fortschr Röntgenstrahlen Nukl med 109: S. 74–81

[7] Jirout J (1969) Röntgenbewegungsdiagnostik der Halswirbelsäule und der Kopfgelenke. Manuel Med 7: S. 121–128

[8] Jirout J (1970) Die Kippung der Halswirbel in der sagittalen Ebene bei Seitneigung der Halswirbelsäule. Fortschr Röntgenstrahlen Nukl med 112: S. 793–797

[9] Kapandji IA (2000) Funktionelle Anatomie der Gelenke. Bd 3 Rumpf und Wirbelsäule. 3. Aufl. Enke, Stuttgart

[10] Leichsenring F (1964) Pathologisch-anatomische Befunde in der Halswirbelsäulenregion bei verstorbenen Patienten mit Schädeltraumen. Dt Med Wschr 89: S. 1469–1475

[11] Lewit K (2007) Manuelle Medizin. 8. Aufl. Elsevier GmbH, München

[12] Lewit K, Krausová L (1964) Messungen der Vor- und Rückbeuge in den Kopfgelenken. Fortschr Röntgenstr Nucl Med 99: S. 538–543

[13] Lewit K, Krausová L (1967) Mechanismus und Bewegungsausmaß in den Kopfgelenken bei passiven Bewegungen. Zschr Orthop Grenzgeb 103: S. 323–333

[14] Markuske H (1978) Wert und Grenzen der funktionellen Röntgendiagnostik der Halswirbelsäule. Dtsch Ges wesen 33: S. 2449–2452

[15] Penning L (1964) Nonpathologic and pathologic relationships between the lower cervical vertebrae. Am J Roentg 91: 5: S. 1036–1050

[16] Putz R (1981) Funktionelle Anatomie der Wirbelgelenke. (Reihe: Normale und pathologische Anatomie, Bd. XLIII). Thieme, Stuttgart

[17] Rude J (1981) Zur Morphologie der Okzipitalkondylen und Gelenkmechanik des oberen Kopfgelenkes. Manuel Med 22: S. 101–106

[18] Ruhm B (1991) Untersuchungen zur Beweglichkeit zehnjähriger Kinder in ausgewählten Gelenken und Wirbelsäulenabschnitten und zur Häufigkeit der konstitutionellen Hypermobilität unter Anwendung von Lot- und Kompaßwinkelmeßinstrumenten. Inaug-Diss Med Martin-Luther-Universität Halle-Wittenberg

[19] Sachse J (1986) Untersuchung der Überbeweglichkeit (Hypermobilität). Beiheft mit Diareihe ÄF/D-R 31 der Akademie für Ärztliche Fortbildung Berlin

[20] Spišák J F (1972) Bedeutung des Segmentes C2-3 im klinischen Bild des akuten Tortikollis. Manuel Med 10: S. 133–135

[21] Wolff H-D (1988) Die Sonderstellung des Kopfgelenkbereichs: Grundlagen, Klinik, Begutachtung. Springer, Berlin Heidelberg New York London Paris Tokyo

9.2 Isometrische und passive Spannungstests zur Schmerzprüfung

ÜBERBLICK
- Diagnostisches Ziel und Indikation der isometrischen Spannungstests
- Technische Besonderheiten
- Aussagen und Konsequenzen der Untersuchung

Isometrische Spannungstests zur Schmerzprüfung sind ein Teil der manualmedizinischen Diagnostik. Zusammen mit den Hinweiszeichen aus der vorangehenden klinischen Diagnostik verweisen sie auf Kontraindikationen für die manualmedizinische und manualtherapeutische Behandlung oder zeigen auf die Strukturen hin, auf die die weitere Diagnostik zielen sollte.

Indikation

Indikationen für die isometrische Schmerzprüfung sind:
- Verdacht auf stabilitätsmindernde Strukturkrankheiten
- Verdacht auf myogenen Schmerz
- Teil der Untersuchungen, die dokumentiert werden müssen, um bei seltenen Komplikationen nachweisen zu können, dass eine Ausschlussdiagnostik vorgenommen wurde.

Deshalb ist die isometrische Schmerzprüfung bei jedem steifen Hals, bei Zwangshaltung und nach jedem HWS- und Schädel-Trauma als erste Untersuchung durchzuführen, da sie die Weichen für das weitere Vorgehen stellt.

Führen die Tests zur Schmerzprovokation, werden die passiven Bewegungsuntersuchungen anschließend sehr vorsichtig durchgeführt oder sogar zugunsten der weiteren Strukturdiagnostik unterlassen.

Wie der Name sagt, darf bei isometrischer Anspannung keine Bewegung zugelassen werden. Der Widerstand soll nur mäßig stark sein und der Patient muss wissen, dass er sich lediglich gegen die Behandlerhand stützen und sie nicht wegdrücken soll.

Technik, Ausgangsstellung (z. B. ➤ Abb. 9.4 und ➤ Abb. 9.5): Der Patient sitzt entspannt und bequem auf fester Unterlage, der Behandler steht hinter ihm und stützt ihn mit dem Körper ab. Nacheinander werden die Hände an Kopf und Hals so angelegt, dass der Patient gegen den Druck der Behandlerhände Widerstand leisten kann, ohne dabei zu wackeln (➤ Kap. 9.2.1–9.2.4).

Bewertung

Isometrische Spannung der Muskulatur gegen Widerstand kann Schmerzen der kontraktilen Fasern und schmerzhafte Läsionen in den Faszien und Muskelan-

sätzen aufdecken. Weil dabei Druckerhöhungen in der Längsachse der Wirbelsäule entstehen, können auch Läsionen im Zwischenwirbelbereich und Stabilitätsminderungen der Wirbel zu Schmerz führen. Die Gelenke werden bei adäquater Prüfungstechnik kaum bewegt, sie können dann als Schmerzursache vernachlässigt werden. Die Technik muss sich in der Ausführung dem Zustand des Patienten anpassen.

Die *passive Anteflexionsspannung* prüft bei gehaltener Spannung die Stabilität der Atlas-Axis-Verbindung (Atlasquerband). Die Palpation der verspannten tiefen subokzipitalen Strecker lokalisiert Verspannung und Schmerzpunkte über dem dorsalen Atlasbogen (➤ Kap. 9.2.5).

Schmerz bei der isometrischen Prüfung in ein oder zwei Richtungen ist Hinweis auf:
- Läsionen oder schmerzhafte Verspannungen in einem Muskel, dessen Zugrichtungen der schmerzhaften Spannung entspricht oder in seinen Ansätzen am Knochen
- mögliche Fraktur (Röntgenkontrolle!) mit Beziehung zu einem in der schmerzhaften Richtung ziehenden Muskel.

Schmerz bei isometrischer Anspannung in (fast) allen Spannungsrichtungen ist dringlicher Hinweis auf:
- Gewebeläsionen und Kontinuitätstrennung (Bandscheibe) im Bewegungssegment, destruktiv oder traumatisch
- Stabilitätsminderung der knöchernen Wirbelstrukturen
- ausgedehnte Läsionen von Weichteilstrukturen um die HWS (z. B. Beschleunigungstraumen)
- ängstliche Patienten mit der Furcht, die Untersuchung könne Schmerz provozieren. Angepasst schonende Untersuchung baut den Schmerz ab.

9.2.1 Isometrische Rotationsspannung

➤ Abb. 9.4: Der Widerstand zur isometrischen Rotationsspannung wird mit einer Hand rotationsseitig am

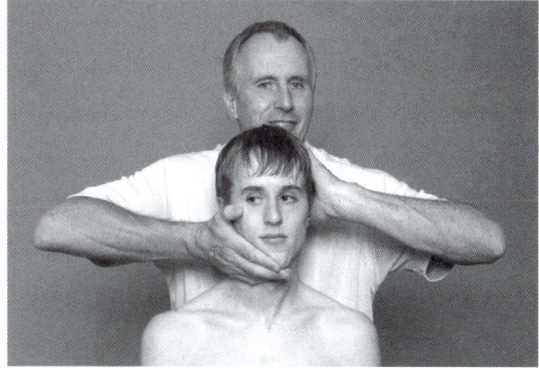

Abb. 9.4 Isometrische Anspannung der Rechtsrotation mit rotationsseitigem Halt an Kinn und Gesichtsseite und gegenseitig am Hinterkopf. Der Kopf wird zur Stabilisierung am Körper des Behandlers abgestützt.

Kinn und Jochbogen, mit der anderen gegenseitig am Hinterkopf des Patienten gegeben. Die Arme des Behandlers können dabei weich auf den Schultern des Patienten abgestützt werden.

Bewertung

> *Bei isometrischer Rotationsspannung aktive (schmerzhafte) Muskeln:*
> - die Mm. sternocleidomastoideus, M. scalenus anterior der Rotationsgegenseite
> - die Mm. scalenus posterior, M. levator scapulae, Mm. splenius capitis et cervicis, M. longissimus capitis der Rotationsseite.

9.2.2 Isometrische Seitneigespannung

➤ Abb. 9.5: Der Widerstand zur isometrischen Seitneigespannung wird von einer Hand gegeben, die gleichzeitig am Hals und Kopf des Patienten dorsolateral schienend anliegt. Die andere Hand stabilisiert die Gegenschulter von lateral. Zusätzlich wird der Kopf vom Körper des Behandlers abgestützt und stabilisiert.

Bewertung

> *Bei isometrischer Spannung in Seitneigerichtung aktive (schmerzhafte) Muskeln:*
> - Mm. scaleni (alle), M. sternocleidomastoideus, M. trapezius, M. levator scapulae und alle Nackenmuskeln der Neigungsseite.

9.2.3 Isometrische Retroflexionsspannung

➤ Abb. 9.6: Der Widerstand zur isometrischen Retroflexionsspannung wird mit beiden Händen am Okziput gegeben. Die Ellbogen des Behandlers stützen von vorn den Schultergürtel des Patienten, der am Behandler sicher angelehnt sitzt.

Bewertung

> *Bei isometrischer Spannung in Retroflexionsrichtung aktive (schmerzhafte) Muskeln:*
> - alle dorsal liegenden Muskel mit Streckfunktion beidseitig, tiefe Nackenstrecker (M. erector spinae) und oberflächliche (Mm. splenii, M. trapezius, M. levator scapulae)
> - M. sternocleidomastoideus als Strecker der obersten HWS beidseitig.

9.2.4 Isometrische Anteflexionsspannung

➤ Abb. 9.7: Zum Widerstand gegen die isometrische Anteflexionsspannung werden beide Hände unter dem Kinn angelegt. Die Unterarme des Behandlers liegen auf den Schultern des angelehnten Patienten.

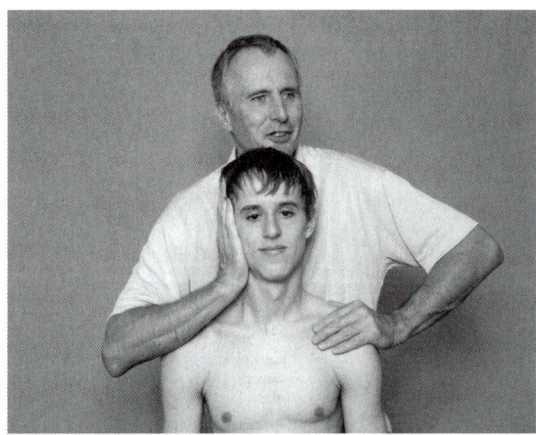

Abb. 9.5 Isometrische Anspannung der Rechtsseitneige mit Halt am Hals und Kopf auf der Neigungsseite und stabilisierendem Halt an der gegenseitigen Schulter.

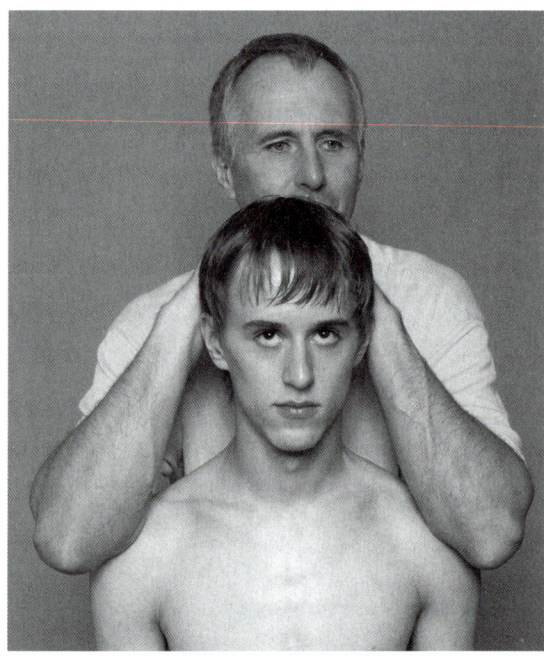

Abb. 9.6 Isometrische Anspannung der Retroflexion mit Halt am Okziput.

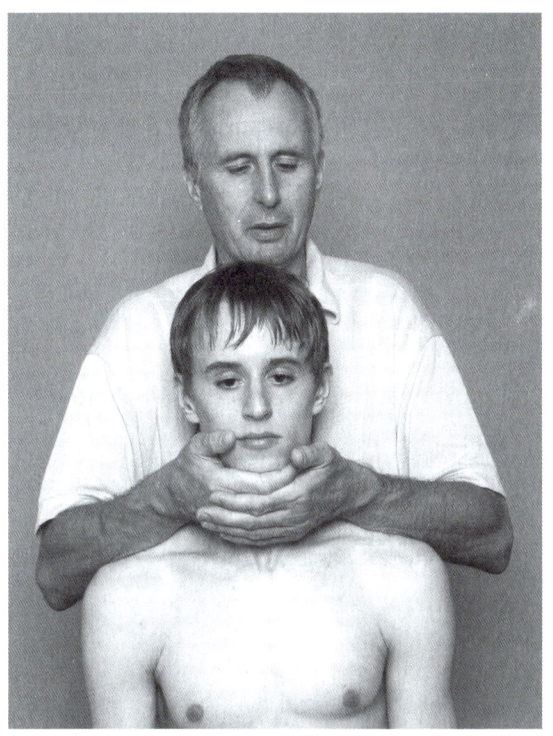

Abb. 9.7 Isometrische Anspannung der Anteflexion mit Halt unter dem Kinn.

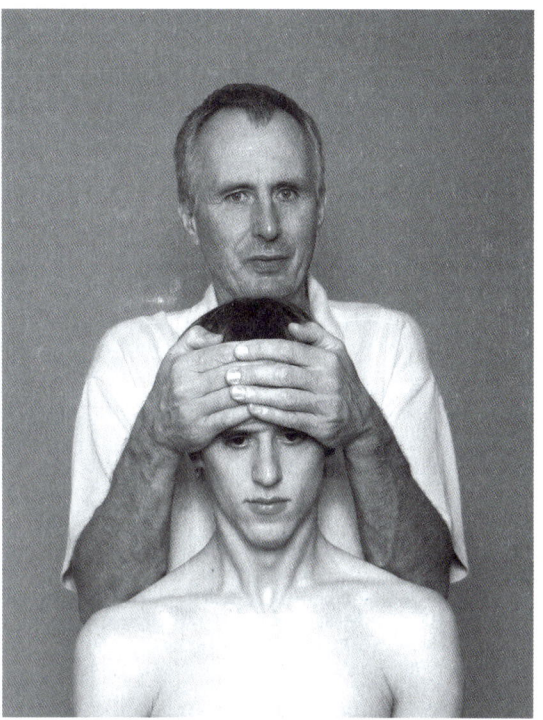

Abb. 9.8 Isometrische Anspannung der Anteflexion mit Halt an der Stirn.

Bewertung

Bei diesem isometrischen Anteflexionstest aktive (schmerzhafte) Muskeln:
- tiefe Halsbeuger beidseitig (Mm. longus colli et capitis, Mm. scaleni)
- oberflächliche Halsbeuger beidseitig (infrahyoidale und suprahyoidale Gruppe)
- manchmal M. sternocleidomastoideus beidseitig.

Es ist vorteilhaft, bei Schmerzhaftigkeit dieses Tests den Anteflexionstest in Rückenlage anzuschließen (➤ Kap. 9.2.5).

Bewertung

Bei diesem isometrischen Anteflexionstest kommen als Schmerzursache in Betracht:
- beidseitig M. sternocleidomastoideus, Mm. scalenus anterior et medius
- schmerzhafter dorsaler Atlasbogen mit verspannten tiefen subokzipitalen Streckmuskeln (dann folgt Untersuchung der Nackenstrecker in Anteflexion, ➤ Kap. 9.2.6)
- schmerzhafte Funktionsstörungen der Kopfgelenke.

➤ Abb. 9.8: Für eine etwas andere Spannungsrichtung der Anteflexion werden beide Behandlerhände als Widerstand auf die Stirn des Patienten angelegt und die Ellbogen zur Stabilisierung auf die Schultern gestützt. Die Spannung betrifft vor allem die Beuger der unteren HWS (M. sternocleidomastoideus). Dabei wird der Kopf eigentlich nach vorn gezogen. Zwangsläufig neigt der Patient dazu, das Kinn vorzuschieben, es kommt zu einer aktiven Reklination der Kopfgelenke. Die Schmerzhaftigkeit kann deshalb auch von den tiefen subokzipitalen Muskeln ausgehen, die untersucht werden sollten (➤ Kap. 9.2.6).

9.2.5 Anteflexionstest in Rückenlage als Schmerzprovokationstest

➤ Abb. 9.9: Der Patient liegt entspannt auf dem Rücken, der Behandler steht am Kopfende. Er nimmt den Kopf in beide Hände und führt ihn passiv nach vorn in die Anteflexion mit angezogenem Kinn. In dieser Stellung wird der Kopf mindestens 10 Sek. gehalten. Der nach Latenz auftretende Schmerz wird dem Lig. transversum atlantis zugeordnet. Dies ist vorwiegend bei Hypermobilität der Kopfgelenkregion (bei Kindern) oder entzündlich-struktureller Erkrankung irritiert.

9

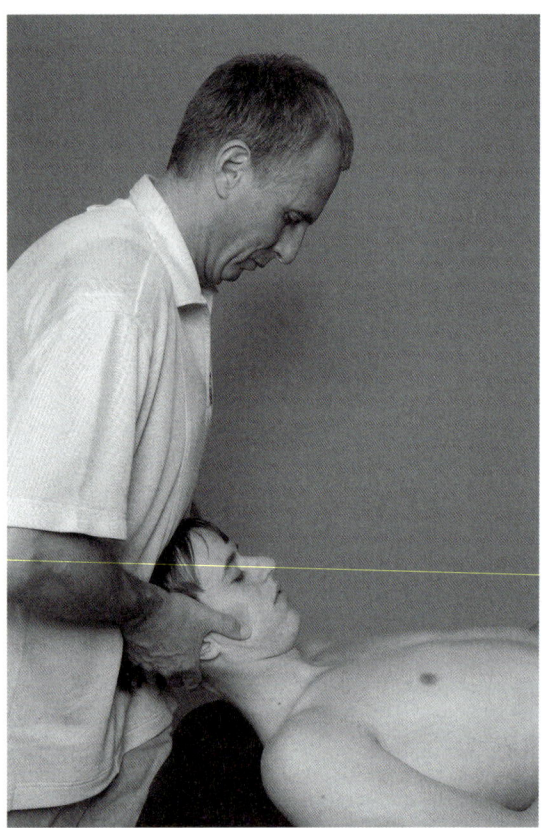

Abb. 9.9 Gehaltene Anteflexionslagerung des Kopfes zur Prüfung auf Muskel- und Bandschmerz und zur Palpationsuntersuchung der tiefen subokzipitalen Nackenstrecker.

Bewertung

> *Sofortschmerz im Anteflexionstest ist Hinweis auf:*
> * Stabilitätsminderung im Atlas-Axis-Bereich
> * Anteflexionsblockierung der Kopfgelenke.
> *Latenzschmerz im Anteflexionstest ist Hinweis auf:*
> * Atlasbogenschmerz (dann folgt Untersuchung der Nacken-strecker in Anteflexion, ➤ Kap. 9.2.6)
> * Bandschmerz C1/2, Lig. transversum atlantis
> * (rheumatische) Entzündung im atlanto-axialen Bereich, z. B. Grisel-Syndrom nach eitriger Tonsillitis bei Kindern.

9.2.6 Palpation der tiefen subokzipitalen Nackenstreckmuskeln

Verspannungen in den tiefen subokzipitalen Extensoren über dem dorsalen Atlasbogen können Ursache des in Anteflexion auftretenden Schmerzes sein. Häufiger wird bei ihrer Aktivierung während der Kopfreklination und im Anspannungstest (➤ Kap. 9.2.3) Schmerz provoziert.

Der Patient liegt wie beim Anteflexionstest entspannt auf dem Rücken, der Behandler am Kopfende hebt den Kopf in die Anteflexion und palpiert mit Zeigefinger oder Mittelfinger die Weichteile beidseits unterhalb des Okziput über dem Atlasbogen (➤ Abb. 9.9).

Bewertung

Die Verspannungen begleiten Blockierungen des Segmentes C0/1 und treten als Teil einer muskulären Inkoordination (unökonomische Statik) und vor allem bei Hypermobilität auf.

9.3 Orientierende Untersuchung im Sitzen

Die orientierende Untersuchung der HWS verbindet die aktive Bewegung des Patienten mit der passiven Weiterführung der Bewegung bis zum Endanschlag durch den Behandler. Werden in der Gesamtbewegung des Kopfes Einschränkungen festgestellt, kann durch Etagenprüfung die Region eingegrenzt werden, die vermutlich die Bewegungsstörung verursacht. Dort erfolgt dann die gezielte segmentale Untersuchung. Steifigkeit und Schmerz bei der Prüfung der Retroflexion machen meist die Etagenprüfung unmöglich, weshalb bei Störungshinweisen für diese Bewegungsrichtung grundsätzlich in der aktiven Untersuchung sofort die segmentale Untersuchung folgen sollte.

Bei allen orientierenden Untersuchungen sitzt der Patient. Die Untersuchung ist am besten möglich, wenn beide Füße bei rechtwinklig gebeugten Hüft- und Kniegelenken auf dem Boden oder einer festen Unterlage stehen. Zusätzlich kann der Behandler den Patienten von hinten mit seinem Körper abstützen. Eine Kyphosierung thorakal oder zervikothorakal bedingt eine HWS-Lordose mit Bewegungsminderung, kann also Funktionsstörungen vortäuschen und soll so gut wie möglich durch die Stützung von hinten vermieden werden.

9.3.1 Anteflexion aktiv und passiv

➤ Abb. 9.10: Bei der *aktiven Anteflexion* wird der Bewegungsablauf betrachtet, d. h. ob sich alle Segmente an der Vorbeugebewegung beteiligen oder ob eine Region steilgestellt oder sogar lordosiert bleibt. An solchen Stellen zeigt die Palpation der Mittellinie dorsal, ob das Lig. nuchae verkürzt, angespannt tastbar ist.

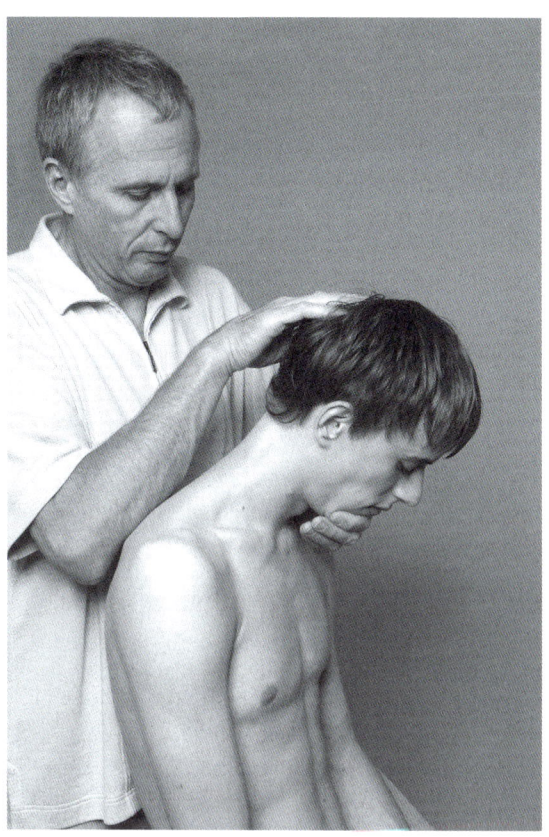

Abb. 9.10 Nach aktivem Bewegungsbeginn wird die Anteflexion des Kopfes vom Hinterkopf her passiv weitergeführt.

Bei freier Beweglichkeit sollte das Kinn bis an das Sternum herangeführt werden können. Ist das nicht möglich, schließt sich die *passive Prüfung* des hemmenden Widerstandes an. Der Behandler legt eine Hand unter das Kinn der Patientin und schiebt mit der anderen Hand am Hinterkopf weich in die weitere Anteflexion. Die Bewegung ist durch Band- und Muskelspannung begrenzt.

Bewertung
Vorzeitige Spannungserhöhung spricht für reflektorische Schmerzhemmung, Funktionsstörung, verkürzte Muskulatur oder verkürztes Lig. nuchae.

> Behinderte Anteflexion ist Hinweis auf:
> • Funktionsstörung der Anteflexion (C0/1)
> • Verspannung der kurzen Nackenstrecker
> • Verkürzung der Nackenmuskulatur oder des Lig. nuchae
> • Hypermobilität der Kopfgelenkregion mit Bandschmerz und Abwehrspannung.

9.3.2 Retroflexion aktiv

➤ Abb. 9.11: Der Patient beugt den Kopf aktiv zurück. Der Behandler steht seitlich und betrachtet den Bewegungsablauf. Die Bewegung muss bis in die obere BWS laufen. Störungen des Bewegungsablaufes lassen sich am Anheben des Kinns ohne Rückführung des Kopfes erkennen. Zervikothorakale Unbeweglichkeit ist sichtbar und tastbar. Dann folgt sofort die gezielte segmentale Untersuchung.

Zeigt die aktive Rückbeuge eine muskuläre Hemmung bei bewusster oder unbewusster Furcht vor Schwindel, soll keine passive Bewegung in diese Richtung durchgeführt werden.

Bewertung

> Behinderte Retroflexion ist Hinweis auf Funktionsstörung der HWS, vor allem:
> • Kopfgelenkregion
> • zervikothorakaler Übergang
> • Muskelverspannung
> • Atlasbogenschmerz.
> Ängstliche Abwehr bei der Retroflexion ist Hinweis auf:
> • Schwindel
> • radikuläre Kompression
> • Strukturschädigung an der WS oder in der (ventralen) Muskulatur.

9.3.3 Rotation mit aufrechter Kopfhaltung aktiv und passiv

➤ Abb. 9.12: Der Patient sitzt, der Behandler steht hinter ihm. Er hält das Kinn des Patienten zwischen Daumen und Zeigefinger der rechten Hand. Der linke Arm stützt sich mit dem Ellbogen auf die Patientenschulter und die Fingerspitzen legen sich locker auf die Haare über dem Scheitel; der Daumen von hinten an das Hinterhaupt. Nach Auftrag dreht der Patient den Kopf nach rechts. Abweichen des Kopfes aus der Achse während der Bewegung wird beachtet und am Ende der erreichte Rotationswinkel geschätzt. Danach führt der Behandler mit dem Zeigefinger am Kinn weich bis zur passiven Endespannung. Der Handkontakt am Hinterkopf verhindert Ausweichbewegungen nach hinten und zur Seite. Zur Bewegung in die Gegenrichtung wechseln die Behandlerhände Anlage und Funktion.

Bewertung
Zur Beurteilung dienen die Bewegungsausschläge im Seitenvergleich und Unterschiede im Endwiderstand

9

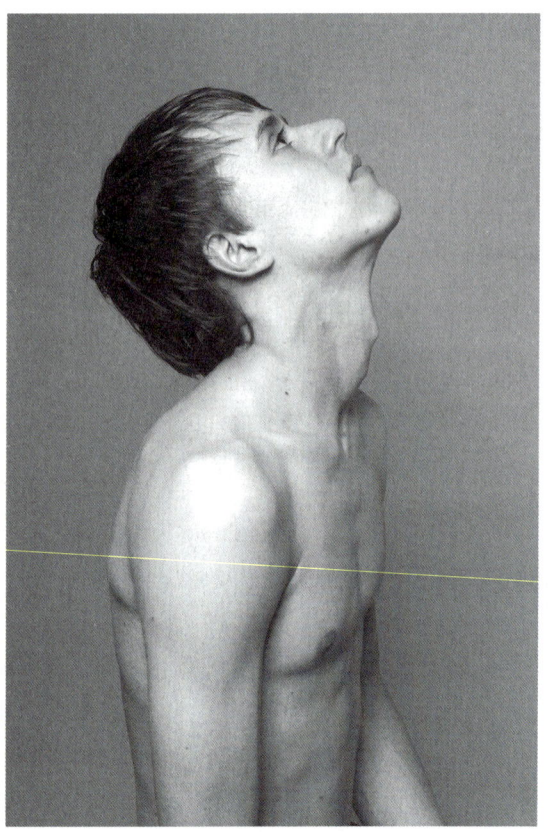

Abb. 9.11 Aktive Retroflexion der HWS. Die deutliche Einschränkung im zervikothorakalen Übergang ist sichtbar. Bei Einschränkung oder Schmerz folgt sofort die segmentale Prüfung.

der passiven Endrotation. Der Kopf darf nicht nach hinten ausweichen!

> *Rotationsasymmetrie ist Hinweis auf:*
> - Funktionsstörungen in der HWS
> - Muskelverspannung.
> Grobe Einschränkungen weisen eher auf die obere HWS hin.

9.3.4 Rotation mit abgestützter Kopfanteflexion passiv

➤ Abb. 9.13: Der Patient wird von hinten mit dem Körper des Behandlers gestützt. Der Patient senkt seinen Kopf nach vorn und beugt dabei die HWS maximal. In dieser Stellung ist die Beweglichkeit der unteren HWS durch Bandspannung begrenzt. Zur Prüfung der Rechtsrotation liegt die rechte Hand des Behandlers unverrückbar am Sternum, stützt das Kinn des Patienten ab und kontrolliert die Beibehaltung der maximalen Flexion. Die andere Hand nimmt weich Kontakt an der rechten Hinterhauptseite und führt den Kopf leicht ziehend nach links. Es wird die Funktionsfähigkeit einer Kombinationsbewegung Linksseitneige mit Rechtsrotation geprüft. Der größte Bewegungsausschlag dieser Bewegung liegt am Hinterhaupt. Das Kinn in der Schale der Behandlerhand bewegt sich kaum. Zur Prüfung der Gegenseite greifen die Hände um.

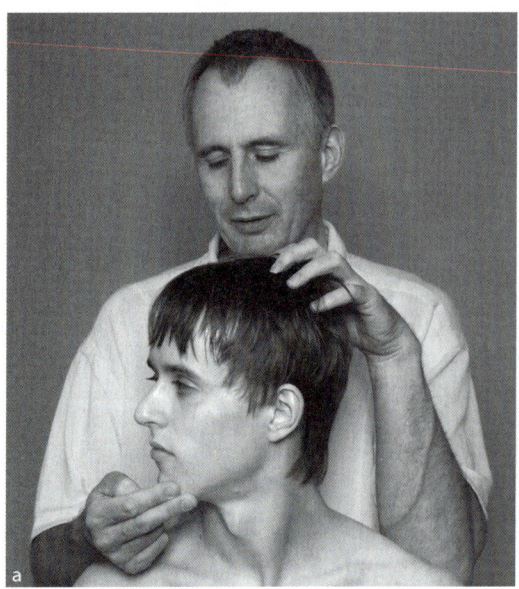

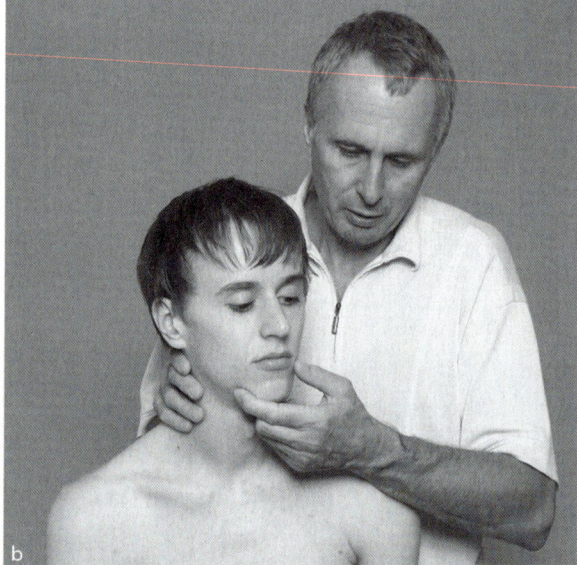

Abb. 9.12 a+b Orientierend aktive Rotation der HWS mit passiver Weiterführung. Der tastende Finger am Kinn beurteilt den Endwiderstand. Im Seitenvergleich nach rechts (a) und nach links (b) wird eine starke Asymmetrie zugunsten rechts sichtbar.

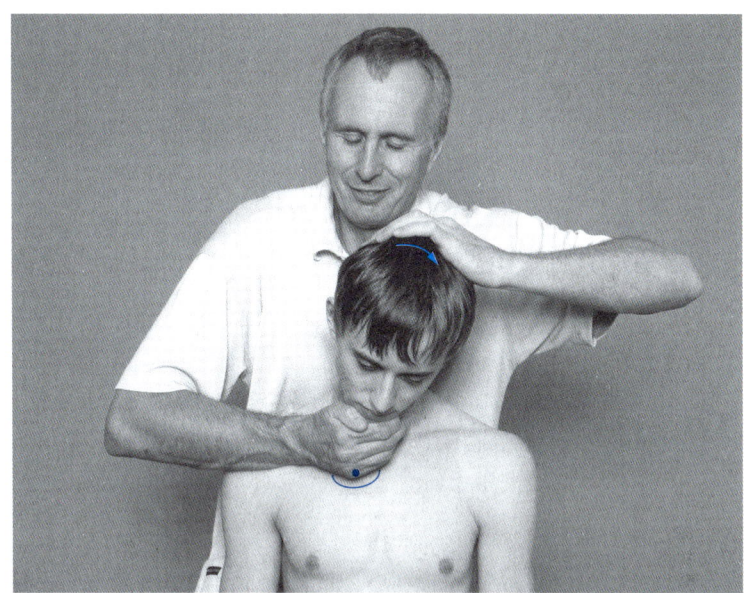

Abb. 9.13 Orientierende Untersuchung der Rotation in der oberen HWS (Kopfgelenke) aus maximaler Kopfanteflexion. Die Hand am Hinterkopf führt die Bewegung.

Bewertung

Die Prüfung verdeutlicht Funktionsstörungen in der Kopfgelenkregion. Am Bewegungsende sind häufig Muskelanspannungen auf der Rotationsseite sichtbar (Neigungsgegenseite).

> Asymmetrie der Rotation aus der Anteflexion ist Hinweis auf:
> • Funktionsstörung der Kopfgelenkregion (Seitneige/ Rotation)
> • Verspannung mit Verkürzung der Nackenmuskulatur.

Bedenke!
1. Wird die maximale Anteflexion bei der Prüfung aufgegeben, kann die Rotation in die mittlere HWS weiterlaufen. Das Kinn behält dann keinen Kontakt zur stützenden Behandlerhand.
2. Diese Ausweichbewegung wird nicht bemerkt, wenn der Behandler seine Hand nicht am Sternum fixiert, sondern die Hand mit dem Kinn bewegt.

9.3.5 Rotation bei angezogenem Kinn passiv

➤ Abb. 9.14: Der Patient sitzt entspannt, vom Behandler von hinten abgestützt. Der Behandler hält das Kinn des Patienten zwischen Daumen und Zeigefinger einer Hand und nimmt mit der anderen Hand Kontakt am Hinterkopf. Er zieht das Kinn an den Hals heran und erreicht eine isolierte Anteflexion der Kopfgelenke mit relativer Verriegelungsspannung der subokzipitalen Bänder. Die übrige HWS ist aufgerichtet. Mit geringem Führungsdruck am Kinn rotieren die Finger den Kopf nacheinander zur einen und zur anderen Seite bis an den Endwiderstand heran. Die Hand am Hinterkopf verhindert Ausweichbewegungen.

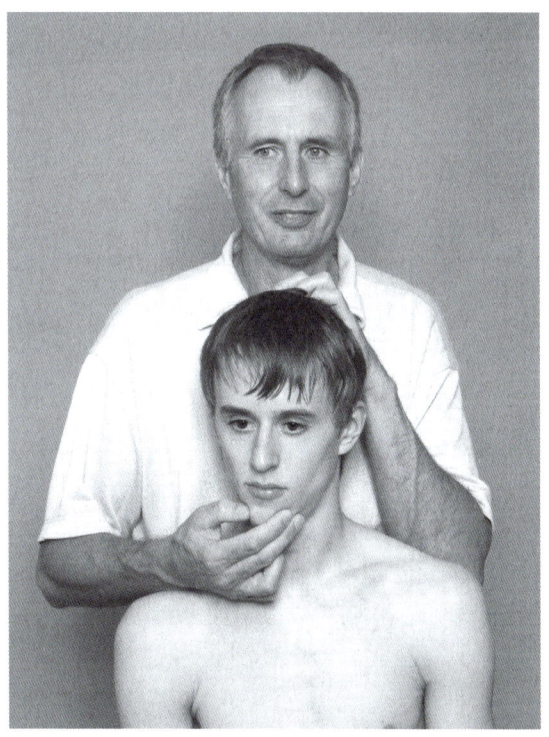

Abb. 9.14 Orientierende Untersuchung der Kopfrotation mit angezogenem Kinn nach rechts.

9

Bei dieser Technik ist ein Umgreifen nicht erforderlich. Wer nur durch Zug in die Rotation seitengleiche Führung erreicht, muss umgreifen.

Bewertung

Asymmetrie des Rotationswinkels und der Härte des Endwiderstandes weisen auf Funktionsstörungen des Segmentes C2/3 hin und sollen durch gezielte Untersuchung gesichert werden.

> *Rotationsasymmetrie bei angezogenem Kinn ist Hinweis auf:*
> • Funktionsstörung des Segmentes C2/3
> • Verspannung der Nackenmuskulatur.

Bedenke!

Zu kraftvolle Rotationsführung verleitet zum Auflösen der Vornickung.

Die orientierende Untersuchung mit angezogenem Kinn hat mehr theoretischen Wert, weil sie im Vergleich mit der Untersuchung in abgestützter Anteflexion (➤ Kap. 9.3.4) zum Nachdenken über die Synkinesen im Kopfgelenkbereich anregt. Wenn nämlich die Untersuchung in abgestützter Anteflexion auffällig ist, kommt aus der Untersuchung bei angezogenem Kinn keine wesentliche zusätzliche Information; C2/3 muss auch bei positivem Spannungsbefund in ➤ Kap. 9.3.4. untersucht werden.

9.3.6 Rotation in Retroflexion des Kopfes passiv

Die Retroflexion hemmt die Rotationsbewegung der oberen HWS. In Retroflexionsstellung des Kopfes lässt die Prüfung der Rotation um die (senkrechte) Körperlängsachse deshalb Rückschlüsse auf die Funktion des zervikothorakalen Überganges zu.

Die Indikation für diese Untersuchung ist streng zu stellen, d. h. die Retroflexion muss vorher untersucht worden sein und ihre Verträglichkeit erwiesen haben (➤ Kap. 9.2.3).

➤ Abb. 9.15: Der Patient sitzt entspannt, der Behandler steht hinter ihm und stützt ihn mit dem Körper ab. Der Patient führt die Retroflexion des Kopfes aktiv aus. Der Behandler übernimmt sofort den Kopf und legt für die Rechtsrotation die pronierte rechte Hand an den Hinterkopf, der Daumen stützt am Okziput. Die andere, supinierte Hand schient von links Unterkiefer und Kinn. Beide Hände schieben gleichzeitig in die Rotation, dazu werden die Unterarme in Schubrichtung gehalten. Zur Prüfung der Gegenrichtung greifen die Hände um.

Bewertung

Beurteilt wird die Symmetrie der Rotationswinkel, nicht der Endwiderstand.

> *Rotationsasymmetrie in Retroflexion ist Hinweis auf:*
> • Funktionsstörung der zervikothorakalen Region
> • Funktionsstörung der oberen Rippen
> • Muskelverspannung
> • Verspannung der Halsfaszien.
> Manchmal beeinflusst eine C2/3-Störung diese Prüfung.

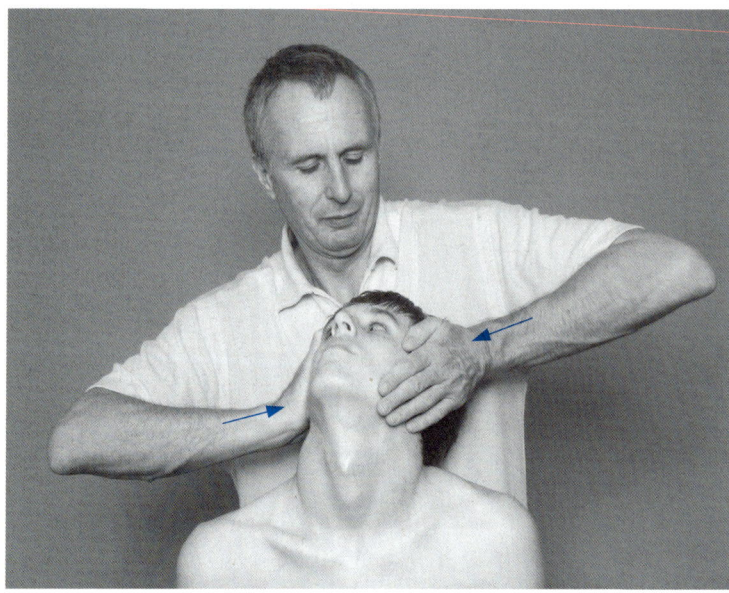

Abb. 9.15 Orientierende Rotationsuntersuchung des zervikothorakalen Überganges in Retroflexionseinstellung. Sie wird weich schiebend von den großflächig angelegten Behandlerhänden geführt. Die Hand am Hinterkopf stützt das Okziput mit dem Daumen von unten.

Bedenke!
1. Am Rotationsende darf nicht „weitergedrückt" werden, sonst entsteht eine Seitneige; der Kopf gerät aus der Achse.
2. Der Anteil der Halsfaszien an der Spannung kann durch vergleichende Ausführung mit geschlossenem und geöffnetem Mund erkannt werden.

9.3.7 Seitneige aktiv und in drei Etagen passiv

> Abb. 9.16, > Abb. 9.17, > Abb. 9.18: Der Patient sitzt und neigt den Kopf aktiv zur einen und dann zur anderen Seite. Der Behandler steht hinter ihm, betrachtet die Bewegung und schätzt das Ausmaß (> Abb. 9.16). Mit den Fingerspitzen auf den Schultern vergewissert er sich tastend, dass keine Ausweichbewegungen auftreten. Harmonischer Bewegungsablauf und symmetrischer Ausschlag werden erwartet. Bei eingeschränkter Beweglichkeit einer Seite schließt sich die passive Untersuchung in 3 Etagen an.

Zur *passiven Etagenuntersuchung* stützt der Behandler den sitzenden Patienten von hinten ab. Nacheinander legt der Behandler die Zeigefingerkante einer Hand von dorsolateral an den Wirbelbogen von C2 (> Abb. 9.17), an den Wirbelbogen von C5 und schließlich die Schwimmhaut von der Seite an den Wirbel Th1 (> Abb. 9.18) mit dem Daumen an der Seite des Dornfortsatzes. Mit der anderen Hand neigt er den Kopf über die tastende Hand, bis die Bewegung dort tastbar wird. Weiches Absinken der HWS über der haltenden Hand wie ein zusammenklappendes Taschenmesser wird erwartet.

Bewertung
Steifigkeit und Schmerz sprechen für die Funktionsstörung der untersuchten Etage. Schmerz der höheren Etage hemmt die Seitneige darunter. Deshalb sollte die führende Hand mit dem Daumenballen die darüberliegenden Segmente von laterodorsal schienen. Die übrigen Finger führen die Seitneige.

> *Behinderte Seitneige ist Hinweis auf:*
> • Funktionsstörungen der Lateralflexion (in allen Etagen möglich)
> • Verspannung der seitlichen Halsmuskeln und ihrer Faszien.

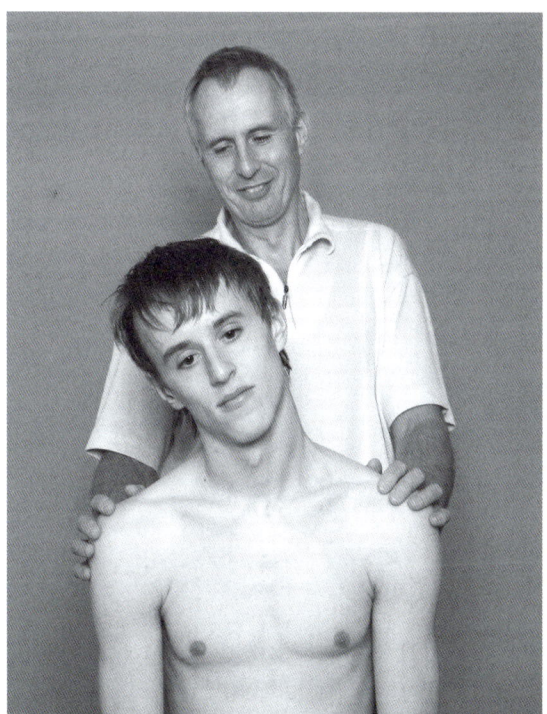

Abb. 9.16 Orientierende Inspektion von Ablauf und Ausmaß der aktiven Seitneige. Bei Asymmetrie und Einschränkung folgt die passive Prüfung in Etagen.

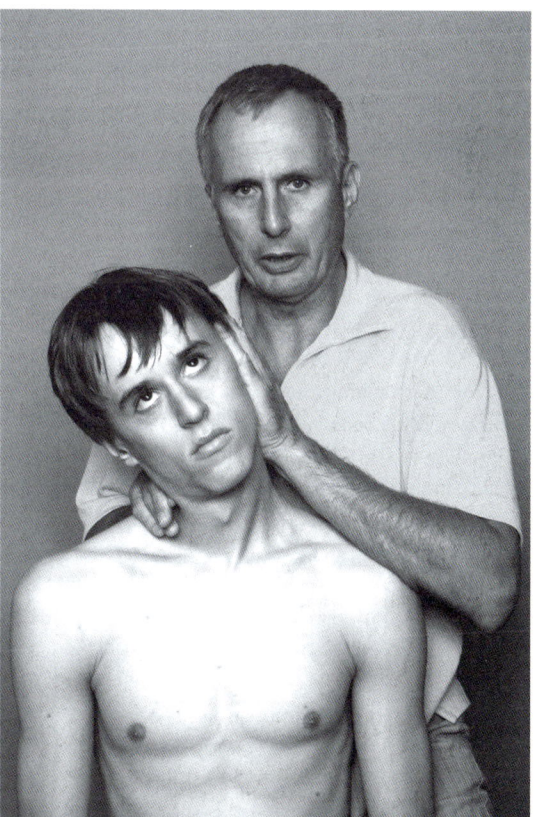

Abb. 9.17 Passive Seitneige der oberen Etage der HWS mit Abstützung von C2 und Bewegungsführung am Kopf.

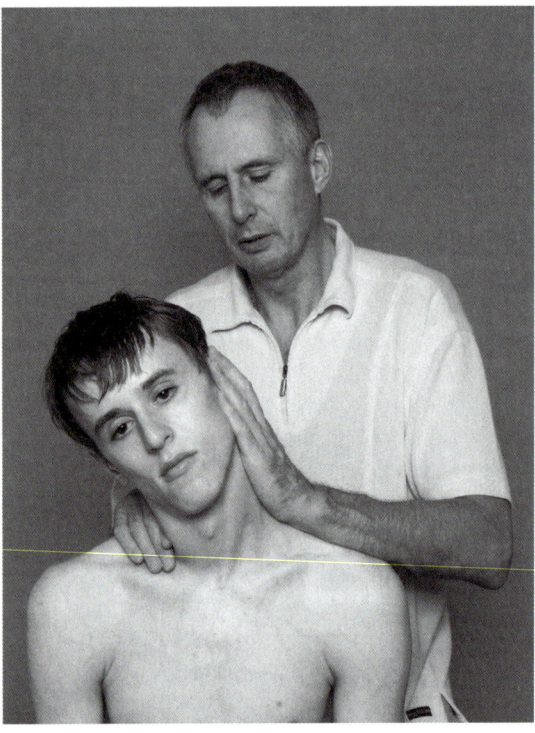

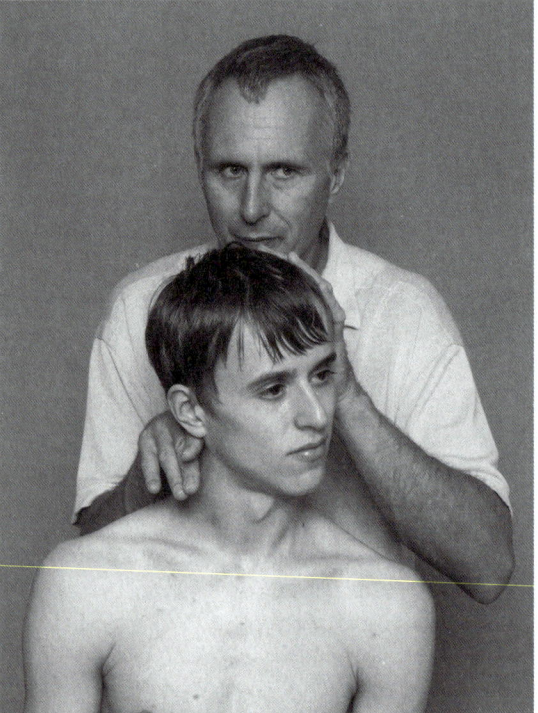

Abb. 9.18 Passive Seitneige der zervikothorakalen Etage mit Abstützen von Th1 und Schienung der oberen HWS durch die führende Hand. Im vorliegenden Fall vergrößert sich das Bewegungsausmaß bei geschienter HWS deutlich im Vergleich zur aktiven Gesamtneigung (➤ Abb. 9.16).

Bedenke!
Die stützende Hand muss weich anliegen; zu großer Krafteinsatz erzeugt Abwehrspannung.

9.3.8 Gedrehte Seitneige C0/1

Ziel der Untersuchung ist es, Hinweise auf Störungen von Seitneige und Retroflexion zu erhalten. Dazu wird in eine Richtung mittig zwischen Seitneige und Retroflexion bewegt. Damit nur C0/1 beweglich bleibt, werden die Segmente von C1/2 abwärts durch Kopfdrehung gesperrt.

➤ Abb. 9.19: Der Patient sitzt entspannt und lehnt sich an den dahinter stehenden Behandler. Dessen linke Hand führt den Kopf von der linken Stirnseite her in etwa 45° Linksrotation. Die Hand bleibt liegen, der Ellbogen ist abgespreizt. Die rechte Hand wird nun sagittal gehalten an die Halsseite gelegt und dann heraufgeschoben, bis die Zeigefingerkante in der Grube unter dem Okziput liegt. Aus dieser Stellung wird der Kopf von der linken Hand zart in Richtung zur rechten Schulter über den Zeigefinger gelegt. Normalerweise ist eine kleine weiche Absinkbewegung über dem Zeigefinger tastbar.

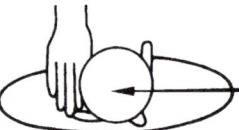

Abb. 9.19 Orientierende Untersuchung des Segmentes C0/1 mit den Komponenten Seitneige und Retroflexion. Der 45° zur linken Seite gedrehte Kopf wird passiv ganz zart über die Radialkante der tastenden Hand gelegt, die genau sagittal in der Grube unterhalb des Okziput liegt.

Bewertung
Steifigkeit, die die tastende Hand beiseite zu schieben scheint, weist auf Funktionsstörung hin.

> *Weiche Neigungsbewegung bei gedrehtem Kopf ist Hinweis auf:*
> • freie Funktion von Seitneige und Retroflexion C0/1.

9.3.9 Verweis zur orientierenden Untersuchung der 1. Rippe im Sitzen

Die erste Rippe hat enge funktionelle und pathogenetische Beziehungen zum zervikothorakalen Übergang und damit zur HWS. Sie wird deshalb in der Praxis gemeinsam mit der HWS untersucht.

➤ Abb. 9.20: Zur Prüfung der rechten Seite wird der Kopf vom Behandler soweit nach links gedreht, bis der

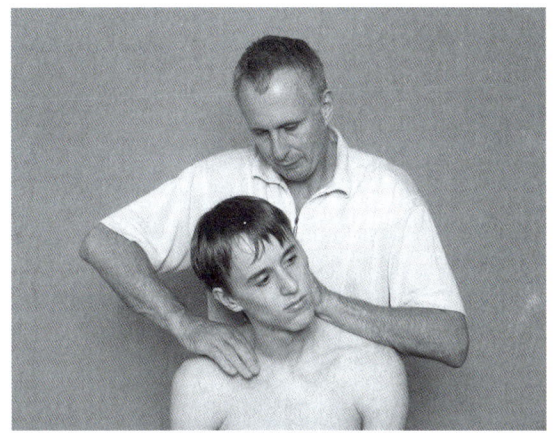

Abb. 9.20 Orientierende Untersuchung der oberen Thoraxapertur (1. Rippe) rechts durch schräges Herüberlegen des linksgedrehten Kopfes nach rechts ohne Endfederung.

tastende Daumen am Dorn C7 einen Bewegungsbeginn erkennt. Die HWS ist jetzt durch Linksrotation für die Seitneige nach rechts verriegelt. Wird dann der Kopf weich nach schräg rechts vorn gelegt, zeigt die Neigungsbewegung das Nachgeben des zervikothorakalen Bereiches an.

Für die Gegenseite wird in vertauschter Handfunktion untersucht.

Bewertung

Zu erwarten ist die Symmetrie des Bewegungsausschlages und ein weiches Herüberlegen der Halsseite auf die haltende Hand.

Wegen der anatomischen Zugehörigkeit zum Thorax haben wir die Untersuchung der 1. Rippe dort ausführlicher beschrieben (➤ Kap. 8.2.8, ➤ Abb. 8.12).

9.4 Segmentale Rotationsuntersuchung und Rotationsbehandlung

Die Rotation des Kopfes lässt sich nur im Sitzen gut untersuchen. Die posturale Muskelspannung im Sitzen muss dann in Kauf genommen werden. Wie bei der orientierenden Untersuchung sitzt der Patient aufrecht mit gutem Bodenkontakt beider Füße. Er wird vom Behandler von hinten abgestützt und die BWS dabei aufgerichtet. Die Rotationsuntersuchung gibt für die Segmente C1/2 bis C4/5 die wichtigsten diagnostischen Informationen, gefolgt von der Lateralverschiebung. Zervikothorakal sind die Verschiebetechniken zuverlässiger als die Rotationsprüfung.

9.4.1 Rotationsuntersuchung

Rotationsfederung C0/1 aus der Endrotationsstellung der Halswirbelsäule

➤ Abb. 9.21: Der Patient sitzt aufrecht und an den Behandler angelehnt. Er lässt den Kopf leicht nach vorn sinken. Der Behandler führt den Kopf mit beiden Händen in maximale Rechtsrotation. Die Kopfgelenkregion erscheint dadurch leicht nach links geneigt. Die folgende Federungsprüfung ist nur möglich, wenn die beschriebene Stellung abwehrfrei zu erreichen ist. Der Behandler legt den palpierenden linken Zeigefinger in den Winkel zwischen Mastoid und aufsteigendem Unterkieferast links, d. h. über den linken Querfortsatz des Atlas. Die Finger der rechten Hand liegen an der linken Gesichtsseite (Jochbein) und ziehen federnd weich nach rechts im Sinne der Rechtsrotation. Über dem Querfortsatz C1 verstreicht die Grube etwas, der Tastbefund einer Federungsbewegung wird erhoben.

Bewertung

Unverändert bleibende Spannung spricht für eine Funktionsstörung im Segment C0/1.

> Bei der beschriebenen Ausgangsstellung ist die Barriere im Segment C0/1 bereits eingestellt, folglich wird die Fähigkeit zur Endfederung geprüft. Deshalb darf nur gefedert, nicht bewegt werden.

Bedenke!
Zug am Unterkiefer täuscht durch dessen Bewegung eine Federung vor.

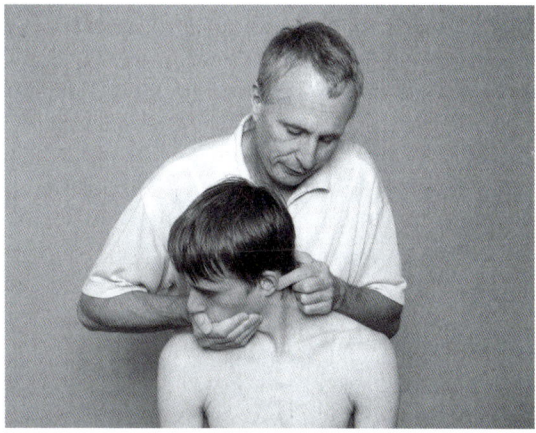

Abb. 9.21 Rotationsfederung C0/1 aus maximaler Rechtsrotation des leicht nach vorn geneigten Kopfes; Palpation im Winkel zwischen Mastoid und Unterkiefer.

Rotationsuntersuchung im Segment C1/2 im Seitenvergleich

➤Abb. 9.22 und ➤Abb. 9.23: Der Patient sitzt aufrecht, der Behandler steht hinter ihm. Dieser umfasst mit der Daumen-Zeigefinger-Gabel einer Hand dorsal den Bogen von Axis, um ihn tastend zu halten. Mit der anderen Hand hält er das Kinn des Patienten zwischen Daumen und Zeigefinger. Von hier führt er die Kopfrotation bis an die tastbar beginnende Spannung unter der haltenden Hand zunächst in eine, dann in die andere Richtung.

Die Rotationswinkel und der Endwiderstand werden im Seitenvergleich beurteilt.

Bewertung

Asymmetrie ist Zeichen einer Rotationsblockierung Atlas/Axis in Richtung des härteren Endwiderstandes und des kleineren Rotationswinkels.

Bedenke!

1. Bei Unsicherheit im Befund können die Spitzen von Daumen und Zeigefinger der palpierenden Hand von dorsal an die Gelenkfortsätze angelegt werden. Dann wird die Rotation gegen den tastenden Daumen geführt. Für die Gegenseite muss umgegriffen werden.
2. Zu starker Fingerspitzendruck vermindert die Palpationsfähigkeit und muss deshalb unbedingt vermieden werden.

Rotationsuntersuchung der Segmente C2–C6 als Sequenzvergleich

➤Abb. 9.24: Der Patient sitzt aufrecht, vom Behandler von hinten abgestützt. Die tastend haltende Hand umfasst mit der Daumen-Zeigefinger-Gabel von dorsal den Bogen des kaudalen Partnerwirbels, zuerst C2. Mit der anderen Hand hält der Behandler das Kinn des Patienten zwischen Daumen und Zeigefinger. Von hier führt er, mit dem Zeigefinger ziehend, die Kopfrotation bis an die tastbar beginnende Spannung unter der haltenden Hand. Auf der Rotationsendstellung C1/2 aufbauend (➤Abb. 9.22), werden die darunterliegenden Segmente nacheinander nun in dieser Richtung als Sequenz, d. h. im Reihenfolgevergleich fortlaufend untersucht (➤Abb. 9.24). Dann folgt nach Umgreifen die andere Seite.

Es ist günstig, jeweils in die Richtung zu untersuchen, auf der der Daumen der haltenden Hand liegt. Die Endespannung wird eingestellt und bewertet. In jedem Segment wird der Zuwachs des Rotationswinkels in der Kopfstellung geschätzt. Der Daumen der tastend halten-

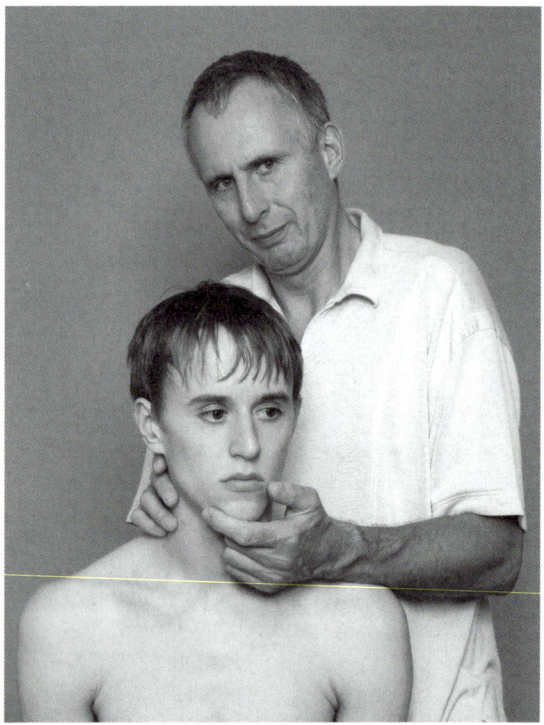

Abb. 9.22 Segmental palpierende Untersuchung von C1/2 in Linksrotation; am Kinn geführte Bewegung mit sanftem Zeigefingerzug.

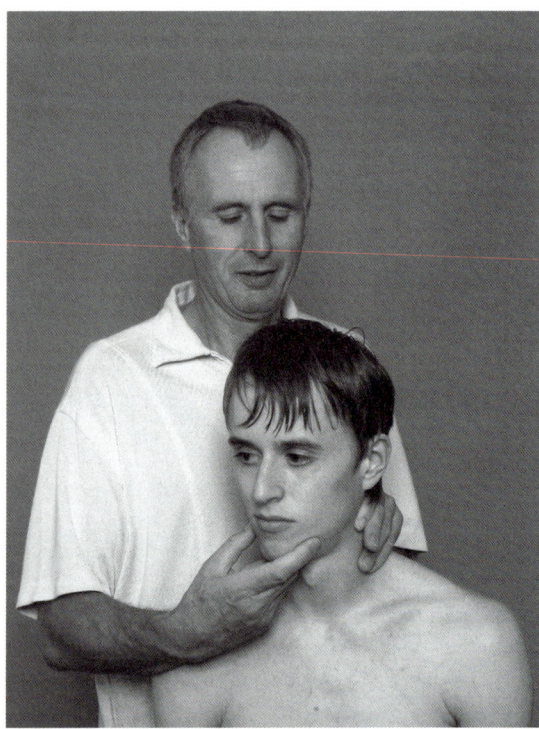

Abb. 9.23 Segmental palpierende Untersuchung von C1/2 in Rechtsrotation mit weichem Daumendruck gegen das Kinn; Vergleich mit der Gegenseite (➤Abb. 9.22).

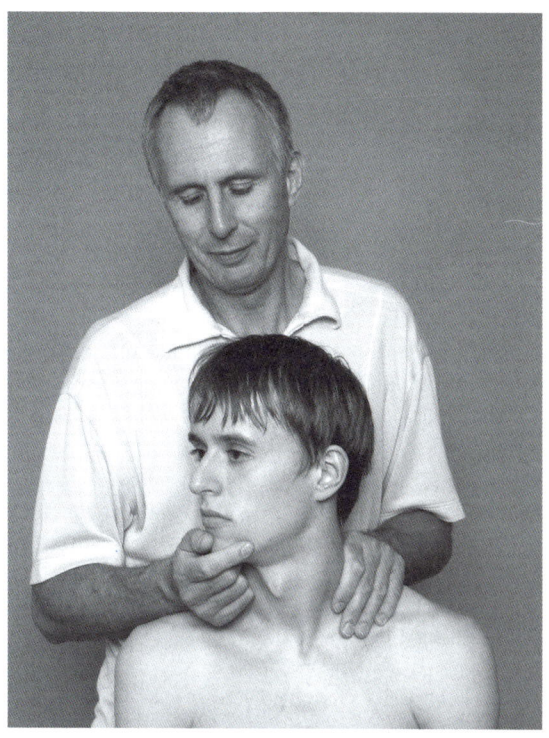

Abb. 9.24 Segmental palpierende Untersuchung der Rechtsrotation in den Segmenten C2–C6 als Sequenzuntersuchung. Im Bild ist C5/6 dargestellt. Der Bewegungszuwachs gegenüber C1/2 (➤ Abb. 9.23) ist deutlich erkennbar.

den Hand verschiebt sich nach Erreichen der Endespannung um einen Wirbel (ein fingerbreit) nach kaudal, der Zeigefinger folgt. Das ist meist nur bis C6 möglich.

Bewertung

Es wird ein etwa gleicher Bewegungszuwachs von Segment zu Segment erwartet. Fehlender Bewegungszuwachs und harte Endespannung im Segment sprechen für Blockierung. In manchen Fällen ist sogar eine Abnahme des Rotationsausschlages am gestörten Segment zu beobachten, wenn eine schmerzhafte Blockierung reflektorisch muskulär geschützt wird. Nach Durchlaufen einer Seite wird nach Händewechsel gleichsinnig die Rotation zur anderen Seite untersucht.

> Fehlender Bewegungszuwachs in einem Segment, gepaart mit harter Endespannung ist Hinweis auf dessen Funktionsstörung.
> Abnahme des Rotationsausschlags bei Kontaktnahme am Folgesegment spricht für schmerzhafte, reflektorisch muskulär geschützte Funktionsstörung.

Bedenke!

1. Wer lieber mit den Fingerspitzen palpiert (Rotationsuntersuchung C1/2) darf nur zart fassen, damit zu

starker Druck keine vorzeitige Abwehrspannung hervorruft.
2. Eine Hyperlordose der HWS durch fehlerhafte Sitzhaltung des Patienten schließt die Facetten; die Rotationsbewegung wird erschwert.
3. Die Seitneige des Kopfes durch zu starken Zug des führenden Fingers erzeugt ebenfalls Verriegelung und muss deshalb vermieden werden.

Rotationsuntersuchung der zervikothorakalen Region

Die Rotation C6 bis Th2 wird *während aktiver Kopfrotation* untersucht. Ihr Ergebnis zeigt daher auch Einflüsse von aktiven Muskelkräften und ist – anders als die passiven Untersuchungen – für die Blockierungsdiagnose des Segmentes sehr unsicher. Diese Untersuchung eignet sich zur Befundbestätigung bei bekannter Blockierung im Segment vor der Entscheidung für eine Rotationsmobilisation.

➤ Abb. 9.25: Der Patient sitzt frei aufrecht. Der Behandler steht hinter ihm und legt die Zeigefinger rechts und links von C6 neben den Dorn und die Daumen rechts und links von C7. Der Patient dreht nach Aufforderung den Kopf aktiv nacheinander nach rechts und links. Die Rechtsrotation eines Wirbels trägt seinen Dorn nach links, die Linksrotation trägt ihn nach rechts. Die Bewegung geht vom Kopf aus und schreitet von kranial nach kaudal fort. Der Rotationsunterschied bei den Hin- und Herbewegungen wird zwischen den angelegten Fingern wahrgenommen. Bei Rechtsrotation wird ein Vorlauf des oberen Dornes nach links erwartet. Die Befunde werden im Seitenvergleich und in der Sequenz bewertet.

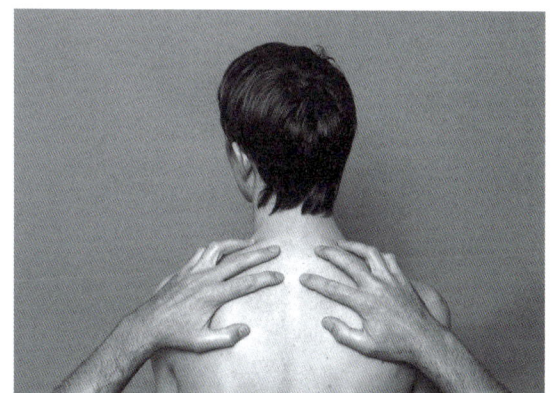

Abb. 9.25 Rotationsuntersuchung zervikothorakal durch Palpation und Beobachtung der Bewegung von zwei benachbarten Dornfortsätzen. Im Bild wird das Segment C7/Th1 in Linksrotation untersucht. Als Zeichen der Beweglichkeit ist der Dorn C7 nach rechts vorgelaufen.

9

9.4.2 Behandlung in Rotationsrichtung im Sitzen

Indikation

Rotationsstörungen mit starker muskulärer Komponente und erkennbarer Dysbalance der HWS-Statik sollten vorrangig mit Techniken behandelt werden, die die Entspannung der verspannten Muskulatur und die Reintegration der segmentalen Bewegung in die regionale Gesamtbewegung fördern. Als Beispiele für die Behandlung von artikulären Funktionsstörungen in der Rotationsrichtung werden hier für die drei zervikalen Regionen jeweils die wirksamste Behandlungsdurchführung beschrieben. Jede der drei Techniken folgt einem anderen technischen Prinzip.

Ist die Behandlung im Sitzen nicht möglich, wirken die Seitneigetechniken im Liegen mobilisierend auch in Rotationsrichtung (➤ Kap. 9.6 und ➤ Kap. 9.7). Diese Wirkung beruht auf der Kopplung der beiden Bewegungsrichtungen in der HWS.

Mobilisation der Rotation C1/2 und C2/3

MERKE

Dies ist die *Behandlungstechnik der Wahl* für alle Funktionsstörungen im Segment C1/2.

Behandlungsablauf

➤ Abb. 9.26 und ➤ Abb. 9.27: Der Patient sitzt entspannt aufrecht, der Behandler steht hinter ihm und stützt ihn mit dem Körper ab. Zur Behandlung einer Rechtsrotationsstörung C1/2 wird der Bogen des Wirbels C2 mit Zeigefinger und Daumen der linken Hand weich umfasst oder der Dornfortsatz von C2 mit dem linken Daumen von links seitlich tastend gehalten. Die rechte Hand führt nun den Kopf langsam in die Rechtsrotation bis zum tastbaren Spannungbeginn am Segment. Diese Einstellung wird mit der Fingerspitze am Kinn seitlich links gehalten. Sie entspricht der Stellung bei der Rotationsuntersuchung C1/2 (➤ Kap. 9.4.1).

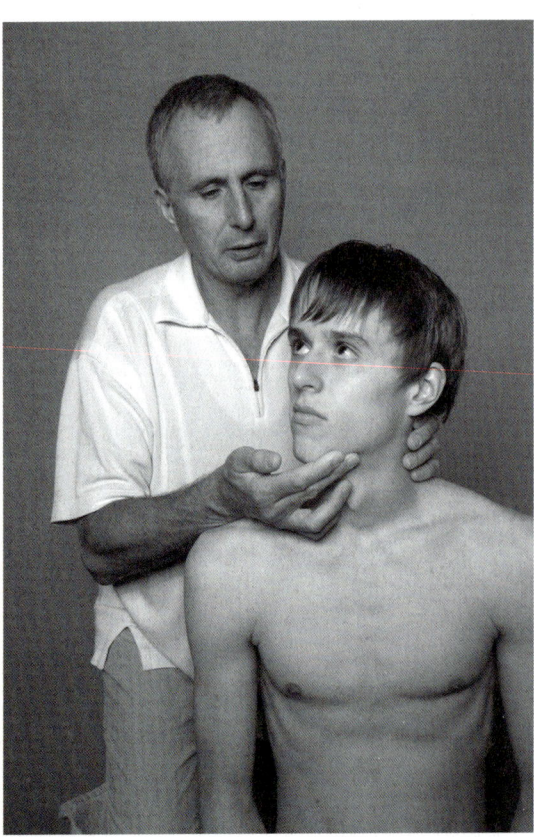

Abb. 9.26 Segmental gezielte Mobilisation C1/2 oder C2/3 in Rotation (rechts) im Sitzen.
1. Anspannungsphase mit Blickwendung aufwärts und langsamer Inspiration.

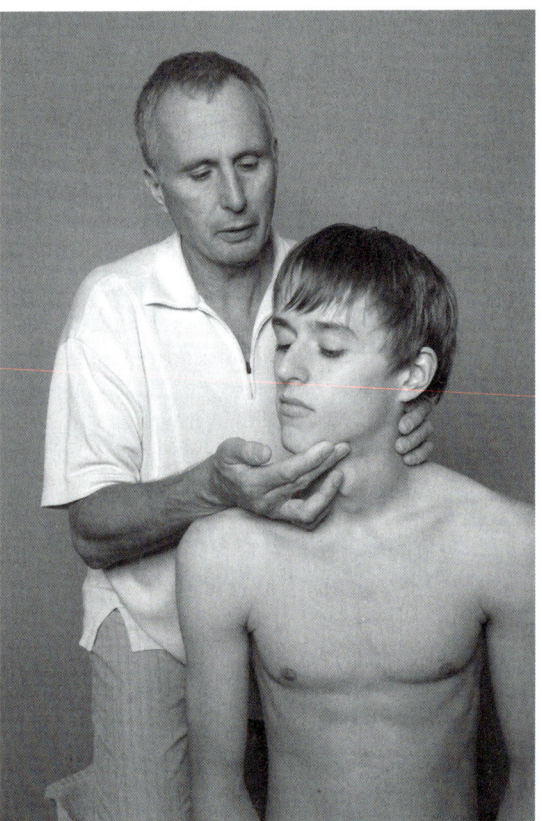

Abb. 9.27 Segmental gezielte Mobilisation C1/2 oder C2/3 in Rotation (rechts) im Sitzen.
2. Entspannungsphase mit Blickwendung abwärts und Exspiration.

Der Patient erhält den Auftrag, nach oben zu schauen und langsam und lange einzuatmen (➤ Abb. 9.26). Anschließend schaut er abwärts und atmet entspannt ohne Nachdruck und Geräusch aus (➤ Abb. 9.27). Die palpierende Hand am Wirbel C2 nimmt den Spannungswechsel bei Ein- und Ausatmung wahr. Nach 2–3 Atemzügen lässt die eingestellte Rotationsspannung nach. Der Entspannungsgewinn ermöglicht eine weitere Rotation nach rechts. Die Zeigefingerspitze führt diese Bewegung am Kinn, bis die palpierende Hand am Wirbel C2 wieder Spannung wahrnimmt.

Die Linksrotationsstörungen werden gegensinnig mit vertauschter Handfunktion behandelt.

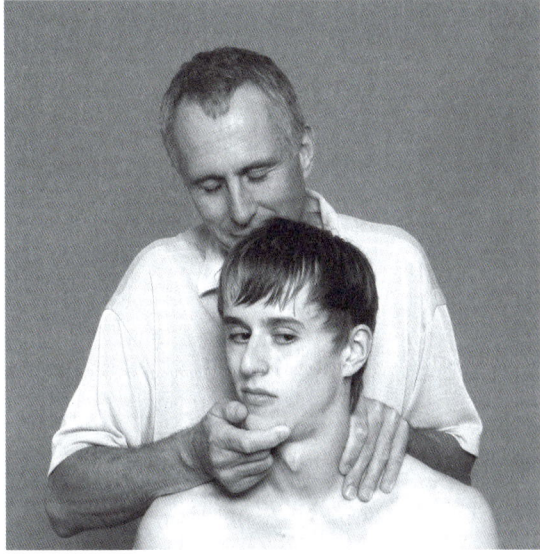

Abb. 9.28 Segmental gezielte Mobilisation der HWS in Rotation (rechts) im Sitzen.
1. Anspannungsphase mit horizontaler Blickwendung zur Gegenseite (links) bei Fingerhalt am Kinn.

Soll das Segment C2/3 behandelt werden, liegt die tastend haltende Hand am Dornfortsatz oder am Bogen des Wirbels C3. Die Rotationsspannung wird an das Segment herangeführt und dann in gleicher Weise wie am Segment C1/2 behandelt.

> Aufwärts schauen – Einatmen/Abwärts schauen – Ausatmen/
> Nach 2–3 Wechseln wird die Rotation vom Behandler an die
> neue Barriere geführt

Bedenke!
1. Der Patientenkopf muss ausreichend abgestützt werden, damit eine ausreichende Relaxation erreicht werden kann.
2. Wenn die vertikalen Blickfolgebewegungen des Patienten als Retroflexion und Anteflexion über das behandelte Segment hinaus in tiefere Segmente der HWS laufen, muss der Ausschlag der Blickbewegungen nach oben und unten verkleinert werden.
3. Atmet der Patient trotz wiederholter Erklärung sehr hastig oder presst bei der Atmung, fordert das eine andere Behandlungstechnik.

Mobilisation von Rotationsstörungen der Halswirbelsäule

Behandlungsablauf
➤ Abb. 9.28 und ➤ Abb. 9.29: Der Patient sitzt entspannt aufrecht. Der Behandler steht hinter ihm und stützt ihn und seinen Kopf mit dem Körper ab. Zur Behandlung einer gestörten Rechtsrotation wird der Wirbelbogen weich umfasst oder der Dorn des unteren Partnerwirbels von links mit dem linken Daumen tastend

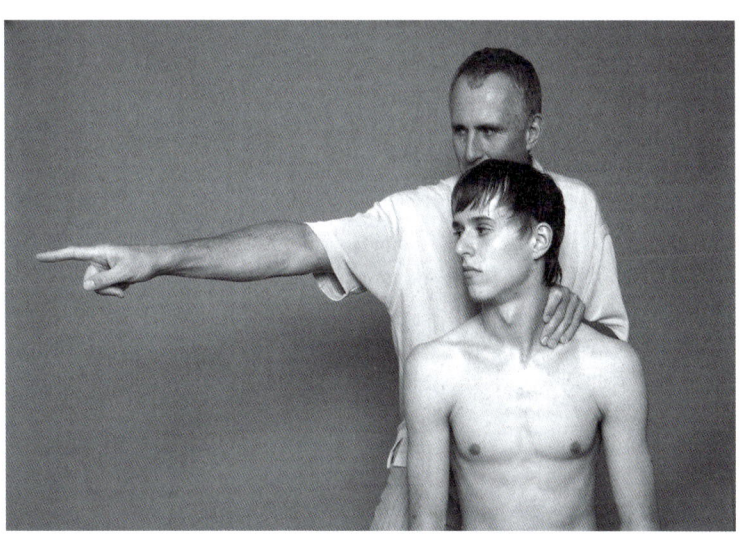

Abb. 9.29 Segmental gezielte Mobilisation der HWS in Rotation (rechts) im Sitzen.
2. Mobilisationsphase mit geführter Blickwendung zur Mobilisationsseite.

gehalten. Die Finger der rechten Hand liegen haltend am Kinn und führen den Kopf in die Rechtsrotation bis zur tastbaren Segmentspannung. Diese Ausgangsstellung für die Behandlung entspricht der Einstellung bei der Rotationsuntersuchung der HWS-Segmente C2–C6 (➤ Kap. 9.4.1).

Patient und Behandler visualisieren eine gedachte horizontale Linie in Augenhöhe des Patienten. Der Patient erhält den Auftrag, den Blick auf dieser Linie etwas nach links zu wenden und langsam und lange einzuatmen, während der Behandler durch Halten am Kinn den Kopf an der Linksdrehung hindert (➤ Abb. 9.28). Während der Ausatmung kehrt der Blick zur Mitte zurück. Danach wandert der Blick am Horizont nach rechts in die zu mobilisierende Rotationsrichtung. Am günstigsten gibt der Behandler mit einem Finger der rechten Hand Führungshilfe (➤ Abb. 9.29). Er beendet die Bewegung, wenn die Rotationsspannung im tastend gehaltenen Segment ankommt. Mit dieser Blickführung verhindert der Behandler ein „Durchlaufen" der Spannung in tiefere Segmente. Der Blick wird dann an dem Punkt am gedachten Horizont im Raum fixiert, auf den der Finger zeigte und wird über einige Atemzüge dort gehalten. Im Segment wird weiterer Entspannungsgewinn palpiert. Erst wenn keine weitere Entspannung mehr stattfindet, folgt die nächste Blickwendung nach links als erneute Anspannungsphase.

Von manchen Patienten werden Blickwendungen oder ihr häufiger Wechsel nicht gut verstanden. Dann wird der Kopf bis an die Spannung in Mobilisationsrichtung – in unserem Beispiel nach rechts – rotiert, der Geradeausblick auf den gedachten Horizont gerichtet und mehrmals sehr langsam und ruhig ein- und ausgeatmet. Dabei ist jeweils in der Ausatmung weiterer Entspannungsgewinn zu erzielen. Der Patient kann diesen Rotationszuwachs selbst fühlen. Möglicherweise ist der gleiche von den Atemphasen abhängige Wechsel einer leichten Lordosierung und Begradigung der HWS dafür verantwortlich, der auch bei den Rotationsstörungen der Kopfgelenke so behandlungswirksam ist (Mobilisation der Rotation C1/2).

Zur Behandlung einer Linksrotationsstörung wird gegensinnig vorgegangen.

Blick zur freien Seite wenden – Einatmen – geradeaus schauen – Ausatmen – Blick zur gestörten Seite wenden – mobilisierende Segmentspannung über den Blick zum Behandlerfinger einstellen – Blick am eingestellten Punkt halten, ruhig weiteratmen

---

Bedenke!
1. Zu weite Blickwendung zur Mobilisationsseite hemmt die Entspannung.

2. Bewegt der Patient die Augen isoliert und hält den Kopf gerade, spricht das für seine Verspannung. Dann hilft meist, den Kopf entspannt an den Behandler anlehnen zu lassen.
3. Wird am unteren Segmentpartner hart fixiert, kann provozierte Abwehrspannung oder Schmerz die Relaxation verhindern.
4. Die Blick- und Atemaufträge müssen präzise und in richtiger Reihenfolge erteilt werden!

Mobilisation zervikothorakaler Rotationsstörungen

Indikation
Diese Technik ist besonders indiziert, wenn rezidivierende zervikothorakale Funktionsstörungen ihre Ursache in Dysintegration der Muskeltätigkeit zur HWS-Statik und Schultergürteldynamik haben.

Behandlungsablauf
➤ Abb. 9.30 und ➤ Abb. 9.31: Der Patient sitzt aufrecht. Zur Behandlung einer Rechtsrotationsstörung abduziert er den linken Arm etwa bis zur Horizontale. Der Ellbogen ist gebeugt. Der Behandler sitzt oder steht links neben ihm und greift mit seinem linken Arm von hinten nach vorn unter dem Oberarm durch und hängt sich mit Zeige- und Mittelfinger der linken Hand von rechts am Dornfortsatz des oberen Partnerwirbels ein. Der Patient kann nun den Arm auf dem Behandlerarm ablegen (➤ Abb. 9.30). Der Behandler hakt seinen rechten Daumen von links an den Dornfortsatz des unteren Partners an und hält ihn mit geringem Zug nach rechts fest (➤ Abb. 9.31) Die Finger der rechten Hand legt er an Rücken und Schulterhöhe ab.

Der Patient wird aufgefordert, seinen Oberarm mit geringer Kraft in ruhigem Rhythmus auf den Arm des Behandlers zu drücken. Da dieser fest am oberen Partnerwirbel eingehängt ist, entsteht ein Zug am Dorn nach links, d. h. ein Mobilisationsimpuls zur Rechtsrotation. Der rechte Behandlerdaumen hält der Bewegung am unteren Partnerwirbel entgegen.

Diese repetitive Mobilisation ist durch den Ansatz an den kurzen Hebelarmen gut gezielt; wegen der kurzen Hebel verführt sie aber zur Härte. Deshalb müssen die Patienten aufgefordert werden, Schulter und Arm herunter zu drücken, was in der Regel zu weicherem Armdruck führt. Gleichzeitig werden so die Stabilisierung des Schulterblattes und die Kaudalisierung des Oberarmkopfes geübt, deren Störung zu den häufigen pathogenetischen Faktoren von zervikothorakalen Funktionsstörungen und Engesyndromen des Schultergelenks gehört.

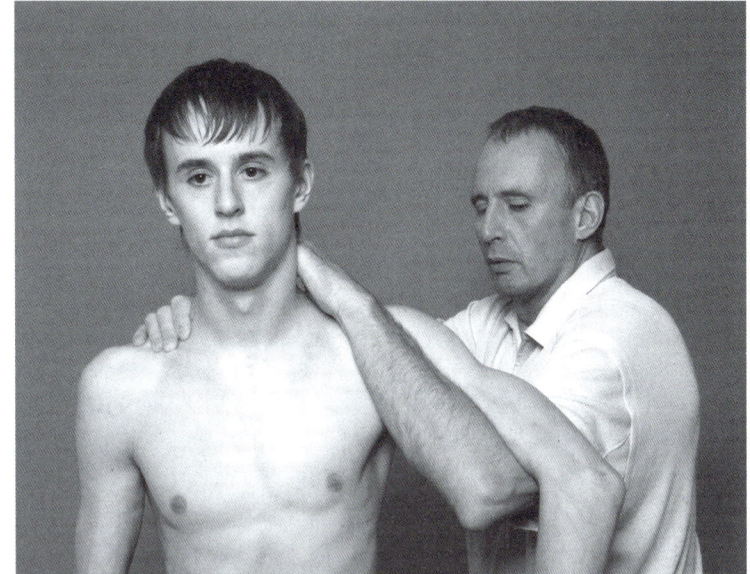

Abb. 9.30 Segmental gezielte Mobilisation im zervikothorakalen Übergang in Rotation (rechts) und Seitneige durch rhythmischen Muskelspannungswechsel.
1. Ausgangssituation: Der Patient drückt den abduziert gehaltenen Arm mehrmals abwärts gegen den Behandlerarm.

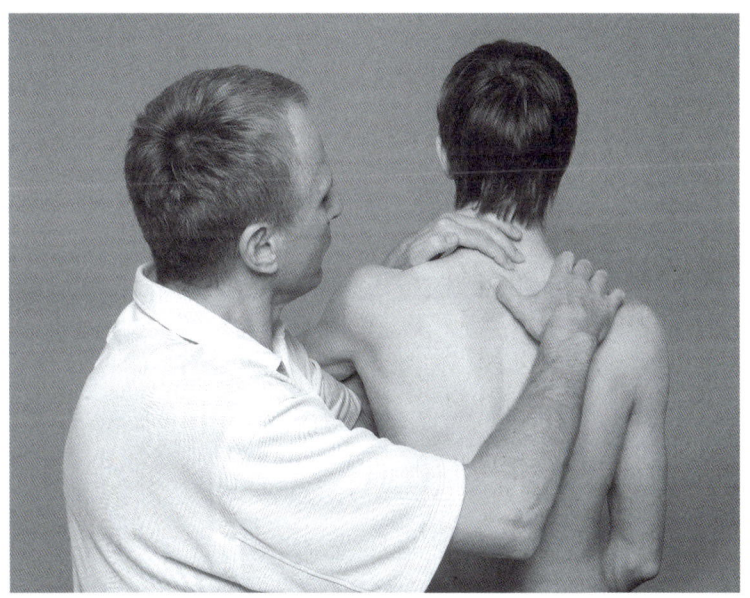

Abb. 9.31 Segmental gezielte Mobilisation im zervikothorakalen Übergang in Rotation (rechts) und Seitneige.
2. Detaildarstellung: Der rechte Daumen hält den unteren Partnerwirbeldorn von der linken Seite, die Finger liegen auf der Schulter. Der linke Zeigefinger ist von der rechten Seite am oberen Partnerwirbeldorn eingehängt und überträgt den Druck des Patienten auf den Dorn; zieht ihn in Rechtsrotation.

Bedenke!
1. Wird der Arm zu tief gehalten, erreicht die mobilisierende Muskelspannung nicht die zervikothorakale Region.
2. Wenn der Patient den Arm vor jedem Abwärtsdruck nach oben bewegt – „Anlauf nimmt" –, gehen die segmentgerichtete Bewegung und die Übung der Schulterblattfixation verloren.
3. Hält der Behandler den unteren Partnerwirbel unzureichend fest, läuft die Rotation über das Segment hinweg.

9.5 Segmentale Untersuchung und Behandlung der Ante- und Retroflexion

Funktionsstörungen in den sagittalen Bewegungsrichtungen lassen sich in den Kopfgelenken und in der unteren HWS mit dem zervikothorakalen Übergang durch Untersuchungstechniken an der Barriere von Beugung oder Streckung erkennen. Von C3/4 abwärts steht für die Beuge-Streck-Funktionsprüfung auch die joint play-

9

Untersuchung als Dorsalverschiebung zur Verfügung. Der Vorteil dieser Untersuchungstechniken besteht darin, dass aus der Untersuchungsstellung sofort in die Behandlung übergegangen werden kann.

Der Anteil der Ante- oder Retroflexion an der segmentalen Funktionsstörung kann auch über den Seitenvergleich der Seitneigespannung am gebeugten oder gestreckten Segment bestimmt werden. Eine solche Technik eignet sich für Kopfgelenke und gesamte HWS. Sie wird im ➤ Kapitel 9.7.1 beschrieben.

Für eine Mobilisation nach PIR wird an der Barriere eingestellt. Die quasi isometrische Anspannung schafft wahrscheinlich im Segment die Voraussetzung für ein Geweberelease. Da dieser Entspannungsvorgang länger als 20 Sek. braucht, ist es günstig, erst nach mehreren Anspannungs-Entspannungs-Wechseln den Entspannungsgewinn in Bewegungsgewinn am Segment umzusetzen. Soll nach jedem Spannungswechsel passiv in die neue freie Beweglichkeit geführt werden, empfehlen sich lange Anspannungs- und Entspannungsphasen von 15–30 Sek. Die Phasenzeit von Techniken, bei denen die an Atmung und Blick gekoppelten Spannungsverläufe mobilisierend genutzt werden, ist wesentlich kürzer.

9.5.1 Untersuchung der Ante- und Retroflexionsstörungen

Untersuchung der Anteflexion C0/1 in Rückenlage

MERKE
Dies ist die einzige segmentale Anteflexionsuntersuchung in der HWS.

➤ Abb. 9.32: Der Patient liegt auf dem Rücken. Der Behandler steht oder sitzt seitlich am Kopfende. Bei linksseitlichem Sitz legt er seinen linken Unterarm entspannt auf die Bank und die entspannte Handfläche unter den Hinterkopf des Patienten. Daumen und Zeigefinger dieser Hand stützen von kraniodorsal beidseits den Atlasquerfortsatz ab. Die Fingerspitzen von Zeige- und Mittelfinger legt der Behandler beidseits weich auf die Jochbögen, der Handteller kann dann auf der Stirn abgelegt werden; unter der Schwimmhaut der Kontaktfinger liegt die Nasenwurzel. Zeige und Mittelfinger führen einen sanften Druck im Sinne der Dorsalverschiebung der Schädelbasis aus. Dadurch führt der Behandler den Kopf des Patienten ohne Stellungsänderung der stützenden Finger am Atlas in die Anteflexion. Die resultierende Schädelbewegung läuft in einem Bogen kinnwärts (Pfeil in ➤ Abb. 9.32).

Beginnende Spannung, von den stützenden Fingern wahrgenommen, zeigt das Ende der Bewegung an. Am Ende wird ein weiches einmaliges Federn an den Jochbögen ausgelöst und zwischen den beiden gegeneinander arbeitenden Händen wahrgenommen.

Bewertung
Harter Endwiderstand ohne weiches Nachgeben spricht für Funktionsstörung. Eine Seitendifferenzierung ist selten möglich.

- *Bei sofort auftretendem hartem Endwiderstand* ist eine Störung im orofazialen System möglich. Lässt dieser Widerstand nach, wenn die Flexionsbewegung vom Kinn her geführt wird, ist die gezielte Untersuchung des orofazialen Systems indiziert.
- *Anteflexionsblockierungen C0/1 werden von Verspannungen der tiefen subokzipitalen Muskeln* begleitet und manchmal vorgetäuscht. Falls Behandlungstechniken geplant sind, die nicht automatisch diese Muskeln relaxieren, sollten die Muskeln vorher untersucht (➤ Kap. 9.2.6) und bei starker Ausprägung der Störung auch behandelt (➤ Kap. 9.8.2 und ➤ Kap. 9.8.4) werden.

Bedenke!
1. Die Finger am Atlasbogen dürfen keine Spannungsreaktionen auslösen.
2. Über der Nasenwurzel bzw. im Augenbrauenbereich bestehende Schmerzpunkte können von der bewegenden Hand irritiert werden.
3. Unbewusste Abwehr des Patienten gegen die Hand über seinem Gesicht muss der Behandler erkennen und dann nur die weichen Fingerspitzen auf die Jochbögen setzen.

Untersuchung der Retroflexion C0/1 in Rückenlage

➤ Abb. 9.33: Der Patient liegt entspannt auf dem Rücken, der Behandler steht oder sitzt seitlich rechts am Kopfende und legt die linke Hand entspannt an die linke Gesichtsseite; die Fingerspitzen von Zeige- und Mittelfinger liegen unter dem Kinn. Der Hinterkopf liegt auf dem linken Handgelenk und Unterarm. Im weichen Handteller der rechten Hand liegt das Okziput; die Fingerspitzen sind hinter dem Mastoid auf die Gelenkebenen gerichtet.

Der Kopf wird in *spannungsfreier Rotation eingestellt*: Dazu rotieren beide Hände den Kopf bis an erste merkbare Spannung nach links und führen ihn ganz langsam zurück, bis sich die aufgetretene Spannung im rechten M. sternocleidomastoideus auflöst. Die Rotation soll

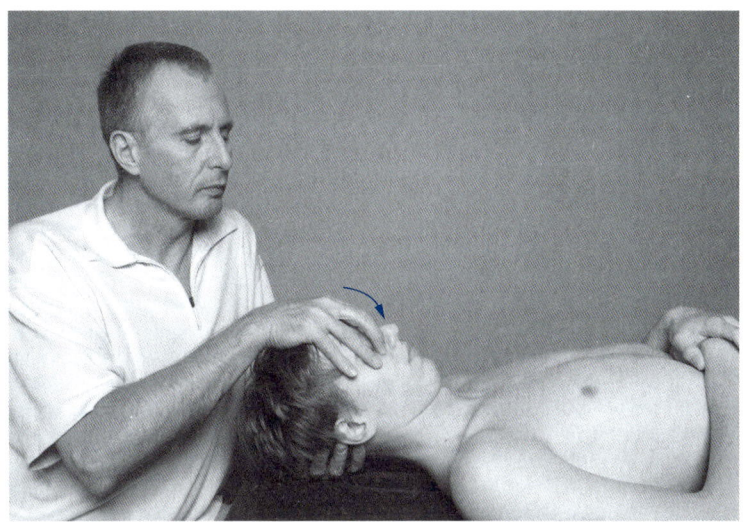

Abb. 9.32 Anteflexionsuntersuchung C0/1. Der Atlas wird von dorsokranial abgestützt, die Hand an der Stirn führt die Bewegung.

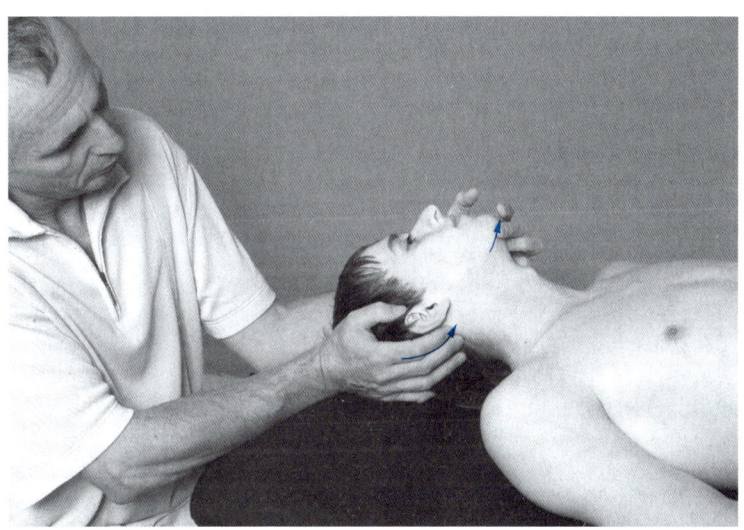

Abb. 9.33 Retroflexionsuntersuchung zwischen Okziput und Atlas bei spannungsfrei rotiertem Kopf. Die linke Hand am Kinn führt das Kinn in Pfeilrichtung nach vorn bis an die Endespannung der Retroflexion. Die rechte Hand palpiert rechts unter dem Okziput. Aus dieser Einstellung heraus folgt die Endefederung mit leichtem Druck gegen das Kinn stirnwärts.

mindestens 30°, höchstens 60° betragen und die Halsmuskulatur entspannt bleiben.

Die rechte Hand verschiebt („schaufelt") Okziput nach anterior. Die resultierende Retroflexionsbewegung des Kopfes führen die Finger am Kinn mit (Pfeilrichtung ➤ Abb. 9.33). Beide Hände arbeiten synchron, bis die Spannung am Okziput die korrekte Einstellung anzeigt. Nun lösen die Finger am Kinn durch zarten Retroflexionsdruck von unten gegen das Kinn die Endefederung aus. Das teilt sich der ruhenden tastenden Hand am Okziput als weiches Nachgeben mit.

Bewertung
Harter Anschlag ohne Federung spricht für Funktionsstörung.

Bedenke!
Die spannungsfreie Rotationseinstellung gelingt leichter bei Rückführen aus der gespannten Stellung als bei langsamer Rotation auf die Spannungsgrenze zu. Die Spannungsstellung darf aber nie bis an die Schmerzgrenze geführt werden.

Untersuchung der Dorsalverschiebung C3–Th2 im Sitzen

Zur segmentalen Untersuchung wird nicht die anguläre Bewegung benutzt, sondern eine gelenkspielähnliche Technik durch Dorsalverschiebung des oberen Partnerwirbels. Der notwendige Kontakt von vorn über dem

9

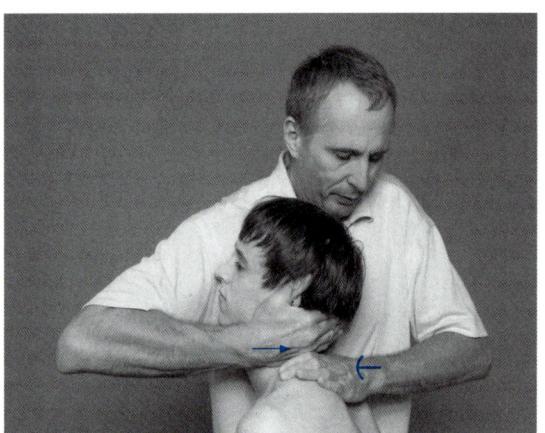

Abb. 9.34 Untersuchung der Retroflexion in der unteren HWS durch Dorsalverschiebung im Sitzen (C3–Th2). Der obere Partnerwirbel wird über Weichteilkontakt von vorn-lateral gegen den gehaltenen unteren Partnerwirbel nach dorsal verschoben.

Querfortsatz und damit die Anwendung dieser Technik sind erst ab C3/C4 möglich.

➤ Abb. 9.34: Der Patient sitzt aufrecht. Der Behandler steht seitlich etwas vor dem Patienten und stützt ihn mit seinem Körper ab.

In den *zervikalen Segmenten* wird der untere Partnerwirbel von hinten mit der Zeigefinger-Daumen-Gabel der dorsal liegenden Hand haltend umfasst. Die Ulnarkante der gestreckten anderen Hand wird von vorn über den Zeigefinger der haltenden Hand geschoben, bis die ulnare Handwurzel in den Halsweichteilen „hängen bleibt" (➤ Abb. 9.34) und so am oberen Partnerwirbel (Querfortsatz) Kontakt entsteht. Die gestreckten Finger dieser Hand zeigen die Schubrichtung an; die Behandlerschulter stützt auf der anderen Seite den Kopf und verhindert dessen Seitneige. Der Behandler hält den unteren Partnerwirbel nach kaudal, während er sich ein wenig aufrichtet. Dabei entsteht eine weiche Traktion am oberen Partnerwirbel und die HWS richtet sich auf; beides Bedingungen für die Verschiebebewegung. Wenn die Hand dann den oberen Partnerwirbel nach dorsal verschiebt, nimmt die Schulter die Bewegung auf und trägt so den Kopf mit nach dorsal. Die Finger am unteren Partnerwirbel tasten die kleine Bewegung, die bis an die Endespannung geführt wird.

Die nach *kaudal folgenden Segmente* werden untersucht, indem sich beide Hände jeweils um einen Wirbel kaudalwärts verschieben. Da am Thorakalwirbel die Fingergabel sehr spitz zugreifen müsste, ist es hier vorteilhaft, den unteren Dorn mit dem quer darüber gelegten Zeigefinger zu halten und die Verschiebebewegung damit interspinal zu tasten. Die verschiebende Hand kommt zunehmend mehr von vorn lateral (vorderer Trapeziusrand). Der Ellbogen zeigt die Verschieberichtung.

Bewertung

Harter Anschlag oder fehlende Verschiebebewegung sprechen für Funktionsstörung. Oft handelt es sich um traumatisch entstandene, schmerzhafte muskuläre Bewegungshemmungen.
Bedenke!
1. Die Dorsalbewegung muss am oberen Partnerwirbel geführt werden.
2. Bei fehlender Traktion ist die Dorsalverschiebung erschwert; zu starke Traktion verriegelt und macht sie unmöglich.

Untersuchung der Dorsalverschiebung C5–Th2 in Seitlage

Der Vorteil der Untersuchung im Liegen besteht in der besseren Entspannung des Patienten. Die schlechtere Kontrolle der Kontaktfindung über die Halsweichteile und das Kopfgewicht erschweren sie. Für den Lernenden ist die Untersuchung im Sitzen einfacher.

➤ Abb. 9.35: Der Patient liegt entspannt auf einer Seite am vorderen Bankrand, der Behandler steht vor ihm. Die von hinten kommende Hand hebt den Kopf an und trägt ihn zunächst. Die andere Hand tastet sich von unten mit der ulnaren Handkante am vorderen Trapeziusrand ein und verschiebt die Weichteile in Höhe des oberen Partnerwirbels nach dorsal bis zum Kontakt am Querfortsatz. Die weit geöffneten Finger dieser Hand stützen den Kopf von unten ab und strecken die HWS. Der Kopf wird zwischen den Fingern und der vorderen Schulter dieses Armes getragen. Jetzt kann die andere

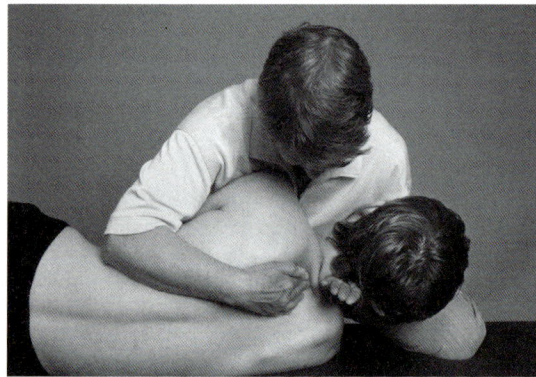

Abb. 9.35 Untersuchung der Retroflexion der unteren HWS durch Dorsalverschiebung C5–Th2 in Seitlage. Kopf und Hals mit dem oberen Partnerwirbel werden nach dorsal getragen; Gegenhalt am unteren Partnerwirbeldorn.

Hand die Tragefunktion aufgeben und von hinten den Dornfortsatz (und Bogen) des unteren Partnerwirbels umfassen. Sie tastet am oberhalb liegenden Interspinalraum. Die unter Hals und Kopf liegende Hand verschiebt mit den Weichteilen den oberen Partnerwirbel nach dorsal. Die HWS darf dabei nicht rekliniert (lordosiert) werden. Der tragende Unterarm kann auf dem aufgesetzten Knie abgestützt werden.

Bewertung
Harter Anschlag oder fehlende Verschiebebewegung sprechen auch hier für Funktionsstörung.
Bedenke!
1. Zu jeder Kontaktnahme der bewegenden Hand am nächsten Segment muss die segmental tastende Hand zunächst wieder den Kopf tragen, d. h. ein einfaches Wandern der Hände nach kaudal wie im Sitzen ist nicht möglich.
2. Wenn der Patient nicht entspannt, wird meist sein Kopfgewicht nicht gut vom Behandler getragen.

9.5.2 Behandlung der Ante- und Retroflexionsstörungen

Anteflexionsmobilisation C0/1 in Rückenlage

Indikation
Funktionsstörungen der Beweglichkeit in der sagittalen Ebene:
- mit vorwiegender Verspannung der segmentalen Streckmuskulatur
- durch schmerzhaft verspannte tiefe Halsbeuger und hyoidale Muskeln.

MERKE
Es ist aus mehreren Gründen vorteilhaft, die Behandlung der HWS mit der Mobilisation einer gestörten Anteflexion von C0/1 zu beginnen:
- Der Patient lernt in angenehmer Stellung die Blick-Atmungs-Techniken und automatisiert sie leichter.
- Die tiefen subokzipitalen Nackenstrecker werden gleichzeitig immer relaxiert.
- Die o. g. Indikationsgruppen treten oft kombiniert auf und begegnen im klinischen Alltag sehr häufig.

Behandlungsablauf
➤ Abb. 9.36 und ➤ Abb. 9.37: Der Patient liegt entspannt auf dem Rücken, der Behandler steht oder sitzt seitlich am Kopfende. Er legt den Kopf in eine Hand und stützt mit Zeigefinger und Daumen beidseits den Quer-

fortsatz des Atlas von dorsokranial ab. Die Handwurzel der anderen Hand legt sich weich von oben an die Stirnhöcker und führt den Kopf in die Vornickung bis zur beginnenden Spannungspalpation der abstützenden Finger unter dem Atlas heran. Die beiden Hände arbeiten dabei gegenläufig. Die erreichte Stellung entspricht der bei der Untersuchung des Segmentes C0/1 in Anteflexion (➤ Kap. 9.5.1). Die Therapie kann deshalb unmittelbar aus der Untersuchung hervorgehen.

Der Patient schaut aufwärts (stirnwärts) und atmet langsam und lange ein (➤ Abb. 9.36). Dann schaut er abwärts – „unter das Kinn" oder „zum Kehlkopf" – und atmet entspannt, ohne Nachdruck oder Geräusch aus (➤ Abb. 9.37). Bei richtiger Ausführung zieht die Blickfolgebewegung das Segment automatisch aktiv in zunehmende Anteflexion, die der Behandler am Atlasbogen tastet und abstützt. Bei der nachfolgenden erneuten Einatmung wird der Kopf in der erreichten Anteflexionsstellung gehalten.

Hochschauen – Einatmen // „unter das Kinn schauen" – Ausatmen – Anteflexion C0/1 ggf. vom Behandler mobilisierend an die Spannung geführt

Bedenke!
1. Wenn der Patient den Blick nicht zum Kehlkopf zu richten weiß, zeigt der Behandler ihr die Richtung durch Fingerberührung an.
2. Entsteht durch den Blick zur Stirn zu starke Retroflexionsspannung oder gar Retroflexionsbewegung, soll nur aufwärts zur Decke geblickt werden.
3. Druck des Kinns gegen den Kehlkopf (Patient kann dann nicht entspannen) zeigt die mangelhafte Stützung des Atlas von dorsal an. Die am Atlas haltende Hand muss etwas nach vorn aufwärts geschoben werden, der Atlas also von der Unterlage entfernt werden.

Retroflexionsmobilisation C0/1 in Rückenlage

Indikation
Funktionsstörung der Beweglichkeit in der sagittalen Ebene:
- mit vorwiegender Verspannung der tiefen Halsbeuger und der hyoidalen Muskulatur
- durch schmerzhafte verspannte tiefe Nackenstrecker.

Behandlungsablauf
➤ Abb. 9.38: Der Patient liegt entspannt auf dem Rücken, der Behandler steht oder sitzt seitlich rechts am Kopfende.

9

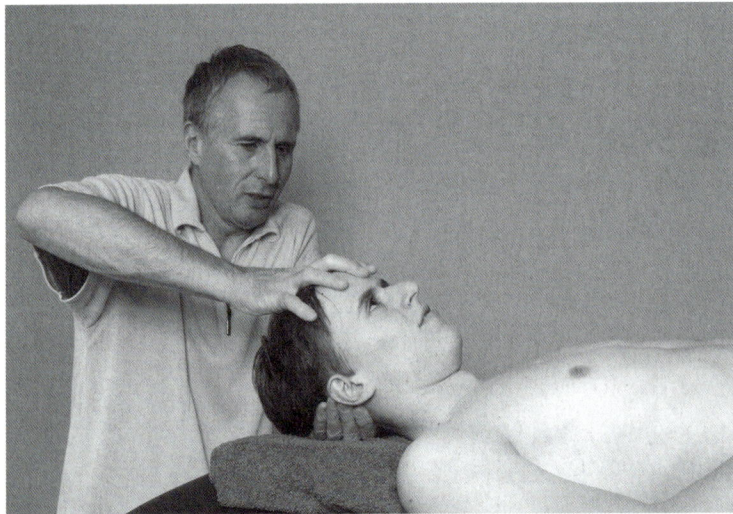

Abb. 9.36 Segmental gezielte Mobilisation C0/1 in Anteflexion.
1. Anspannungsphase mit stirnwärts gerichtetem Blick.

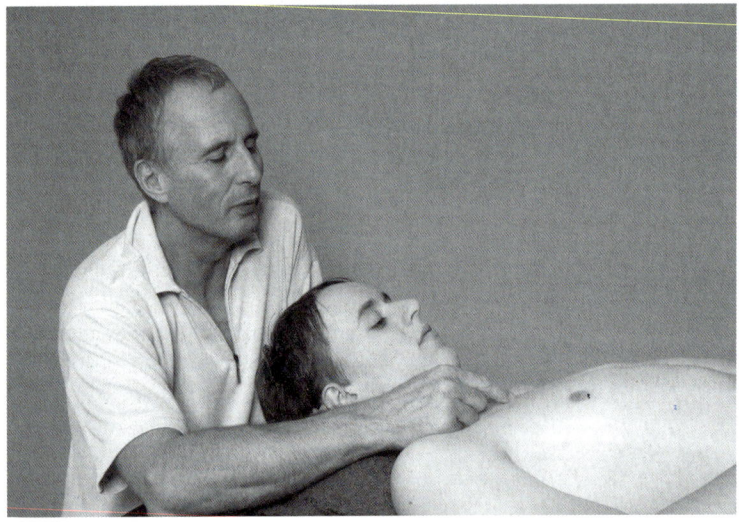

Abb. 9.37 Segmental gezielte Mobilisation C0/1 in Anteflexion.
2. Mobilisationsphase, Fingerkontakt fordert Blickwendung in Richtung Kinn während der Ausatmung.

Bei einer Retroflexionsstörung C0/1 rechts legt er die linke Hand entspannt an die linke Gesichtsseite; die Fingerspitzen von Zeige- und Mittelfinger liegen unter dem Kinn. Im weichen Handteller der rechten Hand liegt das Okziput. Die Hände rotieren den Kopf bis an erste merkbare Spannung nach links und führen ihn ganz langsam zurück, bis sich die aufgetretene Spannung im rechten M. sternocleidomastoideus auflöst. Die rechte Hand verschiebt („schaufelt") Okziput nach anterior. Die resultierende Retroflexionsbewegung des Kopfes führen die Finger am Kinn mit (➤ Pfeilrichtung Abb. 9.33). Beide Hände arbeiten synchron, bis das Bewegungsende erreicht ist und bringen damit die Kopfgelenke in Reklination. Die Stellung entspricht der Endespannung bei der Untersuchung der Retroflexion C0/1 (➤ Kap. 9.5.1).

Der Patient blickt nach oben zur Stirn und atmet langsam und lange ein. Dann wird er aufgefordert, den Blick nach oben gerichtet zu halten, ohne Nachdruck und geräuschlos den Atem abströmen zu lassen und einige weitere Male ruhig ein- und auszuatmen. Meistens reichen drei Atemzüge, bis der Behandler unter der Hand am Okziput die Entspannung tasten kann. Erneut erhält der Patient nun den Auftrag, bei der nächstfolgenden Einatmung noch weiter nach oben zu schauen. Das Segment folgt dem Blick entsprechend dem zuvor erreichten Entspannungsgewinn an die neue Barriere; manchmal ist auch Führung durch die Behandlerhände nötig.

Hochschauen – Einatmen // weiter Hochschauen – Ausatmen // weiter Hochschauen bei 3–5 ruhigen Atemzyklen // bei der nächsten Einatmung weiter Hochschauen und Kopf mitnehmen – Oder: Reklination C0/1 mobilisierend vom Behandler an die Spannung geführt

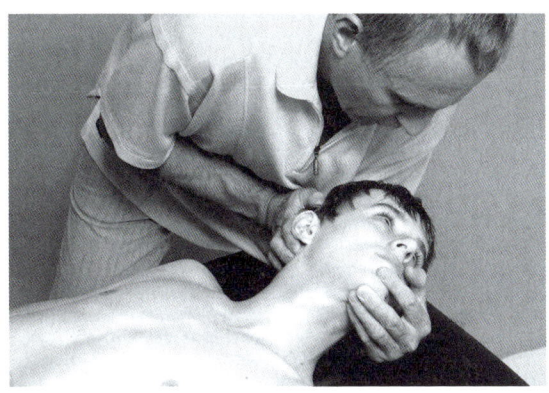

Abb. 9.38 Segmental gezielte Mobilisation C0/1 in Retroflexion aus spannungsfrei rotierter Ausgangsstellung. Der Patient hebt den Blick über die Augenebene an und atmet mehrmals langsam und ruhig ein und aus.

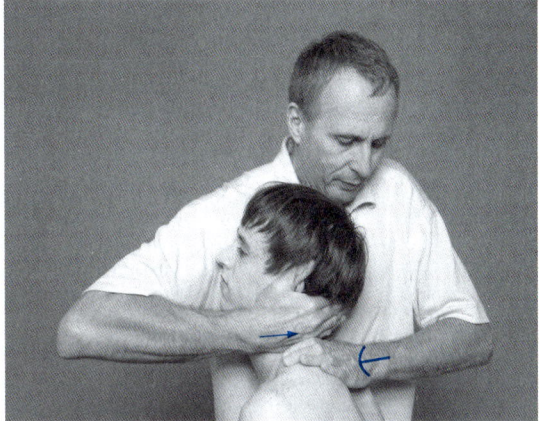

Abb. 9.39 Repetitive, segmental gezielte Mobilisation der Retroflexion in der HWS durch Dorsalverschiebung im Sitzen (bis Th2). Der obere Partnerwirbel wird über Weichteilkontakt von vorn-lateral gegen den gehaltenen unteren Partnerwirbel nach dorsal bis an die Endespannung verschoben, die dann repetitiv wieder aufgegeben wird. Die am unteren Dorn tastenden Finger steuern die Bewegung.

Bedenke!

1. Wird in der Ausatmungsphase der Blick nicht oben gehalten oder entsteht durch Blickwendung abwärts sogar Anteflexionsspannung, verhindert das den Retroflexionszuwachs. Der Patient muss besonders zum Festhalten der Blickrichtung aufgefordert werden und notfalls den Blick wenigstens nur zur Mittelstellung zurückführen.

2. Hat der Patient Schwierigkeiten, den Blick-Atmungs-Wechsel zu erlernen, ist es einfacher, eine PIR-Technik einzusetzen. Der Patient soll mit dem Kinn gegen die Behandlerfinger isometrisch abwärts drücken. Den Lösungsauftrag gibt der Behandler am besten am Ende einer Ausatmung und führt den Kopf dann während der Einatmung (ohne Auftrag dazu zu geben!) wieder bis an die beginnende Spannung.

Behandlung C3–Th2 durch Dorsalverschiebung im Sitzen

Indikation

Funktionsstörungen der HWS und des zervikothorakalen Übergangs:

- HWS-Gelenkfunktionsstörungen aller, insbesondere der sagittalen Bewegungsrichtungen
- HWS-Funktionsstörungen mit großem myofaszialen Störungsanteil.

Im zervikothorakalen Übergang ist die Störung der Retroflexion der typische funktionspathologische Befund.

Behandlungsablauf

➤ Abb. 9.39: Der Patient sitzt aufrecht. Der Behandler steht seitlich vor ihm, stützt mit dem Körper die Patien-

tenschulter und lehnt dessen Kopf an die eigene, vorn liegende Schulter. In den zervikalen Segmenten (etwa von C4 an abwärts) umfasst er von hinten den Bogen des unteren Partnerwirbels mit der Fingergabel der tastenden Hand. Die andere Hand nimmt an der gegenüberliegenden Halsseite von ventral Kontakt. Dazu wird die Ulnarkante der gestreckten Hand von vorn über die Radialkante des Zeigefingers der haltenden Hand geschoben, bis die ulnare Handwurzel über die Halsweichteile den Querfortsatz des oberen Partnerwirbels erreicht. Damit ist die Ausgangsstellung erreicht; sie entspricht der aus der Untersuchung (➤ Kap. 9.5.1).

Wie bei der Untersuchung liegt der palpierende Finger der hinteren Hand in den thorakalen Segmenten quer auf dem unteren Dorn und interspinal (➤ Abb. 9.39).

Die Bewegung beginnt mit einer leichten Traktion aus der Aufrichtung des Behandlers, übertragen auf die HWS des Patienten durch die von vorn kommende Behandlerhand und Schulter. Dann folgt die kleine Verschiebung des oberen Partnerwirbels nach dorsal bis zur tastbaren segmentalen Spannung. Ellbogen und gestreckte Finger der Schubhand zeigen die dorsomediale Schubrichtung an. Die Spannung wird mehrmals repetitiv aufgegeben und wieder eingestellt, bis die Beweglichkeit frei ist.

Bedenke!

Die Behandlung ist im Sitzen und Liegen möglich. Die für den jeweiligen Patienten am besten geeignete Technik wird beim Therapieansatz schnell erkennbar.

Behandlung zervikothorakal durch Dorsalverschiebung in Seitlage

Indikation

Zervikothorakale Funktionsstörungen in der sagittalen Bewegungsebene, bei Patienten, die nicht Sitzen oder im Sitzen nicht entspannen können.

Behandlungsablauf

➤ Abb. 9.40: Der Patient liegt auf der (rechten) Seite so weit am vorderen Bankrand, dass er sich noch sicher fühlt. Unter seinem Kopf liegt weit oben ein Polster. Der Behandler steht vor ihm und hebt den Kopf mit der rechten Hand ein wenig an. Die andere Hand tastet sich von unten mit der ulnaren Handkante am vorderen Trapeziusrand ein und verschiebt die Weichteile in Höhe des oberen Partnerwirbels nach dorsal bis zum Kontakt am Querfortsatz. Die weit geöffneten Finger dieser Hand bleiben gestreckt, stützen den Kopf von unten ab, schieben ihn in Vornickung und richten dadurch die Halswirbelsäule auf. Der Kopf wird zwischen den Fingern und der vorderen Schulter dieses Armes getragen; die Stirn liegt in der Ellbeuge. Sobald der Kopf im Gleichgewicht liegt, verlässt die rechte Hand den Kopf und übernimmt mit dem quer gelegten Zeigefinger das tastende Halten des unteren Partnerwirbeldornes (und Bogens). Sie tastet am oberhalb liegenden Interspinalraum. Diese Ausgangsstellung ist mit der Untersuchungssituation identisch (➤ Kap. 9.5.1).

Die den Kopf und den Hals tragende (linke) Hand verschiebt die Weichteile vor dem oberen Partnerwirbel soweit nach dorsal, bis dieser folgt und die Bewegung und Spannung der Dorsalverschiebung interspinal von den rechten Fingern getastet wird. Dann wird mehrmals

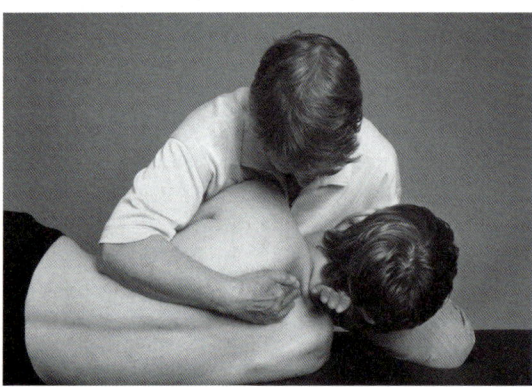

Abb. 9.40 Repetitive, segmental gezielte Mobilisation der Retroflexion der unteren HWS durch Dorsalverschiebung in Seitlage. Kopf und Hals mit dem oberen Partnerwirbel ruhen auf der linken Hand und werden nach dorsal getragen; tastender Gegenhalt am unteren Partnerwirbeldorn. Repetitiv wird die Endspannung eingestellt und wieder aufgegeben.

repetitiv diese Spannung aufgegeben und wieder eingestellt, bis die Beweglichkeit frei ist.

Bedenke!

1. Die bewegende Hand arbeitet am besten mit der Vorstellung einer „Tortenschaufel".
2. Die Dorsalverschiebung darf nicht vom Unterarm auf den Kopf übertragen werden; die resultierende Lordosierung könnte eine Funktionsstörung vortäuschen.
3. Bei zu niedriger Bank arbeitet der Behandler entspannter, wenn er den tragenden Unterarm an das zur Erleichterung aufgestützte gebeugte Bein anlehnt.

9.6 Segmentale Untersuchung und Behandlung der Seitneige

Die Symmetrieprüfung der Spannung und des Ausmaßes der Seitneigebewegung ist eine sehr schonende Untersuchungsform. Sie ist deshalb an der fragilen Halswirbelsäule auch dann noch geeignet, wenn Schmerz- und Angstspannung hinderlich wirken. Das Wissen um die feste Synkinese zwischen Rotation und Seitneige, die an der HWS immer gleichsinnig verlaufen (➤ Kap. 9.1.4), ermöglicht im Falle einer gefundenen Störung die Auswahl der geeigneten Therapietechnik mit Einstellung über Seitneige, Rotation oder als Kombination aller Richtungen.

Der Anteil der Ante- oder Retroflexion an der segmentalen Funktionsstörung kann auch über den Seitenvergleich der Seitneigespannung am gebeugten oder gestreckten Segment bestimmt werden. Eine solche Technik eignet sich für Kopfgelenke und gesamte HWS. Die entsprechende Grundtechnik wird im ➤ Kapitel 9.7.1 beschrieben.

Wird die Behandlung mit PIR eingeleitet, wird meist an der Barriere eingestellt. Mobilisierende Verschiebetechniken können repetitiv entweder auf die Barriere gerichtet werden oder mehrmals wird nach Aufbau der Endspannung durch die Verschiebung federnd nachgelassen.

9.6.1 Untersuchung der Seitneige

ÜBERBLICK

- Federungsuntersuchung am Bewegungsende von Funktionsbewegungen
- Federungsuntersuchung am Ende von Verschiebebewegungen
- Untersuchung des Spannungsverlaufs bei Atmung in Seitneigeeinstellung (➤ Kap. 9.8.6)

Seitneige C0/1 in Rückenlage

➤ Abb. 9.41: Der Patient liegt entspannt auf dem Rücken mit einem flachen Polster unter dem Kopf. Der Behandler sitzt oder steht am Kopfende. Er trägt den Kopf mit beiden Händen, dreht ihn weich nach links und tariert die spannungsfreie Rotationsstellung ein (➤ Kap. 9.4.1). Diese spannungsfreie Rotationsstellung ist Ausgangsstellung für die Neigungsuntersuchung. Die Rotation ist erforderlich, um C1/2 und darunter folgende Segmente zu sperren.

Der Federungstest wird als Neigung zur oben liegenden Seite – im beschriebenen Fall als Rechtsneigefederung – durchgeführt. Dazu greift die rechte Hand jetzt näher an das Segment. Der Daumenballen liegt seitlich oberhalb des Ohres; die tastenden Finger hinter dem Mastoid (➤ Abb. 9.41). Die Untersuchungsbewegung geht von der unteren – hier also der linken – Hand aus. Sie hebt den Kopf weich ein wenig in Neigung nach rechts an und erlaubt der Region der Kopfgelenke dabei das Absinken. Die tastenden rechten Finger fokussieren die Neigebewegung auf das Segment C0/1.

Bewertung

Erwartet wird weiches Nachgeben in der Region und federndes Schwingen im Segment als Reaktion auf einen abschließenden Federungsimpuls. Wenn keine Federung und kein Nachgeben zu tasten sind, spricht das für Funktionsstörung. Sie wird dokumentiert als Blockierung der Seitneige zur oben liegenden Seite.
Bedenke!
1. Wird mit zu starkem Führungsdruck gearbeitet, läuft die Seitneige in die HWS weiter. Die resultierende Bewegung kann nicht mehr auf das Segment C0/1 bezogen werden.
2. Funktionsstörungen des Segmentes C0/1 sollen den Untersucher zur sorgfältigen Überprüfung auch des Segmentes C2/3 veranlassen, da zwischen beiden Segmenten enge Beziehungen zu bestehen scheinen.

Seitneige C1/2 in Rückenlage („Seitnicken")

➤ Abb. 9.42: Der Patient liegt entspannt auf dem Rücken, falls nötig mit flachem Polster unter dem Kopf. Der Behandler sitzt oder steht am Kopfende. Er legt die Finger beider Hände weich und schalenförmig unter den Kopf. Die Daumen liegen am Unterkiefer und halten den Kopf in Mittelstellung und geringer Anteflexion. Die Zeigefinger umschließen von beiden Seiten den Atlasbogen. Die Rechtsseitneige wird von der rechten Hand ge-

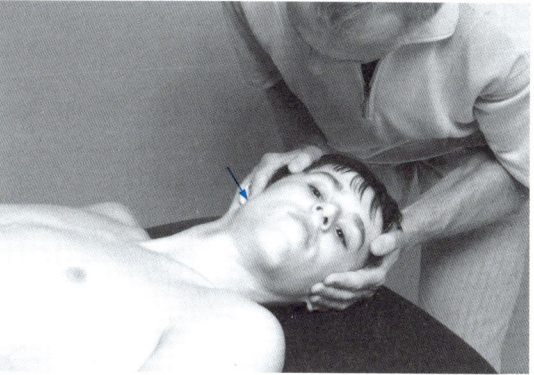

Abb. 9.41 Prüfung der Seitneigefederung C0/1 nach rechts in spannungsfreier Linksrotationseinstellung.

leitet, durch einen translatorischen Druck gegen C1 nach links. Dieser Druck schient gleichzeitig die darunter liegenden HWS-Segmente in Streckung. Die linke Hand nimmt den Bewegungsimpuls in die Seitneige nach rechts auf.

Die Bewegung läuft um eine Achse, die durch die Nase und die Kopfgelenke geht. Die Stirn bewegt sich nach rechts, das Kinn nach links (➤ Abb. 9.42).

Zur Prüfung der Linksseitneigung wird gegensinnig gearbeitet.

Bewertung

Die Neigungswinkel und die Endespannung werden verglichen. Asymmetrie spricht für Funktionsstörung C1/2, dokumentiert als Blockierung zur Seite der geringeren Neigung.

Wahrscheinlich wird mit dieser Untersuchung die Fähigkeit des Segmentes C1/2 geprüft, bei Seitneige in die Rotationssynkinese auszuweichen. Dieser Tatbestand ist

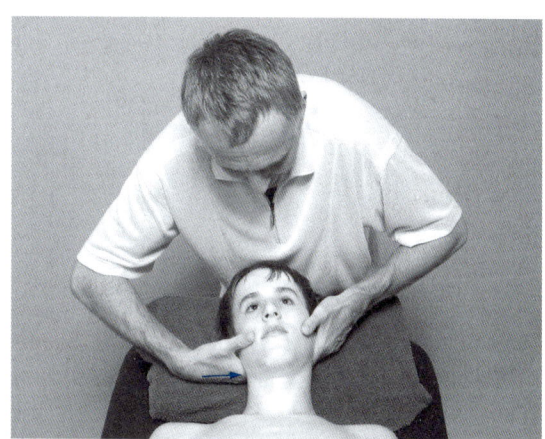

Abb. 9.42 Seitneigeuntersuchung C1/2 („Seitnicken"). Durch geringen Verschiebedruck der rechten Hand nach links gegen C1 entsteht eine segmentale Rechtsneigungsbewegung und die übrige HWS bleibt gestreckt.

9

derzeit die einzige röntgenologisch dokumentierbare artikuläre hypomobile Funktionsstörung des Wirbelsäulensegmentes.
Bedenke!
Der Kopf darf nicht in die Neigung gezogen werden, weil dann die Neigung in tieferen Segmenten erfolgt.

9.6.2 Lateralverschiebung C2/3–C6/7 im Sitzen

Während der Lateralverschiebung in einem Zervikalsegment laufen Translationsbewegungen beider Wirbelgelenke ab, deren Widerstand und Ausmaß bei der Durchführung getastet werden. Die Translationsbewegungen entsprechen den Abläufen bei Seitneigungs- und Rotationsbewegungen.

➤ Abb. 9.43: Der Patient sitzt aufrecht. Zur Verschiebung nach rechts steht der Behandler rechts seitlich und stützt den Patienten mit dem Körper ab. Mit der linken Fingergabel wird der untere Partnerwirbel umgriffen und tastend gehalten. Dabei ist der Daumenkontakt an Gelenk- und Dornfortsatz des unteren Partners (auf der rechten Seite) besonders wichtig. Mit der rechten Hand greift der Behandler von vorn her um den Patienten, legt die Ulnarkante auf den linken Zeigefinger. Durch eine gedachte Supinationsbewegung der Hand – noch weicher wird sie unter der Vorstellung des Streichens auf den haltenden Daumen zu – bekommt sie merkbaren Kontakt zu den Weichteilen über dem dorsolateralen Bogenanteil des oberen Partnerwirbels. Die anderen Finger bleiben gestreckt und legen sich stützend an die HWS zur Verhinderung der Seitneige nach links.

Die Untersuchungsbewegung wird eingeleitet, indem der Behandler sich ein wenig aufrichtet. Dabei entsteht eine weiche Traktion am oberen Partnerwirbel und die HWS richtet sich auf; beides Bedingungen für die Verschiebebewegung. Mit der ulnaren Handkante wird der obere Partnerwirbel nun gegen den unteren, der vom Daumen der anderen Hand tastend gehalten wird, nach rechts verschoben. Die schiebende Hand bleibt dabei gestreckt, die Bewegungsrichtung entspricht einem Streichen auf den gegenseitigen Daumen zu. Die Bewegung ist klein, aber weich und kraftlos möglich. Die Finger am unteren Partnerwirbel tasten die kleine Bewegung, die bis an die Endspannung geführt wird.

Zur Untersuchung der Verschiebung nach links tritt der Behandler auf die linke Seite des Patienten und führt sie in vertauschter Handfunktion aus.

Bewertung
Fehlende Bewegung und harter Anschlag am Daumen sprechen für eine Funktionsstörung des Segmentes, die in gleicher Technik unmittelbar behandelt werden kann.
Bedenke!
1. Eine Funktionsstörung kann durch falsche Handanlage vorgetäuscht sein. Am häufigsten liegt dann der Daumen der haltenden Hand zu schräg aufwärts und schient so das Segment.
2. Wird der Halte- und Verschiebedruck zu sehr auf den Dornfortsatz übertragen, ruft die Untersuchungsbewegung eine Rotation zur Seite der schiebenden Hand hervor. Es resultiert eine weniger vorteilhafte anguläre Bewegung.

Lateralverschiebung zervikothorakal im Sitzen

➤ Abb. 9.44 und ➤ Abb. 9.45: Der Patient sitzt aufrecht, der Behandler steht hinter ihm und stützt ihn mit dem Körper ab. Die rechte, weit gespreizte und dorsal extendierte Hand legt er an die Halswirbelsäule; die Finger liegen von seitlich hinten am Kopf (➤ Abb. 9.44), die Handwurzel in Höhe des oberen Partnerwirbels. Der Daumenballen verschiebt von dorsolateral im Bogenverlauf das Weichteilpolster bis zum Kontakt am Dorn. Die Schwimmhaut der linken Hand legt sich seitlich-hinten um den Bogen des unteren Wirbels, der Daumen weist unter Verschiebung eines Weichteilpolsters auf den unteren Dornfortsatz hin. Daumen und Schwimmhaut drücken den unteren Partnerwirbel nach seitlich rechts und prüfen die Federungsfähigkeit (➤ Abb. 9.45).

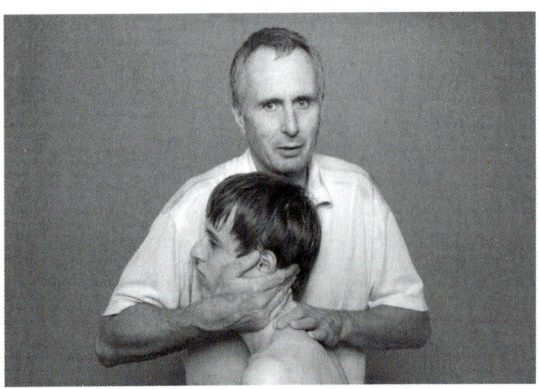

Abb. 9.43 Untersuchung der segmentalen Lateralverschiebung an der HWS im Sitzen. Der untere Partnerwirbel wird gabelförmig umgriffen und vom Daumen rechts gehalten. Nach Kontaktaufnahme der oberen Hand von links dorsolateral am oberen Partnerwirbel Verschiebung auf den Daumenhalt zu.

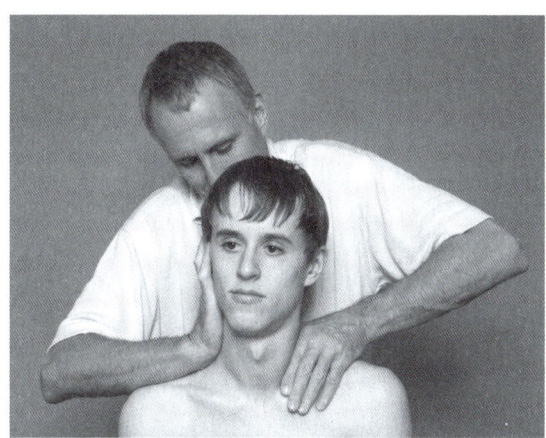

Abb. 9.44 Untersuchung der Lateralverschiebung zervikothorakal bei angelehnt sitzendem Patienten.
1. Ausgangsstellung. Der obere Partnerwirbel wird mitsamt HWS und Kopf von der rechten Hand geschient, der untere wird bewegt (➤ Abb. 9.45).

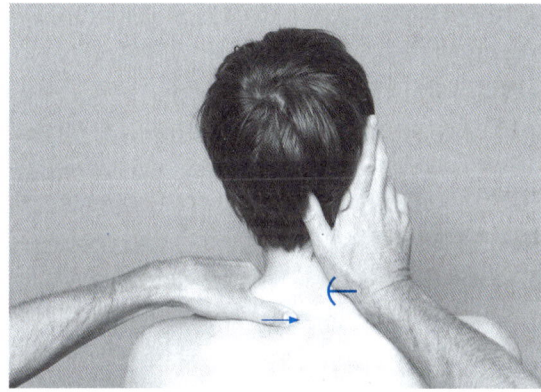

Abb. 9.45 Untersuchung der Lateralverschiebung zervikothorakal bei angelehnt sitzendem Patienten.
2. Detail der Hände: Haltefunktion der rechten Hand am oberen Partnerwirbel, schiebende Federung der linken Hand gegen den unteren Partnerwirbel.

Zur Untersuchung des nächst tieferen Segmentes gleiten beide Hände auf den Schultern etwas nach außen und suchen in gleicher Weise den Wirbelkontakt.

Zur Untersuchung der Gegenrichtung vertauschen nur die Hände ihre Funktion.

Bewertung

Erwartet werden weiches Nachgeben und freie Endfederung. Fehlende Federung und harter Widerstand (Anschlag) sprechen für Funktionsstörung.
Bedenke!
1. Der Schub muss vorrangig von der Schwimmhaut ausgehen, um die Muskelansätze am Dorn nicht zu reizen.

2. Beim Kontaktaufbau des Daumenballens der haltenden Hand tragen die Finger bei mobilen Patienten den Kopf automatisch mit in die Rotation. Weil das eine stabilisierende Wirkung für die oberen Segmente hat, darf diese Mitbewegung zugelassen werden.
3. Bei dieser Technik wird der obere Segmentpartner gehalten und der untere bewegt! Wenn der Verschiebeimpuls den unteren Partnerwirbel nach links verschiebt (und dabei etwas nach rechts rotiert), entspricht das im Segment einer Lateralverschiebungsstörung des oberen Partners nach rechts. Dokumentiert wird die Störungsrichtung, nicht die Verschieberichtung.

9.6.3 Lateralverschiebung C2/3–Th2 in Seitlage

➤ Abb. 9.46: Der Patient liegt zur Verschiebungsuntersuchung nach links auf seiner rechten Seite am vorderen Bankrand. Der Behandler steht vor ihm. Mit der rechten Hand hebt er den Kopf an, richtet die Halswirbelsäule auf und legt die linke Hand von unten her mit der Ulnarkante und dem Kleinfingergrundgelenk laterodorsal an den Bogen des oberen Partnerwirbels. Die Finger bleiben gestreckt. Die linke Hand mit abgespreiztem Daumen und der Unterarm tragen Hals und Kopf, die Ellbeuge liegt vor der Stirn. Sobald der Kopf im Gleichgewicht liegt, umgreift die rechte Hand mit der Fingergabel von hinten den Bogen des unteren Partnerwirbels zum tastenden Halten der Halswirbel. Bei C7 bis Th2 wird der Dorn mit dem Daumenendglied weich von der obenliegenden Seite gehalten (➤ Abb. 9.46). Der rechte Unterarm stützt den Thorax von hinten.

Nach Aufrichten der zervikalen Lordose führt die linke Hand die Verschiebebewegung zur obenliegenden Seite aus. Der Kopf wird mitgetragen, weshalb es günstig ist, die Bankhöhe sehr hoch einzustellen oder bei niedriger Bank das kopfseitige gebeugte Bein abstützend auf die Bank zu legen und den bewegenden Arm daran abzustützen.

Zur Prüfung der Rechtsverschiebung müssen Patient und Behandler die Stellung wechseln; die Hände tauschen ihre Funktion.

Bewertung

Fehlende Lateralverschieblichkeit und vorzeitiger harter Anschlag sprechen für artikuläre Funktionsstörung.

Freie Segmentverschieblichkeit bei deutlich eingeschränkter Seitneige in der orientierenden Untersuchung spricht für muskuläre Verspannung.

9

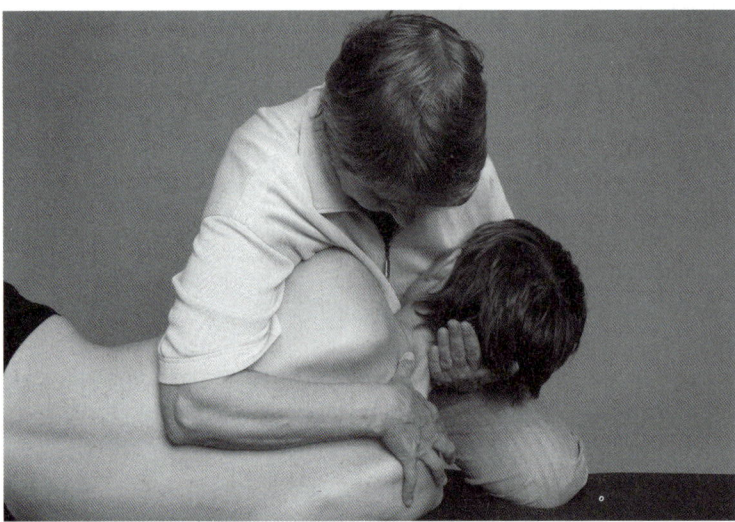

Abb. 9.46 Untersuchung der Lateralverschiebung der HWS und (hier) zervikothorakal in Seitlage. Der rechte Daumen ist weich haltend am Dorn des unteren Partnerwirbels eingehängt. Die Ulnarkante der anderen Hand bewegt den oberen Partnerwirbel dagegen deckenwärts.

Bedenke!

1. Die Untersuchung der HWS ist in dieser Position schwieriger als im Sitzen. Die Untersuchung des zervikothorakalen Überganges ist einfacher.
2. Die Lateralverschiebung geschieht am Segment und darf nicht durch Anheben des Kopfes eingeleitet werden. Dann entsteht eine hemmende Seitneige.

9.6.4 Behandlung der Seitneigestörungen

> **MERKE**
>
> Bei Seitneigestörungen der HWS ist die Behandlung im Sitzen die Methode der Wahl. Wenn der Behandler den Patienten gut abstützt, wirkt die posturale Spannung weniger störend, aber die Schwerkraft kann trotzdem als mobilisierende Kraft vorteilhaft genutzt werden. Im Liegen muss der Behandler den Entspannungsgewinn passiv in die Seitneige weiterführen. Damit sind mehr Fehlermöglichkeiten gegeben. Neigt der Patient jedoch zur Hochatmung, sollte die Behandlung im Liegen immer bevorzugt werden.

Aus allen beschriebenen Untersuchungstechniken, die Bewegungsstörungen in der Frontalebene aufzeigen sollen, können Behandlungstechniken hervorgehen. Die Ausgangsstellung für die Untersuchung ist auch die für die Behandlung. Bei Untersuchungen aus der Funktionsbewegung sind die Behandlungstechniken meist mit PIR- oder Blick-Atem-Vorbereitung kombiniert, bei den Verschiebetechniken wird die Verschiebung an der Barriere rhythmisch wiederholt.

Seitneigungsmobilisation C0/1 in Rückenlage

Behandlungsablauf

➤ Abb. 9.47 und ➤ Abb. 9.48: Der Patient liegt entspannt auf dem Rücken. Der Behandler sitzt oder steht am Kopfende. Er trägt den Kopf mit beiden Händen, dreht ihn weich nach rechts und tariert die spannungsfreie Rotationsstellung ein (➤ Kap. 9.4.1) Die Barriere wird als Neigung zur oben liegenden Seite eingestellt. Die Bewegung geht von der unteren rechten Hand aus. Sie hebt den Kopf weich ein wenig in Neigung nach links an und erlaubt der Region der Kopfgelenke dabei das Absinken. Die tastenden linken Finger fokussieren die Neigebewegung auf das Segment C0/1 und palpieren hinter dem Mastoid der obenliegenden linken Seite den Spannungsverlauf.

Der Patient blickt nach oben zur Stirn und atmet langsam und lange ein (➤ Abb. 9.47). Dann blickt er fußwärts und atmet ohne Nachdruck geräuschlos aus (➤ Abb. 9.48). Der Entspannungsgewinn wird – meistens erst nach 2–3 Atemzügen tastbar – einfühlsam von haltender und tastender Hand in die Seitneige geführt. Die HWS sinkt weiter ab.

> Hochschauen – Einatmen // Abwärts schauen – Ausatmen / Seitneige C0/1 mobilisierend vom Behandler an die Spannung geführt

Bedenke!

1. Hebt der Patient beim Abwärtsblick den Kopf, um wirklich zu den Füßen zu schauen, bleibt die Entspannung aus. Blickauftrag dann anders formulieren!
2. Forcierte Ausatmung verhindert die Entspannung.

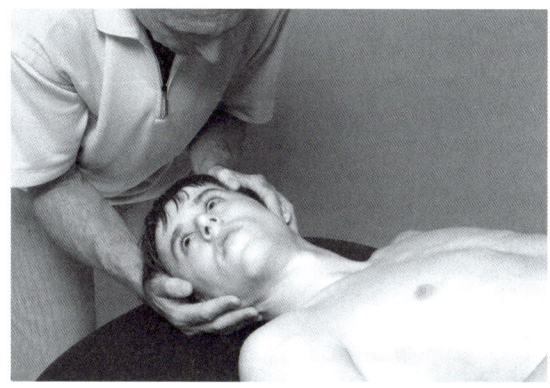

Abb. 9.47 Segmental gezielte Mobilisation C0/1 in Seitneige. 1. Anspannungsphase mit deckenwärts-aufwärts gerichtetem Blick und langer Einatmung.

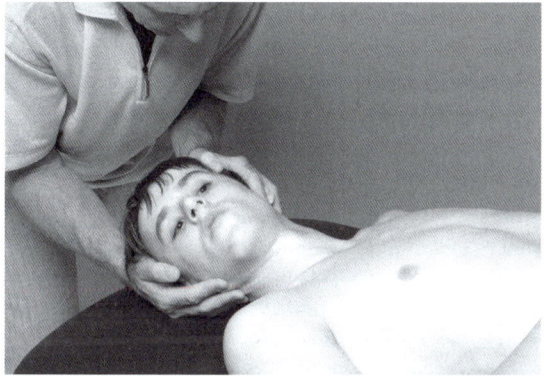

Abb. 9.48 Segmental gezielte Mobilisation C0/1 in Seitneige. 2. Mobilisationsphase mit Blickwendung fußwärts-abwärts während der Ausatmung; die HWS sinkt nach unten durch.

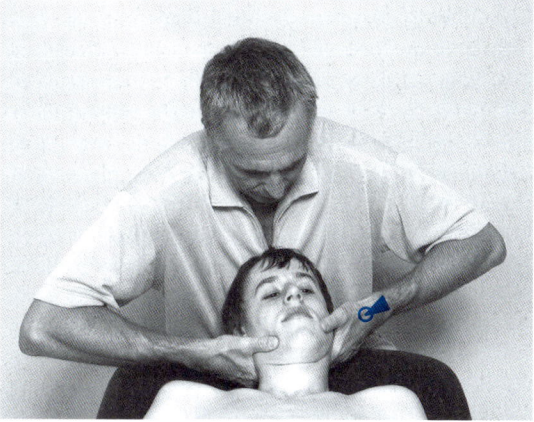

Abb. 9.49 Seitneigemobilisation C1/2 in Rückenlage. Vorbereitung durch Anspannung nach links.

halten den Kopf in Mittelstellung und geringer Anteflexion. Die Zeigefinger umschließen von beiden Seiten den Atlasbogen. Die Rechtsseitneige wird von der rechten Hand geleitet, durch einen translatorischen Druck gegen C1 nach links. Dieser Druck schient gleichzeitig die darunter liegenden HWS-Segmente in Streckung. Die linke Hand nimmt den Bewegungsimpuls in die Seitneige nach rechts auf. Synchron führen beide Hände das Segment an die Endespannung.

Der Patient „denkt" eine Seitneige seines Kopfes nach links. Der Behandler spürt die resultierend minimale Anspannung bei optimaler Kraftentfaltung mehr unter den palpierenden rechten Fingern am Atlas als unter der linken Hand am Kopf. Nach 5–7 Sek. Anspannungszeit entspannt der Patient. Dieser Vorgang wird 3–5 Mal wiederholt. Danach führt der Therapeut den Kopf bis zur neuen Spannung am Segment.

Zur Behandlung der Linksseitneigung wird gegensinnig gearbeitet.

Seitneigemobilisation C1/2 in Rückenlage nach PIR

Indikation
Die Indikation für die hier beschriebene Technik ist mehr eine technische, weil der Patient im Behandlungsablauf gerade liegt und diese Störung ohne Stellungswechsel behandelt werden soll.

Die *Behandlungstechnik der Wahl* für alle Funktionsstörungen im Segment C1/2 ist die Technik mit der Einstellung in Rotation und Fazilitation durch Blickwechsel von oben nach unten (➤Kap. 9.4.2, Mobilisation der Rotation C1/2–C2/3).

Behandlungsablauf
➤Abb. 9.49: Der Patient liegt entspannt auf dem Rücken. Der Behandler sitzt oder steht am Kopfende. Er legt die Finger beider Hände weich und schalenförmig unter den Kopf. Die Daumen liegen am Unterkiefer und

9.6.5 Lateralverschiebung an der Halswirbelsäule, repetitiv im Sitzen

Indikation
Seitneige-Rotationsstörungen der HWS-Segmente mit Behinderung der Funktionsbewegung durch starke Muskelverspannung.

Reflektorische Muskelverspannungen bei chronischen Schmerzsyndromen.

In etwas gewandelter Technik ist sie besonders geeignet zur Behandlung bei Wurzelreizsyndromen, bei latentem und akutem Schiefhals oder nach Distorsionstraumen (➤Kap. 9.8). Dabei wird die Endespannung des Segmentes nicht eingestellt, die Bewegung bleibt im spannungsfreien Raum um die Neutralstellung.

9

Behandlungsablauf

➤ Abb. 9.50: Der Patient sitzt entspannt aufrecht, der Behandler steht zur Lateralverschiebung nach rechts auf der rechten Seite und stützt die Schulter mit dem Sternum ab. Seine linke Hand hält mit gestreckt gespreiztem Daumen und Zeigefinger den Bogen des unteren Partnerwirbels, wobei der Daumen vom Gelenkfortsatz bis zum Dornfortsatz auf der rechten Seite anmodelliert wird. Die rechte Hand schiebt der Behandler mit der Ulnarkante über den linken Zeigefinger und nimmt so von dorsolateral links Kontakt an Gelenkfortsatz und Dornfortsatz des oberen Partnerwirbels. Die übrigen Finger schmiegen sich an die linke Seite von Hals und Okziput. Diese Ausgangsstellung entspricht der Untersuchungsstellung (➤ Kap. 9.6.2).

Die Bewegung beginnt mit einer weichen Traktion durch die rechte Hand, eingeleitet von der Aufrichtung des Behandlers. Dadurch wird die Verschiebebewegung nach lateral rechts erleichtert. Mit der Ulnarkante der rechten Hand wird dann der obere Partnerwirbel nach rechts, auf den Oberrand des linken Daumens zu, „streichend" verschoben (➤ Abb. 9.50), ohne das Segment zur einen oder anderen Seite zu neigen. Auch der Bewegungsablauf entspricht der Untersuchung. Bei segmental erhöhtem Widerstand oder verkleinerter Verschiebestrecke wird die Bewegung mehrmals wiederholt von der Ausgangsstellung in die tastbare Spannung geführt, ohne dabei Kraft einzusetzen. In manchen Fällen scheint auch hier das wiederholte Aufnehmen und betontes Weggehen von der Spannung besser mobilisierend zu wirken als das repetitive Drücken dagegen.

Bedenke!
Tritt unter der Verschiebebewegung Schmerz auf, muss die Handlage zur Vermeidung von Druckschmerzpunkten überprüft werden. In den Arm übertragener Schmerz unter der Verschiebung kann durch eine Wurzelbedrängung im Foramen bedingt sein und verbietet dann mobilisierende Maßnahmen in diesem Segment vor eindeutiger diagnostischer Klärung.

9.6.6 Lateralverschiebung zervikothorakal, repetitiv im Sitzen

Behandlungsablauf

➤ Abb. 9.51: Der Patient sitzt entspannt aufrecht und an den hinter ihm stehenden Behandler gelehnt, der Kopf und Rumpf mit seinem Körper abstützt. Zur Behandlung einer Störung der Lateralverschiebung nach links liegt die rechte Behandlerhand mit dem Daumenballen und der Handwurzel am oberen Partnerwirbel von rechts dorsolateral und die Handfläche und die Finger stützen Hals und Kopf seitlich. Die linke Hand legt der Behandler mit der Schwimmhaut von links lateral in Höhe des unteren Partnerwirbels an und schiebt die Daumenspitze von links seitlich gegen dessen Dornfortsatz. Durch Zurücklehnen des Patienten mit Anlehnen des Kopfes wird der zervikothorakale Übergang aufgerichtet (➤ Abb. 9.51). Die Ausgangsstellung entspricht damit der Untersuchungsstellung (➤ Kap. 9.6.2) und die Untersuchung kann bei festgestellter Funktionsstörung unmittelbar in die Behandlung übergehen.

Gegen den von rechts gehaltenen oberen Partnerwirbel verschiebt die linke Hand den unteren Partnerwirbel

Traktion – Lateralverschiebung / Spannung passiv repetitiv aufnehmen und nachlassen

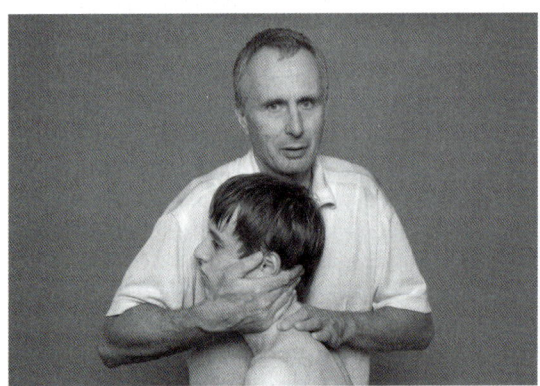

Abb. 9.50 Segmental gezielte Mobilisation in der HWS in Lateralverschiebung nach rechts im Sitzen. Gegen den am unteren Partner haltenden Daumen der linken Hand verschiebt die rechte Hand mit ihrer Ulnarkante unter leichter Traktion den oberen Partner von der linken Bogenseite her nach rechts.

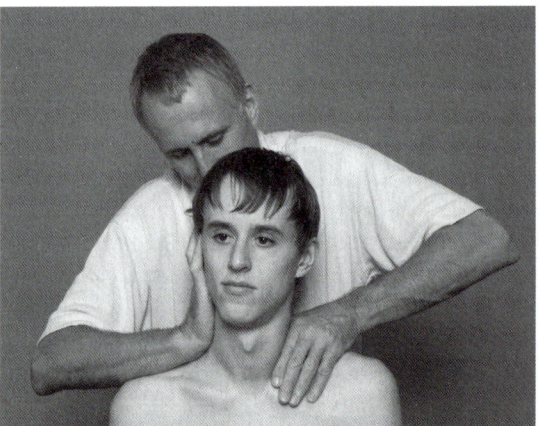

Abb. 9.51 Segmental gezielte Mobilisation im zervikothorakalen Übergang in Lateralverschiebung nach rechts im Sitzen. Wie bei der Untersuchung schiebt die linke Hand am unteren Partner gegen den Halt der rechten Hand am oberen. (Detail der Handhaltung ➤ Abb. 9.45).

nach rechts. Das bedeutet in der Nomenklatur: Linksverschiebung mit einer Komponente Rechtsrotation (Druck an der Dornfortsatzspitze) im Segment. Durch den großflächigen Daumen-Schwimmhaut-Kontakt wird die Verschiebekraft sehr weich auf den Wirbel übertragen. Die erreichte Endespannung wird rückfedernd wieder aufgegeben und dieser Wechsel mehrmals wiederholt, bis freie Beweglichkeit erreicht wird.

9.6.7 Lateralverschiebung zervikothorakal in Seitlage

Indikation

Zervikothorakale *hypomobile* Rotations-Seitneige-Störungen.

Durch die Kontakte an den kurzen Hebeln und die völlige Entspannung des Patienten im Liegen wirkt diese Behandlung am besten isoliert auf ein Segment und ist deshalb auch *bei schmerzhaft hypermobilen Nachbarsegmenten* zuverlässig anwendbar.

Behandlungsablauf

➤ Abb. 9.52: Zur Behandlung einer nach rechts gestörten Lateralverschiebung liegt der Patient auf der linken Seite am vorderen Bankrand. Der Kopf ist weit oben unterpolstert. Der Behandler steht vor ihm in Höhe des Kopfes. Mit der linken Hand hebt er den Kopf ein wenig an und legt die rechte Hand von unten her mit dem Kleinfingergrundgelenk laterodorsal an den oberen Partnerwirbel. Die Finger bleiben gestreckt. Weit gespreizt Hand und Unterarm tragen den Kopf in Vornickung und richten dadurch die Halswirbelsäule auf, die Ellbeuge liegt vor der Stirn. Sobald der Kopf im Gleichgewicht liegt, wird der Daumen der linken Hand an die oben liegende Seite des Dorns vom unteren Partnerwirbel gelegt (➤ Abb. 9.52). Dort wird vom Behandler die ankommende Spannung der Verschiebebewegung tastend halten. Der linke Unterarm stützt den Thorax von hinten. Der Kopf wird mitgetragen, weshalb es günstig ist, die Bankhöhe sehr hoch einzustellen oder bei niedriger Bank das kopfseitige gebeugte Bein abstützend auf die Bank zu legen und den bewegenden Arm daran abzustützen. Diese Ausgangsstellung entspricht der Untersuchung (➤ Kap. 9.6.3).

Die rechte ulnare Handkante schiebt den oberen Partnerwirbel durch eine supinierende Bewegung zur oben liegenden Seite nach rechts. Der rechts am unteren Partnerdorn liegende linke Daumen hält gegen, wodurch eine genau segmentale Bewegung zustande kommt, die repetitiv bis an die Spannung geführt und wieder aufgeben wird. Drei bis fünf Wiederholungen reichen

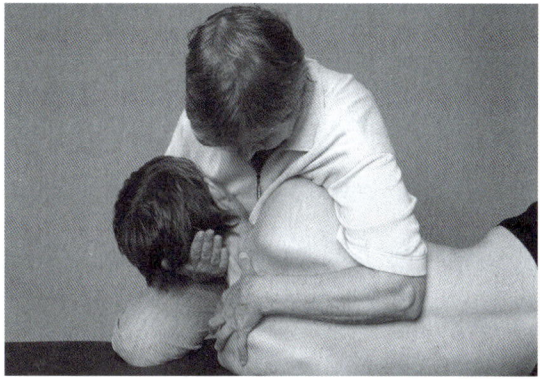

Abb. 9.52 Segmental gezielte Mobilisation der HWS und des zervikothorakalen Überganges in Lateralverschiebung nach rechts in Seitlage. Der linke Daumen hält tastend den Bogen oder Dorn des unteren Partnerwirbels von der oben liegenden Seite (hier etwa Th1). Die rechte Hand trägt Kopf und Hals und hat von der unteren Seite Kontakt an Bogen und Dorn des oberen Partnerwirbels und verschiebt ihn zur oben liegenden Seite (Repetition der Untersuchungsbewegung).

meistens zur Mobilisation. Zur Behandlung der Gegenrichtung müssen Patient und Behandler ihre Stellungen wechseln. Die Bewegung läuft mit vertauschter Handfunktion gegensinnig ab.

9.7 Untersuchungs- und Behandlungstechniken mit Einstellung in mehreren Bewegungsebenen

ÜBERBLICK
- Seitneigeeinstellung mit Ante- oder Retroflexion
- Mobilisation nach postisometrischer Relaxation (PIR)
- Dorsalverschiebung mit Seitneigekomponente

9.7.1 Untersuchung der HWS auf Ante- und Retroflexionsstörung in Seitneige

Inwieweit eine Anteflexions- oder Retroflexionskomponente an segmentalen Störungen der HWS beteiligt ist, lässt sich als Einzelkomponente nur im Segment C0/1 untersuchen (➤ Kap. 9.5.1) Von C1/2 abwärts kann aus der Zunahme der Spannung am seitgeneigt eingestellten Segment bei Flexion und/oder Extension auf die Beteiligung dieser Bewegungsrichtung am Störungsmuster schließen.

➤ Abb. 9.53 und ➤ Abb. 9.54: Der Patient liegt entspannt auf dem Rücken. Der Behandler sitzt oder steht

9

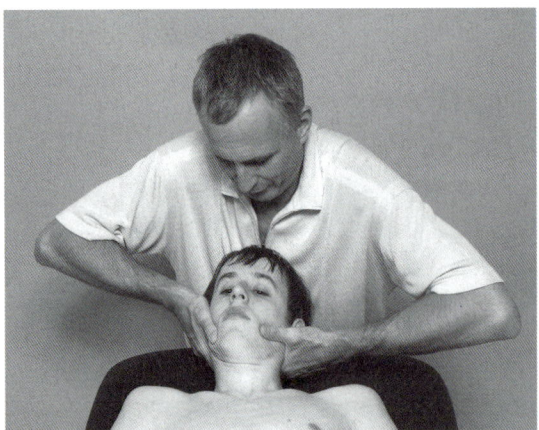

Abb. 9.53 Segmentale Seitneigeuntersuchung in Flexionsvorspannung zum Vergleich mit der Untersuchung in Retroflexionsvorspannung.

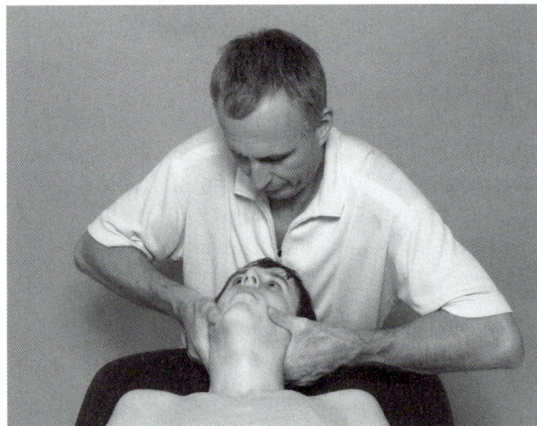

Abb. 9.54 Segmentale Seitneigeuntersuchung in Retroflexionsvorspannung. Der Vergleich zur Untersuchung in Anteflexion zeigt in diesem Falle die größere Beweglichkeit in Retroflexion.

am Kopfende. Er legt die Finger beider Hände weich und schalenförmig unter den Kopf. Die Daumen liegen am Unterkiefer und halten den Kopf in Mittelstellung und geringer Anteflexion. Die Zeigefinger umschließen von beiden Seiten den jeweiligen Wirbelbogen des oberen Partnerwirbels. Bis hierhin gleicht die Untersuchungseinstellung der für die Seitneigeuntersuchung C1/2 (➤ Kap. 9.6.1).

- Zur *Untersuchung auf Anteflexionsstörung* führt der Behandler vom Kopf her die Anteflexion bis an das Segment heran, d. h. bis die Zeigefinger am Bogen die ankommende Spannung tasten. Nach dieser Einstellung schiebt die linke Hand am Bogen nach rechts lateral, wodurch im Segment eine Linksseitneige entsteht (➤ Abb. 9.53). Die rechte Hand nimmt den Bewegungsimpuls in die Seitneige nach links auf. Synchron führen beide Hände das Segment an die Endespannung. Zum Seitenvergleich wechseln schiebende und führende Hand.
- Zur Untersuchung des jeweils nächsten Segments wandern die Hände von Wirbel zu Wirbel nach kaudal.
- Zur *Untersuchung auf Retroflexionsstörung* führt der Behandler vom Kopf her die Retroflexion an das Segment heran. Die Zeigefinger am Bogen erkennen die Spannung. Dann wird vergleichbar der Einstellung in Anteflexion die Seitneigespannung im Seitenvergleich von Segment zu Segment vorgenommen (➤ Abb. 9.54).

Bewertung

Freie Seitneigefähigkeit und weiche Endespannung bei Ante- und Retroflexion sprechen gegen Funktionsstörung.

Gestörte Seitneigefähigkeit und harte Endespannung bei Flexion sprechen für Anteflexionsstörung (Divergenzstörung der Facetten) auf der Neigungsgegenseite. *Dokumentiert wird aber immer die gestörte Bewegungsrichtung!*

Gestörte Seitneigefähigkeit und harte Endespannung bei Extension sprechen für Retroflexionsstörung auf der Seite der Neigung (Konvergenzstörung).
Bedenke!

1. Geübte Untersucher können die Einstellung auch in der Reihenfolge vornehmen: Seitneige vor Flexion und Extension. Dann ist der Seitenvergleich sofort für beide Komponenten möglich.
2. Erleichternd für die Spannungseinstellung ist oft eine minimale Kompression vom Kopf (Scheitel) auf die HWS. Dazu stabilisiert der Behandler den Patientenkopf an seinem Brustbein (Sitz) oder an seinem Bauch (Stand).
3. Bei erkannter Funktionsstörung wird aus dieser Stellung heraus behandelt.

9.7.2 Mobilisation einer Anteflexions-Seitneige-Störung nach postisometrischer Relaxation

Indikation

Im beschriebenen Fall eine Flexions-Rechtsseitneige-Störung (Divergenzstörung links).

Behandlungsablauf

➤ Abb. 9.55: Der Patient liegt entspannt auf dem Rücken. Der Behandler sitzt oder steht am Kopfende. Er legt die Finger beider Hände weich und schalenförmig unter den Kopf. Die Zeigefinger umschließen von beiden Seiten den jeweiligen Wirbelbogen des oberen Partnerwirbels. Nun führt der Behandler vom Kopf her die *Anteflexion bis an das Segment* heran, d. h. bis die Zeigefinger am Bogen die ankommende Spannung tasten. Zeige und Mittelfinger der linken Hand legen sich unter das linke Kinn; Handteller und Unterarm tragen weiter den Hinterkopf, der nun auch auf dem rechten Unterarm zu liegen kommt. Nach dieser Einstellung schiebt die rechte Hand mit dem Zeigefingergrundgelenk am Bogen nach links lateral. Die linke Hand nimmt den Bewegungsimpuls in die Seitneige nach rechts auf. Synchron führen beide Hände das Segment an die Endespannung der Seitneige und suchen dann zwischen dezenter Traktions- und Kompressionskomponente die Gewebelage mit der geringsten Spannung.

Der Patient wird aufgefordert, den Kontakt zum schiebenden Behandlerzeigefinger zu verstärken („Kopf wieder gerade rücken") und nach links zu schauen. Unter dieser Vorstellung entsteht eine minimale Linksseitneige- und Linksrotationsspannung im Segment, die 5–7 Sek. gehalten und an ihrem Ende durch eine Inhalationsphase verstärkt werden soll. Mit der folgenden Exhalationsphase wird entspannt. Dieser Vorgang wird 3 bis max. 5 Mal wiederholt. Bei Entspannungsgewinn führt der Behandler die Seitneigebewegung an die neue segmentale Grenze.

Bedenke!
1. Das schiebende Zeigefingergrundgelenk gibt während des gesamten Behandlungsablaufs die Translationskomponente nicht auf. Dadurch geht die Gewebeentspannung direkt, kaum tastbar und ohne die mögliche Irritation aus einer passiven Bewegungsführung in Bewegungsgewinn über.

2. Häufiger als unter Traktion entspannen die Gewebe unter Kompression. Deshalb ist es günstig, zur Behandlung den Scheitel des Patientenkopfes am Körper des Behandlers abzustützen (Sternum, Bauch).
3. Möglich ist auch die Einführung der Rotationskomponente zur Einstellung der optimalen Gewebebalance an der Barriere. Eine solche Ausgangsstellung erfüllt alle Anforderungen für eine optimale Mobilisation mit Impuls.
4. Nehmen bekannte Zeichen der Wurzelkompression sowohl bei Kompression als auch bei Traktion zu oder treten gar erst auf, besteht für diese Mobilisationsform und noch mehr für die Manipulation absolute Kontraindikation und Bedarf zu weiterer Diagnostik. Dies gilt auch für die nachfolgend beschriebene Technik.

9.7.3 Mobilisation einer Retroflexions-Seitneige-Störung nach postisometrischer Relaxation

Indikation
Im beschriebenen Fall eine Extensions-Rechtsseitneige-Störung (Konvergenzstörung des rechten Facettengelenks).

Behandlungsablauf
➤ Abb. 9.56: Der Patient liegt entspannt auf dem Rücken. Der Behandler sitzt oder steht am Kopfende. Die Kontaktnahme erfolgt wie bei einer Anteflexions-Seitneige-Störung (➤ Kap. 9.7.2), nur wird das *Segment in die Retroflexion* geführt, bevor die Seitneigebarriere eingestellt und die optimale Gewebebalance zwischen Traktion und Kompression an dieser Barriere gesucht wird.

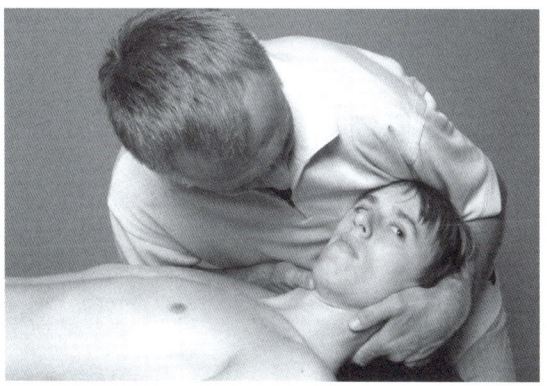

Abb. 9.55 Mobilisation einer Anteflexions-Seitneige-Störung nach rechts nach postisometrischer Relaxation. Anspannungsphase mit Blick nach links.

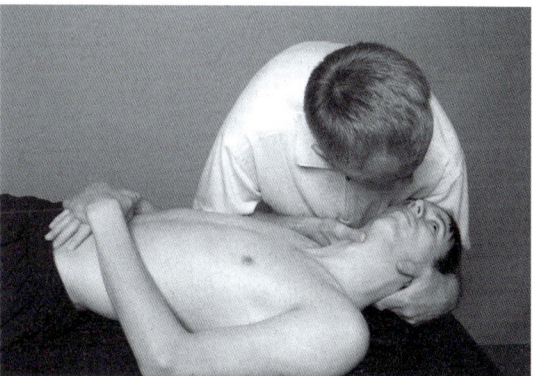

Abb. 9.56 Mobilisation einer Retroflexions-Seitneige-Störung nach rechts nach postisometrischer Relaxation. Anspannungsphase durch Blick nach links.

Der Patient soll denken, er wolle seinen „Kopf wieder gerade rücken" und soll zur Gegenseite schauen. Unter dieser Vorstellung entsteht eine minimale Linksseitneigespannung im Segment, die 5–7 Sek. gehalten und an ihrem Ende durch eine Inhalationsphase verstärkt werden soll. Mit der folgenden Exhalationsphase wird entspannt. Der Vorgang wird 3 bis max. 5 Mal wiederholt. Bei Entspannungsgewinn führt der Behandler die Seitneigebewegung an die neue segmentale Grenze. Diese passive Bewegungsphase wird wie bei der Flexionsmobilisation überflüssig, wenn der translatorisch gehaltene Wirbelbogen unmerklich durch den entstehenden Entspannungsgewinn in die neue Bewegungsfreiheit gleitet.

9.7.4 Zervikothorakale Dorsalverschiebung mit Seitneige in Seitlage

Indikation

Sind Seitneige und Dorsalverschiebung im gleichen Segment des zervikothorakalen Überganges gleichzeitig eingeschränkt, wird am besten mit einer Kombination von Dorsalverschiebung mit Seitneigeeinstellung und Gegenrotation behandelt.

Behandlungsablauf

➤ Abb. 9.57: Bei einer Seitneigestörung nach rechts mit Retroflexionsstörung legt sich der Patient auf die linke Seite an den vorderen Bankrand. Der Behandler steht vor ihm in Kopfhöhe. Mit der linken Hand hebt dieser den Kopf ein wenig an und legt die rechte Hand von unten her mit der Ulnarkante (dem Kleinfingergrundge-

lenk) lateral vor den Trapeziusrand an den oberen Partnerwirbel. Die Finger bleiben gestreckt. Die Handfläche mit abgespreiztem Daumen trägt den Kopf, schiebt ihn in Vornickung und richtet dadurch die Halswirbelsäule auf; die rechte Ellbeuge liegt vor der Stirn. Der Ellbogen kann auf der Unterlage aufgestützt werden. Sobald der Kopf im Gleichgewicht liegt, verlässt die linke Hand den Kopf und greift im zervikalen Bereich mit der Fingergabel von hinten um den Bogen des unteren Partnerwirbels zum tastenden Halten. Bei C7–Th2 wird der untere Partnerdorn von dorsal und seiner rechten Seite her mit dem Daumen gehalten. Nun schiebt die rechte Hand Kopf und Hals nach dorsal bis zur beginnenden Spannung im Segment. Soweit entspricht die Einstellung der Untersuchung der Dorsalverschiebung und ihrer Behandlung in Seitlage (➤ Abb. 9.35, ➤ Abb. 9.40), die in der folgenden Technik weitergeführt werden kann.

Der Patient erhält den Auftrag, den Kopf etwas zur Unterlage zu drücken (in die Hand zu legen). Sobald im eingestellten Segment leichte Muskelanspannung tastbar wird, ist die geforderte Minimalkraft erreicht. Nach 5–7 Sek. Haltezeit soll die Anspannung gelöst werden. Der Behandler führt den oberen Partnerwirbel weiter nach dorsal, bis wieder Spannung im Segment auftritt. Die Bewegung der Hand wird schaufelförmig. Zusätzlich zum Dorsalschub entsteht so im darüber liegenden HWS-Abschnitt eine Rotationskomponente zur Unterlage hin und im Segment eine Seitneige zur oberen, rechten Seite (➤ Abb. 9.57). Der Ablauf wird 3–5 Mal wiederholt.

Bedenke!

1. Der Behandler muss die Schaufelbewegung ohne Verstärkung der Bizepsaktivität auf die HWS übertragen, um nicht mit dem verkrampften Arm gegen den Patientenhals zu drücken.
2. Drückt der Oberarm dann auch noch gegen die Stirn, wird die HWS rekliniert und die Mobilisation misslingt.

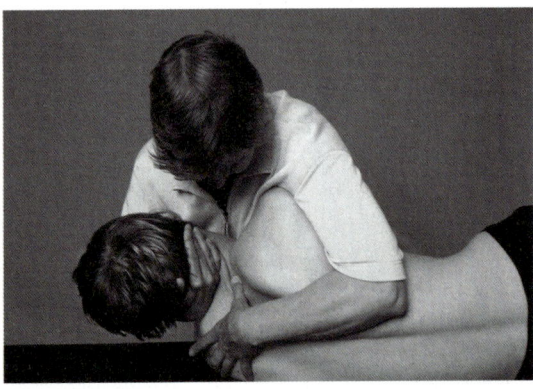

Abb. 9.57 Segmental gezielte Mobilisation durch Dorsalverschiebung und Seitneige nach PIR im zervikothorakalen Übergang in Seitlage. Die Finger der rechten Hand zeigen in Mobilisationsrichtung (Endstellung). Der Patient hat vorher den Kopf zur Unterlage hin gedrückt und den Druck wieder gelöst.

9.8 Untersuchungs- und Behandlungstechniken bei heftigem Schmerz

9.8.1 Palpation der Schmerzpunkte

Zur Information über *segmentale Irritationen* eignen sich besonders die Muskeln, die von den Rami dorsales der Spinalnerven versorgt werden. Dies sind die Muskeln, die seitlich an den Dornen und über den Facettengelenken palpiert werden (medialer Anteil des M. erector spinae). Die tiefen Nackenstrecker (Linea nuchae inferior, Dorn C1 und C2) können als Messfühler für die Kopfgelenke angesehen werden.

Spannungserhöhungen in Muskeln, die Kopf und Hals gegenüber dem Thorax bewegen – M. sternocleidomastoideus, Mm. scaleni, M. levator scapulae, Mm. splenii und M. trapezius – deuten eher auf *statische Fehlbelastungen* hin. Sind orofaziale Muskeln, M. serratus posterior superior, M. subclavius und M. pectoralis minor, in das Spannungsbild integriert, lässt das eine *dekompensierte Statikstörung* vermuten. Ein verspanntes Nackenband findet man immer bei den Kompensations-Dekompensationsbildern konstitutionell hypermobiler Patienten.

- Die Untersuchung auf schmerzhafte Sehnenansätze genannter Muskeln gibt einen ersten Überblick über das Ausmaß und das Verteilungsmuster der verspannten Muskeln. Die Reihenfolge bei der Palpation ist beliebig. Es empfiehlt sich aber, einen eigenen Algorithmus des Vorgehens einzuüben. Wir empfehlen, mit den Palpationsfingern beider Hände synchron und seitenvergleichend die Spannung zu palpieren.

Möglicher Untersuchungsablauf am liegenden oder sitzenden Patienten

- von C2 abwärts bis Th4 beidseits von lateral am jeweiligen Dorn weich auf die Dornwurzel zu – *M. erector spinae, M. serratus posterior superior*
- von Th4 bis C2 aufwärts über den *Facettengelenken*
- weiter nach kranial zur Protuberantia occipitalis externa/Linea nuchae von medial nach lateral – *M. trapezius, M. splenius capitis, kurze tiefe Nackenstrecker*
- Mastoidfortsätze – *M. sternocleidomastoideus*
- Atlasquerfortsätze – *M. obliquus capitis superior,* Atlasbündel des *M.levator scapulae*
- weiter nach vorn medial zum lateralen Hyoidanteil – *hyoidale Muskeln*
- weiter nach kaudolateral zu den Querfortsätzen der Halswirbel – *Mm. scaleni* (➤ Abb. 9.58)
- über die 1. Rippe nach ventral zum Sternokostalgelenk 1 – *M. subclavius, M. sternocleidomastoideus*
- die Klavikula nach lateral verfolgend zum Korakoidfortsatz – *M. pectoralis minor*
- über die Spina scapulae zum Angulus cranialis/Margo medialis scapulae – *M. levator scapulae*
- Im Zusammenhang mit den anderen Befunden aus der orientierenden und gezielten Untersuchung kann anhand der Schmerzpunktebefunde die Weiche gestellt werden entweder zur Mobilisation in Kombination mit relaxierenden Muskeltechniken oder bei Abwesenheit von Schmerzpunktbefunden zu reinen

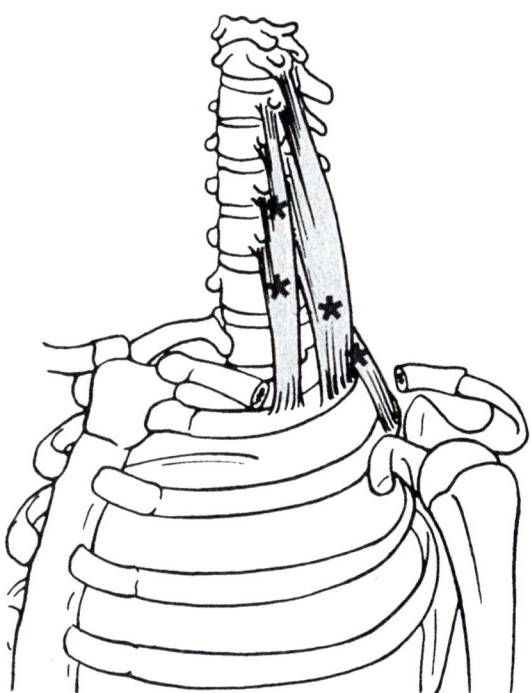

Abb. 9.58 Mm. scaleni zwischen HWS und Thoraxeingang. Topografie der Triggerpunkte.

Gelenktechniken. Besteht ein klinisches Schmerzsyndrom aus aktiven Triggerpunkten, wird die Behandlung dieser übererregbaren Muskelzonen der Mobilisationsbehandlung vorgeschaltet.

9.8.2 Schmerz aus aktiven myofaszialen Triggerpunkten

In den durch statische Dauerfehlbelastungen und aus gestörten Bewegungsmustern verspannten Muskeln entwickeln sich innerhalb eines verspannten Muskelbündels übererregbare Stellen, die myofaszialen Triggerpunkte (TrP). Diese Triggerpunkte sind druckschmerzhaft und haben einen charakteristischen Übertragungsschmerz. Dieser Schmerz aus aktiven myofaszialen TrP kann Dauercharakter haben, bei Verlängerung oder Kontraktion des Muskels heftig einschießen oder sich in der entspannten Ruhehaltung (Verlängerung) langsam entwickeln. Die Aktivierung von TrP durch die verlängernde Entspannung im Schlaf ist oft die Ursache nächtlicher Muskelkrämpfe. Solche Beschwerden führen den Patienten zur Arztvorstellung.

Verhindert der Triggerschmerz die Einstellung des Segments zur Mobilisationsbehandlung, muss die Behandlung des TrP vorangehen! Dies gilt noch mehr, wenn der Triggerschmerz die Untersuchung stört. La-

9

tente TrP bedürfen selten einer gezielten Behandlung. Sie lösen sich mit der Funktionsverbesserung des Gesamtsystems im Rahmen des manualmedizinischen Behandlungsablaufes.

Triggerpunkte in den Muskeln, die Kopf und HWS halten und bewegen, übertragen Kopf- Nacken- und Halsschmerzen, Schmerzen am oberen Brustkorb und im Schulter-Armbereich. Die größte Variabilität der Beschwerden geht vom M. sternocleidomastoideus und von den Mm. scaleni aus.

Schmerzzuordnung

- *M. sternocleidomastoideus:* Scheitelschmerz, Hinterkopfschmerz, Schläfenkopfschmerz, Stirnkopfschmerz, Ohr- und Kiefergelenkschmerz, Augen- und Augenbrauenschmerz, Wangen- und Kieferschmerz, Schmerz der vorderen Halsregion und der Kehle
- *Mm. scaleni* übertragen Schmerz in den vorderen Brustkorb, hinten zum medialen Skapularand und die Interskapularregion sowie in den Arm im Sinne eines Pseudoradikulärsyndroms C6 (➤ Abb. 9.59)
- Hinterkopfschmerz: *M. trapezius, kurze tiefe Nackenstrecker, Mm. semispinales, M. splenius cervicis*
- Schläfenkopfschmerz: *M. trapezius, M. semispinalis*

Behandlung

Werden bestehende TrP als Ursache der akuten Schmerzerkrankung erkannt, ist ihre Behandlung die Methode der Wahl. Wir favorisieren eine *Kombination* von *Positionierung der betroffenen myofaszialen Kette* in der größtmöglichen Entspannung mit *Relaxation nach Aktivierung mit Minimalkraft,* bezeichnet als *„PIR in Annäherung".*

9.8.3 Weichteiltechniken – Untersuchung und Behandlung der oberflächlichen Halsfaszie (Platysma)

Das Platysma ist im Halsbereich fest mit der Unterhaut verbunden. Es zieht als dünne Muskelplatte auf der Lamina superficialis der Halsfaszie von der unteren Gesichtsregion bis in die Brustregion. Seine Faserbündel haben Verbindung mit den Muskeln des Mundes und mit der Mandibula und laufen über das Schlüsselbein zum Thorax etwa bis zur Höhe des 2. Interkostalraumes.

Indikation

Schmerzhafte Spannungserhöhung im Muskel und den verbundenen Faszien.

Bei chronischen myofaszialen Dysbalancen sind Faszienverspannungen Teil des Kompensationsmusters. Die Reintegrationsbehandlung bei Schmerzsyndromen mit muskulärer Dysbalance schließt folglich auch die Faszientherapie ein.

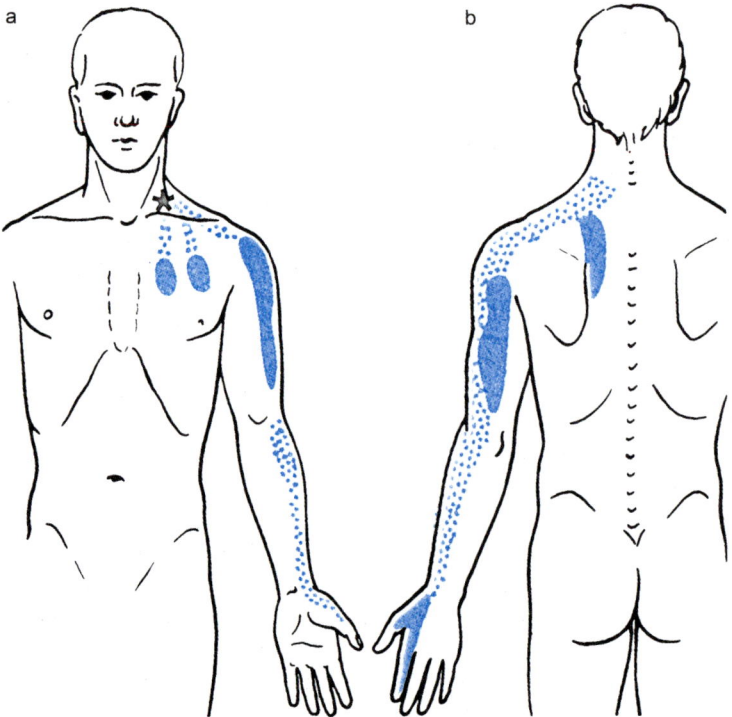

Abb. 9.59 a+b Mm. scaleni. Zonen der Schmerzausbreitung.
a) ventrale Schmerzausbreitung
b) dorsale Schmerzausbreitung.

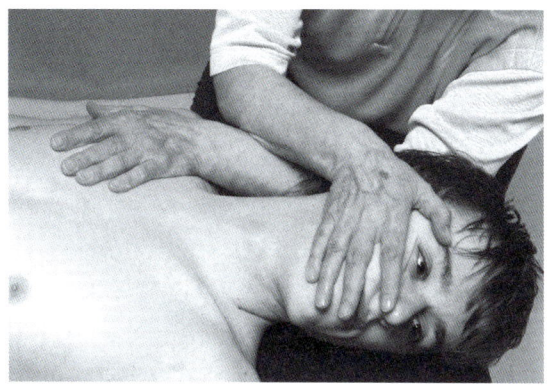

Abb. 9.60 Handanlage zur Untersuchung und Behandlung des Platysma.

Dies gilt auch für funktionelle Engesyndrome der Hals- und oberen Thoraxregion als Folge von Langzeitstörungen der Muskelbalance.

Untersuchungs- und Behandlungsablauf

- ➤ Abb. 9.60: Der Patient liegt entspannt auf dem Rücken, der Kopf ist zur Untersuchungsgegenseite rotiert. Der Behandler sitzt auf der Untersuchungsseite in Schulterhöhe. Er kreuzt seine Unterarme; der fußseitige Unterarm liegt oben. Die ulnare Handkante der kopfseitigen Hand modelliert er unterhalb der Klavikula über den oberen Rippen an, die fußseitige von Kinnspitze bis Kieferwinkel von vorn auf dem Unterkiefer.
- Zur *Untersuchung* verlängern die schiebenden Unterarme die Distanz zwischen beiden Händen bis zur Endspannung. Zur Beurteilung der Spannungssymmetrie muss die andere Seite spiegelbildlich untersucht werden. Erwartet werden weiche Endspannung und Symmetrie.
- Aus der Untersuchungsstellung kann bei Verspannungsbefund direkt die *Behandlung* erfolgen. Dazu halten beide Behandlerhände die eingestellte Spannung am Platysma über mehrere Atemzüge. Die Hände folgen dem Gewebe; der Entspannungsgewinn wird als geringe Distanzvergrößerung zwischen ihnen palpierbar. Abschließend können zu Beginn einer Inhalationsphase die Hände den Kontakt plötzlich lösen. Das soll zu einer plötzlichen Verstärkung der Atembewegung mit Lösungsimpuls auf die Faszien führen. Dieses Rückschnellen kann 3–5 Mal wiederholt werden.

Bedenke!

1. Die Kopfrotation ist bei Anwesenheit aktiver TrP in den Muskeln der Halsregion nicht möglich, weshalb sie vorher behandelt werden müssen.

2. Zum schonenden Vorgehen bei Weichteiltechniken gehört, dass man oberflächliche Spannungen vor tiefer liegenden zu lösen versucht. Eine bestehende Platysmaverspannung wird folglich immer vor verspannter praetrachealer Faszie behandelt (➤ Kap. 10.5).

3. Die Techniken der klassischen Massage in besonders ruhigem Arbeitsablauf lassen sich auch im Schulter-Nacken-Hals-Bereich vorteilhaft zur Einleitung manualtherapeutischer Maßnahmen bei Schmerz einsetzen.

9.8.4 Relaxation schmerzhafter Muskelverspannungen

Die nachfolgend beschriebenen Techniken sind auf die Relaxation des ganzen Muskels nach seiner Anspannung gerichtet. Wird als Ausgangssituation eine entspannte, angenäherte Stellung gewählt, scheint der Anteil der Bindegewebsentspannung größer zu werden; ablesbar am abschließend größeren Weggewinn. Diese Techniken sind dann besonders indiziert, wenn anhand des Schmerzverlaufs in dem verspannten Einzelmuskel latente Triggerpunkte vermutet werden. Ist die Einstellung des Muskels an der Spannungsbarriere möglich, kann geplant werden, die erreichte verbesserte Verlängerungsfähigkeit durch Relaxation nach isometrischer Anspannung sofort in passive Bewegung umzusetzen.

Relaxation der tiefen Nackenstrecker im Liegen

Lagerung in Annäherung

Indikation

Spontane Schmerzschonhaltung in Kopfretroflexion.

Haubenkopfschmerz akut und chronisch – passive Einstellung in Anteflexion zur Relaxationsbehandlung wird nicht zugelassen.

Behandlungsablauf

➤ Abb. 9.61 und ➤ Abb. 9.62: Der Patient sitzt zunächst auf der Behandlungsliege, der Behandler sitzt am Kopfende und legt beide Unterarme supiniert auf die Behandlungsliege. Jetzt legt sich der Patient entspannt hin; seinen Kopf in die Schale aus beiden Behandlerhänden. Dessen Fingerspitzen umschließen das Okziput von unten und schaufeln den Hinterkopf in die schmerzfrei erreichbare Reklination. Die Endglieder der Langfinger werden aufgestellt ohne zu bohren. Die Daumen stabilisieren den Kopf gegen Rotation und die HWS durch eine minimale Kompression (➤ Abb. 9.61). Der Patient at-

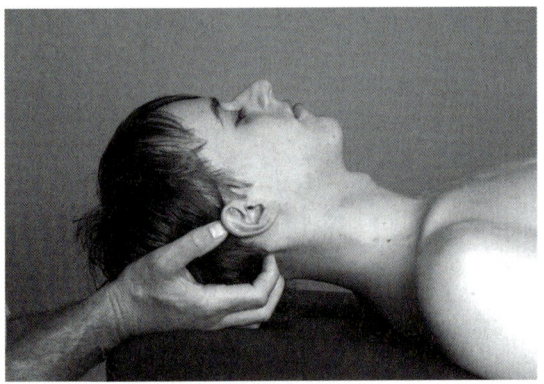

Abb. 9.61 Relaxation der tiefen Nackenstrecker im Liegen. Handanlage mit Stabilisierung der HWS gegen Rotation und Relaxationsvoreinstellung in geringer Kompression durch die Daumen.

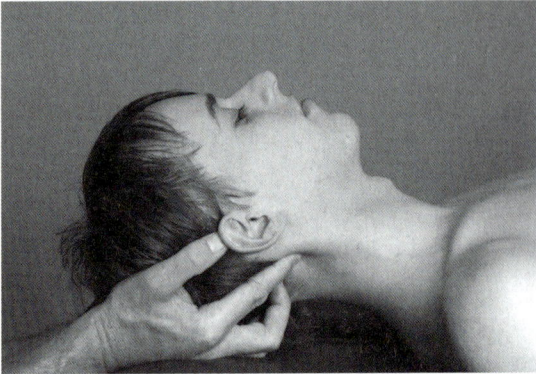

Abb. 9.62 Relaxation der tiefen Nackenstrecker im Liegen. Einführung einer Traktionskomponente durch die Zeigefinger nach erfolgter Relaxation.

met ruhig ein und aus und konzentriert sich auf die Wahrnehmung seines Hinterkopfs. Mit zunehmender Entspannung gleitet der Hinterkopf über die Fingerspitzen in die Händeschale. Das entspricht einem Rückgleiten der Okziputkondylen im Sinne der Anteflexion C0/1.

Bei guter Entspannung der myofaszialen Strukturen kann eine Traktionskomponente am Atlas eingeführt werden. Dazu streckt der Behandler seine Zeigefinger und bekommt über die Weichteile Kontakt zum Atlasbogen (➤ Abb. 9.62). Die aufgebaute Spannung wird über einige weitere ruhige Atemzüge gehalten und dann langsam nachgelassen. Der Patient wird zum Abschluss aufgefordert, zum Kinn zu schauen und seinen Kopf in die ihm angenehme Neutralstellung zurückzulegen.

> Ruhige Ein- und Ausatmung, den Hinterkopf dabei sinken lassen // entspanntes Absinken – Zeigefinger des Behandlers schieben Atlasbogen nach kaudal // ruhig weiteratmen // Abschlussaktivierung zur aktuellen Neutralstellung

Lagerung unter Zulassung von Verlängerung nach isometrischer Anspannung

Indikation
Kopfschmerz akut und chronisch – passive Einstellung in Anteflexion zur Relaxationsbehandlung wird zugelassen.

Wird unter tastendem Halten am Atlasbogen auch die Segmentspannung C0/1 eingestellt, kann der Entspannungsgewinn aus der geplanten Relaxation sofort in die Mobilisation fortgesetzt werden.

Behandlungsablauf
➤ Abb. 9.36 und ➤ Abb. 9.37: Der Patient liegt mit unterlagertem Hinterkopf entspannt auf dem Rücken, der Behandler steht oder sitzt am Kopfende. Er legt eine Hand unter den Hinterkopf. Die Handwurzel der

anderen Hand legt sich weich von oben an die Stirnhöcker und führt den Kopf in die Vornickung. Die Einstellung ähnelt der bei Untersuchung und Behandlung des Segmentes C0/1 in Anteflexion (➤ Kap. 9.5.2), der Atlas wird aber nicht gehalten.

Der Patient schaut aufwärts (stirnwärts) und atmet langsam und lange ein (➤ Abb. 9.36). Dann schaut er abwärts – „unter das Kinn" oder „zum Kehlkopf" – und atmet entspannt, ohne Nachdruck oder Geräusch aus (➤ Abb. 9.37). Bei richtiger Ausführung folgt der Kopf der Blickbewegung in zunehmende Anteflexion. Der Behandler steuert diese Bewegung. Bei der nachfolgenden erneuten Einatmung wird der Kopf in der erreichten Anteflexionsstellung gehalten.

> Hochschauen – Einatmen // „unter das Kinn schauen" – Ausatmen // 2–3 Mal wiederholen // Anteflexion C0/1 ggf. vom Behandler mobilisierend an die Spannung geführt Abschlussaktivierung zur aktuellen Neutrallage des Kopfes

Relaxation der Mm. scaleni

Indikation
Zervikobrachialsyndrome als Ausdruck des funktionellen zervikokostalen Engesyndroms mit der für die Skaleni typischen Schmerzverteilung am Rücken, am Brustkorb, der „Schulter" und am Arm (➤ Kap. 9.8.2, ➤ Abb. 9.59).

Dysästhesien und morgendliche Steifigkeit und Schwellung der Hand durch Behinderung der V. subclavia und des Lymphrückstroms durch M. scalenus anterior.

Latenter „myogener Schiefhals" – vorwiegende Behinderung der Seitneige.

Schmerzhaftes zervikothorakales Funktionsstörungsmuster mit Blockierung der 1. Rippe.

Behandlungsablauf

➤ Abb. 9.63 und ➤ Abb. 9.64: Der Patient liegt entspannt auf dem Rücken. Der Behandler sitzt am Kopfende. Zur Behandlung der rechten Seite trägt er mit seiner linken Hand den Hinterkopf und umgreift mit dem Zeigefinger den Atlasbogen. Zeige- und Mittelfinger der rechten Hand schieben sich bis zum Muskelkontakt Richtung Bogen der 1. Rippe am Hinterrand des Sternokleidomastoideus (➤ Abb. 9.63). Der Kopf wird nach rechts geneigt zur Annäherung (➤ Abb. 9.64) oder nach links zur Verlängerung. Er wird so weit bewegt, bis die rechten Finger über den Skaleni bestmögliche Spannungsbalance der Gewebe palpieren, entweder in der Entspannung oder an der Barriere. Dann ist die Ausgangsstellung für die Behandlung erreicht.

Der Patient soll sich nun vorstellen, den „Hinterkopf auf der Unterlage zur rechten Schulter rutschen" zu lassen; die Nase bleibt immer vorn. Er hält diese Spannung über 3 ruhige Atemzüge und lässt sie dann wieder nach. Meist spüren die rechten Tastfinger schon nach der ersten Übungsphase die Entspannung. Der Entspannungsgewinn wird dennoch besser erst nach 2–3 Übungspha-

sen durch passive Kopfbewegung nach links ausgeschöpft.

Abschließend bewegt der Patient den Kopf selbständig in die ihm angenehm erscheinende Kopflagerung zurück. Damit zeigt sich für den Behandler die erreichte aktuelle Neutralstellung an.

> Lagerung in Annäherung – Neigung zur gestörten Seite // Denke: „Hinterkopf zur Schulter rutschen lassen" // über 3 Atemzüge „weiterdenken" // entspannen und ruhig weiteratmen // 2–3 Mal // passiv neu einstellen
> Lagerung in Verlängerung – Neigung zur Gegenseite bis an die Barriere // Denke: „Ohr der Schulter nähern" // über 3 Atemzüge halten // entspannen und ruhig weiteratmen // 2–3 Mal // passiv weiter an die Barriere führen Abschlussaktivierung zur aktuellen Neutrallage des Kopfes

Bedenke!
Die Relaxation der schmerzhaft verspannten Skaleni einer Seite kann auch durch rhythmische Anspannung der Gegenseite erreicht werden (Antagonistenhemmung).

Relaxation des M. sternocleidomastoideus

Indikation
Verspannter M. sternocleidomastoideus als Verursacher von:
- Zervikokranialsyndrom; „Spannungskopfschmerz"
- latentem Schwindel beim Stehen und Gehen (unangenehmes Gefühl im Kopf)
- Ohr- und Gesichtsschmerz beim Stehen und Gehen (Langlauf gegen den Wind).

Behandlungsablauf
➤ Abb. 9.65: Der Patient liegt entspannt auf dem Rücken. Der Behandler sitzt am Kopfende. Er legt seine supinierten Hände schalenförmig unter den Hinterkopf. Die Fingerspitzen umschließen das Okziput von unten und schaufeln den Hinterkopf in die Reklination, ähnlich dem Vorgehen unter ➤ Kap. 9.7.1. Die klinische Erfahrung zeigt, dass diese angenäherte Einstellung über C0/1 eine optimale Ausgangsstellung für die Relaxation ein- und beidseitiger Verspannungen ist.

Der Patient soll sich vorstellen, das „ganze Gesicht gleichzeitig der Raumdecke nähern" zu wollen. Diese Spannung hält er über 3 ruhige Atemzüge und lässt sie dann wieder nach. Meist spüren die Tastfinger schon nach der ersten Übungsphase die Entspannung. Aber erst nach 2–3 Übungsphasen gibt der Behandler die Verlängerung frei, indem er den Kopf in etwas mehr Vornickung sinken lässt. Abschließend bewegt der Pati-

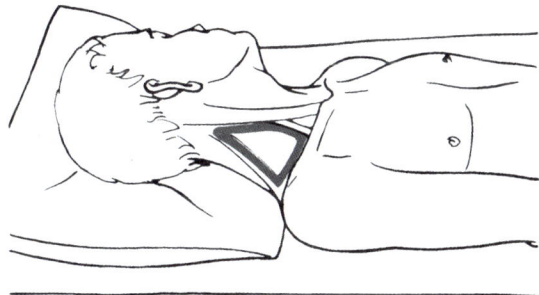

Abb. 9.63 Aufsuchen der Mm. scaleni.
Im Dreieck zwischen Hinterrand des Sternokleidomastoideus und Vorderrand des Trapezius findet man die Skaleni.

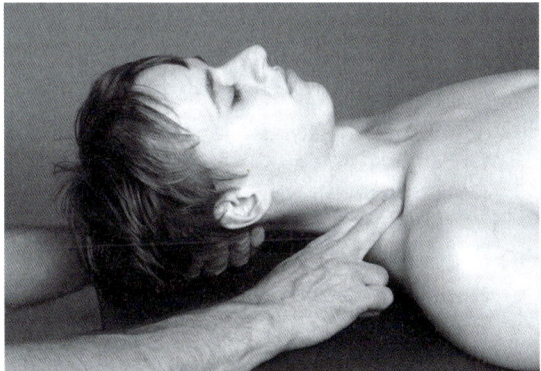

Abb. 9.64 Relaxation der Mm. scaleni. Zur Palpationskontrolle schieben sich die Fingerspitzen am Hinterrand des Sternokleidomastoideus auf die erste Rippe zu. Das Bild zeigt die Ausgangsstellung in Mittelstellung.

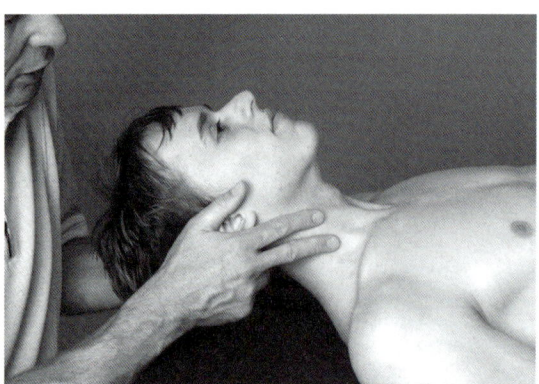

Abb. 9.65 Relaxationsbehandlung des M. sternocleidomastoideus. Zur Lagerung in Annäherung wird der Hinterkopf in Retroflexion gehalten. Der Zeigefinger liegt auf dem oberflächlichen, der Mittelfinger auf dem tiefen Anteil des Muskels. Anspannungsphase.

ent den Kopf selbständig in die ihm angenehm erscheinende Kopflagerung zurück und zeigt damit für den Behandler die erreichte aktuelle Neutralstellung an.

> Lagerung in Annäherung durch Reklination C0/1 // Denke: „Gesicht zur Raumdecke heben" // über 3 Atemzüge „weiterdenken" // entspannen und ruhig weiteratmen // 2–3 Mal // absinken lassen
> Abschlussaktivierung zur aktuellen Neutrallage des Kopfes

Bedenke!
Zur Behandlung einer Seite wird der Kopf zur Gegenseite gedreht und zur gleichen Seite geneigt. Dann denkt der Patient die oben liegende Gesichtsseite mit dem Ohr zur Raumdecke. Diese Ausgangsstellung ist für die TrP-Behandlung günstiger, weil die TrP besser palpiert werden können.

Relaxation des M. levator scapulae

Zur Relaxation des M. levator scapulae stehen verschieden Techniken zur Verfügung. Abhängig von der Schmerz- und Spannungsausprägung wird die Indikation zu der einen oder anderen gestellt. Nachfolgend werden ausgewählte Techniken mit der jeweiligen Indikation (1. und 2. Indikation) beschrieben.

1. Indikation
Verspannter M. levator scapulae verursacht Schulterschmerz ohne Nackensteife.

Behandlungsablauf
1. Technik nach Sachse (ohne Bild): Der Patient liegt entspannt auf dem Rücken. Der Behandler steht bei rechts-

seitigem Schmerz auf der linken Bankseite. Seine rechte Hand hebt zunächst die rechte Patientenschulter von der Bank. Mit seinem linken Arm greift er zwischen rechtem Patientenarm und Thorax um die Schulter und hält das Schulterblatt nach kaudal; die tastenden Finger am Levatoransatz an der Margo medialis/Angulus superior. Die Schulter wird abgelegt. Die rechte Hand übernimmt tragend Kopf und Halswirbelsäule bis C4, führt sie in Anteflexion und Linksseitneige bis C4 und stellt durch die Rechtsrotation die Barrierespannung ein. Der Patient blickt nach rechts oben und atmet ein, bei der Exhalation entspannt er den Blick. Diesen Blick-Atem-Wechsel wiederholt er 2–3 Mal. Der Behandler führt den Kopf entsprechend dem Entspannungsgewinn verlängernd an die neue Spannungsbarriere. Der Gesamtablauf kann 3 Mal, in seltenen Fällen bis zu 5 Mal wiederholt werden. Dann legt der Patient den Kopf, den der Behandler noch immer trägt, aktiv auf der Unterlage ab und nimmt damit die aktuelle Neutralsituation des behandelten Muskels im Gesamtgefüge Kopf-Hals-Schultergürtel auf.

2. Technik ➤ Abb. 9.66: In der Praxis wird häufiger die Ausführung angewendet, die in dieser Abbildung dargestellt ist. Dabei sitzt oder steht der Behandler am Kopfende, trägt mit seiner linken Hand den Kopf in Flexion und Seitneige nach links. Die rechte Hand liegt unter der rechten Schulter; die Langfinger palpieren am medialen Schulterblattwinkel die ankommende Verlängerungsspannung. Spannungs- und Entspannungsphasen laufen dann in üblicher Weise ab.

2. Indikation
Ein verspannter M. levator scapulae verursacht akute Nackensteife (andere Ursachen wurden ausgeschlossen!).

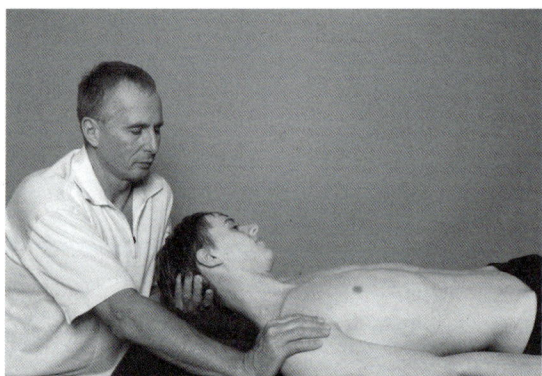

Abb. 9.66 Relaxationsbehandlung des M. levator scapulae. Dargestellt ist die Behandlung in Ausgangsstellung unter Muskelverlängerung.

Behandlungsablauf

3. Technik (ohne Bild): Der Patient liegt auf dem Rücken, zur Entspannung so gelagert, dass er seine Schonhaltung beibehalten kann. Der Behandler steht bei rechtsseitigem Schmerz auf der linken Bankseite. Rechte Hand und Unterarm tragen den Kopf und die Halswirbelsäule bis C4. Mit seinem linken Arm greift er zwischen rechtem Patientenarm und Thorax um die Schulter zum Levatoransatz an der Margo medialis/Angulus superior. Die Schonhaltung ist in der Regel schon eine Annäherungshaltung. Durch leichte Bewegungen des Hinterkopfes sucht der Therapeut die Stellung mit der besten aktuellen Gewebebalance.

Der Behandlungsablauf unterscheidet sich zunächst nicht vom vorher beschriebenen. Nach 3–5 wiederholten Entspannungsserien wird dann aber nicht an der proximalen Aufhängung Kopf, sondern am distalen Ansatz durch Kaudalzug am Schulterblatt der Muskel passiv verlängert.

Abschließend versucht der Patient, seinen Kopf in der erreichten Stellung selbst zu halten. Der Behandler sichert sie bis zur Aufrichtung des Patienten in den Sitz.

Lagerung in Flexion, Seitneige und Rotation zur Gegenseite // schräg nach oben schauen – einatmen, Blick entspannen – ausatmen // 3 Mal // passiv weiterführen in mehr Flexion, Seitneige, Rotation

Lagerung in aktueller Schonhaltung // Denke: „Hinterkopf über Hals und Nacken zum Schulterblatt gleiten lassen" // Spannung 5–7 Sek. halten – Entspannen // 3–5 Mal // weicher Zug am Schulterblatt nach kaudal Aktuelle Neutrallage stellt sich ein, wenn der Patient seinen Kopf selbst übernimmt

---

Bedenke!

Wenn der Patient mit der akuten Nackensteife sich nicht hinlegen kann und möchte, versucht man mit der nachfolgend beschriebenen Traktion im Sitzen Linderung zu erreichen.

9.8.5 Traktionstechniken

Indikation

Bei allen Syndromen mit ausgeprägter muskulärer Verspannung (beispielsweise akuter Schiefhals mit Zwangshaltung, Radikulärsyndrom) sind Traktionen und Muskelentspannungstechniken angezeigt. Als Ausgangsstellung wird die Schonhaltung des Patienten angenommen.

Traktion im Sitzen

Behandlungsablauf

➤ Abb. 9.67: Der Patient sitzt aufrecht und entspannt an den Behandler angelehnt, der hinter ihm steht. Die Hände des Behandlers stützen mit den Handwurzeln und Daumen den Kopf des Patienten unterhalb des Okziputs und der Mastoide ab. Die Finger liegen weich an den Kopfseiten; die Metakarpalenköpfchen unterhalb der Jochbogen. Die Ellbogen geben Widerhalt von vorn an den Schultern. Druck der Ellbogen nach hinten-unten hebelt die Hände nach vorn-aufwärts. Sie nehmen den Kopf mit und erzeugen damit den Zug an der HWS (➤ Abb. 9.67a). Die Traktionsphase sollte nur so lange gehalten werden, dass die Kraft noch reicht, den Kopf ganz langsam in die Ausgangsstellung zurück zu führen.

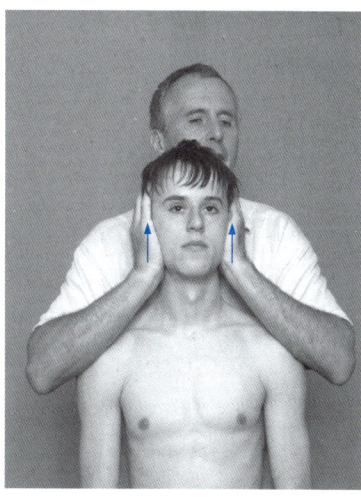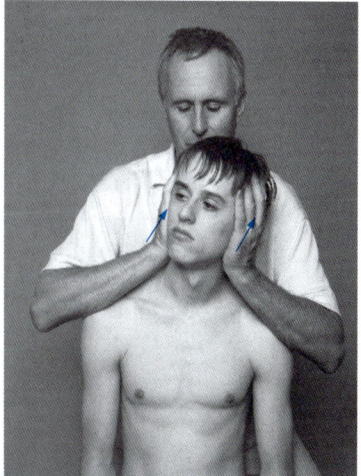

Abb. 9.67
a Ungezielte Traktionsbehandlung der HWS im Sitzen.
b Bei Schonhaltung wird die Traktionsrichtung angepasst.

➤ Abb. 9.67b: In dieser Einstellung kann besonders gut die geeignete Traktionsrichtung ausgetestet werden. Zuerst wird in der Richtung der Schonhaltung gezogen, danach werden Anteflexion, Seitneige und Rotation jeweils für einige Sekunden verstärkt und die Stellung gesucht, in der der Patient die deutlichste Erleichterung hat. Diese Richtung wird dann zur Therapie genutzt.

Bei fehlenden radikulären Zeichen kann die Traktion durch eine PIR vorbereitet werden: Der Patient zieht seinen Kopf „wie eine Teleskopantenne" mit geringer Spannung ein. Nach 5–7 Sek. Haltezeit wird zur Lösung der Spannung aufgefordert und der Traktionszug gleichmäßig beibehalten. Diese PIR-Traktion wirkt gut gezielt auf das Segment C2/3, dessen Funktionsstörungen am häufigsten einen steifen Hals verantworten.

Bedenke!

1. Aufrichten der Zwangshaltung erzeugt Schmerz und Abwehrspannung und ist deshalb unbedingt zu vermeiden.
2. Provoziert die isometrische Anspannung Schmerz, war entweder die Anspannung zu stark oder die bisherige klinische Diagnostik hat eine Wurzelbedrängung nicht aufgedeckt. Über weitere diagnostische Maßnahmen muss nachgedacht werden, um sie im Falle der positiven Entscheidung einzuleiten.

Traktion unter entspannender Kompressionskomponente in Rückenlage

Behandlungsablauf

➤ Abb. 9.68: Der Patient liegt entspannt auf dem Rücken, der Kopf am oberen Bankrand. Der Behandler sitzt am Kopfende, der Scheitel des Patientenkopfes wird von seinem Sternum abgestützt. Der Behandler legt eine Hand unter den Kopf des Patienten; Daumen und Zeigefinger schmiegen sich in die Grube kaudal vom Okziput. Sie führen die Traktion aus. Die andere Hand liegt von vorn auf dem Kinn und stabilisiert den Kopf – in C0/1 anteflektiert – in die ziehende Hand, zieht selbst aber nicht. Die Handfläche liegt an der Gesichtsseite; die Handwurzel kann sich gegen den Jochbogen stützen. Eine *Lordose muss immer vermieden werden!* Bestehende Zwangshaltungen werden respektiert. Die Zugkraft am Hinterkopf entsteht, indem der Behandler sein Gewicht durch Beckenaufrichtung nach hinten verlagert, dabei die LWS und BWS flektiert und die Ellbogen in Mitbewegung vom Schultergürtel nach hinten getragen werden. Die muskelentspannende Kompression am Scheitel bleibt dadurch unverändert (➤ Abb. 9.68). Die Traktion wird auf der Höhe der Spannung einige Sekunden gehalten und dann sehr langsam und gleichmäßig nachgelassen. Verstärkt sich der Schmerz unter der Traktion, muss man nach einer ernsten pathomorphologischen Krankheit fahnden.

Bedenke!

Auch bei diesem Vorgehen wird eine eventuell vorhandene Zwangshaltung zur Übung nicht „korrigiert". Sonst könnte die reflektorische Abwehrspannung verstärkt werden und die Traktionswirkung am Segment wird verhindert.

Traktion mit Relaxation der tiefen Nackenstrecker im Sitzen

Indikation

Als Abschluss einer manualmedizinischen/manualtherapeutischen Behandlung bei Zervikokranialsyndrom oder als Einleitung für die Selbstübung.

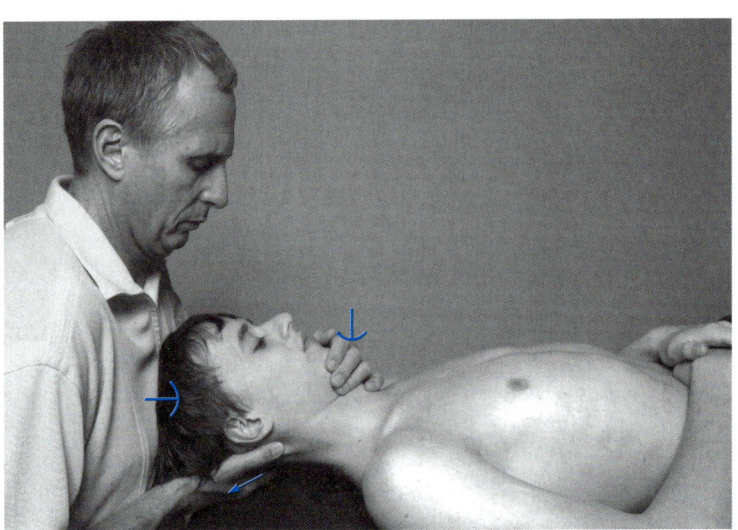

Abb. 9.68 Ungezielte Traktionsbehandlung der HWS in Rückenlage. Eine Hand führt die Traktion am Okziput aus, die andere hält das Kinn von vorn, sie zieht nicht mit. Weiche Kompression auf den Scheitel geht vom Brustbein des Behandlers aus.

Behandlungsablauf

> Abb. 9.69 und > Abb. 9.70: Der Patient sitzt mit dem ganzen Rücken entspannt an den Behandler angelehnt. Dieser legt die Daumenballen beidseits von unten her an das Okziput. Die Finger liegen auf den Gesichtsseiten, Mittelfinger auf den Jochbögen; sie ziehen das Kinn heran und führen so den Kopf, an den Behandler angelehnt, in die Vornickung.

Der Patient soll zur Decke zu blicken und langsam und lange einatmen (> Abb. 9.69). Dabei verhindert der Behandler die Kopffolgebewegung. Anschließend blickt der Patient zum Boden und atmet geräuschlos entspannt aus (> Abb. 9.70). Bei Entspannungsgewinn folgt der Kopf der Blickwendung aktiv in die Vornickung. Der Behandler führt die Bewegung, indem er sich zusammen mit dem an ihn angelehnten Patienten ein

wenig nach hinten verlagert und den Kopf unverändert angelehnt hält.

> Kinn heranziehen – nach oben schauen – Einatmen / abwärts schauen – Ausatmen / Kinn im Weggewinn weiter zurückziehen

Bedenke!
Wird der Kopf nicht in Vornickung gehalten, sondern Kopf und Hals in weitere Anteflexion geführt, wird die Anteflexion in die untere HWS verschoben und erreicht nicht mehr die subokzipitale Muskulatur. Diese Gefahr besteht, wenn der Behandler sich während der Ausatmung zu weit zurücklehnt oder über den Patienten beugt.

9.8.6 Entspannung und Mobilisation über Seitneigetechniken mit Atmung

Bei heftigen Schmerzen im Kopf-Nacken-Schulter-Bereich kann der Patient oft nicht liegen. Dann ist die Behandlung im Sitzen die Methode der Wahl. Trotz der Schmerzhemmung lässt sich die segmentale Seitneige fast immer untersuchen. Die Kenntnis über segmentale Spannungswechsel bei Ein- und Ausatmung ermöglicht einen schonenden Einstieg in die segmentale Behandlung. Wenn der Behandler den Patienten gut abstützt, wirkt die posturale Spannung weniger störend, aber die Schwerkraft kann trotzdem als mobilisierende Kraft vorteilhaft genutzt werden.

Das segmentale Spannungsverhalten der tiefen, kurzen Muskeln bei Atmung ist nicht identisch mit dem Verhalten der oberflächlichen, langen Muskelschichten, die bei Einatmung zu- und bei Ausatmung abnimmt. Gaymans [4] beschrieb das Phänomen der alternierenden Fixation und Lockerung benachbarter Wirbelsäulensegmente als einen Wechsel zwischen Spannungszunahme bei Einatmung und Spannungszunahme bei Ausatmung. Bei C5/6 findet man meistens die Spannungszunahme bei Ausatmung besonders ausgeprägt. *Der Wechsel von Segment zu Segment darf nicht als feststehend vorausgesetzt werden* sondern muss jedes Mal durch Untersuchung erkannt werden. Es begegnen individuelle Spannungsmuster mit unregelmäßigem Wechsel; das gilt vor allem für mehrsegmentale Störmuster, bei denen das „Aus-Ein-Verhalten" langstreckig an den Segmenten zu finden ist.

Der Übende muss lernen, das segmentspezifische Spannungsverhalten vom Spannungsverhalten der oberflächlichen, langen Muskelschichten zu unterscheiden,

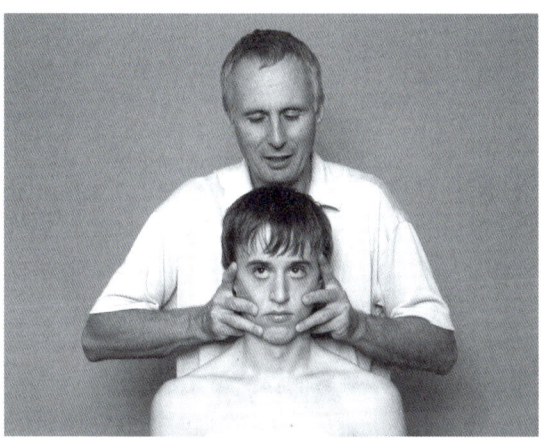

Abb. 9.69 Relaxation der tiefen subokzipitalen Nackenstrecker im Sitzen.
1. Anspannungsphase mit Blick aufwärts und verlängerter Einatmung.

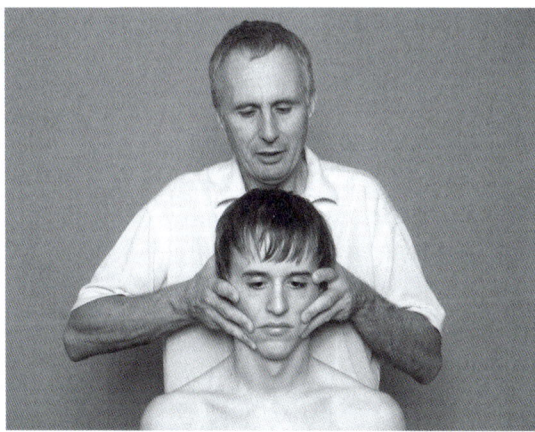

Abb. 9.70 Relaxation der tiefen subokzipitalen Nackenstrecker im Sitzen.
2. Entspannungsphase mit weiterem Heranziehen des Kinns (Vornicken) durch Blickwendung nach unten während der Ausatmung.

9

d. h. es zu erkennen. Dabei ist im Sitzen ein zusätzliches Phänomen hilfreich: Während der segmentalen Spannungszunahme richtet sich die oberhalb des eingestellten Segmentes liegende Halswirbelsäule mit dem Kopf ein wenig auf und während der Spannungsminderung sinkt sie ab.

Segmentale Spannungspalpation bei Seitneige im Sitzen

Der Patient sitzt aufrecht, beide Fußsohlen müssen Bodenkontakt haben (ohne Abb.). Der Behandler steht hinter ihm und stützt Rumpf und Kopf mit dem Körper ab. Für die Rechtsseitneigung schient der rechte Zeigefinger den unteren Partnerwirbel am Bogen von dorsolateral rechts, in den Kopfgelenken beginnend. Die linke Hand umfasst großflächig den Kopf links seitlich vom Okziput bis zur Stirn. Der Zeigefinger hält den unteren Partnerwirbel mit translatorischem Schub; im beschriebenen Falle nach links. Die Hand am Kopf schiebt den Kopf translatorisch nach rechts. Diesem Impuls folgend, legen sich Kopf und HWS über die tastend haltende Hand in die Seitneige bis an die beginnende Spannung nach rechts. In dieser Stellung soll der Patient langsam und lange, ruhig und nicht forciert atmen. Während der Ventilationsphasen lässt sich über dem rechten Zeigefinger jedes Mal ein Spannungswechsel der segmentalen Muskulatur spüren (> Kap. 4.4.3).

Die Neigungseinstellung läuft von Segment zu Segment. Rechter Zeigefinger und Hand schieben sich von Wirbel zu Wirbel weiter nach kaudal. Die linke Hand wandert gleichzeitig abwärts und schient mit Handwurzel und Daumenballen die darüber liegenden Segmente an ihren Wirbelbögen von laterodorsal und legt sie mit dem Kopf weich in die Seitneige nach rechts.

Bewertung

In Segmenten mit einer Funktionsstörung ist das segmentale Spannungsverhalten meist deutlicher zu palpieren. Der Verlauf des Spannungswechsels im gestörten Segment wird registriert und therapeutisch genutzt.

Seitneigemobilisation zervikaler „Ein-Aus-Segmente" (Einatmungsspannung) im Sitzen

Behandlungsablauf

> Abb. 9.71: Der Patient sitzt aufrecht, mit Kopf und Körper bequem an den Behandler angelehnt, der hinter ihm steht. Bei Störung der Rechtsseitneige hält die

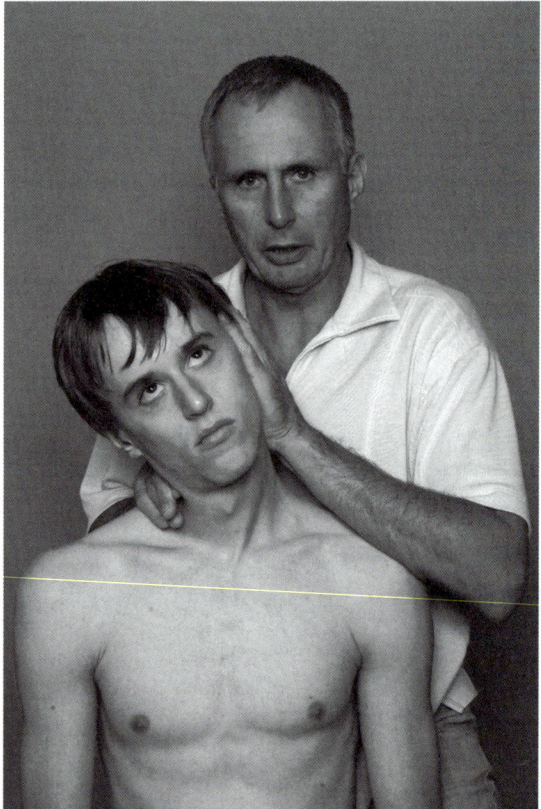

Abb. 9.71 Seitneigemobilisation unter Ausnutzung des segmentalen Atemverhaltens. Spannungsphase Einatmung, hier mit Blick kombiniert.

rechte Zeigefingerkante den unteren Partnerwirbel am Bogen von rechts dorsolateral. Die linke Hand schiebt die HWS durch Führung am Kopf und den oberen Halswirbeln nach rechts über die tastend haltende Hand. Die HWS sinkt im Segment in die Seitneige. In dieser Stellung erfolgte schon die Spannungspalpation, bei der die Störung und die inspiratorische Spannungszunahme des Segmentes erkannt wurden. Die Behandlung kann deshalb unmittelbar aus der Untersuchung hervorgehen.

Der Patient erhält den Auftrag, nach oben zu schauen und langsam und lange einzuatmen (> Abb. 9.71). Danach schaut er zum Boden und atmet ruhig und ohne Geräusch aus. Der Entspannungsgewinn zeigt sich in einem Absinken der HWS über der tastend haltenden Hand. Die Schwerkraft stellt die Seitneige jeweils neu ein und mobilisiert dadurch.

> zervikale E/A-Segmente: Hochschauen – Einatmen / Abwärtsschauen – Ausatmen /mobilisierendes Absinken des Kopfes in die Seitneige durch die Schwerkraft

Die *zervikothorakalen Segmente* verhalten sich in der Regel als „Ein-Aus-Segmente". Weil in dieser Region die Retroflexionsblockierungen überwiegen, unterbleibt der Blick nach unten während der Ausatmung, der die Flexionsrichtung mobilisierend bevorzugt. In dieser Region wird der untere Partnerwirbel durch den rechten Daumen von laterodorsal am Dornfortsatz geschient.

> zervikothorakale E/A-Segmente: Hochschauen – Einatmen / Blick bleibt oben – Ausatmen / mobilisierendes Absinken von Kopf und Hals in die Seitneige und Extension

Seitneigemobilisation zervikaler „Aus-Ein-Segmente" (Ausatmungsspannung) im Sitzen

Behandlungsablauf
Die Ausgangsstellung entspricht der bei der Behandlung der „Ein-Aus-Segmente". Der Patient sitzt aufrecht, mit Kopf und Körper entspannt an den Behandler angelehnt, der hinter ihm steht. Bei Störung der Rechtsseitneige hält die rechte Zeigefingerkante den unteren Partnerwirbel am Bogen von rechts dorsolateral. Die linke Hand schiebt die HWS mit Führung am Kopf und Schienung der oberen Halswirbel nach rechts über die tastend haltende Hand. Das Segment sinkt in die Seitneige. In dieser Stellung erfolgte schon die Spannungspalpation, bei der die Störung und die exspiratorische Spannungszunahme des Segmentes erkannt wurden. Die Behandlung kann unmittelbar aus der Untersuchung hervorgehen.

Der Patient erhält *keinen* Blickauftrag. Nach ruhiger Einatmung wird er aufgefordert, langsam und lange auszuatmen, als wolle er „eine Kerze zum Flackern bringen". Anschließend atmet er „ganz normal ein". Durch die verlängerte Ausatmung ist die nachfolgende Einatmung automatisch vertieft. Die Entspannung des Segmentes während der Einatmung wird aber nicht behindert, sie lässt den Kopf zur eingestellten Seite – nach rechts – absinken und fördert die Mobilisation der Seitneige.

> A/E-Segmente: verlängert Ausatmen / Einatmen / mobilisierendes Absinken der HWS in die Seitneige

9.8.7 Vorgehen bei bekanntem Bandscheibenvorfall

Alle im ➤ Kap. 9.8 beschriebenen manualmedizinischen Untersuchungs- und Behandlungstechniken sind geeignet, schon in der akuten Schmerzphase der Wurzelreiz- und Ausfallsyndrome in das Therapieprogramm integriert zu werden. *Hat die klinische Untersuchung die Diagnose gesichert und der konservative Therapieweg soll beschritten werden*, sind alle Behandlungsmethoden auf die Schmerzlösung und die Entlastung der Vorfallregion gerichtet. Entlastung der kranken Struktur durch *Muskelentspannungstechniken* und *Harmonisierung der Bewegungsketten* erfüllen diese Kriterien als Bausteine in einem integrierten Behandlungsprogramm. Die ausgewählten Techniken setzen nur minimale Reize zur Selbstregulation der Muskelspannung und arbeiten mit automatisierten Spannungs-Entspannungsrhythmen, die an Atmung und Blickbewegungen gekoppelt sind. Nur wenn auf diesem Wege Entspannung eintritt, wird auch am Gelenk der Bewegungsgewinn eingestellt oder stellt sich durch die Schwerkraftwirkung selbst ein.

Der Vorteil dieser Techniken besteht auch darin, dass ihre Verträglichkeit so sicher vorausgesetzt werden kann, dass ein *auftretender Schmerz*, der bei sachgerechter Ausführung dennoch ausgelöst wird, den Behandler *warnt* und zu nochmaligem Überdenken seiner Diagnose und gegebenenfalls *zu erneuter oder weiterer Diagnostik* zwingt.

Mögliche Behandlungsabfolge
Als mögliche, günstige Reihenfolge bei der Behandlung zur Schmerzreduzierung und zur Harmonisierung der Bewegungskette bietet sich an:

- *Traktionstechniken* unter Beibehaltung der Schonhaltung (➤ Kap. 9.8.5)
- Einführung der *Kompressionskomponente* für die Entspannung der Muskeln und Bindegewebe (➤ Kap. 9.8.5)
- *Löschung* relevanter aktiver Triggerpunkte (➤ Kap. 9.8.2)
- weitere *Harmonisierung der Atmung* über Relaxation des Zwerchfells (➤ Kap. 8.7.5) und durch Stereotypübung in aufrechter Haltung
- *Entlastung der Vorfallregion* durch Mobilisation der Schlüsselregionen Kopfgelenke (Flexion und Rotation) und zervikothorakaler Übergang (Extension), bei Fortschritt der Behandlung auch thorakolumbaler und lumbosakraler Übergang
  - *Segment C0/1* kann als Schlüsselsegment für die Lösung von artikulären Funktionsstörungen der Kopfgelenke, ja der ganzen Halswirbelsäule angesehen werden; sind mehrere Richtungen gestört, werden immer zuerst die Störungen der Bewegungen in der Sagittalebene behandelt (➤ Kap. 9.8.4 vor ➤ Kap. 9.5.2); verhindert reflektorische Ab-

9

wehrspannung die Rotationseinstellung für die Seitneigemobilisation (> Kap. 9.6.1), wird über das Atemverhalten des Segments die Lösung versucht (> Kap. 9.8.6)

– durch *gestörte Rotation im Segment C1/2* laufen auch die kleinen Mitbewegungen der Rotation bei seitlichen Blickbewegungen und bei der Mimik in die HWS; die Mobilisation ist für die Entlastung der HWS deshalb sehr wichtig; Mobilisation lässt sich im Sitzen (> Kap. 9.4.2) am besten über die synkinetische Seitneigeeinstellung (> Kap. 9.6.8) erreichen

– *zervikothorakale Bewegungsverbesserung* kann mittels der Seitneigetechniken unter Ausnutzung des segmentalen Atemverhaltens erreicht werden (> Kap. 9.8.6)

– zusätzliche *Entspannung für die HWS* bringen die lateralen Verschiebetechniken mit Rückfederung ohne Einstellung einer Barriere (> Kap. 9.6.2).

Beim Behandlungsverlauf wird man beobachten, dass sich über die gewählte Behandlung auch Befunde auflösen, auf die diese Methode nicht direkt gerichtet war. So gehen z. B. aktive Triggerpunkte in die Latenz. Die weitere Entspannung kann dann in kombinierten Muskel-Gelenk-Techniken erreicht werden. Die gezielte Triggerpunktbehandlung ist aber immer dann unbedingt indiziert, wenn ihr Schmerz die saubere technische Durchführung anderer Techniken verhindert.

Andererseits überdauern Muskelverspannungen manchmal auch bei erfolgreicher Mobilisation der Wirbelsäulengelenke und müssen dann mit adäquaten Techniken behandelt werden:

- Behandlung verspannter Einzelmuskeln (> Kap. 9.8.4)
- *Reintegration* der schmerzhaft gestörten Region in Alltagsbewegungen (> Kap. 9.9.7).
- Die erreichten Entspannungs- und Mobilisationsergebnisse sollten für jede Einzelstruktur sofort und bei jeder Behandlungssitzung am Ende in Komplexbewegungen und -haltungen übernommen werden.
- Wie viel in einer Einzelsitzung erreicht werden kann, bestimmen nicht nur Erfahrung und Geschick des Behandlers, sondern vor allem die Schwere der akuten Strukturkrankheit. Das Vorgehen ist bei allen akuten Schmerzbildern ähnlich, auch wenn sie vorwiegend durch dekompensierte reversible Funktionsstörungen verursacht sind. In diesem Falle lassen sich die reflektorischen Schmerzphänomene in der Regel aber schneller auflösen. Die Langzeitarbeit bei diesen Krankheitsbildern besteht dann in der schwierigen Reintegration ökonomischer Bewegungsmuster.

- Rezidive der Funktionsstörungen als reflektorische Reaktion auf die lokale Nozizeption aus der kranken Struktur und als Kompensationsreaktion auf die durch den Schmerz veränderten Bewegungsmuster sind zu erwarten. Im Langzeitverlauf kann die *Manipulation* zur Behandlung der Gelenkfunktionsstörungen der dem bekannten Bandscheibenvorfall benachbarten Schlüsselregionen durchaus zum Behandlungskonzept gehören. Voraussetzung dafür ist, das die reflektorisch-algetischen Krankheitszeichen (RAK) gering ausgeprägt und das aufklärende Patientengespräch und eine saubere klinische Diagnostik erfolgt sind.
- Akute „Nackensteife" und akuter „Myogener Schiefhals" sind durch hohe Aktivität der RAK gekennzeichnet. Ruhigstellung und medikamentöse Schmerztherapie sind in den ersten 3 Tagen angezeigt. Hat die sorgfältige Anamnese und die klinische Untersuchung keine Kontraindikation für die manualtherapeutischen schmerz- und spannungsreduzierenden Techniken ergeben, wird bei diesen Syndromen in der oben beschriebenen Weise vorgegangen. In der Regel ist der beschwerdefreie, funktionsoptimierte Zustand aber in wenigen Sitzungen zu erreichen.

9.9 Behandlungstechniken bei rezidivierenden Funktionsstörungen

Sehr viele Arbeitsplätze sind heutzutage mit viel Sitzen und mit Tätigkeit an Bildschirmen und Computern verbunden. Darum gilt für die HWS die Aussage ganz besonders, dass Fehlbelastungen des Bewegungssystems im Arbeits- und Lebensalltag die häufigste Ursache rezidivierender Funktionsstörungen sind, auch bei bestem Trainingszustand des stabilisierenden Muskelsystems. Deshalb ist es so wichtig, den Patienten mit der Vermittlung von effizienten Selbstübungen Hilfe zur Selbsthilfe zu geben. Die Selbstübungen sind vielfach Adaptationen der Behandlungstechniken an häusliche Machbarkeit. Immer sollte auch eine einfache Übung zur Bahnung des Korrekturstereotyps und zur Erhaltung der Bahnung unter den Bedingungen der Schwerkraft zu den täglichen Selbstübungen gehören.

Für den besseren Erinnerungswert versuchen wir, den Selbstübungen bildhafte Namen zu geben, z. B. die Vorstellung einer „Hängematte" oder eines „Sonnenschirms". Je nach Ausprägung und Rezidivneigung der

Störung sind Selbstübungen häufiger (täglich) oder seltener (1–2 Mal wöchentlich) indiziert.

9.9.1 Selbstübung der Anteflexion C0/1 mit Relaxation der tiefen Nackenstrecker

Übungsablauf

➤ Abb. 9.72 *„HWS in der Hängematte"*: Der Patient liegt auf dem Rücken. Der Hinterkopf soll so unterlagert sein, dass der Kopf in Vornickung sinkt – „Kinn an die Binde". Dazu eignet sich ein festes Kissen, ein etwas stärkeres Buch, ein Tennisball o. Ä. Die HWS als „Hängematte" ist aufgehängt zwischen Okziput und Schultergürtel.

Blick nach oben und langsam und lange einatmen. Anschließend Blick „zum Kinn" und entspannt und geräuschlos ausatmen (➤ Abb. 9.72). Das Kinn zieht den Kopf mit zunehmender Muskelentspannung in weitere Vornickung. Es ist vorteilhaft, am Ende der Ausatmung eine kleine Pause vor der nächstfolgenden Einatmung einzulegen. 3–5 Atemzüge genügen.

Wenn der Patient gelernt hat, den Spannungsablauf im oberen Nackenbereich gut zu erfühlen, kann er die Übung auch im Sitzen anwenden. Dabei müssen Rücken und Okziput Kontakt zu einer Anlehnfläche haben und dürfen diesen Kontakt während der Übung nicht verlieren. Der Patient muss beim Blick nach unten mit Ausatmung sogar das Gefühl haben, als wandere der Hinterkopf an der Wand aufwärts. Die Übung im Sitzen hat den Vorteil, dass sie in fast jedem Raum durchführbar ist, z. B. auch in den Arbeitspausen. Das hat Bedeutung für alle Berufe mit langanhaltender statischer Schultergürtelbelastung (Bildschirmarbeiter).

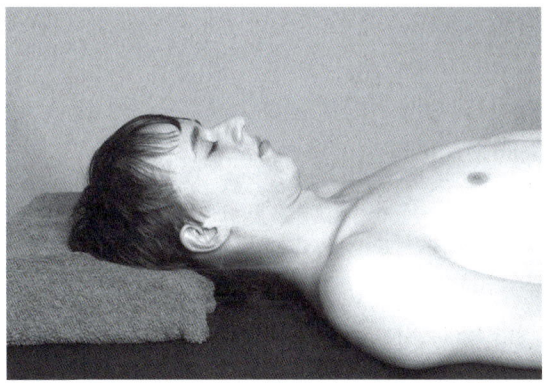

Abb. 9.72 Selbstübung zur Relaxation der tiefen subokzipitalen Nackenstrecker im Liegen. Entspannungsphase mit Blickwendung abwärts und Ausatmung.

9.9.2 Selbstübung der Seitneige im Sitzen

Übungsablauf

➤ Abb. 9.73 *und* ➤ Abb. 9.74 *„Die Luft ist raus"*: Der Patient sitzt aufrecht, der Rumpf kann angelehnt werden. Bei einer Störung der Rechtsseitneige greift er mit Zeigefinger und Mittelfingerspitze der linken Hand über den Dorn des unteren Partnerwirbels zu seiner rechten Seite und hält dort stützend, während er Kopf und Halswirbelsäule darüber nach rechts neigt. (➤ Abb. 9.73). Dieser Griff lässt sich im Alltag auch bei Menschen beobachten, die keine Patienten sind oder nicht zu Selbstübungen angehalten wurden.

Der Patient führt die Übung unabhängig davon aus, welchem segmentalen Spannungsverlauf bei Atmung das Segment unterliegt. Er atmet mehrmals sehr ruhig ein und aus. Merkt er, dass bei Einatmung die Spannung unter seinen haltenden Fingern steigt, schaut er bei der Einatmung zur Stirn (➤ Abb. 9.74) und senkt den Blick bei Ausatmung wieder. Bei guter Entspannung sinkt der Kopf bei 3–5-maligem Wechsel in der jeweiligen Atemphase weiter nach rechts. Bei rezidivierender Linksneigestörung wird die Übung gegensinnig ausgeführt.

Bedenke!

1. Selbst wenn der Patient den Segmentkontakt nicht exakt gefunden hat, führt der Atemwechsel in gehaltener Seitneigeeinstellung die Entspannung zum Segment.
2. Alternative Ausgangsstellung: Bei einer Störung der Rechtsseitneige in der oberen und mittleren HWS kann der Patient auch mit der Ulnarkante seiner rechten Hand den Bogen des unteren Partnerwirbels dorsolateral abstützen, während sich die Finger kaudalwärts auf die Dorne der unteren HWS legen und den Arm entspannt tragen. Der Patient legt dann den Kopf über die Handkante nach rechts und atmet ruhig ein und aus.

9.9.3 Selbstübung der zervikothorakalen Dorsalverschiebung in Rückenlage

Übungsablauf

➤ Abb. 9.75: Der Patient liegt entspannt auf dem Rücken auf einer festen Unterlage (Bank, Teppich, Tisch). Ein festes, flaches Polster liegt mit dem oberen Rand unter dem Dornfortsatz des unteren Partnerwirbels. Ein zweites, etwas höheres Polster liegt unter dem Hinterkopf.

9

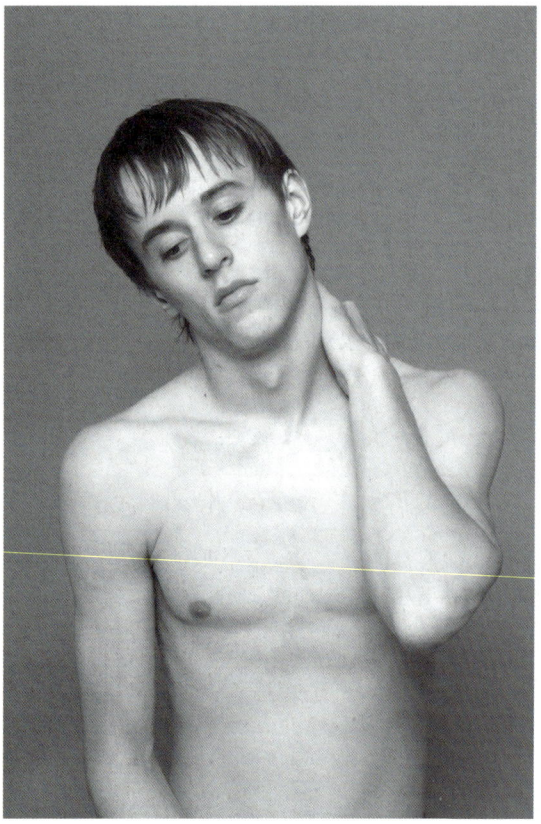

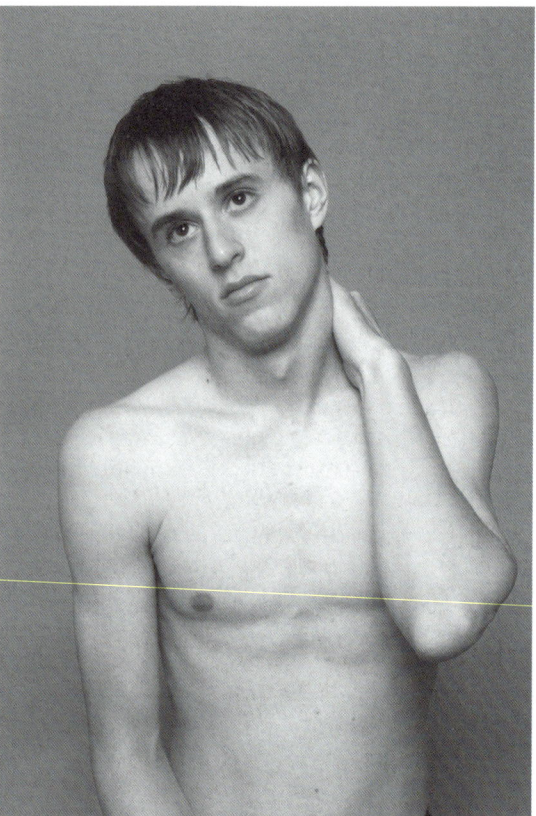

Abb. 9.73 Selbstübung der Seitneige in der HWS im Sitzen. Der Patient umgreift mit Zeige- und Mittelfinger der linken Hand den Dorn des unteren Partnerwirbels, hält ihn von rechts und lehnt den Kopf sanft darüber.

Abb. 9.74 Selbstübung der Seitneige in der HWS im Sitzen. Wenn die Spannung im Segment bei Einatmung vom Patienten bemerkt wird, kann er zusätzlich in dieser Phase nach oben blicken.

Aus dieser Ausgangsstellung zieht der Patient das Kinn „an die Binde". Die HWS sinkt zur Unterlage hin durch. Dadurch richtet sich der zervikothorakale Übergang auf und im Segment entsteht eine Dorsalbewegung. Der Patient lernt, das Heranziehen des Kinns weich und rhythmisch zu wiederholen.

Für Patienten mit starker BWS-Kyphose ist die Übung ungeeignet.

9.9.4 Selbstübung mit Muskelzugmobilisation der 1. Rippe

Bild und Beschreibung ➤ Kap. 8.8.4: Die seitlich an Kopf und oberer HWS angelegte Patientenhand gibt Widerhalt zur Stabilisierung von Kopf und HWS (punctum fixum). Durch rhythmischen Wechsel zwischen Anspannung und Entspannung der Skaleni (Druck des Kopfes gegen die haltende Hand) werden die oberen Rippen mobilisiert (punctum mobile). Der Bewegungsimpuls erreicht die oberen Rippen noch besser, wenn zur wider-

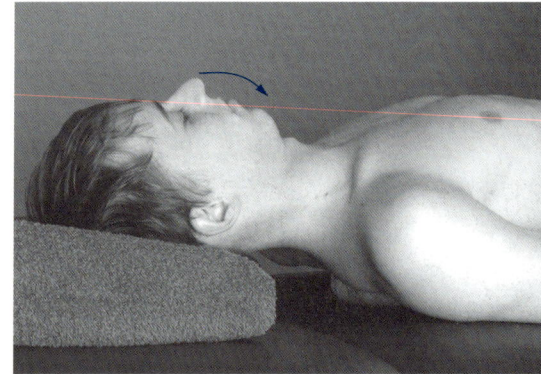

Abb. 9.75 Selbstübung bei rezidivierenden Extensionsstörungen im zervikothorakalen Übergang in Rückenlage. Das flache Polster stützt mit seiner oberen Kante den unteren Partnerwirbeldorn ab. Der Kopf ist mit einem etwas höheren Polster unterlagert. Der Patient drückt den Kopf rhythmisch, geführt vom Kinn, gegen die Unterlage.

lagernden Stabilisierung des Rumpfes die andere Patientenhand das Becken abstützt.

9.9.5 Selbstübung zur Relaxation der Skaleni in Ausgangsstellung mit Muskelverlängerung

➤Abb. 9.76, ➤Abb. 9.77, ➤Abb. 9.78 *„Sonnenschirm":* Der Patient liegt auf dem Rücken. Zur Entspannungsübung für die rechten Skaleni fixiert er den Schultergürtel der Übungsseite durch Einstemmen seines rechten Ellbogens auf der Bank nach kaudal. Die linke Hand greift über den Kopf. Die Fingerspitzen werden sanft rechts seitlich am Kopf abgelegt. Handteller und Langfinger bilden den „Sonnenschirm". Mit einer gedachten Seitbewegung des Kopfes auf die Fingerspitzen zu wird die Spannung aufgenommen und über 5–7 Sek. gehalten. Die nachfolgende Entspannungsphase sollte etwa die doppelte Zeit der Spannungsphase andauern. Beide Phasen werden 3 Mal wiederholt. Danach kann der Kopf vorsichtig nach links gezogen werden. Zur Behandlung der anderen Seite wird spiegelbildlich geübt. Besteht Schonhaltung bei sehr schmerzhafter Verspannung, ist die Ausgangslage des Kopfes eine entspannte Rechtsneige.

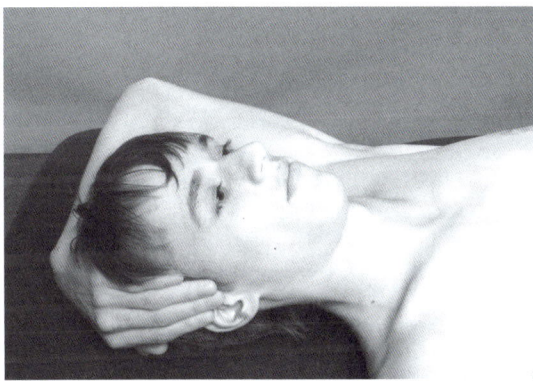

Abb. 9.76 Selbstübung zur Relaxation der mittleren Skaleni. Die den Widerstand gebenden Finger liegen seitlich am Kopf.

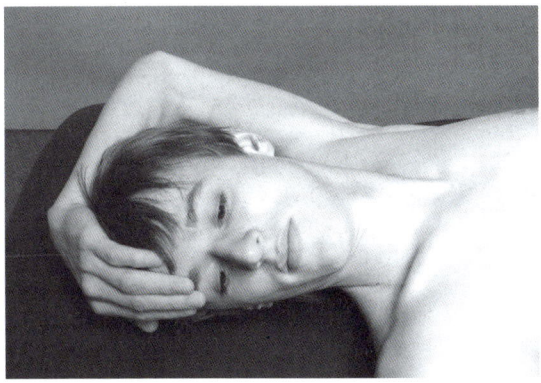

Abb. 9.77 Selbstübung zur Relaxation der vorderen Skaleni bei verlängerter Ausgangslage. Die widerstandgebenden Finger liegen an der Stirn. (Die hinteren Muskelanteile werden dabei in Annäherung gebracht und so mitbehandelt.)

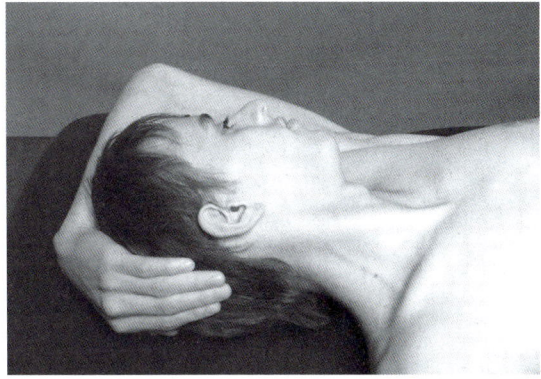

Abb. 9.78 Selbstübung zur Relaxation der hinteren Skaleni bei verlängerter Ausgangslage. Die widerstandgebenden Finger liegen am Hinterkopf. (Die vorderen Muskelanteile werden dabei in Annäherung gebracht und so mitbehandelt.)

Sollen mehr die vorderen Anteile der Skaleni gespannt werden, löst der Patient die Hand etwas vom Kopf und dreht den Kopf unter der Hand nach rechts, zum "sonnen" der linken Gesichtsseite. Die Fingerspitzen werden wieder am Kopf abgelegt, diesmal links seitlich an der Stirn. Anspannung und Entspannung wechseln in beschriebener Weise.

Für die hinteren Anteile dreht er den Kopf nach links und „sonnt nun seine rechte Gesichtsseite".

9.9.6 Selbstübung zur Relaxation der Mm. sternocleidomastoidei

➤Abb. 9.79 und ➤Abb. 9.80 *„Aus der Geierhaltung in die Demutshaltung":* Der Patient liegt auf dem Rücken ohne Unterlagerung des Kopfes. Für die Anspannung der Sternokleidomastoidei soll er sich vorstellen, mit vorgeschobenem Kinn Kopf und Hals (Geierhaltung) von der Unterlage zu lösen, aber nicht anheben! Nach 5–7 Sek.

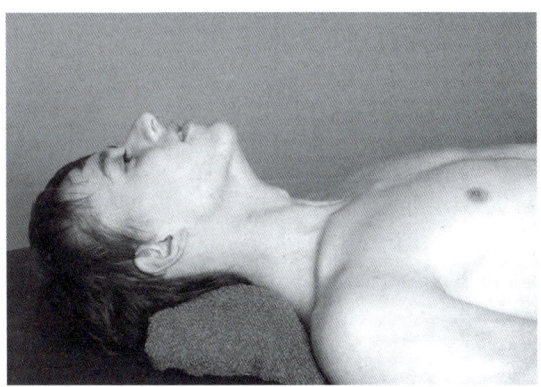

Abb. 9.79 Selbstübung zur Relaxation des M. sternocleidomastoideus. Annäherung durch Retroflexionslagerung des Kopfes.

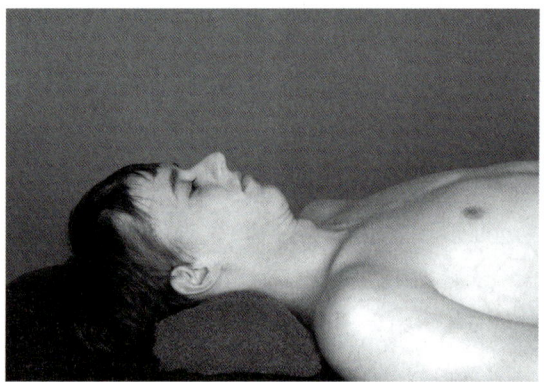

Abb. 9.80 Selbstübung zur Relaxation des M. sternocleidomastoideus. Wenn die Entspannung erfolgt ist, wird das Kinn langsam bis zur merkbaren Spannung zum Hals gesenkt.

Haltespannung sollen Kopf und Hals wieder schwer auf der Unterlage liegen. Beide Phasen werden 3 Mal wiederholt. Bei starker Verspannung bleibt der Kopf in C0/1 retroflektiert. Bei guter Entspannung fällt das Kinn nach vorn in die „Demutshaltung" – C0/1 anteflektiert.

9.9.7 Übungen zur Integration der Funktionsverbesserung in Alltagsmuster

Aus dem Spektrum der *aktiven Bewegungen* sollten nach den gezielten Selbstübungen aktive Übungen der HWS-Seitneige und -Rotation in aufrechter Kopfhaltung und in voller HWS-Flexion durchgeführt werden.

Die Bewegung verläuft ruhig und fließend bis zur schmerzfreien Endstellung von Seitneige oder Rotation. Am Bewegungsende wird jeweils etwa 3 Sek. verharrt, ehe in die Gegenrichtung bewegt wird. Immer wird der volle Bewegungsraum von einer Seite zur anderen durchschritten. Zur Übung der Anteflexion C0/1 wird bei Rotation mit aufgerichteter HWS auf dem Weg nach jeweils etwa 15° Wegstrecke das Kinn an die Binde gezogen, bevor die Bewegung fortgesetzt wird.

Zu Übungsbeginn soll die Sitzhaltung durch Einstemmen der Füße unter Betonung des gleichmäßigen Stemmdruckes der Füße optimiert werden.

10 Untersuchung und Behandlung des Kiefergelenkes und seiner Muskeln

Die Muskulatur des Kiefergelenkes verbindet ihre Funktion so weitgehend mit der der Halswirbelsäule, dass die Überschneidung der funktionellen Pathologie nicht verwundern kann. Die Nackenmuskulatur hat ihre Gegenspieler in den tiefen Halsbeugern (M. longus colli und M. longus capitis) und in der hyoidalen Muskulatur, die in die suprahyoidale und infrahyoidale Muskelgruppe unterteilt wird. In Antagonismus zur Kaumuskulatur bewirken die hyoidalen Muskeln die Depression des Unterkiefers. Wenn sie als Halsbeuger ein Gegengewicht gegen (verspannte) Nackenmuskeln aufbauen müssen, brauchen sie die neutralisierende Fixationsspannung der Kaumuskulatur [5, 6].

Störungen im Kiefergelenk und in der Bissfunktion beeinflussen ihrerseits die Kopfgelenkregion und über sie das gesamte Bewegungssystem. Diese enge Verflechtung macht es erforderlich, im Zusammenhang mit der Funktionsuntersuchung und Funktionsbehandlung der Wirbelsäule eine *Einführung* in die Untersuchung und die therapeutischen Konsequenzen bei gestörter Funktion im orofazialen System zu geben.

10.1 Vorbemerkungen zur funktionellen Anatomie

Essen und Sprechen sind die wichtigsten Funktionen, an denen die Kiefergelenke beteiligt sind. Dazu kommen viele andere Bewegungen (z. B. Mimik, Mundpflege, Rasieren, Spielen von Blasinstrumenten). Beim Essen sind Beißen und Mahlbewegungen (Kauen) grundverschiedene motorische Abläufe. Aber wie im Bewegungssegment der Wirbelsäule sind auch bei jeder Kieferbewegung beide Gelenke betroffen und auch nur bei sagittalen Bewegungen bewegen sie sich in gleicher Richtung.

Die Bewegungen des Unterkiefers setzen sich aus den sagittalen Richtungspaaren Adduktion-Depression und Protrusion-Retrusion (➤ Abb. 10.1) und aus den seitlichen Bewegungen, die bei den Mahlbewegungen vorherrschen, zusammen.

10.1.1 Das Kiefergelenk

Die anatomische Form des Gelenkes und ein Discus articularis ermöglichen eine große Verschiebestrecke des Kieferköpfchens in sagittaler Richtung [13, 14]. Die Gelenkfläche des Os temporale bildet einen Abhang, an dem das Kieferköpfchen in der Nähe der hinteren Endstellung in Ruhe hängt. Der Diskus teilt die Gelenkhöhle in zwei isolierte Kammern. Er ist dorsal durch Bindegewebszüge am Os temporale angeheftet und kann von vorn durch den oberen Anteil des M. pterygoideus lateralis vor dem Zurückgleiten bewahrt werden [14].

Bei Kieferöffnung gleitet das Kieferköpfchen gegenüber dem Diskus nach vorn, senkt sich – vor dem Tragus gut tastbar – nach unten und dreht sich dabei nach vorn. Wenn eine Seite stärker nach vorn gleitet als die andere, dann weicht das Kinn bei der Mundöffnung oder der Protrusion zur Gegenseite ab. Manchmal ist dieses Abweichen nur in einer kurzen Phase der Mundöffnung erkennbar. Sie fordert immer die Untersuchung des Gelenkes und der Muskulatur.

Bei erhöhtem Auflagedruck gegen den Diskus wird das Gleiten des Köpfchens erschwert und dadurch der Diskus nach vorn gedrängt, wodurch die dorsale Verankerung gelockert wird. Sobald der Diskus vom Kieferköpfchen bei der Mundöffnung nach vorn mitgenommen wird, bildet er vor ihm einen Wulst, den das Kieferköpfchen mit hörbarem Geräusch überwindet [7, 14]. Das zeigt eine bereits strukturelle Dysfunktion des Gelenkes an, ist aber nicht irreversibel.

Die dauerhafte Funktionsfähigkeit des Gelenkes ist am besten gesichert, wenn die Okklusion der Zähne keine Störungen, vor allem keine vorzeitigen Okklusionskontakte aufweist und die Muskulatur symmetrisch und koordiniert den Unterkiefer bewegt. Zum Beispiel soll sie beim Mundöffnen die Inzisivusmitte in der Medianebene führen und während der Ruhe den

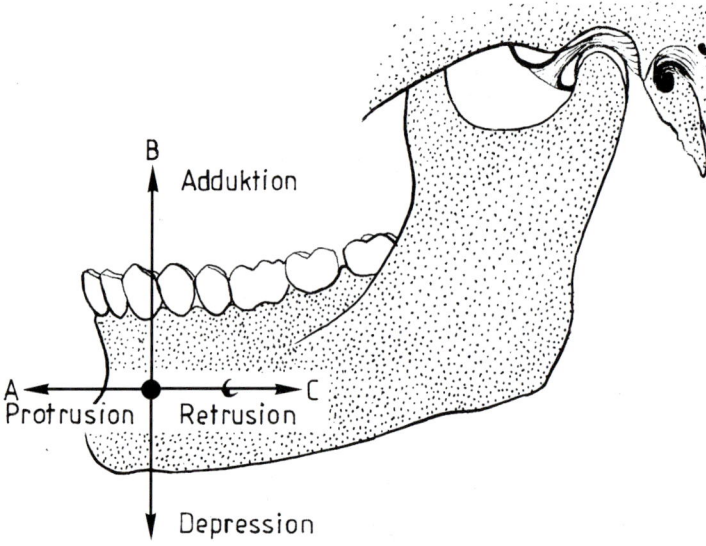

Abb. 10.1 Bewegungsrichtungen des Unterkiefers und die dabei wirkenden dynamischen Muskelkräfte. Bei einigen Bewegungen werden auch die statischen (neutralisierenden) Muskeln genannt, wenn ihnen besondere klinische Bedeutung zukommt:
A Protrusion: M. pterygoideus lateralis Pars inferior, M. masseter
B Adduktion: M. masseter, M. pterygoideus medialis, M. temporalis, M. pterygoideus lateralis Pars superior (statisch zur Fixation des Diskus)
C Retrusion: M. temporalis (hintere Anteile), M. pterygoideus lateralis Pars superior (statisch zur Fixation des Diskus)
D Depression: M. pterygoideus lateralis Pars inferior, Platysma, M. mylohyoideus, M. geniohyoideus, M. digastricus venter anterior
Neutralisierend statisch: M. stylohyoideus, M. digastricus venter posterior, infrahyoidale Muskeln.

Unterkiefer in der Schwebe ohne Okklusionskontakt halten. Die Zähne werden dann nicht zusammengebissen und „knirschen" in der Nacht auch nicht. Diese Faktoren sind therapeutisch beeinflussbar.

Bei der Beschäftigung mit den klinischen Störungen des orofazialen Systems stand anfangs das Kiefergelenk im Zentrum der Aufmerksamkeit. Costen bezog seine Beobachtungen auf die Dysfunktion des Kiefergelenkes [1]. Die Beziehungen zur Zahnmedizin sind in kausaler Beziehung eng: vorzeitige Okklusion, auch durch nicht sachgerechte zahnärztliche Versorgung, Okklusionsstörungen durch Gebissdefekte, erkrankte Weisheitszähne stehen in Zusammenhang mit Kiefergelenkdysfunktionen [4, 5].

Die klinischen Erscheinungen weisen nicht immer eindeutig und zuverlässig auf das Gelenk hin. Der Schmerz wird oft in den äußeren Gehörgang projiziert und deshalb dem Ohrenarzt zuerst vorgetragen. Bei entzündlicher Komponente kann der Gehörgang sogar zuschwellen. Der Schmerz kann eine Trigeminusneuralgie des 3. Astes imitieren (Costen-Syndrom) und deshalb zum Neurologen führen. In allen Fällen struktureller Gelenkerkrankungen ist es wesentlich, eine kieferorthopädische Beurteilung und Behandlung zu veranlassen [14]. Rückbildungen der Pathologie sind bei geeigneter Behandlung wahrscheinlich [11]. Isolierte hypomobile artikuläre Funktionsstörungen des Kiefergelenkes (Blockierungen) sind bei dem Gelenkbau mit einem Discus articularis und den großen Exkursionen des Kieferköpfchens eher selten zu erwarten.

10.1.2 Die Muskulatur des orofazialen Systems

In der Literatur wird die enge Verflechtung der Muskel- und Gelenkfunktion betont [2, 14]. In den älteren Untersuchungen stand das Gelenk im Vordergrund der pathogenetischen Überlegungen. Nun setzt sich immer mehr die Vorstellung durch, dass die Dysfunktion der orofazialen Muskulatur und die Störung ihrer Steuerung den artikulären Dysfunktionen vorausläuft und sogar die Beschwerden direkt verantwortet. Experimentelle Schmerzauslösung im M. masseter führte zu Zahnschmerz, Kiefergelenkschmerz, Gehörgangschmerz [9]. Das steht im Einklang mit den vielseitigen möglichen Störeinflüssen auf das orofaziale System, die von einfachen mechanischen Okklusionsstörungen über motorische und reflektorische Beeinflussungen (Kopfgelenkstörungen, Ventilationsdysfunktion, Dysbalance der zervikalen Statik) bis zu allgemeinen Spannungserhöhungen der Kaumuskulatur unter psychischen Belastungen reichen. Mit zunehmend präziserer Muskelfunktionsdiagnostik zeigte sich, dass die Muskulatur selbst häufiger den Schmerz auslöst als das Kiefergelenk [2, 14].

Die wichtigsten Muskeln für die sagittalen Unterkieferbewegungen werden in ➤ Abb. 10.1 genannt. Die adduzierenden Kaumuskeln stehen den Depressoren (Mundöffnern), d. h. der suprahyoidalen Gruppe, gegenüber (➤ Abb. 10.2). Protrusion und Retrusion werden selten doppelseitig durchgeführt, sie sind einseitig Teil der Mahlbewegung, an der sich der M. pterygoideus lateralis Pars inferior (einseitige Protrusion mit Schub zur Gegenseite), die hinteren Teile des M. temporalis

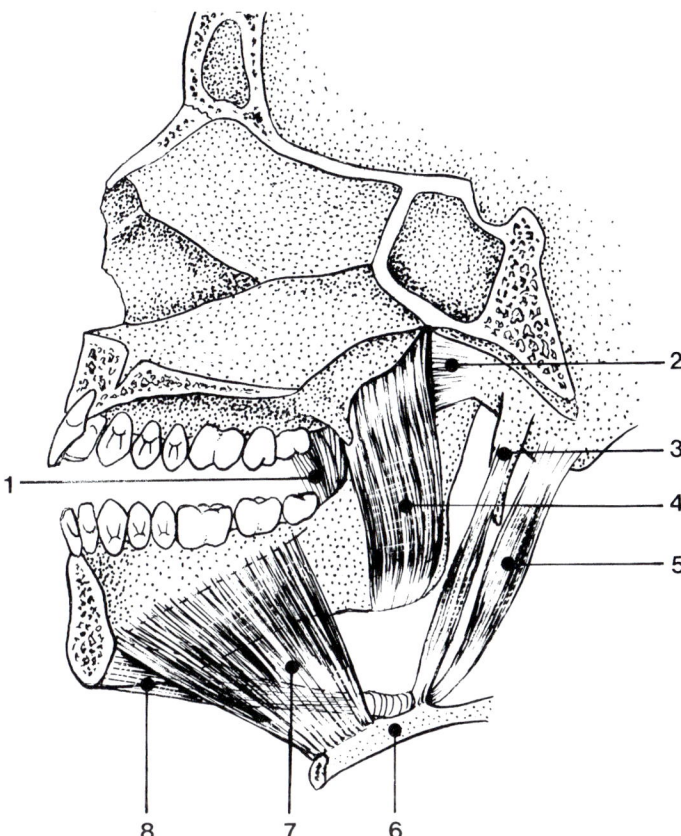

Abb. 10.2 Einige Muskeln des orofazialen Systems; schematisiert, von der Innenseite gesehen:
1. M. masseter
2. M. pterygoideus lateralis
3. Proc. styloideus mit M. stylohyoideus
4. M. pterygoideus medialis
5. Venter posterior des M. digastricus
6. rechte Hälfte des Os hyoideum
7. M. mylohyoideus
8. Venter anterior des M. Digastricus (M. geniohyoideus verläuft ähnlich; nicht dargestellt).

und die suprahyoidalen Muskeln beteiligen (einseitige Retrusion bzw. Fixation des gleichseitigen Kieferköpfchens nach dorsal). Die Palpationsuntersuchung dieser Muskulatur gehört in den Untersuchungsgang bei Kopf- und Nackenschmerz (➤ Kap. 10.4.2).

Die orofaziale Muskulatur liegt im Netzwerk der motorischen Verkettungen unseres Körpers am kranialen Ende. Sie kann als adduzierender Zügel am Unterkiefer aufgefasst werden, der mit den depressorischen Kräften, den suprahyoidalen und infrahyoidalen Muskeln, eine myotatische Einheit bildet. Zusammen mit den tiefen Halsbeugern kompensieren die infrahyoidalen Muskeln als oberflächliche Halsbeugemuskeln außerdem die Wirkung verspannter Nackenstreckmuskeln bei der Balancierung der Kopfstatik. Über diese Beziehung erklärt sich vielleicht die Erfahrung, dass Nackenschmerz manchmal solange rezidiviert, bis der Faktor einer orofazialen Dysfunktion erkannt und ausgeschaltet wurde. Andererseits bietet die Kaumuskulatur einen Gegenhalt bei Aktivitätsvermehrung der suprahyoidalen Muskeln, die als Kompensation schwacher tiefer Halsbeuger auftritt. Sie greift damit in die gestörte Kopfstatik ein.

Das Gleichgewicht zwischen ventralen und dorsalen stabilisierenden Muskeln ist an der oberen HWS meistens zugunsten der Extensoren verschoben. Die aufrechte Kopfhaltung bedarf aber der gezügelten Stabilisierung der HWS durch Aktivierung der Muskelgruppen, um den Kopfschwerpunkt über dem Wirbelkörper C7 als Basis zu halten [8]. Die tiefen Halsbeuger (Mm. longus colli et capitis, Mm. recti capitis mediales et laterales) neigen zur Aktivitätsminderung. Die supra- und infrahyoidalen Muskeln können kompensatorisch als Halsbeuger arbeiten, wenn der Unterkiefer am Oberkiefer festgehalten wird. Damit übernimmt die Kaumuskulatur statische Funktionen (➤ Abb. 10.3 und ➤ Kap. 10.3). Sekundäre Verspannungen und Triggerpunkte in der Kaumuskulatur lösen dann möglicherweise Schmerzen im Gesicht und um das Kiefergelenk aus (➤ Kap. 10.4.2) [9, 11, 12, 14]. Verspannt sich dann auch noch die praetracheale Faszie, führt das zur myofaszialen Enge im thoracic throughlet mit vorwiegenden Störungen des lymphatischen und venösen Rückstroms, gekoppelt mit Übertragungsschmerz in Hals, Thorax und Arme.

Die vielfältigen Beziehungen von Muskelfunktion und Kiefergelenk begründen die Empfehlung, mobilisierende Gelenkbehandlungen nie isoliert anzuwenden, sondern immer mit Muskelrelaxationen zu verbinden. Wegen dieser engen Verflechtungen sind die wichtigsten Funk-

10

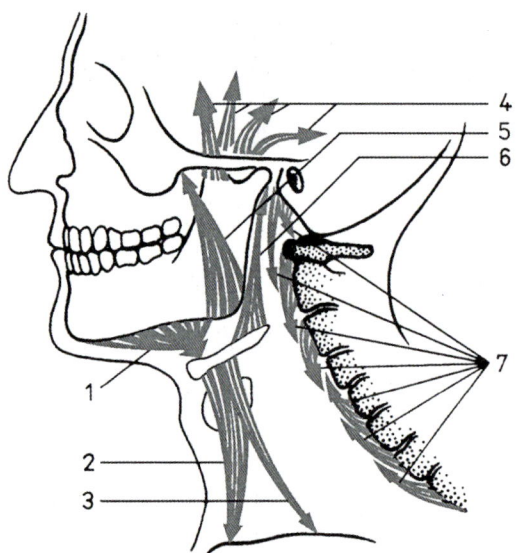

Abb. 10.3 Muskuläres Gleichgewicht zwischen der Kaumuskulatur und den oberflächlichen Halsbeugern bei Leistungsminderung der tiefen Halsbeuger.
1. M. mylohyoideus, M. geniohyoideus, M. hyoglossus, M. digastricus vorderer Bauch
2. M. sternohyoideus, M. thyreohyoideus, M. sternothyroideus
3. M. omohyoideus
4. M. temporalis
5. M. masseter (auf der Innenseite liegt parallel der M. pterygoideus medialis)
6. M. stylohyoideus, M. digastricus hinterer Bauch
7. tiefe Halsbeuger (M. longus colli und M. longus capitis)

tionsprüfungen *aktive Testbewegungen des Unterkiefers.* Die Kaumuskulatur soll die Mundöffnung so weit erlauben, dass der Untersuchte die Finger 2–3 seiner subdominanten Hand bis zu den Mittelgelenken zwischen die Schneidezähne legen kann [14]. Bei Verspannung, noch weniger bei schmerzhafter Verspannung in der Kaumuskulatur ist das nicht möglich.

Die Spannungsbeziehungen der Unterkiefermuskulatur sind in manchen Fällen sogar sichtbar. Die Kaumuskulatur hat ein „Aus-Ein-Verhalten" (> Kap. 4.4.3). Wenn sich der Mund während der Einatmung öffnet, zeigt das die Spannungsminderung der Kaumuskulatur an. Während der Ausatmung wird dagegen der Mund geschlossen. Bei Ventilationsstörungen wandern Kehlkopf und Zungenbein während der Einatmung kaudalwärts und zeigen die inspiratorische Spannungszunahme der infrahyalen Muskulatur an. Entsteht bei Ausatmung eine gespannte Okklusion, gilt das als Zeichen der Spannungsvermehrung. Damit verbunden werden oft auch die Zunge und der Mundboden aufwärts gegen den Gaumen verschoben (dorsale suprahyoidale Muskeln).

LITERATUR

[1] Bermann HO (1988) Das Costen-Syndrom. Manuel Med *26*: H2: S. 32–34
[2] Eschler J (1972) Elektromyographische und mechanische Untersuchungen der Unterkieferbewegungen bei funktionellen Kiefergelenkerkrankungen und ihre Bewertung. In Groß D, Witzleb E (Hrsg) Therapie über das Nervensystem, Bd X. Hippokrates, Stuttgart, S. 325–347
[3] Gelb H (1980) Multidisciplinary management of the craniomandibular syndrom. NY State Dent Journ *46*: S. 190
[4] Gelb H, Taste J (1975) A two-year clinical dental evaluation of 200 cases of chronic headache: The craniocervical-mandibular syndrom. J Am Dent Assoc *91*: S. 1230
[5] Goldstein DF, Kraus SL, Williams WB, Glasheen-Wray M (1984) Influence of cervical posture on mandibular movement. J Prosthetic Dentistry *52*: S. 421
[6] Janda V (1986) Some aspects of extracranial causes of facial pain. Journ Prosthet Dentistry 56: No 4
[7] Jend-Rossmann I, Jend H-H (1988) Die Bedeutung von Funktionsgeräuschen im Kiefergelenk. Manuel Med 26: H2: S. 27–31
[8] Kapandji IA (2000) Funktionelle Anatomie der Gelenke. Bd 3 Rumpf und Wirbelsäule. 3. Aufl. Enke, Stuttgart, S. 208–236
[9] Kellgren JH (1938) Observations on referred pain arising from muscle. Clin Sci *3*: S. 175–190
[10] Köllner H-J (1983) Funktionsanalyse des stomatognathen Systems. Weiterbildungsfilm ÄF 0742-02 der Akademie für Ärztliche Fortbildung (jetzt bei Akademie für Gesundheits- und Sozialberufe), Berlin
[11] Sandführ K, Linke M, Wittek J (1988) Manuelle Therapie entzündlich befallener Kiefergelenke. Manuel Med 26: H2: S. 35–37
[12] Schimek JJ (1988) Gesichtsschmerz und Triggerpunktsyndrome der Kaumuskulatur. Manuel Med 26: H2: S. 38–43
[13] Schumacher G-H (1995) Anatomie des Kiefer-Gesichts-Bereiches. 4. Aufl. Ullstein Mosby, Berlin
[14] Travell J G, Simons D G (1998/2000) Handbuch der Muskeltriggerpunkte, Bd. 1 + 2. Urban & Fischer, München (Übers. von: Myofascial Pain and Dysfunction. The Trigger Point Manual. Vol. 1 + 2. Williams & Wilkins, Baltimore London)

10.2 Untersuchung des Gelenkes und der Beweglichkeit

Aktive Bewegungen als orientierende Untersuchungen weisen bei Abweichungen von der Norm sowohl auf Störungen des Kiefergelenkes als auch auf Funktionsabweichungen der bewegenden Muskeln hin.

Die Region des Kiefergelenkes ist der Palpationsuntersuchung zugänglich. Eine passive Beweglichkeitsprüfung mit Endefedern ist bei Lateralverschiebung des Unterkiefers möglich, falls der Kopf gut fixiert ist. Die volle Mundöffnung und die Protrusion erlauben die Endefederungsprüfung nicht.

10.2.1 Orientierende Untersuchung – Aktive habituelle Mundöffnung

Der Patient sitzt angelehnt und entspannt, der Behandler steht vor ihm und beobachtet den Ablauf der Bewegungen. Der Patient soll betont langsam den Mund öffnen. Beurteilt wird die Qualität des Öffnungsweges.

Bewertung
Erwartet wird, dass:
- die Kinnspitze oder besser die Schneidezahnmitte die Medianebene nicht verlässt
- die Bewegung gleichmäßig langsam abläuft und keine ruckartig schnelleren Phasen vorweist
- Geräusche im Gelenk nicht hörbar sind.

Zeichen gestörter Kiefergelenkdynamik: ➤ Abb. 10.4
- *Deflexion,* d. h. das Abweichen am Ende nach einer Seite weist hin auf:
  - eine Öffnungshemmung des Kiefergelenkes dieser Seite
  - Verspannung der retrudierenden Muskeln dieser Seite
- *Dyskoordination,* d. h. wechselnde Mittellinienabweichung während der Öffnung weist hin auf:
  - Spannungsasymmetrien der Kaumuskulatur und der Mundöffner
- *Deviation,* d. h. Seitabweichung während der Öffnung, am Ende wird Mittellinie wieder erreicht, weist hin auf:
  - Diskusstörung mit vorwiegend muskulärer Komponente
- *schnellende Unterkieferbewegungen,* schnappende oder knackende *Geräusche* während der Mundöffnung weisen hin auf:
  - Strukturläsion im Kiefergelenk mit Störung der Diskusfixation im Gelenk.

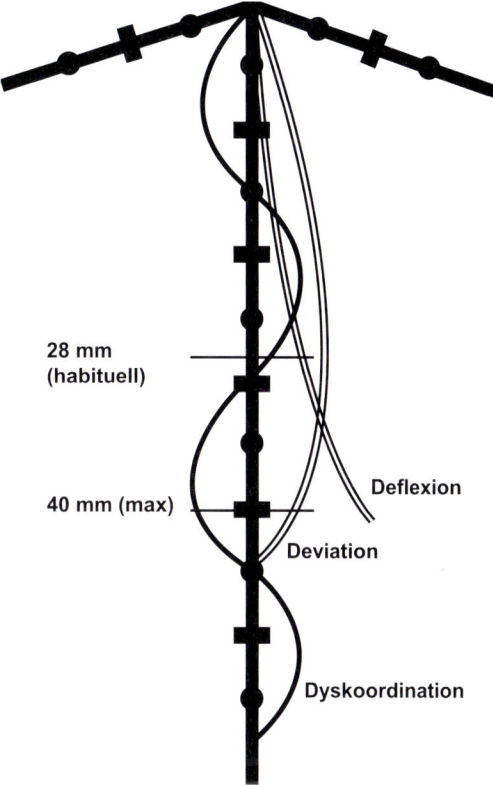

Abb. 10.4 Schema zur Dokumentation des Befundes bei aktiver Mundöffnung. Normalbefund ohne Auslenkung in Deviation, Deflexion und ohne dyskoordinierte Bewegung.

nis ähnelt dem bei Mundöffnung, manchmal verdeutlicht sich die Abweichung.

Bewertung

Kinnabweichung nach rechts weist hin auf:
- rechtsseitige Störung der Gelenkbeweglichkeit
- asymmetrische Muskelspannung mit rechts höherer Spannung der retrudierenden Muskeln.

10.2.2 Aktives Vorschieben des Unterkiefers

Der Patient sitzt angelehnt und entspannt, der Behandler steht vor ihm und beobachtet den Ablauf der Bewegungen. Der Patient soll betont langsam den Unterkiefer nach vorn schieben. Während der einleitenden Öffnungsbewegung und der folgenden kleinen Vorwärtsverschiebung wird die Einhaltung der Medianebene durch die Schneidezahnmitte bzw. das Kinn bewertet. Die Unterkieferschneidezähne sollen deutlich vor die Oberkieferschneidezähne gebracht werden. Das Ergeb-

10.2.3 Messung der maximalen Mundöffnung

➤ Abb. 10.5: Der Patient sitzt angelehnt und entspannt, der Behandler steht vor ihm. Der Patient öffnet den Mund so weit er kann und legt die Knöchel des 2. und 3. Fingers seiner dominanten (meist rechten) Hand übereinander zwischen die Zähne. Ist das möglich, zeigt es ausreichende Beweglichkeit an.

10

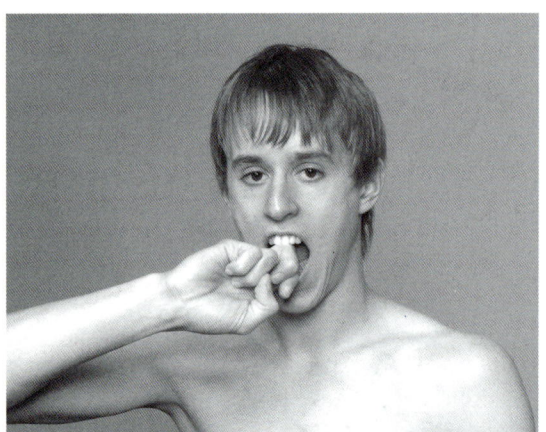

Abb. 10.5 Mittelgelenke von gebeugtem Zeige- und Mittelfinger der dominanten Hand sind das Maß für die maximale Mundöffnung (➤ Abb. 10.4). Sie dürfen nicht mit Gewalt hineingesteckt werden, das schadet dem Kiefergelenk.

Bewertung

> *Deutliche Verkleinerung des Schneidezahnabstandes (weniger als 2 Finger) weist hin auf:*
> • Funktionseinschränkung des Kiefergelenkes
> • allgemeine oder umschriebene Verspannung der (adduzierenden) Kaumuskeln.

10.2.4 Beobachtung der Ruhehaltung

Im Sitzen und Liegen wird das Gesicht des Patienten betrachtet:
• ob die Gesichtsmuskeln entspannt sind
• ob der Unterkiefer locker in kleinem Abstand der Zahnreihen hängt oder diese fest aufeinander liegen (Okklusion).

Das kann durch leichtes Anheben des Unterkiefers oder durch Befragen des Patienten ermittelt werden. Der Patient gibt außerdem darüber Auskunft, ob die Zunge an den Gaumen gepresst ist.

Der Behandler palpiert den Mundboden auf seinen Spannungszustand.

Bewertung

Vermehrte Mundbodenspannung, verstärkte Mundgrübchen, Einbisse und Impressionen an Lippen, Wangeninnerem und Zunge sprechen für muskuläre Störung. Abrasionen der Zähne, Zahnhalsdefekte und Bericht des Patienten über Bruch von Zahnrekonstruktionen sprechen eher für dentogene Ursachen der Störungen, die primär behandelt werden müssen, damit die nachfolgende oder begleitende Manuelle Therapie zur Linderung der Beschwerden des Patienten führen

kann. Das gilt noch mehr für dento-occlusogene Ursachen (Probleme der Verzahnung und des Schneidezahnarrangements), die nicht Gegenstand dieser Grundeinführung sein sollen.

> *Für primär muskuläre Störung sprechen:*
> • Einbisse
> • Impressionen
> • Grübchen
> • Mundbodenverspannung
> *Für primär dentogene Störung sprechen:*
> • Abrasionen
> • Zahnhalsdefekte
> • Zahnbewegung mit Bruch von Rekonstruktionen.

Selbstbeobachtung: Der Patient wird auf diese verschiedenen Zeichen hingewiesen und angeregt, sie möglichst oft am Tage selbst zu überprüfen und ggf. zu korrigieren. Die Zahnreihen sollen in aufrechter wie in liegender Position einige Millimeter voneinander schwebend entfernt gehalten werden. Die Zunge soll entspannt auf ihrem Grund liegen, vom harten Gaumen entfernt, die Zungenspitze kann etwas aufgebogen hinter den oberen Schneidezähnen anliegen. Die Kaumuskeln sind entspannt. Die Selbstbeobachtung und damit die Korrektur ist vor allem in psychisch belastenden Situationen wertvoll.

10.2.5 Palpation des Kiefergelenks

Die Region des Kiefergelenkes wird im Seitenvergleich von lateral über dem Tragus, direkt vor und hinter dem Köpfchen und von dorsal mit dem kleinen Finger vom Gehörgang her palpiert. Bei der Palpation in Ruhelage des Gelenks wird die Ruhespannung verglichen und auf Druckschmerzhaftigkeit geachtet. Während der Patient den Mund öffnet und wieder schließt, wird der Weg des Kieferköpfchens beurteilt und die Reihenfolge des Ablaufs verglichen. Manchmal ist bei Gelenkentzündungen der Gehörgang zugeschwollen. Oft scheinen palpierbare Veränderungen allerdings allein auf Muskeln zurückzugehen, die am Köpfchen verlaufen. Das Vorgehen bei Muskelverspannungen wird in ➤ Kap. 10.4 beschrieben.

Palpationsablauf

Der Patient sitzt, der Behandler steht hinter ihm und stützt ihn mit dem Körper. Auf den Tragus beider Seiten legt er je einen Finger und palpiert die Verschiebebewegung des Kieferköpfchens nach vorn während der Patient den Mund langsam öffnet. Asymmetrien im Bewegungsbeginn lassen sich besonders gut erkennen.

10.2.6 Beweglichkeitsprüfung

➤ Abb. 10.6: Der Patient sitzt, der Behandler steht hinter ihm und stützt ihn mit dem Körper. Zur Untersuchung des rechten Kiefergelenkes wird der Kopf deutlich nach rechts gedreht, am Körper des Behandlers abgestützt und von der linken Hand um die Stirn herum gehalten. Die Fingerspitzen der linken Hand liegen auf der rechten Schläfe. Die rechte Hand legt sich an den Unterrand des Unterkiefers auf der linken Seite bis zum Kinn. Der Patient öffnet den Mund etwas und entspannt. Der Behandler zieht den Unterkiefer nach rechts. Mitbewegungen des Kopfes werden von der linken Hand und durch das Abstützen am Körper verhindert. Der Widerstand am Ende, die Endespannung, wird getastet.

Zur Untersuchung der linken Seite wird der Kopf nach links gedreht und die Hände tauschen ihre Funktion.

Bewertung
Normalerweise ist das Ende eine kurze aber weiche Bremsung.

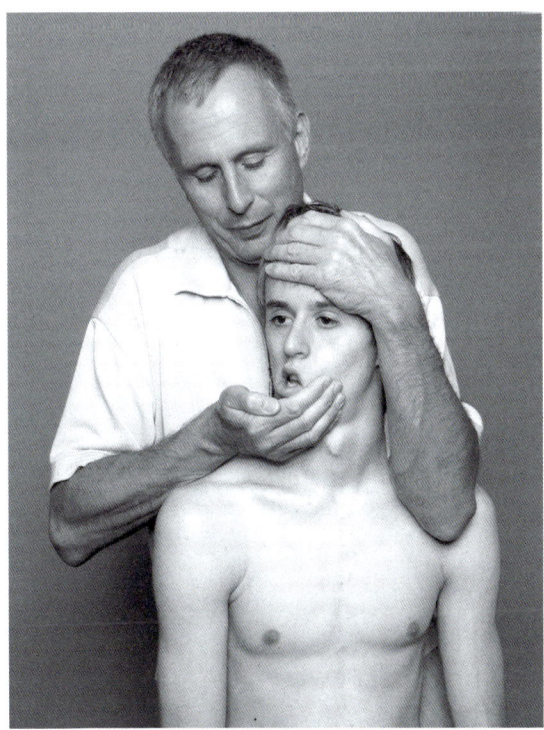

Abb. 10.6 Passive Beweglichkeitsuntersuchung des rechten Kiefergelenkes. Der entspannte Unterkiefer wird nach rechts hinten verschoben. Die gleiche Ausgangsstellung ermöglicht die Behandlung und die Prüfung des M. pterygoideus lateralis auf Verlängerung.

Harte Endspannung ist ein Zeichen für:
- Gelenkfunktionsstörung
- Verspannung des M. pterygoideus lateralis dieser Seite.

10.3 Behandlung des Kiefergelenkes

10.3.1 Passive Mobilisation in Untersuchungsstellung

Behandlungsablauf
➤ Abb. 10.6: Der Patient sitzt an den Behandler angelehnt, der hinter ihm steht. Sein Kopf ist nach rechts gedreht. Der Behandler greift mit der linken Hand über die Stirn hinweg zur rechten Schläfe und hält den Kopf in dieser Stellung. Wie bei der Untersuchung öffnet der Patient den Mund etwas und übergibt den entspannten Unterkiefer der tragenden rechten Behandlerhand. Die Finger dieser Hand liegen an der linken Unterkieferseite und bewegen mit weichem Druck den Unterkiefer zur rechten Seite und nach hinten, bis palpierbare Endspannung auftritt. Das entspricht der Untersuchungsstellung, die deshalb unmittelbar in die Behandlung übergehen kann.

Aus dieser Ausgangsstellung wird der Unterkiefer tastend nach rechts dorsal geführt und die Spannung repetitiv mehrmals erhöht und wieder nachgegeben. Dabei soll das Bewegungsende tastbar weicher werden.

10.3.2 Mobilisation nach postisometrischer Relaxation

Behandlungsablauf
➤ Abb. 10.7 und ➤ Abb. 10.8: Der Patient sitzt an den Behandler angelegt. Wenn das rechte Gelenk behandelt werden soll, ist der Kopf des Patienten nach rechts gedreht. Der Behandler hält den Kopf in dieser Stellung fest. Wie bei der Untersuchung öffnet der Patient etwas den Mund und entspannt. Der Behandler legt die rechte Hand an die linke Unterkieferseite und zieht das Kinn nach rechts hinten mit tastend weichem Druck. Das entspricht der Untersuchungsstellung, die deshalb unmittelbar in die Behandlung übergehen kann.

Der Patient wird nun aufgefordert, das Kinn zart gegen die Behandlerhand nach links zu drücken und den Druck 5–7 Sek. zu halten. Der Behandler verhindert die Bewegung, fordert am Ende der Zeit zur Ausatmung auf und anschließend zum Lösen der Spannung und Einatmung. Die Entspannung bringt eine Minderung der En-

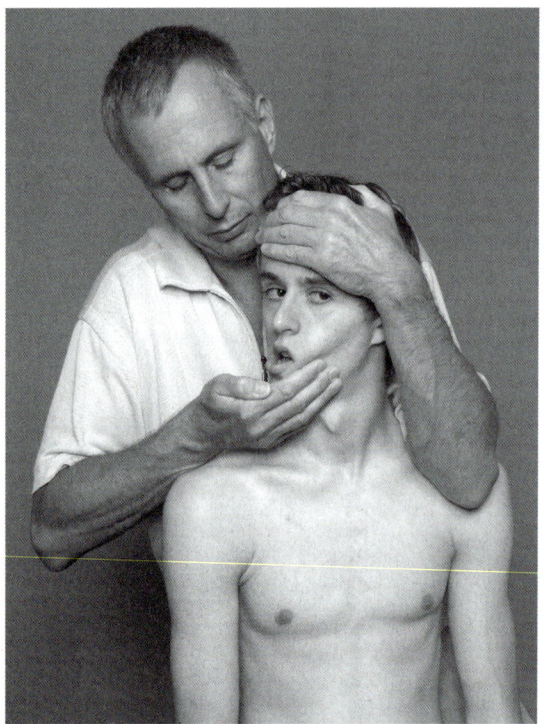

Abb. 10.7 Mobilisation des rechten Kiefergelenks. Anspannungsphase: Unterkiefer nach links schieben und nach links blicken.

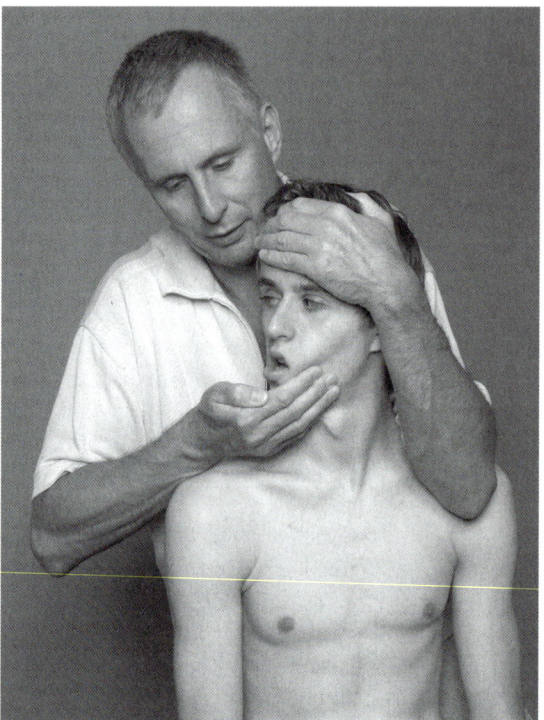

Abb. 10.8 Mobilisation des rechten Kiefergelenks. Mobilisationsphase mit vorsichtigem Zug an der Mandibula nach rechts nach erfolgter Entspannung.

despannung (Entspannungsgewinn) mit sich und damit einen geringfügig größeren Weg zum Ende. Die Behandlung wird 3–5 Mal durchgeführt.

> Dorsalverschiebung passiv einstellen / Kinn aktiv zur Gegenseite drücken – Ausatmen / Spannung lösen – Einatmen / passiv weiter nach dorsal an die Spannung führen

Diese Behandlung ist gleichermaßen wirksam, wenn der Endewiderstand bei der Dorsalverschiebung des Kieferköpfchens durch Verspannung des M. pterygoideus lateralis erhöht ist.

Wir ziehen diese einseitige Behandlung dem doppelseitigen Vorgehen in Rückenlage mit Dorsalschub vom Kinn her vor, weil sie sich auf die gehemmte Seite beschränkt und die Fixation des Kopfes viel besser ermöglicht.

10.3.3 Mobilisation durch Traktion nach postisometrischer Relaxation im Liegen

Behandlungsablauf
➤ Abb. 10.9: Der Patient liegt entspannt auf dem Rücken. Der Behandler steht in Schulterhöhe neben ihm.

Er trägt Gummihandschuhe. Der Patient öffnet seinen Mund so weit, dass die Daumen des Behandlers sich beidseits auf die Molaren (Mahlzähne) des Patienten legen können. Der Patient atmet ruhig weiter. Wenn er sich an die Behandlungssituation gewöhnt hat und Entspannung der Kaumuskulatur merkbar wird, ziehen die Daumen den Unterkiefer während einer Einatmungsphase nach kaudal und vorn. Dies entspricht der Gleitbewegung des Kieferköpfchens in der Gelenkpfanne bei Mundöffnung. Der Behandler zieht bis an die Barriere und hat so die Ausgangsstellung für die Behandlung erreicht.

An der Barriere wird kontinuierlich über mehr als 20 Sek. gehalten und die Hände tragen den Unterkiefer unmerkbar weiter nach kaudal und vorn, wenn die Kiefergelenkstrukturen durch Entspannung nachgeben.

Alternativ wird rhythmisch repetitiv die Spannung an der Barriere erhöht und federnd nachgelassen.

Sehr günstig ist die Einleitung der Mobilisation durch postisometrische Relaxation der Kaumuskeln. Dazu erhält der Patient den Auftrag, die Behandlerdaumen wie sehr fragile und kleine Vogeleier zwischen den Backenzähnen festzuhalten, ohne sie zu zerdrücken. Nach 5–7 Sek. Haltezeit löst er die Haltespannung in einer Einatmungsphase. Nach 10–15 Sek. Entspannung kann in

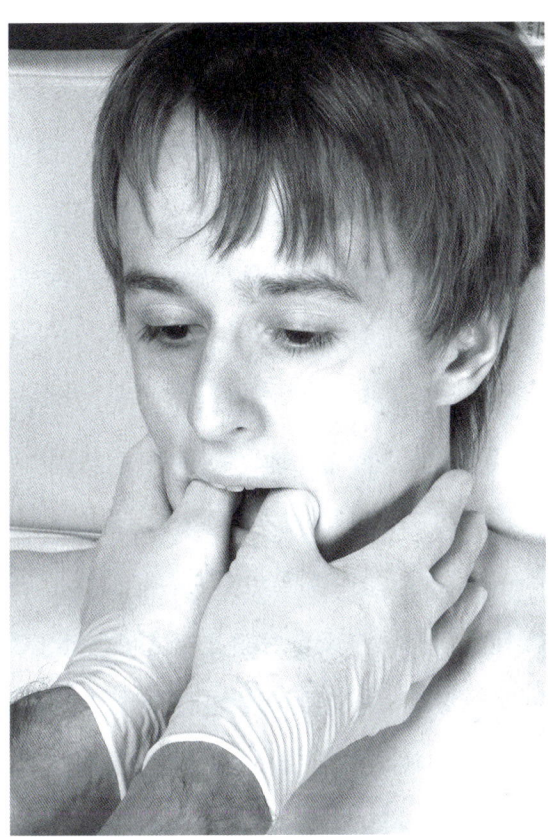

Abb. 10.9 Mobilisation der Kiefergelenke durch Zug an der Mandibula mit intraoralem Kontakt. Vorbereitung mit isometrischer Mundschlussanspannung.

gleicher Weise angespannt und beide Phasen 3 Mal wiederholt werden. Wenn die letzte Entspannungsphase ruhig abgelaufen ist, wird der Entspannungsgewinn für die neue Bewegungsfreiheit des Kiefergelenks genutzt.

> kaudoventrale Traktion an Mandibula passiv einstellen / „Zaunkönig-Ei" zwischen den Zähnen 5 Sek. festhalten – Ausatmen / Spannung lösen – Einatmen / passiv weiter nach kaudoventral führen

10.4 Muskelverspannung und Maximalpunkte – Untersuchung und Behandlung

Bei Schmerzen, die mit Kiefergelenksfunktionsstörungen zusammenhängen, steht die Verspannung in der Kaumuskulatur als Verursacher im Vordergrund. Dabei kann die Muskulatur ganz allgemein verstärkt ge-

spannt sein (Mineralhaushaltstörungen, psychische Verspannung, Trismus) oder nur in einem oder mehreren Muskeln eine umschriebene Spannungserhöhung bestehen.

10.4.1 Allgemeine Verspannung

Bei allgemeiner Spannungserhöhung der Kaumuskulatur ist das Öffnen des Mundes behindert, der Schneidezahnabstand bei offenem Mund kleiner (im Vergleich zur Norm, ➤ Kap. 10.2.3) und manchmal schmerzhaft: In der einfachen klinischen Untersuchung wird der Patient gebeten, die gestreckten Finger 2 bis 4 seiner subdominanten Hand von vorn zwischen die Scheidezähne zu schieben. Passen die Mittelgelenke der Finger 2–4 dazwischen, ist die Muskelverlängerungsfähigkeit groß. Gehen nur die Fingerspitzen dieser Finger oder weniger Finger hinein, zeigt das die Verspannung an.

Relaxation der Kaumuskeln

Die Behandlung allgemeiner Spannungserhöhungen lässt sich am besten vom Patienten selbst zu Hause durchführen. Zur Vorbereitung empfiehlt sich feuchte Wärme: Am Waschbecken sitzend werden zwei Schwämme mit heißem Wasser vollgesaugt und beidseits auf Schläfe und Gesichtsseite (M. temporalis und M. masseter, ➤ Abb. 10.10) ausgedrückt. Nach guter Durchwärmung folgt die Relaxation. Der Patient öffnet seinen Mund so weit, dass er die Fingerspitzen von Zeige- und Mittelfinger (manchmal auch noch Ringfinger) auf die hintere untere Zahnreihe jeder Seite legen kann (➤ Abb. 10.11). Dann wird der Schultergürtel bewusst entspannt, die Arme hängen nun an den Fingern auf der Mandibula. Der Kopf darf leicht rekliniert sein.

Behandlungsablauf
Der Patient „lässt sein Gesicht hängen", atmet ruhig mehrmals ein und aus und lässt die Schwere der Arme verlängernd wirken (AGR). In der Ausatmungsphase, in der die Spannung der Kaumuskeln steigt (➤ Kap. 10.1.2), wirkt die Armlast als Widerstand im Sinne der isometrischen Anspannung. Nach einigen Atemzügen wird der Patient bemerken, dass der Unterkiefer während der Einatmungsphasen zunehmend absinkt, d. h. die Relaxation bringt Weggewinn. Dann kann er zusätzlich die Ellbogen gering nach vorn heben. So kommt zur kaudalen noch eine ventrale Zugkompo-

10

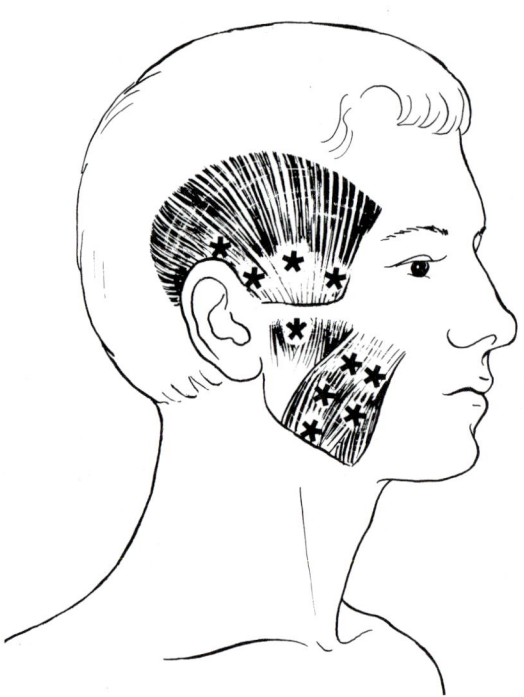

Abb. 10.10 M. temporalis und M. masseter mit oberflächlichem und tiefem Anteil. Die * zeigen häufige Lokalisationen schmerzhafter Verspannungen.

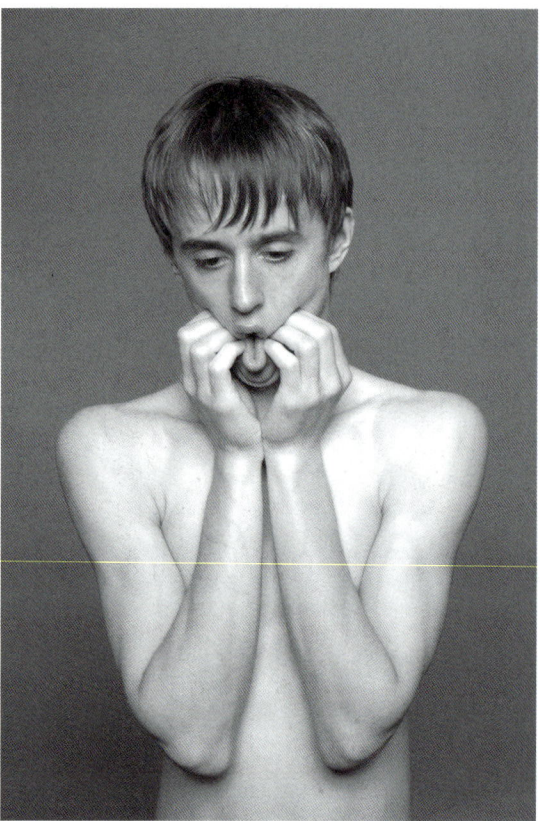

Abb. 10.11 Selbstübung zur Relaxation der Kaumuskulatur.

nente: die Zeigefinger hebeln die Mandibula nach vorn unten.

> Finger auf die Backenzähne legen / Schultergürtel entspannen – Arme hängen schwer / „Gesicht hängen lassen" und Ein- und Ausatmung ruhig kommen lassen / Unterkiefer sinkt / Ellbogen gering nach vorn heben – Zeigefinger hebeln auf den hintersten Molaren / Unterkiefer sinkt nach vorn unten

Manchen Patienten gelingt das Absenken des Unterkiefers selbst während der Einatmung nicht gut. Dann kann ein leichtes aktives Mundöffnen in dieser Atemphase das weitere Absinken unterstützen und zur Ausgangsstellung für die nächste Spannungsphase führen.

Relaxation der suprahyoidalen Muskeln

- Drückt man die Zunge an den Gaumen, werden diese Muskeln aktiviert. Deshalb ist ihre Verspannung daran erkennbar, wenn der Patient in Ruhelage die Zunge an den Gaumen drückt (➤ Kap. 10.2.4). Das ist oft ein Zeichen für die Schwäche der tiefen Halsbeuger, die auf diese Weise kompensiert wird.

- Bei der Relaxationsbehandlung soll der Patient die Zunge vorsichtig nur so viel an den Gaumen drücken, dass am Hyoid gerade eine Spannung zu tasten ist. Nach einer kurzen Haltezeit von 5–7 Sek. entspannt er wieder. Danach soll er schlucken. Die tastenden Finger spüren am Hyoid dessen Senkung. Solange diese Senkung nicht stattfindet oder unsymmetrisch abläuft, wird der Vorgang von Spannung, Entspannung und Schlucken wiederholt. Auch bei dieser Übung sind selten mehr als 5 Wechselphasen nötig.

10.4.2 Umschriebene Verspannungen und Triggerpunkte

➤ Abb. 10.10 und ➤ Abb. 10.12: Umschriebene Verspannungen der Kaumuskulatur mit Schmerzmaximalpunkten oder myofaszialen Triggerpunkten unterhalten die Dysfunktion im Arthron der Kiefergelenke und den Schmerz in unterschiedlichen Gesichtsregionen. Gestörter Ablauf der Mundöffnung weist als orientierende Untersuchung auf sie hin (➤ Kap. 10.2.1). Durch Palpation werden sie lokalisiert. Das Schmerzprojektionsfeld gibt

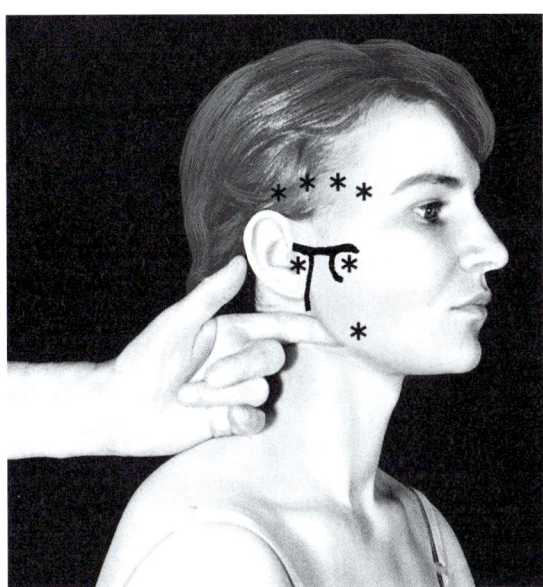

Abb. 10.12 Häufige Schmerzmaximalpunkte in den Triggerzonen (*) der Kaumuskulatur im Zusammenhang mit gestörter Unterkiefermotorik. An der Schläfe die Triggerzone des M. temporalis, am Unterkiefer die des M. masseter (oberflächliche Schicht), vor dem Kieferköpfchen die in der tiefen Schicht des M. masseter und im M. pterygoideus lateralis. Der Punkt am Tragus ist meistens der Kiefergelenkkapsel zugeordnet. Eine Triggerzone des M. pterygoideus medialis liegt auf der Innenseite des Unterkiefers und ist vom Kieferwinkel her erreichbar (Palpationsfinger).

Hinweise auf den auslösenden Triggerpunkt, der dann gezielt palpierend untersucht wird.

- *Schläfen- und Oberkieferschmerz* kommt häufig aus Verspannungen des M. temporalis. Die Maximalpunkte liegen etwa einen Fingerbreit oberhalb des Jochbogens im Muskel. Verspannungen in Jochbogennähe in der oberflächlichen und tiefen Schicht des M. masseter übertragen ebenfalls Schmerz in den Oberkiefer und in die Ohrgegend.
- *Schmerz in der Region des Kieferköpfchens, des äußeren Gehörganges* und der Gegend *hinter dem aufsteigenden Unterkieferast* (im Gewebe oberhalb der Spitze des C1-Querfortsatzes) wird aus der tiefen Schicht des M. masseter, aus den beiden Mm. pterygoidei hervorgerufen. Die Triggerpunkte werden durch Druck vor und hinter dem Kieferköpfchen und auf der Medialseite des Unterkieferwinkels erreicht und reproduzieren den Schmerz (➤ Abb. 10.12). Außerdem muss der M. sternocleidomastoideus untersucht werden.
- *Schmerz im Unterkieferbereich* kann aus Verspannungen in der oberflächlichen Schicht des M. masseter herrühren. Das gilt vor allem für ein Triggerareal in seinem Vorderrand am Unterkiefer.

- Der Schmerz im Ober- oder Unterkiefer wird dort oft in einzelne *Zähne* lokalisiert, weshalb zuerst der Zahnarzt aufgesucht wird.

Die Behandlung muskulärer Verspannungen in der Kaumuskulatur kann mit Wärmeanwendungen eingeleitet werden (➤ Kap. 10.4.1). Die wirksamste Hemmung wird mit postisometrischer Relaxation der Muskeln erreicht. Oberflächlich erreichbare Muskeln können auch durch Massage und Selbstmassage behandelt werden.

Stärkere und länger anhaltende Störungen der Kaumuskulatur und des Kiefergelenks und schwerwiegende Statikstörungen der Halswirbelsäule und des Schultergürtels führen über die allgemeine Verspannung hinaus schließlich auch zur Entwicklung von Triggerpunkten in der hyoidalen Muskulatur: Die Triggerpunkte der *suprahyoidalen Muskeln,* vorrangig des M. digastricus, projizieren ihren Schmerz in den Hals, den Mundboden und die vorderen Schneidezähne und sie verursachen Schluckstörungen.

Dann müssen sie gezielt behandelt werden. Referenzpunkt für die palpierenden Finger ist dann nicht mehr das Hyoid sondern der Triggerpunkt, der angesteuert werden soll. Die Anspannung erfolgt wiederum über die Zunge. Die Ausgangsstellung wird vor allem über die Kopfeinstellung variiert: Extension C0/1 zur Anspannung in Annäherung, Flexion zur Anspannung an der Barriere mit geplanter Verlängerung.

Wenn es gelungen ist, die schmerzhaften Triggerpunkte zu relaxieren, braucht der Patient meistens Maßnahmen zur Rezidivprophylaxe. Dazu gehört die Suche nach Störfaktoren sowohl in der Steuerung des orofazialen Systems wie auch außerhalb, d. h. im übrigen Bewegungssystem, vor allem im zervikokranialen Bereich und in der Ventilation.

Zur Koordination der Depressoren und Adduktoren des Unterkiefers übt der Patient vor einem Spiegel das langsame Öffnen und Schließen des Mundes. Auf dem Spiegel ist ein senkrechter Strich angebracht, auf den der Patient die Gesichtsmitte einstellt, um dann die Kinnmitte darauf entlang zu führen. Die Übung wird täglich einige Minuten mit entspanntem Gesicht in entspannter Situation durchgeführt. Diese Übungen schließen sich am besten an die beschriebenen lokalen Behandlungen der Muskeln an.

Ruheatmung und Ruhehaltung des Unterkiefers und der Zunge werden geprüft und krankengymnastisch korrigiert. Dabei ist die Mitwirkung des Patienten unter den Alltagsbedingungen entscheidend (häufige Selbstkontrolle der Zungenlage und des Zahnkontaktes).

Im orofazialen System ist die *mimische Muskulatur* fest integriert; sie wirkt auch bei Störungen potenzie-

10

rend mit. Die allgemeine mimische Entspannung („Hängenlassen" des Gesichts) im Wechsel mit mimischer Aktivität (Grimassieren, Lächeln) bewirkt Spannungsabbau in der Muskulatur wie in der Psyche.

Auf diesem Gebiet liegt umfangreiches klinisches Wissen vor, wir wollen nur anregen, sich damit zu beschäftigen.

10.5 Funktionsstörungen der praetrachealen Faszie

10.5.1 Vorbemerkungen

Über das Hyoid als Waagebalken äquilibrieren die hyoidalen Muskeln die Aktivität der Schluck- und Kaumuskeln. Hyoid, M. sternohyoideus und M. omohyoideus bieten Halt für die nach beiden Seiten ausgebreitete praetracheale Halsfaszie, die sog. „mittlere" Halsfaszie. Sie zieht zum Sternum, zur dorsalen Fläche der medialen Klavikula, zur ersten Rippe und zur Skapula. So entsteht ein Funktionsbereich, der Bewegungs- und Haltefunktion gewährleistet und Schutz bietet für die Strukturen, die vom Thorax zum Kopf, zum Schultergürtel und in die Arme ziehen. Wechselnde Druckverhältnisse im Zusammenhang mit der Atmung ermöglichen den venösen und lymphatischen Rückstrom aus diesen Körperregionen. Dieser Funktionsbereich kann bei Dysbalancen seiner Funktionselemente empfindlich gestört sein.

Aus der orientierenden Untersuchung von Kopf, Hals und Elementen des orofazialen Systems erhalten wir Daten, die miteinander verglichen werden können. Sie lassen erkennen, ob die einzelnen Funktionselemente für sich ökonomisch und in gutem Gleichgewicht miteinander arbeiten. Die orientierenden Untersuchungen schräge Vorbeuge (➤ Kap. 8.2.8 und ➤ Kap. 9.3.9), schräge Rückneige (➤ Kap. 10.5.2) und schräge, gedrehte Seitneige (➤ Kap. 9.3.8) geben erste Hinweise darauf, ob und in welcher Form kompensatorische Funktionsketten bestehen oder welche der Strukturen und Regionen (Kopfgelenke, Kiefergelenk, thoracic throughlet, Schultergürtel) an der Dekompensation am stärksten beteiligt sind.

Spannungswechsel in der gezielten Untersuchung des Segments C0/1 bei Flexion und Extension oder bei Untersuchung der Flexion mit stabilisierendem Halt an der Mandibula (➤ Kap. 9.5.1) lässt rückschließen auf den Anteil der tiefen Nackenstrecker, der hyoidalen und der Kaumuskulatur am Spannungsmuster.

Oberflächliche, mittlere und tiefe Faszie des Halses stehen miteinander in enger Wechselbeziehung. Die Verspannung der einen kann die anderen zunehmend in das Verspannungsmuster einbeziehen, was vor allem bei Restriktionen nach Beschleunigungstraumen berücksichtigt werden muss. Bei persistierenden Beschwerden nach einem solchen Ereignis ist die Behandlung der Faszien und des orofazialen Systems bei relevanten Befunden immer mit einzubeziehen.

Schnittstellen der Befunde aus der orientierenden Untersuchung HWS/Th zur orofazialen Beteiligung:
- Spannung bei schräger Vorbeuge vorwiegender Hinweis auf Mm. scaleni
- Spannung bei schräger Rückneige vorwiegend Hinweis auf Platysma und „mittlere Halsfaszie"
- Spannung bei schräger Seitneige vorwiegend Hinweis auf suprahyoidale Muskulatur.

Schnittstellen der Befunde aus der gezielten Untersuchung der Kopfgelenke zu Kiefergelenk und orofazialer Muskulatur:
- *Vergleich der Barrierespannung Flexion C0/C1:*
  - *C0/1-Federung über die Maxilla (➤ Kap 9.5.1) zeigt Störung an: Spannung aus tiefen Nackenstreckern und Kaumuskeln ist möglich*
  - *bleibt bei Federung über die Mandibula die Spannung erhöht, spricht das für starke Beteiligung der tiefen Nackenstrecker*
  - *wird bei Federung über die Mandibula die Endespannung normalisiert, ist das Problem vor allem in den Kaumuskeln*
- *Vergleich der Barrierespannung C0/1 in Flexion und Extension (➤ Kap. 9.5.1) zur Bestimmung der stärkeren muskulären Komponente:*
  - *in Flexion: tiefe Nackenstrecker*
  - *in Extension: hyoidale Muskulatur*

10.5.2 Untersuchung und Behandlung von Faszienstrukturen des Halses

Vor der Untersuchung und Behandlung der tieferen faszialen Strukturen sollten die oberflächlichen Strukturen – oberflächliche Halsfaszien und Platysma – untersucht und behandelt sein (➤ Kap. 9.8.3).

Orientierende Untersuchung am Hyoid

Das Hyoid ist schwebend aufgehängt zwischen den rechten und linken supra- und infrahyoidalen Muskeln. Bei harmonischer Spannung dieser Muskeln gibt es einem weichen Verschiebeimpuls nach lateral oder kaudal und

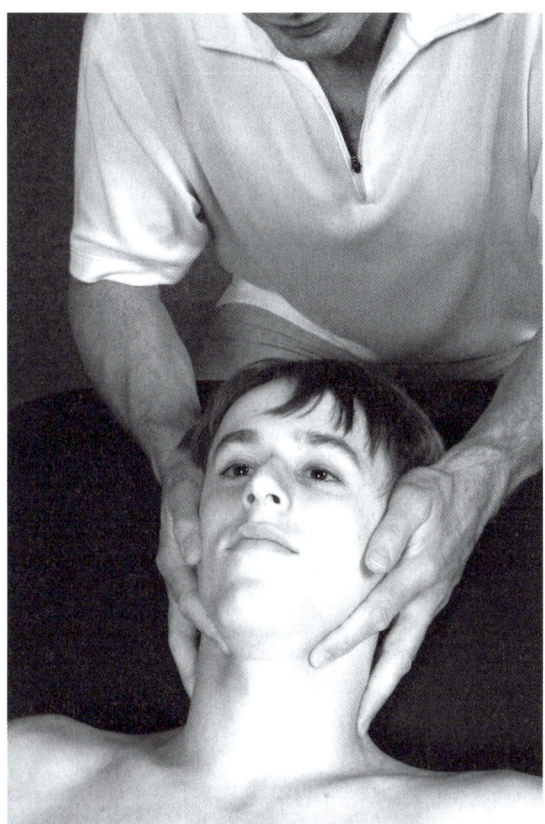

Abb. 10.13 Palpation am Hyoid als erste Orientierung über die Spannungsverteilung in der hyoidalen Muskulatur.

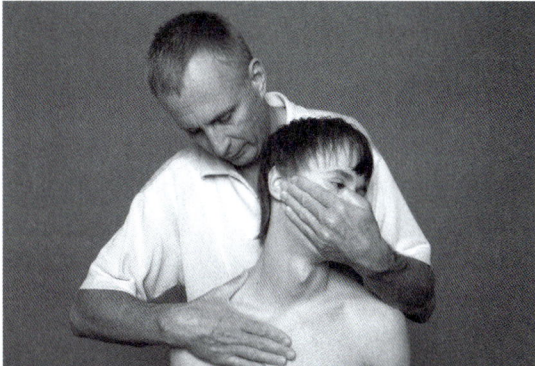

Abb. 10.14 Orientierende Untersuchung zur Spannung der Halsfaszien, insbesondere der oberflächlichen Halsfaszie und des Platysma.

Bewertung

Einseitiger Widerstand bei lateralem Verschiebungsimpuls am Hyoid spricht für gestörtes Gleichgewicht im orofazialen System.
Widerstand bei Kaudalschub einer Seite spricht für:
- Spannungserhöhung suprahyoidal auf der gleichen Seite
- infrahyoidal auf der Gegenseite
Widerstand bei Kranialschub einer Seite spricht für:
- Spannungserhöhung infrahyoidal auf der gleichen Seite
- suprahyoidal auf der Gegenseite.

kranial fließend nach. Einseitiger Spannungswiderstand gegen den Verschiebeimpuls spricht für Verspannung im hyoidalen System und fordert die gezielte Untersuchung.

Zur *Untersuchung im Sitzen* (ohne Bild) steht der Behandler hinter dem Patienten. Er greift z. B. mit seinem rechten Arm über die rechte Schulter des Patienten. Die Zeigefinger-Daumen-Gabel legt er auf die Mandibula und gleitet von dort über den Mundboden bis die Gabel das Hyoid erreicht. Sie bleibt weit gespreizt und umgreift das Hyoid. Zeigefinger und Daumenspitze liegen beidseits lateral an. Sie geben die Verschiebeimpulse: zuerst der Zeigefinger dann der Daumen nach rechts und links sowie nach oben und unten.

Steht der Behandler vor dem Patienten, legt er zunächst die Zeigefingerspitzen beidseits in die Grube zwischen Okziput und Kieferwinkel. Von dort gleiten die Finger nach medial vorn bis sie lateral am Hyoid Halt finden. Die Verschiebeimpulse geben die Zeigefinger nacheinander in der beschriebenen Weise.

➤ Abb. 10.13: Zur *Untersuchung im Liegen* sitzt oder steht der Behandler am Kopfende und verschiebt das Hyoid mit den Zeigefingern von rechts und links.

Untersuchung der Halsfaszien im Sitzen – „Schräge Rückneige"

➤ Abb. 10.14: Der Patient sitzt auf der Behandlungsliege, an den hinter ihm stehenden Behandler angelehnt. Zur Untersuchung der rechten Seite stellt der Behandler sein rechtes Bein auf die Bank. Der Patient legt seinen rechten Arm in etwa 30° Abduktion darauf ab. Dann wird die rechte Hand auf Klavikula und Thorax rechts gelegt. Der Daumen hält die Klavikula. Der linke Arm umgreift den Kopf; die Langfinger liegen am rechten Os temporale über dem Ohr, der Unterarm stützt an der Stirn.

Zur *Untersuchung* wird der Kopf links rotiert, links geneigt und weich nach dorsal geführt – „schräge Rückneige" – bis die rechte Hand an der Klavikula die ankommende Flächenspannung spürt (➤ Abb. 10.14). Die Spannung wird von beiden Händen unter Tiefenkontakt an der Halsfaszie an die Barriere geführt und federnd auf Elastizität der Endspannung geprüft.

Bewertung
Weiche Endspannung und Elastizität werden erwartet. Erhöhte Barrierespannung und verminderte Verlänge-

10

rungsfähigkeit bei Federung zeigen die Faszienstörung an.

> *„Schräge Rückneige":*
> • harte Endespannung und fehlendes Nachgeben bei Verlängerungsfedern sprechen für Elastizitätsverlust in oberflächlicher Halsfaszie.

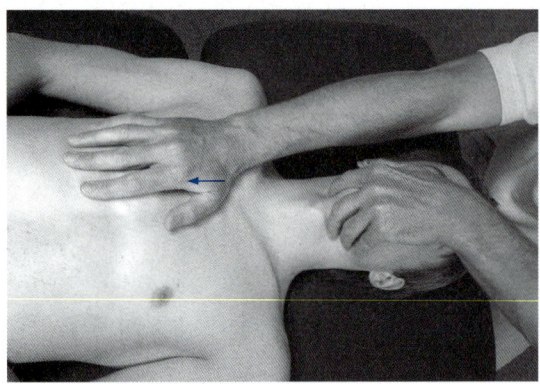

Abb. 10.15 Untersuchung der Pars sternalis der Faszia praetrachealis.

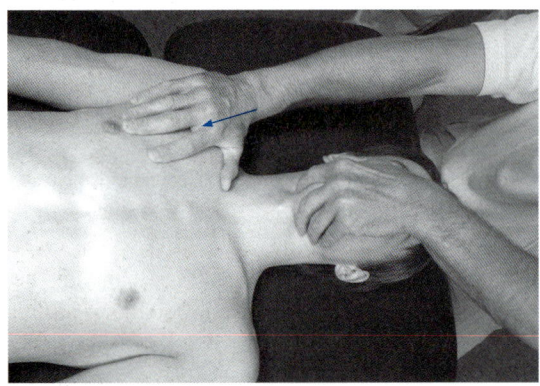

Abb. 10.16 Untersuchung der Pars clavicularis der Faszia praetrachealis.

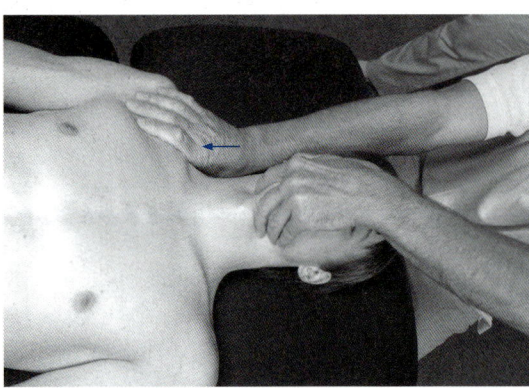

Abb. 10.17 Untersuchung der Pars scapularis der Faszia praetrachealis.

Untersuchung der „Mittleren Halsfaszie" im Liegen

➤ Abb. 10.15 bis ➤ Abb. 10.17: Der Patient liegt auf dem Rücken, der Behandler sitzt oder steht am Kopfende. Zeige- und Mittelfinger der linken Hand legen sich weit gespreizt von kaudal an das Hyoid.

Nacheinander nimmt die rechte Hand Kontakt zur *Untersuchung*:
• *für den sternalen* Anteil mit der radialenHandwurzel am Oberrand des Brustbeins (➤ Abb. 10.15)
• für den *klavikularen Anteil* mit Daumen und Daumenballen an der Klavikula (➤ Abb. 10.16)
• für den *skapularen Anteil* umfasst die Zeigefinger-Daumengabel die Schulterhöhe (➤ Abb. 10.17).
Die Hand nimmt „Faszienkontakt" auf und schiebt distanzverlängernd nach kaudal an die Barriere. Weiche Endespannung und Nachgeben bei Endfederung werden erwartet.

Zum Seitenvergleich wechseln die Hände und arbeiten spiegelbildlich zur anderen Seite.

Bewertung
Erhöhte Endespannung und verminderte oder fehlende Verlängerungsfähigkeit zeigen die Störung der Halsfaszie an.

> *Erhöhte Endespannung und fehlendes Nachgeben bei Endefederung an der praetrachealen Halsfaszie:*
> • zwischen Hyoid und Sternum: sprechen für Störung der Pars sternalis
> • zwischen Hyoid und Klavikula: für Störung der Pars clavicularis
> • zwischen Hyoid und Skapula: für Störung der Pars scapularis.

Behandlung der „Mittleren Halsfaszie" im Liegen

Indikation
Elastizitätsverlust und Verkürzung der praetrachealen Faszien bei:
• Dysintegration der HWS-Statik
• Funktionsstörungen im orofazialen System
• Dysintegration der Schultergürtel-Arm-Dynamik
• Funktionellen Engesyndromen im thoracic throughlet
• Störungen der Atmungsfunktion
• Faszienspannung und Narben nach Operation und Trauma.

Behandlungsablauf

➤ Abb. 10.18 bis ➤ Abb. 10.20: Der Patient liegt auf dem Rücken und hat, zur Behandlung gestörter rechtsseitiger Anteile, den Kopf etwas nach links gedreht; der Behandler sitzt oder steht am Kopfende. Er hält mit Zeige- und Mittelfinger der linken Hand von kaudal das Hyoid, mit der anderen Hand nimmt er Kontakt am Sternum (Pars sternalis, ➤ Abb. 10.18), an der Klavikula (Pars clavicularis, ➤ Abb. 10.19) oder an der Schulterhöhe (➤ Abb. 10.20). Das entspricht dem Vorgehen bei der Untersuchung.

Der Patient soll ruhig und etwas vertieft ein- und ausatmen. Die Hand an Sternum, Klavikula oder Schulter folgt dem absinkenden Thorax während der Ausatmung, sie drückt selbst nicht. Der Hebung des Thorax bei Einatmung setzt sie minimalen Widerstand entgegen, oft ist die Last der liegenden Hand schon ausreichend. Nach mehreren Atemzügen lässt der Behandler die Spannung langsam nach, auch Rückfedern zu Beginn einer nächsten Einatmung ist möglich. *Abschließend* greift der Behandler beidseits unter den Nacken und führt den Kopf unter geringer axialer Kompression mit kleinen wiegenden Bewegungen in den Bewegungsbeginn von Flexion/Extension, Seitneige und Rotation beidseits, um die *Bewegungsmuster* unter den neuen Spannungsbedingungen zu *erinnern*. Noch günstiger ist die Aktivierung über komplexe Bewegungsketten von Zunge, Augen, Unterkiefer, Kopf und Hals.

10.6 Orofaziale Störungen als Teil globaler Störungen im Bewegungssystem

Die enge Verflechtung, die im Bewegungssystem zwischen all seinen Teilen sowohl über das Nervensystem als auch über die Kontinuität der Bindegewebe besteht, führt zwangsläufig dazu, dass scheinbar weit voneinander entfernte medizinische Fachrichtungen zunehmend mehr zusammen arbeiten. Kieferorthopädische Versorgung und Entscheidung zur Kiefergelenksoperation werden zunehmend häufiger eng an manualtherapeutische Vor- und Mitbehandlung gekoppelt. Rezidivierende Funktionsstörungen im Bewegungssystem haben manchmal ihre Ursache in gestörten Bissstrukturen (➤ Kap. 10.2.4). Dann schickt der Manualtherapeut den Patienten zum Zahnarzt.

Zu den Symptomen, die einer interdisziplinären Diagnostik bedürfen, gehören Kopfschmerz, Ohrgeräusche, Heiserkeit, Globusgefühl, Schluckbeschwerden, Schwindel, funktionelle Herzbeschwerden u. a. Alle auf-

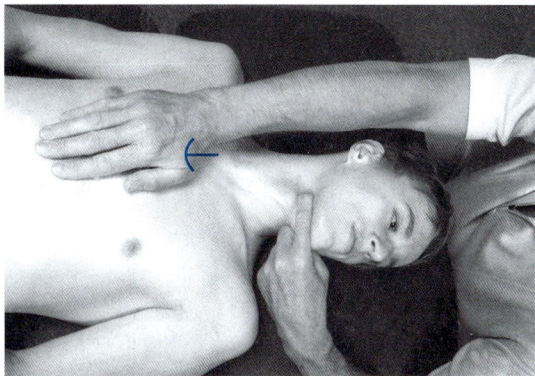

Abb. 10.18 Entspannungsbehandlung des sternalen Anteils der Faszia praetrachealis aus verlängerter Ausgangsstellung.

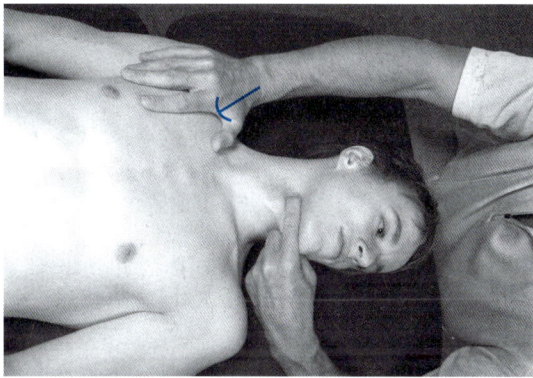

Abb. 10.19 Entspannungsbehandlung des klavikulären Anteils der Faszia praetrachealis aus verlängerter Ausgangsstellung.

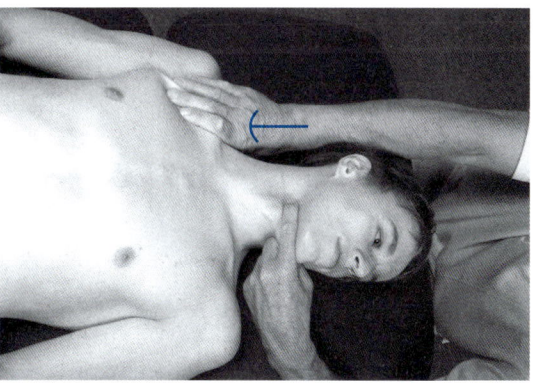

Abb. 10.20 Entspannungsbehandlung des skapulären Anteils der Faszia praetrachealis aus verlängerter Ausgangsstellung.

gezählten Beschwerden können ihre Ursache in Funktionsstörungsketten haben, die z. B. an Kopf- und Kiefergelenken beginnen und kompensatorisch zunehmend mehr Funktionen einbeziehen. Das Kiefergelenk und seine Muskeln können aber auch Endpunkt einer langen, von kaudal her aufgebauten Kompensationskette sein. Je nach dem, an welcher Stelle das System dekompensiert, sind die klinischen Beschwerdebilder unterschiedlich. In ihrer Komplexität und Dynamik wird die aktuelle Funktionsdiagnose auch von der psychischen Situation des Patienten und vom Anteil aus bekannter chronischer oder akuter innerer Erkrankung mitbestimmt.

Die globale orientierende Untersuchung zeigt die Verbreitung der Spannungsreaktionen im Gesamtkörper auf und gibt einen groben Einblick in das Verteilungsmuster. Weisen die orientierenden Untersuchungen auf Kopf und Hals als pathogenetisch bedeutsame Region für die aktuelle Erkrankung hin, wird hier zuerst gezielt untersucht und behandelt. Für solchen Fall ist folgendes Vorgehen denkbar:

- Untersuchung globaler Spannungsphänomene (➤ Kap. 6.7)
- Untersuchung regionaler Spannungsphänomene Kopfgelenke/HWS/Orofazial/Schädel (➤ Kap. 9.2 bis ➤ Kap. 9.3, und ➤ Kap. 10.2.1 bis ➤ Kap. 10.2.4)
- gezielte Untersuchung Kopfgelenke/HWS
  – Behandlung Kopfgelenke/HWS (➤ Kap. 9.4 bis ➤ Kap. 9.7)
- Nachuntersuchung deckt auf, dass orofaziale Spannungsphänomene durch die Kopfgelenk-HWS-Behandlung reflektorisch nicht gelöscht wurden; das bedeutet, sie haben primäre oder sekundäre Eigenständigkeit
  – Behandlung persistierender orofazialer Befunde (➤ Kap. 10.3 bis ➤ Kap. 10.5)

- Nachuntersuchung zeigt Rezidive orofazial und in Kopfgelenken, Untersuchung der HWS-Statik (als mögliche Ursache der Rezidivneigung) wird nötig (➤ Kap. 10.6)
  – Behandlung muskulärer Dysbalancen der HWS-Statik
  – Selbstübungen zur Mobilisation und zur muskulären Stabilisierung und Reintegration der HWS-Statik
  – Behandlung der Schlüsselregionen thorakolumbal, lumbosakral, sakroiliakal (➤ Kap. 7.8 und ➤ Kap. 8.4.6)
- Nachuntersuchung zeigt Rezidive in allen Schlüsselregionen, was zur Untersuchung auf Störungen der posturalen Funktion der Atmung zwingt (➤ Kap. 8.2.5, ➤ Kap. 8.2.7, ➤ Kap. 8.2.9)
  – Behandlung des Diaphragmas, der BWS- und Rippen-Störungen (➤ Kap. 8.4, ➤ Kap. 8.6)
  – Aktivierung der Stabilisierungs- und Gurtungssysteme der Wirbelsäule
  – Behandlung relevanter Gelenkrezidive
- Einbeziehung des gesamten Bewegungssystems in die Untersuchung: Extremitäten, sensomotorische Organisation, Stereotypien
  – Behandlungsmethoden zur sensomotorischen Reintegration
  – zur Verbesserung von Koordination (Stereotype)
  – komplexe Kraft und Ausdauer bedürfen der
  – konsequenten Compliance des Patienten und der Langzeitgeduld des Behandlers.

Reflektorische Krankheitszeichen in Beziehung zu Funktionsstörungen der Wirbelsäule

ÜBERBLICK

- RAK als orientierende Spannungszeichen, die weitere Untersuchungen indizieren können
- Palpatorisch und anders erfassbare RAK als Lokalisationsmöglichkeit für schmerzhafte Krankheiten
- RAK in der Differenzierung zwischen innerer Krankheit und Krankheit des Bewegungssystems, zwischen Strukturkrankheit und Funktionsstörung
- RAK und autonome Steuerung
- RAK als Angriffsort der Behandlung
- RAK und Schmerz

RAK geben dem Untersucher wertvolle Hinweise:
- auf die Lokalisation einer bisher noch unbekannten Störung
- auf die Reagibilität des Nervensystems
- auf die Richtigkeit der eingeschlagenenen Therapie oder
- auf die mangelhafte Beeinflussung des Krankheitsgeschehens
- auf progrediente Krankheitsprozesse und mögliche diagnostische Irrtümer.

Reflektorische Krankheitszeichen sind an der Körperdecke und im Bewegungssystem am besten zugänglich. Sie wurden an diesen Geweben zuerst beschrieben und als reflektorisch durch gestörte Nerventätigkeit erklärt [6]. Sie sind häufig schmerzhaft und wurden daher als reflektorisch-*algetische* Krankheitszeichen (RAK) benannt [10]. Eingehende Darstellungen betrafen RAK bei inneren Krankheiten [10, 11, 28, 32, 38]. Reflektorische Gewebsveränderungen finden sich auch bei Erkrankungen des Bewegungssystems selbst. Das erklärt sich einerseits aus der segmentalen Verbindung des gestörten Bewegungssegmentes zu der in Mitleidenschaft gezogenen Muskulatur, andererseits aber – besonders an Extremitätengelenken – durch den Funktionszusammenhang des Gelenkes und seiner Muskulatur im Arthron. Experimentelle Reizung tiefer Muskel- und Perioststrukturen am Rumpf erbrachte „schlecht lokalisierte" segmentale Reaktionen, dagegen gut lokalisierte Reaktionen bei Reizung der Muskulatur und Gelenke an den Extremitäten [15].

Die Differenzierung von Primärerkrankung und reflektorischen Folgeerscheinungen kann manchmal schwierig werden. Das gilt vor allem, wenn artikuläre Funktionsstörungen eines Wirbelsäulenabschnittes in der Muskulatur dieses Abschnittes reflektorische Verspannungen hervorrufen, die ihrerseits wieder auf die Funktion der Wirbelsäule zurückwirken. Reflektorische Beeinflussungen der Muskulatur wurden bei Wirbelsäulenfunktionsstörungen elektromyographisch nachgewiesen [17, 18, 43]. Die weitere Wissenssammlung mit physiologischen, vor allem elektrophysiologischen Methoden ist von großem, unmittelbar klinischem Interesse, denn:

11.1 Reflektorische Krankheitszeichen als klinische Befunde in der medizinischen Praxis

Für den Gebrauch in der Praxis sind *drei Gruppen reflektorisch-algetischer Krankheitszeichen* nutzbar, die nicht an instrumentelle Voraussetzungen, nur an das Können des Untersuchers gebunden sind:

- durch spezielle Bewegungstests fassbare reflektorische Verspannungen (Spannungszeichen)
- tastbare RAK (Verspannungen an Haut und Muskeln)
- durch andere Methoden erhobene autonome Phänomene.

11.1.1 Spannungsvermehrung einzelner Muskeln als reflektorische Krankheitszeichen

Besonders leicht lassen sich *umschriebene Spannungserhöhungen* innerhalb eines Muskels erkennen. Sie schließen mehrere Phänomene ein, die diagnostisch oder therapeutisch genutzt werden können.

- Der häufigste Befund ist eine palpierbare *Spannungserhöhung* in einem kleinen Areal innerhalb des entspannten Muskels (Muskelhärte, Muskelschwiele [6], Myogelose [21, 37], Myofibrose, Hartspann [33], myalgic spot, trigger point [42]).
- Bei passiver Verlängerung des Muskels spannt sich das Muskelbündel, in dem das verspannte Areal liegt,

früher an als der übrige Muskel. Es wird als Bündel tastbar (taught band [42]).

- Diese Muskelbündel haben eine erhöhte Erregbarkeit, d. h. eine erniedrigte Aktivierungsschwelle. *Muskeleigenreflexe im gestörten Muskel (im gestörten Segment) sind deshalb meistens lebhafter [10].*
Bei zarter Willküranspannung lassen sich bei guter Mitarbeit des Patienten die betroffenen Muskelbündel isoliert aktivieren und dadurch relaxieren. Das ist therapeutisch vorteilhaft.
- Die umschriebene Verspannung kann so stark sein, dass die *Verlängerungsfähigkeit des Muskels* bei aktiven und passiven Bewegungen eingeschränkt ist, und so das dem Gelenk mögliche Bewegungsausmaß nicht erreicht wird (reflektorische oder funktionelle Verkürzung [1]).

Die reflektorische Spannungserhöhung bei artikulären Funktionsstörungen der Wirbelsäule kann einen ganzen Muskel betreffen. Das wird mit der Sherringtonschen reziproken Innervation der Antagonisten erklärt. Eine spinale Dysbalance führt in antagonistischen Muskeln auf der einen Seite zur Hemmung und im Gegenspieler zur allgemeinen Spannungserhöhung. Die so verspannten Muskeln sind meistens in ihrer Verlängerungsmöglichkeit begrenzt und schränken die Beweglichkeit der betroffenen Gelenke und Rumpfabschnitte ein. Diese Verspannungen sind tastbar und lassen sich im Bewegungstest am vorzeitigen harten Ende der passiven Bewegung erkennen. Sie liefern wertvolle orientierende Tests für Funktionsstörungen des Bewegungssystems *(Spannungszeichen)* wie das *Patrick-Zeichen,* die gebeugte Adduktion der Hüfte, die Lasègue-Probe. Die orientierende Kopfrotation in Anteflexion kann durch Muskelspannung eingeschränkt sein. Die Seitneigeprüfung der Mm. scaleni und der Verkürzungstest des M. levator scapulae mit Palpation am Schulterblatt können bei pathologischem Ergebnis auf die untere HWS hinweisen.

Obwohl Spannungsvermehrungen diagnostisch mehr interessieren – auch leichter fassbar sind – sollen *reflektorisch entstandene Hypotonien* einzelner Muskeln hier nicht übergangen werden. Palpatorisch sind Spannungsminderungen viel schlechter erkennbar als umschriebene Spannungserhöhungen. Erst wenn sich trophische Störungen dazugesellen und der Muskel an Masse verliert – atrophiert – ist der Zustand leichter erkennbar. Das setzt allerdings ausgeprägte pathologische Vorgänge voraus, die zu starker Nozizeption führen. Bekannte Beispiele sind die Atrophie des M. vastus medialis bei Kniegelenksschädigungen und die Atrophie des M. deltoideus bei Schultergelenkserkrankungen.

Man muss davon ausgehen, dass reflektorische Hypotonien von Einzelmuskeln oder Faserbündeln in Muskeln häufiger vorkommen als wir bisher wissen. Vielleicht sind die *Abschwächungen von Fremdreflexen* (z. B. Bauchhautreflex [10]) im gestörten Segment so erklärbar.

11.1.2 Tastbare reflektorische Krankheitszeichen

In den verschiedenen Schichten der Körperdecke und der Muskulatur [8] werden die Widerstände gegen Druck, Zug und Verschiebung, die Abhebbarkeit der Haut und die Gewebsdicke palpiert. Durch Vergleich mit der Gegenseite und mit den benachbarten Regionen der gleichen Gewebsschicht erhalten die Tastbefunde mit höherer Spannung Bedeutung. Sie werden unter dem Oberbegriff Gewebsspannung gewertet [38]. Die Dokumentation sollte die betroffenen anatomischen Strukturen und die Körperregion benennen. Die verbreitete Zuordnung solcher Befunde zu Krankheitsbezeichnungen („Migränezone") oder zu erkrankten Organen („Blasenzone") ist einem sachlichen Umgang mit diesen Phänomenen nicht dienlich, auch wenn sie in der Massageliteratur noch anzutreffen ist [29, 41].

Die Differenzierung der tastbaren Spannung mit Termini wie *Tonus, Turgor, Quellung* wird erschwert durch sehr unterschiedliche Interpretation dieser Bezeichnungen. Sie tragen daher nicht zur Verständigung bei und sind entbehrlich. Wir bevorzugen die neutrale Bezeichnung *Spannung* und *Spannungsvermehrung bzw. -erhöhung.* Der Untersucher fühlt und bewertet dabei den Widerstand des Gewebes gegen den palpierenden Finger. Für umschriebene Spannungsvermehrungen innerhalb eines Muskels verwenden wir den üblichen Begriff *Verspannung.* Palpierbare pathologische Spannungserhöhungen sind als „Gewebsbefunde" die Grundlage der befundgerechten Massageverfahren und sind der direkten therapeutischen Beeinflussung durch mechanische Einwirkungen zugänglich [4, 7, 19, 29, 36, 41] (➤ Kap. 11.4).

11.1.3 Durch andere diagnostische Verfahren in der Arztsprechstunde erfassbare Krankheitszeichen

Segmentale Änderung der autonomen Efferenz führen zu lokalisierten autonomen Phänomenen, die wie die palpierbaren Veränderungen der motorischen Efferenz zur Lokalisation (Segmentzuordnung) der ursächlichen Krankheit beitragen.

Piloarrektorenreflexe können auf Kaltreiz (Ausziehen) oder durch mechanischen Reiz und Nadelprüfung verstärkt auslösbar sein. Sie treten lokal, im Halbsegment und auf der Halbseite auf. Patienten haben dabei möglicherweise ein kurzes subjektives Kältegefühl.

Segmental verstärkter *roter Dermographismus* auf Bestreichen lässt sich vor allem am Rücken im Vergleich mit den darunter und darüber liegenden Anteilen des Dermographismusstreifens erkennen. Der Strich wird im gestörten Bereich breiter und unscharf gegen die Nachbarschaft abgegrenzt.

Auch an normaler Haut können *petechiale Blutungen* ausgelöst werden, wenn man einen bestimmten Unterdruck einwirken lässt (Saugglocke). In stark gestörten Hautarealen entstehen Petechien manchmal schon auf einfachen mechanischen Reiz, z. B. ungewollt bei Massage. Geringere Unterdruckwerte als im ungestörten Hautbereich können Petechien hervorrufen, sogar konfluierende subkutane Blutungen. Beim *Trockenschröpfen* wird das therapeutisch genutzt.

Hauttemperaturveränderungen lassen sich mit der Fingerrückseite am besten erkennen. Im schmerzhaften Areal der Haut sind es meistens erniedrigte Hauttemperaturen, die die Patienten selbst empfinden (das Ischiasbein ist kälter als das andere).

Vermehrte Hautfeuchte lässt sich ebenfalls mit dem Fingerrücken oder mit der Fingerbeere beim Darüberstreichen erkennen. Das Hautareal haftet stärker als die benachbarten.

Die reflektorischen Störungen verändern in den betroffenen Dermatomen die *Wahrnehmung von Hautreizen.* Bei der Sensibilitätsprüfung wird die Empfindung des Patienten *quantitativ verstärkt* (nicht vermindert wie bei Sensibilitätsstörungen) und *qualitativ ins Belästigende verändert.* Ein örtlicher Kaltreiz wird als „unangenehm", das Bestreichen der Haut mit der Fingerbeere oder dem dicken Kopf der Neurologennadel als kratzend oder schneidend empfunden. Gegenüber dem Massierenden wird ungerecht der Vorwurf erhoben, mit den Fingernägeln zu kratzen. Zarte spitze Reize (Zackenrädchen) werden als unangenehm prickelnd verstärkt empfunden und mit einer zuckenden Ausweichbewegung beantwortet. Solch örtliche Hautempfindlichkeit kann das Tragen enger Kleidungsstücke unmöglich machen. Für die diagnostische Wertung ist wieder der Vergleich mit der Gegenseite und der benachbarten Haut wesentlich.

11.2 Diagnostische Bedeutung und Wertung der reflektorisch-algetischen Krankheitszeichen

Die beschriebenen reflektorischen Krankheitszeichen resultieren aus lokalisierten Veränderungen in den Funktionen des Nervensystems, sowohl im afferenten, wie auch im efferent-motorischen und efferent-autonomen Schenkel und in den dazwischenliegenden Schwellen und Umschaltungen. Diese nervösen Funktionsänderungen ihrerseits beruhen auf pathologischen Einwirkungen der lokalisierten Krankheit bzw. Funktionsstörung auf die Rezeptoren des Nervensystems. Daher haben sie diagnostische Bedeutung.

Viele der Zeichen lassen sich ohne Mitwirkung des Patienten und unterhalb der Schwelle der Schmerzprovokation untersuchen. Sie haben so die Bedeutung eines objektiven Kriteriums für das Bestehen eines nozizeptiven Reizes in dem Gebiet, das dem reflektorischen Krankheitszeichen via Nervensystem zugeordnet ist.

MERKE

Solange eine Organerkrankung von den Rezeptoren als Schädigungsreiz wahrgenommen wird, also noch aktiv ist, werden RAK unterhalten und nach erfolgreicher therapeutischer Beeinflussung wieder erneut entstehen. Ihre Intensität spiegelt die Floridität der zugrunde liegenden Krankheit.

Bei Funktionsstörungen der Wirbelsäule können äußere Faktoren wie die Haltungs- und Bewegungsgewohnheiten des Betroffenen genauso wie die innere Bewegungssteuerung zu Rezidiven der Funktionsstörung und den RAK beitragen. Dann ist eine längerfristige Besserung nur durch Analyse des Ursachengefüges und dessen gezielte Behandlung zu erwarten.

11.3 Reflektorisch-algetische Krankheitszeichen als Bindeglied zwischen Wirbelsäule und inneren Organen

Die Beziehungen zwischen inneren Organerkrankungen und Störungen des Bewegungssystems werden seit langem untersucht und an Einzelorganen und in Übersichten dargestellt [5, 9, 16, 20, 24, 25, 31, 32, 34, 38–40].

Das *Bindeglied* zwischen Bewegungssystem und inneren Organsystemen ist das Nervensystem, welches beide innerviert. Durch die Bündelung in Spinalwurzeln wer-

11

den die von je einer Wurzel innervierten Gewebe und Strukturen zu jeweils einem *Segment* zusammengefasst, das auch in den spinalen Verschaltungen die einlaufende Afferenz mit der austretenden Efferenz verbindet. Bei nozizeptiven Zuflüssen entstehen die reflektorischen Zeichen der Muskelverspannung und der autonomen Phänomene im selben Segment, aus dem der Reiz kam. An deren Lokalisation ist damit nur der Segmentbezug ablesbar, aber nicht zu unterscheiden, ob das Bewegungssystem oder ein inneres Organ erkrankt ist.

Das gleiche gilt für die Schmerzempfindung, die den Patienten zum Arzt bringt [23]. Die Frage, ob ein Schmerz einem inneren Organ (viszeraler Schmerz) oder/und der Wirbelsäule (somatischer Schmerz) zugeordnet werden muss, kann nur durch gezielte und adäquate *Anamnese* und Untersuchung beider Organsysteme geklärt werden. Die RAK können allerdings Hinweise in der Richtung zur inneren Krankheit geben, wenn sie mehrsegmental auftreten, sehr lebhaft sind und wenn sog. Halbseitenzeichen nachweisbar sind (➤ Tab. 11.1). Darüber hinaus ist die Kombination reflektorischer Zeichen (und Schmerzen) auf einer Rumpfseite und im Bereich der gleichseitigen Schulter immer ein Hinweis auf eine innere Organerkrankung, dem diagnostisch nachgegangen werden sollte.

Weil die reflektorischen Veränderungen vorwiegend im Bewegungssystem liegen, ist die *gegenseitige Beeinflussung beider Systeme vom inneren Organ zum Bewegungssystem hin* von vornherein gegeben und seit langem experimentell nachgewiesen [23]. Auffälligkeiten in der Haltung und Bewegung wurden von erfahrenen Klinikern als Hinweise auf innere Organerkrankungen beachtet, beispielsweise Asymmetrien der Atemexkursionen des Thorax, gekrümmte Lage im Bett, Oberkörperneigung zu einer Seite, „Skoliose um das erkrankte Organ herum", Bauchmuskelverspannung und Schmerzpunkte im Bewegungssystem [10].

Wenn bei einer chronischen inneren Krankheit die reflektorische Muskelverspannung lange genug bestanden hat, können die dadurch bewegungsbehinderten Segmente der Wirbelsäule eine artikuläre Bewegungsfunktionsstörung (Blockierung) entwickeln, die zunächst Teil der RAK ist. Nach einigen Wochen und länger dauernder innerer Organerkrankung werden solche Blockierungen bei der segmentalen Untersuchung der Wirbelsäule als Regelbefunde aufgedeckt. Sie können für das erkrankte Organ typische Muster bilden, die für einige Organe an größeren Patientengruppen untersucht wurden [22, 24–26, 31, 32]. Nach Abklingen der inneren Krankheit bleiben sie bestehen. Meistens sind sie latent vorhanden und werden nur zufällig unter der Untersuchung als „anamnestische Blockierungen" aufgedeckt.

Manchmal klagt der Patient weiter über Beschwerden in gleicher Lokalisation und ähnlicher Form. Die Auslösebedingungen haben sich allerdings meistens gewandelt. Ihre Ursache liegt nun in der Wirbelsäulenstörung. Sie verschwinden erst, wenn die Beweglichkeit der Wirbelsäule wiederhergestellt wurde. Laienbehandler konnten aus diesem Zusammenhang heraus ihren Patienten durchaus den Eindruck vermitteln, sie hätten sie nun von ihrer inneren Krankheit geheilt.

Der entgegengesetzte Beeinflussungsweg vom Bewegungssystem zum inneren Organ ist in negativer wie positiver Hinsicht keineswegs gesichert. Es gibt aber Hinweise, dass die günstige Beeinflussung des nozizeptiven Zuflusses zum Segment, z. B. durch die Behandlung funktionsgestörter Wirbelsäulensegmente, die nerval gesteuerten Funktionsstörungen der inneren Organe (Herzfrequenz als Tachykardie, glatte Motorik als Spasmen, Durchblutung als Gefäßengstellung) beeinflussen können [25, 26]. Ob und inwieweit Krankheiten dadurch provoziert oder gebessert werden können und welchen Regeln diese Beeinflussung folgt, bedarf noch umfangreicher und kritischer Untersuchungen.

11.4 Bedeutung der reflektorisch-algetischen Krankheitszeichen für die Behandlung und Prognose

Die reflektorisch-algetischen Krankheitszeichen sind die Mittler zwischen krankhafter Störung und subjektivem Schmerzempfinden. Das gilt für die Funktionsstörungen der Wirbelsäule und bis zu einem gewissen Grade auch für innere Krankheiten (➤ Tab. 11.1).

Aus diesem Grunde ist es sehr wirksam für die Beschwerden des Patienten, wenn sich die Behandlung symptomatisch allein den reflektorisch-algetischen Krankheitszeichen zuwendet. Viele örtlich ansetzende Behandlungsmethoden wirken auf diesem Wege und bei sachgerechter Indikationsstellung schnell und zuverlässig: feuchte Wärme, Massagen, Trockenschröpfen (Saugglocke), antalgische Reizströme, therapeutische Lokalanästhesie und Trockennadelung. Die reflektorischen Phänomene werden durch diese Behandlung zusammen mit dem Schmerz in die klinische Latenz zurückgedrängt.

Besteht eine innere Organkrankheit über einige Zeit, führen die RAK über die Ruhigstellung des zugeordneten Wirbelsäulenabschnittes zu artikulären Funktionsstörungen, die dann Teil der RAK und nicht selbst Krankheitsursache sind. Solange die Grundkrankheit noch floride ist, wird auch die Funktionsstörung der

Tab. 11.1 Funktionsstörungen der Wirbelsäule im Verhältnis zu reflektorisch-algetischen Krankheitszeichen mit diagnostischen Konsequenzen an einigen Beispielen.

Befunde		geben Hinweise auf:		
Blockierung	Reflektorische Zeichen	Primäre Störung	Reagibilität des Nervensystems	Prognose für die mobilisierende Lokalbehandlung
monosegmental, schwer (hart)	lokalisiert, gering bis mäßig	eher Bewegungssystem	stabil bis gering (gedämpft)	gut
monosegmental, leicht	lokalisiert, mäßig bis heftig	eher Bewegungssystem	lebhaft	öfter erfolglos, Indikation für (physiotherapeutische) Allgemeinbehandlung
monosegmental	mehrsegmental ausgedehnt bis halbseitig, heftig bis überschießend	Bewegungssystem (Strukturkrankheit?) oder inneres Organ	überdurchschnittlich lebhaft	schlecht, *zuerst diagnostische Klärung erforderlich*
mehrfach monosegmental, leicht	halbseitig generalisiert, heftig	unsicher	überdurchschnittlich lebhaft, autonome Systemstörung	*nicht indiziert,* Diagnostik der autonomen Regulation
(fehlend bis) mehrsegmental, leicht bis schwer	mehrsegmental ausgedehnt, ausgeprägt bis heftig	eher inneres Organ	keine Schlussfolgerungen möglich	*nicht indiziert,* zuerst diagnostische Klärung
mehrsegmental	mehrsegmental gering	eher Bewegungssystem *nach* einer chronischen inneren Krankheit	stabil bis gering	gut

Wirbelsäule genauso rezidivieren wie die RAK nach symptomatischer Behandlung.

MERKE

Das schnelle Rezidivieren der RAK und der zugeordneten Blockierungen der Wirbelsäule nach ihrer (symptomatischen) Behandlung ist ein Hinweis auf das Weiterbestehen der/einer Grundkrankheit. Nicht die Weiterführung der Behandlung, sondern die diagnostische Klärung ist dann angezeigt.

Stellt man bei einem bestimmten Patienten die RAK den aktuellen Blockierungsbefunden in Lokalisation und Ausprägung gegenüber, so ergeben sich daraus Hinweise:
- für weitere diagnostische Notwendigkeiten, vor allem zur Differentialdiagnose von Wirbelsäule und innerem Organ
- für das therapeutische Vorgehen
- für die Erwartungen, die wir an unsere Behandlungsmaßnahmen knüpfen können.

In der schematischen Übersicht der Tabelle 11.1 wurden einige Beispiele klinischer Befundkombinationen zusammengestellt mit Hinweisen auf ihre medizinischen Konsequenzen. Muskuläre Fixationen einer Wirbelsäulenregion mit oder ohne Zwangshaltungen bedürfen immer genauer Klärung und wurden in dieses Schema nicht einbezogen.

Für die Behandlung von Funktionsstörungen im Bewegungssystem gilt gewöhnlich die Reihenfolge: zuerst Gelenkstörung korrigieren, dann Muskelstörungen behandeln. Schmerzhafte Muskulatur mit ihren Triggerpunkten wird in aller Regel interessant, wenn dieser Befund nach Wiederherstellung der Gelenkfunktion weiterbesteht oder wenn von vornherein keine artikuläre Bewegungsstörung bestand [25, 27, 42]. Es ist ein Vorteil der relaxierenden Muskelbehandlungstechniken, dass sie ihre Wirkung auf Gelenk *und* schmerzhafte Muskulatur entfalten. Viele der mobilisierenden Verfahren, die physiologische Hemmungs- und Fazilitationsmethoden anwenden, relaxieren die Muskelverspannung vor der eigentlichen Mobilisation des Gelenkes oder Bewegungssegmentes.

11.5 Reflektorisch-algetische Krankheitszeichen in Beziehung zu Schmerz und Schmerzausbreitung

Dem peripheren Befund reflektorischer Krankheitszeichen muss nicht unbedingt ein *Spontanschmerz* des Patienten entsprechen. Das potenziell Schmerz auslösende Reizmuster ist modulierbar [30]. Die Nozizeption hat

11

mehrere „Schwellen" zu überwinden und erst nach Durchlaufen dieser Filter dringt ein kleiner Teil des nozizeptiven Reizmusters aus dem Körper bis zum Bewusstsein vor und wird dort als Unbehagen oder auch als Schmerz interpretiert. So können nozizeptive Reizzuflüsse aus einem Rezeptorenfeld des Bewegungssystems oder eines inneren Organs zwar die Reaktionsschwelle des Rückenmarkes überwinden und RAK auslösen, die zentrale Schmerzschwelle aber möglicherweise nicht überschreiten. Der Patient weiß dann nichts von diesen Störungen; sie sind latent, lassen sich jedoch diagnostisch bereits erfassen.

Es besteht eine gewisse *Parallelität* zwischen der Ausprägung der algetisch-reflektorischen Zeichen und der Schmerzhaftigkeit einer Funktionsstörung an der Wirbelsäule [2]. Diese Beziehung ist enger als die zwischen der Ausprägung der auslösenden artikulären Funktionsstörung und der subjektiven Schmerzempfindung. Daraus erklärt sich die für den Schmerz des Patienten zuverlässige Wirksamkeit der symptomatischen Behandlungsmethoden, die direkt an den RAK angreifen. Unter vorher in ➤ Kap. 11.4 beschriebenen Umständen kann auch die mobilisierende Behandlung artikulärer Funktionsstörungen in diesem Sinne symptomatische Behandlung sein. Sie erzielt in solchen Fällen nur die Schmerzlinderung, nicht die dauerhafte Funktionswiederherstellung des Bewegungssystems.

Bei einer Strukturkrankheit oder einer Funktionsstörung der Wirbelsäule kann der subjektiv empfundene Schmerz ein streng lokalisierter Rückenschmerz sein, er kann sich von dort kontinuierlich ein Stück ausbreiten, „ausstrahlen". Er kann aber auch bis in die weit entfernten Extremitätenenden übertragen werden. Am Schmerzort lassen sich sekundäre RAK nachweisen.

Der Patient zeigt einen eng lokalisierten Schmerz mit einem Finger; den großräumig in eine Extremität übertragenen Schmerz öfter unbestimmt mit der herumfassenden Hand. Der primär vom inneren Organ ausgehende Schmerz ist nie hell und oberflächlich wie der Schmerz des Bewegungssystems. Er wird als dumpf in der Tiefe lokalisiert empfunden und eher mit beiden, den Rumpf umgreifenden Händen oder mit der Faust gestisch angedeutet.

Innerhalb des Bewegungssystems kann der Schmerz kraniokaudal übertragen werden, z. B. von den Kopfgelenken in den Schultergürtel. Er kann sich auch kaudokranial ausbreiten, z. B. vom Sakrum in die untere BWS, von der BWS in den Nacken. Am häufigsten wird die „horizontale" Schmerzausbreitung beobachtet. Sie hält sich meistens an Segmentgrenzen und verläuft um den Rumpf herum, z. B. „interkostal" oder von der unteren HWS in den Arm, von der Lumbosakralregion ins Bein.

Den Bereich des intensivsten Schmerzes kann der Patient meistens mit einem Finger verfolgen.

Wenn sich bei segmentaler Schmerzausbreitung neurologische Ausfallszeichen dieses Segmentes nachweisen lassen – Sensibilitätsminderungen, Reflexabschwächungen, Abschwächung segmentzugeordneter Muskeln – dann ist die Diagnose einer Spinalwurzelschädigung genügend sicher. Sie wird auch als *Radikulärsyndrom* bezeichnet. Meistens sind Radikulärsyndrome schwere Krankheitsbilder mit mehrmonatigem Verlauf und ausgeprägten reflektorischen Krankheitszeichen. Es handelt sich zervikal wie lumbosakral um eine *Krankheit mit pathomorphologischer Ursache*. Die Manifestation und Ausprägung der Krankheitserscheinungen hängt dann aber von der spinalen Schwelle, den RAK und Funktionsstörungen der Wirbelsäule und denen der Extremitäten ab. So gibt es Radikulärsyndrome mit neurologischen Ausfällen, aber ohne wesentlichen subjektiven Schmerz. Dann sind auch die RAK sehr dezent. Die Betroffenen suchen kaum je den Arzt auf und diese Erkrankungen werden dann mehr zufällig entdeckt.

MERKE

In der konservativen *Therapie der Radikulärsyndrome* und in der Rehabilitation steht die funktionswiederherstellende Therapie des Bewegungssystems im Vordergrund. Sie ist oft entscheidend für den Verlauf und die spätere Leistungsfähigkeit. Sie darf nur keine zu intensiven Reize anwenden und sollte die strukturell erkrankten Segmente der Wirbelsäule schonen.

Der Schmerz beim Radikulärsyndrom entsteht aus einem Schädigungsreiz (Kompression) an den Rezeptoren der Wurzelhüllen, vorwiegend der Durascheide, und wird in den segmentalen Hautbezirk (Dermatom) übertragen. Es ist die gleiche Übertragung (nur bei Durareiz besonders intensiv) wie bei nozizeptiven Reizen aus anderen tiefen somatischen Strukturen oder inneren Krankheiten. Deren segmentale reflektorische Phänomene wurden bereits beschrieben. Hier sind neurologische Ausfälle natürlich nicht möglich. Damit fehlt das auf die Wurzel hinweisende Zeichen.

Für Zustände von segmentalem Schmerz und segmentalen reflektorischen Krankheitszeichen (segmentaler Nozireaktion) ohne neurologische Ausfälle empfahl Brügger den Begriff *„Pseudoradikulärsyndrom"* [3]. Der Begriff ist zwar sprachlich unschön aber praktikabel. Zumindest vermittelt er keine diagnostische Scheinsicherheit.

Die *reflektorische Schmerzübertragung aus viszeralen und tiefen somatischen Strukturen* über segmentale Verbindungswege und in Projektionsfelder innerhalb der zugeordneten Dermatome wurde wiederholt beschrie-

11

ben [11, 12, 14, 15], ebenso die Löschung experimenteller Übertragungsschmerzen durch lokale Anästhesie des Reizortes wie auch der Übertragungsschmerzareale [12]. Die Ähnlichkeit viszeral entstandener und experimentell von tief-somatischen Strukturen (Interspinalband, Muskeln) ausgelöster Schmerzen wurde beschrieben [23].

Während der Übertragungsschmerz von Muskeln nach Injektion von hypertoner NaCl-Lösung als segmental vermittelt angesehen wurde [14], halten Travell und Simons [42] bei spontan entstandenen Triggerpunkten die Schmerzübertragung für nicht-segmentgebunden.

Die *zentralen Störungen der Muskelkoordination* (motorische Steuerung) haben ursächliche Bedeutung für die Entstehung der artikulären Funktionsstörungen der Wirbelsäule und der Extremitätengelenke [13]. Sie können aber auch direkt belastungsabhängigen Schmerz auslösen, wenn die Dysbalance der Muskulatur mit einem wenig belastbaren Bewegungssystem ohne artikuläre Funktionsstörungen zusammentrifft [35]. Dann ist von vornherein die krankengymnastische Behandlung die primäre Behandlungsindikation.

LITERATUR

[1] Baumgartner H, et al (Hrsg 1993) Grundbegriffe der Manuellen Medizin. Terminologie, Diagnostik, Therapie. Springer, Berlin Heidelberg New York London Paris Tokyo Hong Kong Barcelona Budapest

[2] Bourdillon JF, Day EA, Bookhout MR (1992) Spinal Manipulation, 5th Edn. Butterworth-Heinemann, Oxford

[3] Brügger A (1962) Über vertebrale, radikuläre und pseudoradikuläre Syndrome, Teil II: Pseudoradikuläre Syndrome. Acta Rheumatol. 19, Geigy, Basel

[4] Cordes C, Arnold W, Zeibig B (Hrsg) (1986) Physiotherapie, Massage, 5. Aufl. Volk und Gesundheit, Berlin

[5] Fischer H (1971) Beckenschiefstand und Oberbauchbeschwerden. Z Physiotherapie (Leipzig) *23*: S. 151–157

[6] Froriep R (1843) Die rheumatische Schwiele. Ein Beitrag zur Pathologie und Therapie des Rheumatismus. Verlag des Landes-Industrie-Comptoirs, Weimar

[7] Gläser O, Dalicho AW (1962) Segmentmassage reflektorischer Zonen, 3. Aufl. Thieme, Leipzig

[8] Greenman P E (1984) Schichtweise Palpation. Manuelle Medizin 22: S. 46–48

[9] Gutzeit K (1957) Die Wirbelsäule aus der Sicht des Internisten. Z ärztl Fortbild *51*: S. 1064–1069

[10] Hansen K, Schliack H (1962) Segmentale Innervation – Ihre Bedeutung für Klinik und Praxis. Thieme, Stuttgart

[11] Head H (1898) Die Sensibilitätsstörungen der Haut bei Visceralerkrankungen. Hirschwald, Berlin

[12] Hockaday JM, Whitty CWM (1967) Patterns of Referred Pain in the Normal Subject. Brain 90: S. 481–496

[13] Janda V (1982) Základy kliniky funkčních (neparetickych) hybnych poruch (Klinische Grundlagen der funktionellen (nichtparetischen) Bewegungsstörungen). Ústav pro další vzdělávaní středních zdravotnickych pracovníkú, Brno

[14] Kellgren JH (1938) Observations on Referred Pain Arising from Muscle. Clin Science *3*: S. 175–190

[15] Kellgren JH (1939) On the Distribution of Pain Arising from Deep Somatic Structures with Charts of Segmental Pain Areas. Clin Science *4*: S. 35–46

[16] Kibler M (1958) Das Störungsfeld bei Gelenkerkrankungen und inneren Krankheiten, 3. Aufl. Hippokrates, Stuttgart

[17] Klawunde G, Zeller HJ (1975) Elektromyographische Untersuchungen zum Hartspann des M. iliacus (sagittale Blockierungen im lumboiliosakralen Bereich). Beitr Orthop Traumatol *22*: S. 420–424

[18] Klawunde G, Zeller HJ (1975) Elektromyographische Untersuchungen bei funktionellen Blockierungen des Iliosakralgelenkes in sagittaler Ebene. In: Lewit K, Gutmann G (Hrsg.) Funktionelle Pathologie des Bewegungssystems. Rehabilitacia 8: Suppl. 10–11. Obzor, Bratislava, S. 177–181

[19] Krauß H (1986) Periostbehandlung – Kolonbehandlung. Zwei reflextherapeutische Methoden (nach Vogler), 6. Aufl. Georg Thieme, Leipzig

[20] Kunert W (1975) Wirbelsäule und innere Medizin, 2. Aufl. Enke, Stuttgart

[21] Lange M (1931) Die Muskelhärten (Myogelosen). Ihre Entstehung und Heilung. J F Lehmann, München

[22] Lauche G, Börner H (1993) Manuelle Therapie in der Komplextherapie von Infarktpatienten. Manuel Med *31*: S. 115–117

[23] Lewis T, Kellgren JH (1939) Observations relating to referred pain, visceromotor reflexes and other associated phenomena. Clin Sci 4: S. 47–71

[24] Lewit K (1972) Wirbelsäule und innere Organe. Manuel Med *10*: S. 37–41

[25] Lewit K (2007) Manuelle Medizin. 8. Aufl. Elsevier GmbH Urban & Fischer

[26] Lewit K, Abrahamovic M (1976) Kopfgelenkblockierungen und chronische Tonsillitis. Manuel Med *14*: S. 106–109

[27] Lewit K, Simons DG (1984) Myofascial pain: Relief by postisometric relaxation. Arch Phys Med Rehab 65: S. 452–456

[28] Mackenzie J (1917) Krankheitszeichen und ihre Auslegung, 3. Aufl. Kabitsch, Würzburg

[29] Marquardt H (1999) Reflexzonenarbeit am Fuß, 21. Aufl. Haug, Heidelberg

[30] Melzack R, Wall PD (1965) Pain mechanisms: A new theory. A gate control system modulates input from the skin before it evokes pain perception and response. Science *150*: 3699: S. 971–979

[31] Metz E-G (1976) Manuelle Therapie in der inneren Medizin. Z Physiother 28: S. 83–94

[32] Metz E-G (1986) Rücken- und Kreuzschmerzen – Bewegungssystem oder Nieren? Springer, Berlin Heidelberg New York London Paris Tokyo

[33] Müller A (1926) Lehrbuch der Massage, Band I, 2. Aufl. Marcus & Weber, Bonn

[34] Novotny A, Dvorák V (1972) Funktionsstörungen der Wirbelsäule in der gynäkologischen Praxis. Manuel Med *10*: S. 84–88

[35] Sachse J (1983) Die konstitutionelle Hypermobilität als Problem in der Rehabilitation von „vertebragenen" Schmerzsyndromen. Psychiat Neurol med Psychol (Leip) 35: H.10: S. 629–633

[36] Sachse J (Hrsg,1992) Massage. Grundlagen und Indikationen, befundgerechte Massagedurchführung nach Anneliese Hamann. Ullstein Mosby, Berlin

[37] Schade H (1921) Untersuchungen in der Erkältungsfrage, III. Über den Rheumatismus, besonders den Muskelrheumatismus (Myogelose). Münch Med Wschr 68: S. 95–99

[38] Schildt-Rudloff K (1994 Hrsg) Thoraxschmerz. Ullstein Mosby, Berlin

[39] Schwarz E (1970) Internistische Indikationen der Manipulativen Therapie. Manuel Med 8: S. 25–30

[40] Schwarz E (1996) Der Thoraxschmerz aus der Sicht des Internisten. Manuel Med 34: S. 18–22

[41] Teirich-Leube H (1999) Grundriß der Bindegewebsmassage, 13. Aufl. Urban & Fischer, München

[42] Travell JG, Simons DG (1983/1992) Myofascial Pain and Dysfunction. The Trigger Point Manual. Williams & Wilkins, Baltimore London, Vol. I+II

[43] Zeller HJ, Klawunde G (1979) Beitrag zum Einfluß der Manuellen Therapie auf die neuromuskuläre Balance. (Eine neuroelektrophysiologische Studie). Z Physiother (Leipzig) 31: S. 263–267

11

12 Indikationen für die mobilisierende Behandlung an der Wirbelsäule

ÜBERBLICK
- Gelenkbehandlung als Kausaltherapie oder als symptomatische Therapie (➤ Kap. 12.1)
- Der Gelenkbefund als Basis der Indikationsstellung für die rein passive Gelenkbehandlung, für die aktive Behandlung und zusätzliche Kombination mit Hemmung der muskulären Verspannung (➤ Kap. 12.2)
- Selbstübungen bei rezidivierenden Gelenkblockierungen (➤ Kap. 12.3)
- Aufgabenverteilung zwischen Arzt und Physiotherapeut/in (➤ Kap. 12.4)
- Kontraindikationen der mobilisierenden Gelenkbehandlungen und Indikationen zur symptomatischen Behandlung von Gelenkfunktionsstörungen in besonderen Situationen (➤ Kap. 12.5)

Die mobilisierende Gelenkbehandlung ist eine *streng befundentsprechende Behandlung.* Sie zielt auf die reversibel hypomobile artikuläre Dysfunktion (Blockierung) eines Bewegungssegmentes der Wirbelsäule oder eines Extremitätengelenkes [1].

Die mobilisierende Behandlung von Synovialgelenken ist deshalb *keine Schmerzbehandlung.* Sie wird nicht indiziert aufgrund eines subjektiv empfundenen Schmerzes. Sie ergibt sich auch nicht aus einer Schmerzhaftigkeit, die bei der Untersuchung festgestellt wird. Die Indikation lässt sich aber auch nicht aus einem herkömmlichen Diagnosenregister der Strukturkrankheiten [6] ableiten.

Die Behandlung hypomobiler artikulärer Funktionsstörungen (Blockierungen) geschieht mit zwei unterschiedlichen therapeutischen Zielvorstellungen, zwischen denen es Übergangsfälle geben kann:

- Als *Kausaltherapie* werden mobilisierende Gelenkbehandlungen am häufigsten bei Gelenkfunktionsstörungen eingesetzt, die für ein klinisches Krankheitsbild als die entscheidende und obligate Störung verantwortlich sind. *Hier ist die Blockierung zur Krankheitsdiagnose geworden.*
- Die Indikation zu symptomatischer Mobilisationsbehandlung besteht beispielsweise, wenn bei einer chronischen Strukturkrankheit die begleitenden Blockierungsbefunde als Teil der RAK (reflektorisch-algetische Krankheitszeichen) aufzufassen sind. Es

versteht sich von selbst, dass die Grundkrankheit behandelt wird. Unabhängig davon kann die symptomatische Behandlung begleitender Funktionsstörungen die Beschwerden lindern (z. B. bei chronischer Viszeralerkrankung) oder rehabilitative Maßnahmen erleichtern (z. B. bei kindlichen Bewegungsstörungen).

Neben den therapeutischen Zielstellungen kann eine *sekundär prophylaktische Indikationsstellung* für die mobilisierende Gelenkbehandlung bestehen, vor allem im Kindesalter.

12.1 Vom Schmerz zur Behandlungsindikation

Der *Schmerz als Leitsymptom* der reversibel hypomobilen artikulären Funktionsstörung (Blockierung) bringt den Patienten zum Arzt. Der Charakter und die Ausbreitung des Schmerzes führen zur Einordnung in eine lokalisatorische Krankheitsbezeichnung wie „Zervikobrachialsyndrom", oder „Lumbago". Erst die weitere Untersuchung des Patienten und seines Bewegungssystems deckt die Ursache des Schmerzmusters auf, die auf einer Strukturkrankheit, aber auch auf einer *Funktionsstörung am Muskel oder am Bewegungssegment der Wirbelsäule* beruhen kann. Dann erst liegt eine Diagnose vor (➤ Kap. 3). Aus der Untersuchung kann die zuverlässig *diagnostizierte Blockierung als Indikation für die Mobilisation* hervorgehen. Dazu muss der Blockierungsbefund für das klinische Krankheitsbild als entscheidend oder zumindest als wesentlich angesehen werden.

Der Blockierungsbefund als Teil der RAK bei einer aktuellen inneren Erkrankung (➤ Kap. 11.3) oder einer Strukturkrankheit des Bewegungssystems ergibt keine Indikation für die kausale Therapie. Seine symptomatische Behandlung ist aber unter bestimmten Voraussetzungen möglich.

Jeder Blockierungsbefund an der Wirbelsäule hat zwei Seiten, die *artikuläre* Gleithemmung und die *muskuläre* Bewegungsbehinderung:

- Der *Gelenkfaktor der Blockierung* besteht in einer Störung der Gleitvorgänge zwischen den Gelenkfacetten. Diese Störung ist das eigentliche Substrat für die mobilisierende Behandlung. Das gilt für alle gezielten manualtherapeutischen (chirotherapeutischen) Techniken, sowohl für die passiv repetitiven Mobilisationen und die Manipulationen als auch für die aktiven Methoden mit Bewegungsfazilitation und Muskelrelaxation.
- Die zusätzliche Bewegungsbehinderung durch *Muskelverspannung* ist bei symptomlosen, latenten Blockierungen gering und kaum wahrnehmbar. Bei schmerzhaften Blockierungen kann sie aber im Vordergrund der Bewegungseinschränkung stehen. Dieser Muskelfaktor muss von den rein passiven Gelenkbehandlungen überwunden oder überrumpelt werden. Er kann durch *Muskelrelaxation vor der Mobilisation* so reduziert werden, dass die eigentliche Gelenkbehandlung erleichtert ist. Deshalb wirken die Mobilisationsverfahren mit vorausgehender oder gleichzeitiger Muskelinhibition so schonend auf die segmentalen Funktionsstörungen der Wirbelsäule ein, dass sie – wo sie möglich sind – als Methoden der ersten Wahl gelten [5]. Bei chronischen Beschwerdebildern steht oft sogar die Behandlung von bewegungsbehindernden Bindegewebsstrukturen am Beginn der Behandlung.

Tab. 12.1 Die Beweglichkeitsgrade nach Stoddard in ihrer Bedeutung für die Manualmedizin.

„Grad 0 – Versteifung"
(knöcherne Unbeweglichkeit): keine Therapie.

„Grad 1 – Spur von Bewegung"
Manualmedizinische Nomenklatur: schwere Blockierung
Indikation zur Mobilisation
Techniken: bevorzugt aktive Verfahren nach Muskelrelaxation

„Grad 2 – eingeschränkte Bewegung"
Manualmedizinische Nomenklatur: leichte Blockierung
Indikation zur Mobilisation und Manipulation
Techniken: alle Verfahren möglich, bevorzugt Therapie mit Muskelrelaxation und Mobilisation

„Grad 3 – normaler Bewegungsausschlag"
keine Therapieindikation

„Grad 4 – gesteigerter Bewegungsausschlag" Manualmedizinische Nomenklatur: lokale (segmentale) Hypermobilität
Indikation: Stabilisierung
Kontraindikation jeder Maßnahme, die die Beweglichkeit vergrößert!

12.2 Der Gelenkbefund als Basis für die Indikationsstellung aktiver und passiver Behandlungstechniken

Zur Dokumentation der bei der Beweglichkeitsprüfung erhobenen Befunde empfahl Stoddard [10] die Einteilung in fünf *Beweglichkeitsgrade*, deren Bedeutung die ➤ Tabelle 12.1 zeigt.

Diese Einteilung hat Vorteile für die Dokumentation und für die Informationsübermittlung. Für *rein passiv mobilisierende Gelenkbehandlungen* bestehen erhebliche Indikationsunterschiede bei Funktionsstörungen in den Graden 1 und 2. Seit der Verbreitung der *aktiven Mobilisationstechniken unter Einbeziehung von Muskelrelaxation und Bewegungsfazilitation* ist die Indikation zu passiven Gelenkbehandlungen weniger zwingend [5]. Wenn die Gelenkstörung deutlich von Muskelverspannung überlagert wird, ist eine unmittelbar der Gelenkbehandlung vorausgehende Hemmung und Entspannung der behindernden Muskeln durch massageähnliche

„Weichteiltechniken" oder besser durch Relaxation dringend empfohlen. Dadurch werden die Probleme der muskulären Endspannung umgangen und der Kraftaufwand zur Gelenkmobilisation wird minimiert. Oft reicht anschließend die Lagerung an der beginnenden Endspannung oder sogar die aktive Bewegung, beispielsweise durch Blickfolgebewegungen, zur Lösung der Gelenkstörung. Daher sind diese Technikkombinationen besonders bei Gelenkstörungen von Grad 1 indiziert und einsetzbar.

12.3 Indikation für Selbstübungen

Manche Blockierungsbefunde *rezidivieren* nach der Behandlung in kürzeren oder längeren Abständen. Störungsfreie Intervalle von einem Jahr und mehr erfordern keine therapeutischen Überlegungen. Wenn Rezidive in kürzeren Abständen aus unbeeinflussbaren motorischen oder statischen Bedingungen entstehen, die allein keinen Krankheitswert haben (z. B. Schiefebenen), dann können sich die Patienten ihre Beweglichkeit durch *Selbstübungen* oder Selbstmobilisationen erhalten. Da die Patienten diese Übungen jedoch nicht so gezielt durchführen können wie ein geschulter Behandler, sind auch hier die schonendsten Techniken besonders geeignet. Die Indikation zu ihrer Vermittlung ergibt sich aus der Rezidiverwartung nach der erfolgreichen Behandlung der Blockierung und hat ihr Ziel in der *Erhaltung der erreichten freien Beweglichkeit.* Voraussetzung ist die Mitarbeitsbereitschaft der Patienten.

12.4 Indikation zur Behandlung der Gelenkdysfunktion in der Aufgabenteilung zwischen Ärzten und Physiotherapeuten

Die Mobilisationsbehandlungen nach Muskelrelaxation haben in der Art der aktiven und passiven Kraftwirkungen viele Parallelen zu krankengymnastischen Übungsbehandlungen. Das gilt auch für ihre strenge Befundbezogenheit. Auf die gezielte *Verordnung* des manualmedizinisch geschulten Arztes, der damit auch die Verantwortung für die Indikationsstellung übernimmt, können *spezialisierte Physiotherapeuten die verordneten Mobilisationsübungen übernehmen,* Patientenunterweisungen für häusliche Selbstübungen durchführen und die Wirkung und den Verlauf beobachten. Sie verantworten die technisch korrekte Durchführung.

Die *Aufgabe des Arztes* ist die Untersuchung, Diagnostik, Indikationsstellung und die Probebehandlung zur Reaktionsermittlung. Er wird auch die weitere Gelenkbehandlung mit der Verlaufsbeobachtung in der Regel selbst übernehmen. In bestimmten Fällen verordnet er eine manualtherapeutische krankengymnastische Betreuung mit Hinweisen auf die zu behandelnde gestörte Funktion und auf mögliche Besonderheiten, z. B. in der Reaktionsweise der Patienten.

Die *Physiotherapeuten* führen vor und nach jeder Behandlung eine therapiebezogene Befunderhebung an den gestörten Segmenten durch [5] und erfassen vergleichend den Behandlungsfortschritt – oder auch ihren Fehlschlag. Danach richten sie ihr weiteres Vorgehen ein. Sie betreuen die Patienten mit dem Ziel, die Störung rezidivfrei zu beseitigen. Danach schicken sie sie zum Arzt zurück. Das soll mit entsprechender Information sofort geschehen, wenn der Verlauf eine unerwartete Wendung nimmt oder eine Progredienz der Befunde oder wiederholte Rezidive auftreten.

12.5 Kontraindikationen für mobilisierende Gelenkbehandlungen

ÜBERBLICK
- Die noch nicht diagnostizierte Strukturkrankheit (➤ Kap. 12.5.1)
- Manuelle Therapie bei bekannter Strukturkrankheit (➤ Kap. 12.5.2 und ➤ Kap. 12.5.5)
- Schmerz und Abwehrspannung (➤ Kap. 12.5.3)
- Muskuläre Fixierungen und Zwangshaltungen (➤ Kap. 12.5.4)
- Manuelle Therapie als symptomatische Behandlung (➤ Kap. 12.5.5)
- Manuelle Therapie und Hypermobilität (➤ Kap. 12.5.6)

Wie bei den Indikationen mechanischer Gelenkbehandlungen gibt es auch für die Kontraindikationen *keine Krankheits- oder Diagnosenliste, die Kontraindikationen für die manualmedizinische Behandlung schlechthin* erfassen könnte. Versuche in dieser Richtung führen eher zu einer Liste möglicher Fehldiagnosen, die der Diagnostiker natürlich beachten soll. Kein Arzt wird jedoch eine zum Behandlungszeitpunkt bekannte destruktive Spondylitis, eine frische Fraktur oder andersartige stabilitätsmindernde Zustände der Wirbelsäule oder aktuell progrediente Krankheitsprozesse als Mobilisationsindikation ansehen. *Zwei Problemsituationen* erschweren die Indikationsstellung in der manualmedizinischen Praxis:

- 1. Situation: Bei Patienten mit akutem oder chronischem Schmerz eine bisher noch *maskierte Strukturkrankheit* zu erkennen. Es gibt im Verlauf einer Krankheit immer einen gewissen Zeitraum, bevor das Erkennen einer Strukturerkrankung möglich ist. Bei schleichendem Beginn einer solchen können die von der Grundkrankheit als RAK ausgelösten Funktionsstörungen des Bewegungssystems lange Zeit die einzigen Krankheitszeichen sein (➤ Kap. 12.5.1).
- 2. Situation: *Bei bekannter Strukturkrankheit* den Zeitpunkt zu erfassen, zu dem die Behandlung funktionsgestörter Gelenke und Wirbelsäulensegmente Vorteile für die Rehabilitation oder auch für die Beschwerden der Patienten erbringt (➤ Kap. 12.5.2).

12.5.1 Hinweise auf eine noch nicht diagnostizierte Strukturkrankheit

Die Frühstadien nahezu aller destruktiven Krankheitsprozesse, inneren Krankheiten und Tumoren des kraniospinalen Raumes haben eine mehr oder weniger lange Phase, in der sie sich der instrumentellen Diagnostik noch entziehen. Da sie in dieser Zeit aber bereits reflektorisch-algetische Krankheitszeichen und damit Schmerzen hervorrufen können, werden die Patienten gegen ihre Beschwerden Hilfe suchen und mit den verschiedenen Mitteln der Medizin auch erhalten. Weil dabei im Rahmen der RAK häufig Wirbelsäulensegmente funktionsgestört sind, können auch Mobilisationsbehandlungen als indiziert angesehen und durchgeführt werden. Die Behandlung kann sogar zunächst mehr oder minder deutliche Schmerzlinderung bringen.

Je deutlicher und anhaltender die Besserung durch solche Funktionsbehandlung gelingt, umso größer ist die Gefahr der *Täuschung des behandelnden Arztes*. Deshalb ist es wichtig, bei allen neu auftretenden Beschwerden bekannter Patienten und bei allen neuen Patienten den Verlauf nach der Behandlung über längere Zeit hinweg zu verfolgen (½ Jahr), auch bei Beschwerdefreiheit unter Beachtung der *Rezidivneigung*. Blockierungen, die nach eindeutiger Lösung ohne äußere Ursache in Wochen oder gar Tagen rezidivieren, müssen eine Ursache haben, die es zu klären gilt. *Progredienz* der Beschwerden und Auftreten neuer Symptome warnen noch nachdrücklicher.

Langsam progrediente Verläufe (z. B. Spinaltumoren) haben den Nachteil, die Aufmerksamkeit einzuschläfern. Bei schnell progredienten Verläufen ist zielbewusstes, schnelles diagnostisches Handeln nötig. Hier kann sogar das schnelle Reagieren der betreuenden Physiotherapeuten wichtig werden. Wenn bisher wirksame Behandlungsverfahren Abwehrspannung hervorrufen oder sogar schmerzhaft werden (und so die Kontraindikation anzeigen), müssen sie eine umgehende Arztkonsultation veranlassen.

12.5.2 Manuelle Therapie bei bekannter Strukturkrankheit

Bei bekannter Strukturkrankheit kann es schwierig sein, den Zeitpunkt zu bestimmen, zu dem mit funktionswiederherstellenden Behandlungsverfahren begonnen werden kann. Er liegt am Übergang vom kurativen in das rehabilitative Stadium der Behandlung. Der abklingende Schub (Stadium decrementi) einer ankylosierenden Spondylarthritis oder einer Rheumatoidarthritis erlaubt neben aktiven zunehmend auch passive Bewegungsbehandlungen, ebenso die belastungsstabil gewordene Wirbelsäulenfraktur.

Zu frühe Belastung kann zur Provokation der Grundkrankheit führen. Es treten wieder Zeichen der Entzündung auf; bei der Spondylarthritis Temperaturerhöhungen, bei der Rheumatoidarthritis Schwellung und Rötung. Sie zeigen den *absolut zu frühen Zeitpunkt* für Mobilisationsverfahren an. Führt die Probebehandlung im Übergangsstadium nur zur Provokation von Muskelverspannungen und autonomen Reaktionen, evtl. auch Schmerz, deutet das auf die *für diesen Zeitpunkt zu starke Dosierung* hin („Katerreaktion"). Eine Wiederholung mit milderer Einwirkung ist möglich. Die Meinungen, wieviel an Reaktion toleriert werden kann, sind sehr unterschiedlich. Im Interesse der Erhaltung von Beweglichkeit wird eine Schmerzverstärkung von 2–3 Stunden für tolerierbar gehalten [11–13]. Wir raten zu möglichst milden Übungen und Mobilisationen. Sie sollten lieber öfter wiederholt werden, an Extremitätengelenken auch mehrmals täglich, z. B. als Selbstübung.

Zu später Beginn der Übungsbehandlung hat den Nachteil, dass die Funktionswiederherstellung zunehmend schwieriger oder unmöglich wird. Die an der anfänglichen Kompensation beteiligten Bindegewebsstrukturen erfahren Umbaureaktionen, die die Funktionseinschränkung zunehmend mitbestimmen. Ein typisches Beispiel dafür sind reversibel strukturell verkürzte Muskeln, die nicht trainierbar sind, bevor der bindegewebige Anteil nicht gedehnt wurde.

Die Beurteilung des richtigen Zeitpunktes ist ein spezifisch ärztliches Problem, für das es keine allgemeingültigen Richtlinien geben kann.

12.5.3 Schmerz und Abwehrspannung

Das Symptom Schmerz ist in der Anamnese Leitsymptom für den Untersuchungsgang. Bei der Bewegungsuntersuchung, Diagnosefindung und der Indikationsstellung für mobilisierende Gelenkbehandlungen ist es ein wichtiger warnender Faktor. Schmerzprovokation bei passiver Bewegung und in Gelenkendstellung ist oft ein wichtiger Hinweis auf Kontraindikationen. Abgesehen von Provokationstests gilt deshalb für Untersuchung und Behandlung gleichermaßen, dass sie Schmerzen nicht auslösen sollen. Beispielsweise bei der Untersuchung von Spannungsphänomenen (Patrick-Zeichen, gebeugte Adduktion der Hüfte u. a.) führt der Untersucher die Bewegung so gut, dass wenig propriozeptive Reize entstehen und nimmt dadurch die nozireaktive Spannung besser wahr, die vor der Schmerzempfindung auftritt. Der Informationsgehalt dieser Spannungsreaktion ist größer und eindeutiger als der Schmerz.

Bei der gezielten Untersuchung und Behandlung von Funktionsstörungen der Gelenke und Wirbelsäulensegmente ist Schmerzlosigkeit oberstes Gebot! Eine *schmerzauslösende Richtung* oder Spannungseinstellung der

Wirbelsäule darf nicht für die Mobilisation und schon gar nicht für die Manipulation (high velocity manipulation) benutzt werden. Das hat nichts mit einer psychischen Schonung empfindlicher Patienten zu tun, sondern mit der Beachtung pathophysiologischer Vorgänge und der schützenden Défense. Während sich die palpierbare Spannung am normalen oder gestörten Bewegungsende auf jeweils das eingestellte Segment beschränkt, lässt sich die Abwehrspannung der Muskulatur bei potenziell schädigenden Bewegungsrichtungen im ganzen Wirbelsäulenabschnitt tasten. Solche Abwehrspannung wird schon wahrnehmbar, bevor der Patient Schmerz empfindet und ist ein objektiver Hinweis auf eine Kontraindikation. Die Forderung, die sich daraus ergibt, ist im nachfolgenden Merksatz definiert.

> **MERKE**
>
> Es darf nur diejenige Richtung mobilisierend behandelt werden, die sich abwehrspannungsfrei einstellen lässt. Abwehr gegen eine Segmenteinstellung zeigt eine Kontraindikation der Mobilisationsbehandlung an – zumindest dieser Richtung – und ist eine Aufforderung zur Klärung der Ursache!

Die Sorgfaltspflicht in Bezug auf diese technische Kontraindikation gilt für jeden, der die Behandlung vornimmt, für den Arzt wie für die Physiotherapeuten gleichermaßen.

12.5.4 Muskuläre Fixierungen und Zwangshaltungen

Ein diagnostisches Problem zwischen Indikation und Kontraindikation sind die *muskulären Fixierungen* eines Wirbelsäulenabschnittes, die vor allem zervikal und lumbal auftreten. Steifer Hals und Hexenschuss sind häufige Patientenklagen. Sie schränken die Beweglichkeit auch für die Patienten erkennbar ein, erlauben aber meistens die neutrale Ruhehaltung. Manchmal kann die Verspannung so ausgeprägt sein, dass die Neutralhaltung nicht mehr eingenommen werden kann. Dann spricht man von *Zwangshaltungen.* Hinter ihnen kann sich sowohl eine harmlose Wirbelsäulenfunktionsstörung verbergen – bei erheblicher Reagibilität des Patienten – als auch eine mehr oder weniger ernste pathomorphologische Krankheit. Die Raumbeengung im Foramen intervertebrale (HWS) oder im Spinalkanal (LWS) sind besonders häufige Ursachen. *Zwangshaltungen fordern daher immer zu sorgfältiger Strukturdiagnostik auf,* bevor die Bewegungsfunktion behandelt wird (➤ Kap. 4.5).

Ein *akuter Schiefhals* in Zusammenhang mit einem allgemeinen respiratorischen Infekt (auch schon in der Inkubationsphase) reagiert selbst bei erkennbarer segmentaler Blockierung auf deren Behandlung meistens ungünstig, oft mit vorübergehender Schmerzprovokation. In der Infektsaison ist deshalb Vorsicht mit solchen Muskelfixierungen angezeigt. *Der steife Hals nach eitriger Tonsillitis,* vor allem bei Kindern, birgt größere Gefahren. Dabei kann eine Durchwanderungsarthritis des C1/2-Segmentes mit Atlasquerbandlockerung (Grisel-Syndrom) bestehen. Schon die Untersuchung muss sehr schonend erfolgen, um den Kranken Belästigungen zu ersparen. Das gleiche gilt nach Beschleunigungstraumen. Bei Abwehr gegen die Segmenteinstellung besteht die Kontraindikation auch gegenüber weiteren passiven Untersuchungsbewegungen bis zur Endspannung, die die Abwehrspannung nur verstärken.

Abwehrspannung und Schmerzprovokation im *Traktionstest* [4] weisen wie die *Schmerzprovokation durch isometrische Anspannung gegen Widerstand* (➤ Kap. 3.3.2) auf die Indikation zur weiteren Suche nach einer strukturellen Krankheit hin.

12.5.5 Manuelle Therapie als symptomatische Behandlung

Die Indikationsstellung zur Manuellen Therapie bringt die *Funktionsdiagnose.* Sie beschreibt den *Komplex der Funktionsstörungen ohne pathomorphologischen Hintergrund* als Diagnose. In einem solchen Fall ist Manuelle Therapie kausale Behandlung. Bei bekannter Strukturkrankheit kann die *symptomatische Behandlung der Funktionsstörungen* für den Patienten Schmerzerleichterung bringen und kann sogar die Therapie und Rehabilitation der Grundkrankheit erleichtern.

Bei *chronischen Verläufen innerer Krankheiten,* z. B. bei chronisch ischämischer Herzkrankheit, chronischer Cholelithiasis, chronischer Urolithiasis u. a., sind die dem erkrankten Organ zugeordneten Segmente im Rahmen der RAK funktionsgestört (➤ Kap. 11.3). Bei gleichzeitiger adäquater Behandlung der chronischen Grundkrankheit kann die Mobilisation der Blockierungen manchen Patienten erhebliche Erleichterung bringen. Dann sollte diese symptomatische Behandlung auch eingesetzt werden [5, 9].

Die *mechanische Spinalwurzelbedrängung* bei zervikalen Forameneinengungen oder bei lumbalen Diskushernien zeichnet sich neben den neurologischen segmentalen Ausfällen durch Kompression der Nervenfasern auch durch eine Vielzahl von Funktionsstörungen in verschiedenen Etagen der Wirbelsäule sowie an der betroffenen Extremität aus. Da diese für den Schmerz mitverantwortlich sind, führt ihre Behandlung zur

Schmerzlinderung und ist deshalb indiziert. Bewegungssegmente mit Abwehrspannung müssen in solchen Fällen besonders zuverlässig geschont werden. Sie dürfen auch bei der Behandlung in der Nachbarschaft nicht in ungewollte Spannung versetzt werden. Das gilt vor allem für das Segment der strukturell geschädigten Bandscheibe.

Während somit die Stadien mit etablierten neurologischen Ausfällen keine Kontraindikation gegen die sachgerechte Behandlung von Funktionsstörungen der Wirbelsäule darstellen, fordert das *vorausgehende Stadium, in dem der Kreuzschmerz zwar schon kompressionsbedingt, die Spinalwurzel aber noch nicht geschädigt ist,* äußerste Zurückhaltung. Das Problem liegt hier in der großen Wahrscheinlichkeit, dass in der nächsten Zeit, in Stunden bis Tagen, *im Spontanverlauf die neurologischen Ausfälle des Radikulärsyndroms zu erwarten* sind. Wehe, wenn das in *zeitlichem Zusammenhang* mit manualtherapeutischen Maßnahmen geschieht! Der Untersucher wird bei derartigem Kreuzschmerz von den Zeichen der Durabedrängung, stark pathologisches Lasègue-Zeichen (unter 45°), lumbale Zwangshaltung, painful arc bei der Vorbeuge oder bei der Lasègue-Probe, gewarnt und sollte sogar bei der Untersuchung vorsichtig sein. Die gleiche Gefahr besteht bei zervikalen Zwangshaltungen mit dem auf die Wurzelbedrängung hinweisenden Schmerzpunkt in der Gegend des Angulus costae der 2.–4. Rippe.

Die Kontraindikation ergibt sich in diesen Fällen aus einem *Frühstadium der Strukturkrankheit, in dem sie diagnostisch noch schwer zu erfassen ist.* Die Beachtung der abwehrfreien Bewegung allein schützt deshalb nicht zuverlässig, wenn der zeitliche Zusammenhang von Behandlung und Auftreten der neurologischen Ausfälle als Kausalzusammenhang interpretiert werden könnte.

MERKE

Heftiger Nackenschmerz oder heftiger Kreuzschmerz mit Zeichen ausgeprägter Muskelabwehrspannung, Zwangshaltungen, Durabedrängung, stark pathologischem Lasègue mahnen zur Vorsicht vor gezielten manualmedizinischen Eingriffen!

12.5.6 Hypermobilität und Manuelle Therapie

Eine weitere Kontraindikation gegenüber mobilisierenden Behandlungen besteht bei *segmentaler Hypermobilität* (HM) [7]. Die Problematik dieser lokalen pathologischen HM liegt in ihrer häufig unmittelbaren Nachbar-

schaft zu blockierten Bewegungssegmenten (kompensatorische HM [3]) und damit in der ungewollt möglichen Mitbehandlung. Wenn diese hypermobilen Segmente manifest oder latent schmerzhaft sind, werden sie durch Muskelspannung ruhiggestellt, und bei der Untersuchung zeigt sich Schmerzabwehr oder nur Bewegungseinschränkung. Letztere kann als Blockierungsbefund missdeutet werden. Diese Gefahr besteht vor allem bei schneller Bewegungsführung während der Untersuchung. Kurzes Abwarten bei erreichter Spannung am Ende und langsames Weiterführen deckt dann den großen Bewegungsausschlag auf. Derartige Befunde kommen besonders häufig bei sehr mobilen jungen Frauen mit interskapulärem Rückenschmerz in der mittleren BWS in Retroflexionrichtung auf. Die Behandlung benachbarter Blockierungen fordert hierbei besondere Sorgfalt.

Die *konstitutionelle Hypermobilität* [7] als generalisiert (oder sehr ausgedehnt) vergrößerte Beweglichkeit ist dagegen keine absolute Kontraindikation. Auch ein hypermobiles Bewegungssystem kann segmentale Blockierungsbefunde aufweisen. Mit schonenden Behandlungstechniken sind sie dann auch behandelbar. Allerdings ist die Neigung zur Entwicklung lokaler pathologischer Hypermobilitäten größer. Deshalb besteht hier die besondere Gefahr, dass Schmerzzustände nach der ersten, meist schon in der Kindheit erscheinenden Schmerzattacke chronisch werden. Die Gefahr gilt es durch Untersuchung der motorischen Steuerung zu erkennen und ihr gegebenenfalls durch positive therapeutische Beeinflussung entgegen zu steuern [2].

LITERATUR

[1] Baumgartner H, et al (Hrsg 1993) Grundbegriffe der Manuellen Medizin. Terminologie, Diagnostik, Therapie. Springer, Berlin Heidelberg New York London Paris Tokyo Hong Kong Barcelona Budapest

[2] Janda V, Vávrová M (1996) Sensory Motor Stimulation. In: Liebenson C (Ed) Rehabilitation of the Spine. Williams and Wilkins, Baltimore, S. 319–328

[3] Jirout J (1966) Neuroradiologie. Volk und Gesundheit, Berlin, S. 703

[4] Lewit K (1955) Trakc̆ní test. Čas Lék Česk *94:* S. 60–66

[5] Lewit K (2007) Manuelle Medizin. 8. Aufl. Elsevier GmbH Urban &Fischer, München

[6] MSD-Manual der Diagnostik und Therapie. 6. Aufl. 2000. Urban & Fischer, München

[7] Sachse J (1969) Die Hypermobilität des Bewegungsapparates als potentieller Krankheitsfaktor. Manuel Med *7:* H 4: S. 77–84

[8] Sachse J (1976) Befunderhebung und Therapiewahl in der Krankengymnastik vertebragener Beschwerden. Zschr Physiother (Leip) *28:* S. 197–200

[9] Schwarz E (1977) Innere Medizin und Wirbelsäule. Manuel Med *15:* S. 90–97

[10] Stoddard A (1961) Lehrbuch der osteopathischen Technik an Wirbelsäule und Becken. Hippokrates, Stuttgart
[11] Zicha K (1966) Leitfaden zur Rehabilitation und Therapie bei der rheumatoiden Arthritis. Manuel Med *4*: S. 13–23
[12] Zicha K (1971) Die rheumatische Wirbelsäule. Manuel Med *5*: S. 62–65
[13] Zicha K (1971) Manuelle Therapie bei Spondylarthritis ankylopoetica. Manuel Med *5*: S. 117–120

Glossar

A

Afferenz	sensible Informationen, die aus der Peripherie zum Zentralnervensystem fließen und in diesem aufsteigen
Afferenz, interozeptive	sensible Informationen aus Rezeptoren der inneren Organe über Spinalganglienzellen
Afferenz, nozizeptive	sensible Informationen über potentiell schädigende Reize, die von Rezeptoren des ganzen Körpers aufgenommen werden
Afferenz, propriozeptive	somatosensible Informationen aus dem Körperinneren, vor allem über den aktuellen Zustand des Bewegungssystems
Anfangsspannung	tastbare Spannungszunahme am Beginn von physiologisch kleinen passiven Bewegungen
Anteflexion	Bewegung des Rumpfes oder eines Bewegungssegmentes um die quere Achse nach vorn. Synonyme: Inklination, Flexion, Vorbeuge
Antigravitationsrelaxation (AGR)	Entspannung von Muskeln nach isometrischer Anspannung gegen den Widerstand der Schwerkraft
Aus-Ein-Segment	Bewegungssegment der Wirbelsäule, an dem während der Seitneigestellung die dorsal am Segment tastbare Spannung der tiefen Rückenmuskeln am Ende der Ausatmung ansteigt, das Segment richtet sich auf

B

Barriere	Spannung, die das Ende der möglichen Bewegung anzeigt
Basislot	das auf die Mitte zwischen die Ossa navicularia der Füße gefällte Lot
Beinlängendifferenz, variable	Spannungszeichen der Becken-Bein-Region
Blickfolgebewegung	Kopf und Körper folgen den Augen reflektorisch in die Blickrichtung
Blickführung	der Patient folgt dem Finger des Behandlers mit den Augen; geführte Blickwendung
Blickwendung	Blickrichtungswechsel nach Auftrag, z. B. von rechts nach links
Blockierung	klinisch erhobener Befund einer reversibel hypomobilen Gelenkfunktionsstörung, d. h. einer therapeutisch behebbaren Bewegungseinschränkung eines Gelenkes oder Bewegungssegmentes in einer oder mehreren Richtungen; 2 Schweregrade

D

Dermographismus	Dokumentation der Blockierung (s. Blockierung)
Dokumentation	muss das gestörte Segment, die Richtung und den Schweregrad, die begleitenden reflektorischen Zeichen sowie die erfolgte Risikoaufklärung und die gewählten Therapieformen enthalten
Dysfunction, somatic	Bezeichnung der Osteopathieschulen für alle reversiblen Bewegungsstörungen ohne Differenzierung, ob artikulär oder muskulär

E

Ein-Aus-Segmente	Bewegungssegment der Wirbelsäule, an dem während der Seitneigestellung die dorsal am Segment tastbare Spannung der tiefen Rückenmuskeln am Ende der Einatmung ansteigt, das Segment richtet sich auf
Endgefühl	die palpatorische Wahrnehmung der weicheren oder härteren Endespannung am passiv erreichten Bewegungsende – das Gefühl an der „Barriere"
Endespannung	am Bewegungssegment tastbare Spannungszunahme bei passiver Bewegungsführung, die das Ende – die „Barriere" – des Bewegungsraumes anzeigt

F

Fazilitation	Erleichterung; Methoden zum leichteren Erreichen eines therapeutischen Zieles: an der Muskulatur für deren Aktivierung und Anspannung, an Gelenken für deren Mobilisation

Federung	elastisches, normalerweise mehr oder weniger weiches Nachgeben am Ende einer passiven Bewegung; manche Gelenke und Segmente haben als passiv prüfbaren Bewegungsraum lediglich eine Federung – unter 5° Bewegung
Fixierung	wird in zwei Bedeutungen benutzt: 1. diagnostischer Begriff, der eine Bewegungseinschränkung durch muskulären Hartspann kennzeichnet, schmerzhaft, Extremfall Zwangshaltung; 2. Methode, mit der bei der Untersuchung und Mobilisationsbehandlung ein Gelenkpartner unter Palpationskontrolle unbewegt gehalten wird, während der andere relativ dazu bewegt wird
Funktionsbewegung	aktive und passive anguläre Bewegung
Funktionspathologie	Funktionsstörungen mit Krankheitswert
Funktionsstörung	Veränderung der Funktion in einem Teil des Bewegungssystems, die mit pathologischen Phänomenen einhergeht
Funktionsstörung der Muskulatur	Störung des Einzelmuskels, z. B. Verspannung, Verkürzung oder der zentralen motorischen Steuerung, z. B. Dysbalance, Inkoordination
Funktionsstörung des Bewegungssegmentes	Blockierung, Hypermobilität
Funktionsstörung des Gelenkes	Blockierung, Hypermobilität

G

Gegennutation	Bewegung des Sakrums im Sakroiliakalgelenk in Extensionsrichtung
Gelenkbehandlung, mobilisierende	therapeutische Maßnahmen, die die Funktion eines reversibel bewegungseingeschränkten Gelenkes oder Bewegungssegmentes wiederherstellen; zwei Formen: Mobilisation i. e. S. und Manipulation
Gelenkfunktion	Verhalten der Gelenkpartner bei aktiver und passiver Bewegung des Gelenkes
Gelenkpartner	die in einem Synovialgelenk zusammentreffenden Knochen
Gelenkspiel	Gleitvorgänge der sich berührenden Gelenkflächen während der aktiven und passiven angulären Bewegungen, passiv als translatorische Verschiebungen oder separierende Traktionen nachahmbar
Gewebebalance	Organisation der Gewebespannung, tastbar als Situation der geringsten Spannung zwischen Flexion/Extension, anterior-posterior Verschiebung, Rechts-/Linksseitneige, Lateralverschiebung, Rechts-/Linksrotation, Traktion/Kompression, Ein- und Ausatmung
Gewebecompliance	Fähigkeit zur optimalen Organisation der Gewebespannung

H

Haltezeit	Dauer der vorbereitenden Anspannungsphase bei Relaxationsmethoden, s. Relaxation, postisometrische

I

Irradiation	„Ausstrahlung" z. B. beim Schmerz: kontinuierliche Ausbreitung vom Entstehungsort in entfernte Regionen; wird ungenau synonym für „Übertragung" verwendet

K

Kopflot	die vom Schwerpunkt des Kopfes ausgehende Schwerelinie, wird von Hinterkopfmitte bzw. vom äußeren Gehörgang ausgehend gefällt
Krankheitszeichen, reflektorisch-algetische	auch als Nozireaktion beschrieben; durch nozizeptive Reize hervorgerufene reflektorische Phänomene in der Körperdecke und im Bewegungssystem, betreffen die motorische und die autonome Efferenz, korrelieren mit subjektiv empfundener Schmerzintensität, bei segmentaler Anordnung als Pseudoradikulärsyndrom beschrieben

L

Lateroflexion	Bewegung des Rumpfes oder eines Bewegungssegmentes um die sagittale Achse nach rechts oder links; Synonyme: Seitbeuge, Seitneige, Seitneigung

M

Manipulation	Form der mobilisierenden Gelenkbehandlung, bei der der Widerstand der Muskulatur an der Barriere durch hohe Geschwindigkeit des Behandlungsimpulses überwunden wird; löst ausgeprägte Reflexwirkungen aus
Manuelle Medizin	Oberbegriff für alle spezifischen Methoden der ärztlichen Befunderhebung, Diagnostik, Therapie, Rehabilitation und Prophylaxe von Funktionsstörungen des Bewegungssystems, einschließlich der differenzierenden Diagnostik, Indikationsstellung, Forschung, Aus-, Weiter- und Fortbildung von Ärzten und Physiotherapeuten auf diesem Gebiet (siehe Definition der DGMM S. 37); Synonyme: Funktionspathologie des Bewegungssystems, myoskeletale Medizin
Manuelle Therapie	unmittelbar therapiebezogene Befunderhebung und gezielte Behandlung von Funktionsstörungen des Bewegungssystems durch Physiotherapeuten
Maximalpunkt	Stelle mit tastbar verspanntem Gewebe und maximaler Berührungs- und Druckempfindlichkeit, kann spontan schmerzhaft sein; Synonyme: Triggerpunkt, im Muskel Myogelose, Myalgiepunkt
Mobilisation	mobilisierende Gelenkbehandlung, die die Muskelspannung – Barriere – respektiert oder durch vorausgehende relaxierende Maßnahmen vermindert; die Methoden der M. sind technisch sehr variabel und anpassungsfähig
Muskelspannung, posturale	die bei aufrechter Körperhaltung höhere Spannung der Muskulatur im Vergleich zum bequemen Liegen)
Muskelverspannung	tastbar umschriebene Spannungserhöhung von Faserbündeln in einem Muskel meistens in Zusammenhang mit einem maximal druckempfindlichen Bereich – Maximalpunkt, Triggerpunkt

N

Nutation	Bewegung des Sakrums im Sakroiliakalgelenk in Flexionsrichtung

P

Palpationsmerkmal	die Art der Spannung oder des Spannungsverlaufs, auf die die Palpationswahrnehmung gerichtet ist: Anfangsspannung, Endespannung, Spannungsverlauf bei Bewegung, Spannungsablauf in Ruhe (Release), mehrdimensionale Spannungsführung (Gewebebalance), globale Organisation der Spannung im Gesamtsystem (10 myofasziale Schritte)
Partnerwirbel	die beiden benachbarten Wirbel eines Bewegungssegmentes
PIR s. Relaxation	postisometrische Relaxation

Q

Qualitätssicherung	alle Maßnahmen, die ein optimales Behandlungsergebnis vorbereiten einschließlich des Ausschlusses von Risikofaktoren und der Risikoaufklärung mit Dokumentation

R

Reflextherapie	alle Behandlungsmethoden, die mit physiologischen Reizen Rezeptoren erreichen und dadurch Reaktionen mit therapeutischer Wirkung auslösen
Reintegration	Abschluss einer segmentgezielten Mobilisationsbehandlung mit einer Bewegung der gesamten Wirbelsäule oder einer Alltagsbewegung des Körpers
Relaxation	Entspannung: Methoden zur Entspannung eines Muskels, einer Muskelgruppe oder des ganzen Patienten
Relaxation, post isometrische (PIR)	willkürliche Entspannung nach – meist minimaler – Anspannung gegen einen isometrischen Widerstand)
Retroflexion	Bewegung des Rumpfes um die quere Achse nach hinten; Synonyme: Rückbeuge, Reklination, Extension
Rotation	Bewegung eines Gelenkes oder Bewegungssegmentes um die longitudinale Achse, Drehbewegung)

S

Schlüsselregion	Region der Wirbelsäule, die besonders häufig und intensiv Fernwirkungen (Verkettungen und therapeutische Einflüsse) erkennen lässt. Dazu gehören vor allem die Enden der Wirbelsäule
Schmerz	Leitsymptom bei allen Funktionsstörungen der Gelenke und Muskeln
Segmenteinstellung	Technik zur Spannungseinstellung eines Bewegungssegmentes in einer bestimmten Bewegungsrichtung zum Zweck der Mobilisation
Selbstübung	alle Formen häuslicher Übung des Patienten zu therapeutischen und prophylaktischen Zwecken
Spannung	Oberbegriff für den Widerstand, den ein Gewebe dem palpierenden Finger oder dem Versuch der Dehnung entgegensetzt; Spannungspalpation ist am ruhenden Gewebe, am bewegten Gelenk – Bewegungssegment – und am Muskel während passiver Verlängerung zu Untersuchungszwecken möglich
Spannungsänderung	Palpationsbefund, der die Änderung der Spannung im palpierten Gewebe während der Bewegung oder während der Ruhe in den Atemphasen zeigt
Spannungsverlauf	palpierbare Spannungsänderung des ruhenden Muskels im zeitlichen Ablauf, z. B. während einer Bewegung am Segment oder während der Atemphasen
Strukturpathologie	Veränderungen in den strukturellen Bestandteilen des Körpers mit Krankheitswert, z. B. Frakturen, Entzündungen, Neoplasmen
Synkinesen	Begleitbewegungen, Mitbewegungen, coupled pattern

U

Übergangsregion	Wirbelsegmente, in denen zwei verschiedene Funktionsmuster aneinandergrenzen; meistens auch anatomische Grenze zwischen beweglichen Wirbelsäulenabschnitten oder an deren Enden
Untersuchung der Wirbelsäule	Untersuchung der verschiedenen Wirbelsäulenabschnitte nach morphologisch-strukturellen Fragestellungen – Strukturanalyse – oder funktionellen Gesichtspunkten – Funktionsanalyse; letztere umfasst den orientierenden Untersuchungsgang – Screening – und die manualmedizinisch gezielte segmentale Untersuchung

V

Verkettung	Kombination von Funktionsstörungen (artikulär wie muskulär), die klinisch so häufig zu beobachten ist, dass bei Nachweis der einen Störung die andere überprüft werden soll, damit von dorther provozierte Rezidive vermieden werden
Verkettungssyndrom	klinisches Bild, das auf der regelhaften Kombination – Verkettung – zweier Störungen beruht, z. B. innere Krankheit und zugeordnete Wirbelsäulenfunktionsstörung
Vorlaufphänomen	muskulär verursachtes Hinweiszeichen bei orientierender Untersuchung, bei dem paarig korrespondierende Körperpunkte während einer aktiven symmetrischen Bewegung – Vorbeugung, Atmung – unterschiedlich schnellen Bewegungsbeginn oder unterschiedliche Endstellungen zeigen
Vorspannung	vor der Mobilisationsbehandlung aufgesuchte Gewebsspannung um das Bewegungssegment kurz vor dem Ende der Bewegung in der Behandlungsrichtung

W

Weggewinn	die durch eine relaxierende Maßnahme erreichte Spannungsminderung – Entspannungsgewinn – der Muskulatur vergrößert den Bewegungswinkel um einen zusätzlichen Betrag: wird zur Mobilisation genutzt
Wirbelsäulenabschnitt	die anatomisch definierten Teile der Wirbelsäule – HWS, BWS, LWS, Sakrum, Steißbein
Wirbelsäulenregion	kleinere oder größere, funktionell zusammengehörige Anteile der Wirbelsäule, die nicht anatomisch definiert sind

Sachregister

Abbildungsnachweis

Abb. 3.1, 10.4
abavo GmbH, Buchloe
Abb. 3.2, 3.3, 6.1, 6.2, 7.1, 7.2, 7.3, 7.21, 7.68, 9.1, 9.2, 9.3, 10.1, 10.2, 10.3, 10.10, 10.12
aus: J. Sachse/K. Schildt-Rudloff: Wirbelsäule. Manuelle Untersuchung und Mobilisationsbehandlung, 4. Auflage, Urban & Fischer Verlag München, Jena 2000
Abb. 6.5
aus: J. Sachse: Extremitätengelenke. Manuelle Untersuchung und Mobilisationsbehandlung für Ärzte und Physiotherapeuten,
7. Auflage, Elsevier GmbH, Urban & Fischer Verlag, München 2005
Abb. 9.58, 9.59, 9.63
aus: K. Schildt-Rudloff (Hrsg.): Thoraxschmerz. Innere Erkrankung oder Funktionsstörung des Bewegungssystems. Ullstein Mosby GmbH und Co. KG, Berlin 1994
Alle Fotos stammen von Micha Winkler: MICHA Fotodesign, Berlin.